中国医师协会
肿瘤消融治疗技术规范化培训教材

肝脏肿瘤消融治疗

总主编　滕皋军

主　编　范卫君　翟　博

副主编　黄金华　孟志强　黎海亮　杨威武

人民卫生出版社

图书在版编目（CIP）数据

肝脏肿瘤消融治疗 / 范卫君，翟博主编 . —北京：
人民卫生出版社，2020

ISBN 978-7-117-28899-6

Ⅰ.①肝…　Ⅱ.①范…②翟…　Ⅲ.①肝脏肿瘤－导
管消融术　Ⅳ.①R735.705

中国版本图书馆 CIP 数据核字（2019）第 193617 号

人卫智网	www.ipmph.com	医学教育、学术、考试、健康，
		购书智慧智能综合服务平台
人卫官网	www.pmph.com	人卫官方资讯发布平台

肝脏肿瘤消融治疗

主　　编：范卫君　翟　博
出版发行：人民卫生出版社（中继线 010-59780011）
地　　址：北京市朝阳区潘家园南里 19 号
邮　　编：100021
E - mail：pmph @ pmph.com
购书热线：010-59787592　010-59787584　010-65264830
印　　刷：北京瑞禾彩色印刷有限公司
经　　销：新华书店
开　　本：787×1092　1/16　印张：24
字　　数：584 千字
版　　次：2020 年 2 月第 1 版　2025 年 2 月第 1 版第 3 次印刷
标准书号：ISBN 978-7-117-28899-6
定　　价：145.00 元

打击盗版举报电话：**010-59787491　E-mail：WQ @ pmph.com**
质量问题联系电话：**010-59787234　E-mail：zhiliang @ pmph.com**

编　者（以姓氏笔画为序）

丁晓毅　上海交通大学医学院附属瑞金医院
马宽生　陆军军医大学第一附属医院重庆西南医院
王忠敏　上海交通大学医学院附属瑞金医院
古善智　湖南省肿瘤医院
叶　欣　山东省立医院
冯　凯　陆军军医大学第一附属医院重庆西南医院
齐　翰　中山大学肿瘤防治中心
许玉军　山东省医学影像学研究所
李　肖　中国医学科学院肿瘤医院
李成利　山东省医学影像学研究所
李家平　中山大学附属第一医院
杨　坡　哈尔滨医科大学附属第四医院
杨威武　中国人民解放军总医院第五医学中心
肖越勇　中国人民解放军总医院
何晶晶　中山大学肿瘤防治中心
张　欣　中国人民解放军总医院
张天奇　中山大学肿瘤防治中心
张彦舫　深圳市人民医院
陈　锦　福建医科大学附属第一医院
陈万坤　复旦大学附属肿瘤医院
陈英梅　中山大学肿瘤防治中心
邵海波　中国医科大学附属第一医院
范卫君　中山大学肿瘤防治中心
范文哲　中山大学附属第一医院
林征宇　福建医科大学附属第一医院
孟志强　复旦大学附属肿瘤医院
封　波　北京大学人民医院
柳　澄　山东省医学影像学研究所

祝宝让　中国人民解放军总医院第五医学中心
顾仰葵　中山大学肿瘤防治中心
徐　栋　中国科学院大学附属肿瘤医院
唐　喆　浙江大学医学院附属第二医院
黄　蔚　上海交通大学医学院附属瑞金医院
黄金华　中山大学肿瘤防治中心
董　刚　郑州大学第一附属医院
韩　玥　中国医学科学院肿瘤医院
韩　峰　中山大学肿瘤防治中心
靳　勇　苏州大学附属第二医院
解　婧　复旦大学附属肿瘤医院
翟　博　上海交通大学医学院附属仁济医院
黎海亮　河南省肿瘤医院

编写秘书　齐　翰　张天奇　陈　锦

主编简介

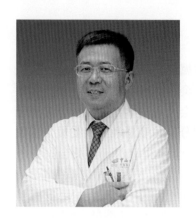

范卫君

医学博士,中山大学肿瘤防治中心微创介入科副主任、主任医师、博士研究生导师。中国医师协会介入医师分会肿瘤消融专业委员会主任委员、肿瘤消融治疗技术专家组组长兼肝肿瘤消融专业组组长,中国抗癌协会肿瘤消融治疗专业委员会候任主委,中华医学会放射学分会介入学组呼吸系统疾病介入专业委员会主任委员,中国临床肿瘤学会(Chinese Society of Clinical Oncology,CSCO)肿瘤消融治疗专家委员会副主任委员,广东省抗癌协会肿瘤微创治疗专业委员会候任主任委员,*Journal of Cancer Research and Therapeutics* 中国副主编,《介入放射学杂志》中文与英文版编委。

从事肿瘤微创介入治疗 30 年,擅长肝、肺、肾、肾上腺、骨与软组织等部位实体肿瘤的微创介入治疗。至今累计完成介入手术 15 000 余例,其中肿瘤消融手术 5 000 余例。作为中国医师协会第一届肿瘤消融培训班的负责人,开创了中国医师协会肿瘤消融治疗培训的先河,至今已培养了 5 000 余人的消融专家队伍。组织制订了国内第一个关于肺肿瘤及肾上腺肿瘤消融的专家共识——《热消融治疗原发性和转移性肺部肿瘤的专家共识》《影像引导下肾上腺肿瘤消融治疗专家共识》。主编国内外第一部关于肿瘤微波消融的专著——《肿瘤微波消融治疗学》,副主编《肿瘤介入诊疗学》《肝脏肿瘤局部消融治疗学》《CT 介入治疗学》等专著。

近年来先后承担国家自然科学基金面上项目 2 项,广东省重点领域研发计划项目 1 项,广东省及广州市基金项目 6 项。在国内核心期刊发表论文 50 余篇,在 *Cancer*、*International Journal of Hyperthermia*、*American Journal of Roentgenology*、*Journal of Vascular and Interventional Radiology* 等杂志发表 SCI 文章 20 余篇。荣获第三届"国之名医·优秀风范",中国名医百强榜肺癌综合介入治疗名医,岭南名医录介入名医等称号。

翟 博

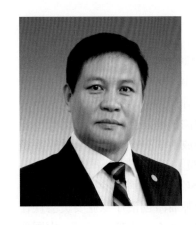

上海交通大学医学院附属仁济医院肿瘤介入科主任、主任医师、教授。中国抗癌协会肿瘤微创治疗专业委员会副主任委员，中国研究型医院学会介入医学专业委员会副主任委员，中国医师协会介入医师分会肿瘤消融专业委员会副主任委员、微无创医学专业委员会肿瘤学专业委员会副主任委员、肿瘤消融治疗技术专家组副组长，中国临床肿瘤学会(CSCO)肿瘤消融治疗专家委员会副主任委员，国际肝胆胰协会中国分会微创介入专业委员会副主任委员，亚太影像导引下肿瘤微创治疗协会理事，上海市抗癌协会常务理事、肿瘤微创专业委员会副主任委员等。

从事普外、肝脏外科10余年。2006年专职从事影像引导下(超声、CT、开放式MRI)肝、肺、肾、肾上腺、甲状腺、乳腺等部位实体良恶性肿瘤局部消融术；外科手段辅助下(腹腔镜、开腹)肝肿瘤消融术；多种实体肿瘤放射性粒子植入术等介入性微创治疗。截至2018年6月，个人累计完成肝癌、肝脏大血管瘤、肺癌、肾上腺肿瘤等局部消融手术8 000余例，粒子植入手术1 000余例。

近年来先后承担国家自然科学基金面上项目2项，上海市科学技术委员会、教育委员会各类基金项目6项，国家科技部科技支撑计划和国家重大专项子课题各1项。在 *Cell Research* 等国内外杂志发表论著70余篇；主编《肝脏肿瘤局部消融治疗学》，副主编《肿瘤微波消融治疗学》，参编《实用肝脏外科学》等专著。获军队科技进步奖三等奖及华夏医学科技奖三等奖各1项。获国家发明专利2项，实用新型专利5项。

序 一

实体肿瘤的消融治疗具有微创、精准、疗效确切等优点，近年来在国内外得到了蓬勃发展。该技术涉及肿瘤内科、外科、影像科、超声科、介入科等多个学科，从业人员专业众多、操作基础不一，亟待建立规范化的培训制度。

2017年原国家卫生和计划生育委员会下发《肿瘤消融治疗技术管理规范(2017年版)》明确提出相关从业人员应当接受系统培训。"加强对医师的全方位培训，促进医师技术水平的提升"是中国医师协会的宗旨和任务，协会以医院为依托，针对不同的肿瘤消融治疗技术特点，通过"面授＋远程＋基地"的新型教育模式，对相关从业人员分期分类开展"短期面授培训、远程在线培训、基地临床实践"三阶段的全方面系统培训，重点提升肿瘤消融治疗技术应用人员专项技术能力。

系统化的培训亟须统一、规范化的培训教材，为此，相关专家历时一年，付出了大量心血与辛勤劳动，经过多次认真讨论和修改，编写了该教材。我相信，该教材的出版将为今后的系统化培训质量提供保证，为肿瘤消融事业发展做出重要贡献。

中国医师协会会长

张雁灵

2019 年 7 月 24 日

7

序　二

　　消融技术在我国属于限制性医疗技术,2012 年原卫生部医政司发函(卫医政疗便函〔2012〕260 号)委托中国医师协会对从业人员组织开展"肿瘤消融治疗技术规范化培训"。从 2012 年至今中国医师协会已组织举办了 29 期"肿瘤消融治疗技术专项能力培训项目"面授培训班,培训学员 5 000 余人。但是培训过程中始终缺乏一套规范的教材供学员参考和学习。为此,中国医师协会委托中国医师协会介入医师分会肿瘤消融专业委员会编写有关肿瘤消融治疗方面的系列培训教材。

　　本套教材按照"尊重循证医学证据,融合国际诊疗理念,规范技术,体现我国特色,便于临床实践和操作"的原则进行编写,包括若干分册。目前完成编写的是《肝脏肿瘤消融治疗》《肺部肿瘤消融治疗》《甲状腺肿瘤消融治疗》,以后将陆续完成《骨与软组织肿瘤消融治疗》《泌尿生殖系统肿瘤消融治疗》等教材的编写工作。本套教材突出了"新颖、规范、实用"的特点,不但适用于初学者,同时对有一定工作经验者也有很大的帮助。在编写过程中我作为总主编深感责任重大,对于肿瘤消融这项新技术唯恐挂一漏万。本套教材虽然经过了多次认真讨论和反复修改,仍难免存在不足和局限性,敬祈读者不吝指正。

　　本套教材的编写得到了国家卫生健康委员会医政医管局、中国医师协会及人民卫生出版社的大力支持与指导,在此表示衷心感谢。

中国医师协会介入医师分会会长

滕皋军

2019 年 7 月 20 日

前　言

　　消融技术是一种新兴的肿瘤微创治疗方法,可在影像引导下及外科手术当中实施,具有微创、精准、可重复等优点。该技术在肝脏肿瘤的治疗中应用最广泛,无论在原发性肝癌还是肝转移瘤中,都发挥着越来越重要的作用。作为一种局部治疗手段,在早期肝细胞肝癌的治疗原则中,已经被推荐为与外科手术、肝移植相并列的可治愈性治疗方法。在肝转移瘤的治疗中,与化疗或其他治疗手段相结合也彰显其独特的优势。由于消融治疗具有技术方法多样化(如射频消融、微波消融、冷冻消融、激光消融、高强度聚焦超声消融、不可逆电穿孔等)、影像引导方式多样化(如 B 超、CT、MRI 及腹腔镜等)、临床开展科室多样化(如肿瘤科、超声科、介入科、肝胆科、放射科等)等特点,在临床应用中难免存在疗效的差异性和安全的不确定性。随着此类技术的快速发展,肿瘤消融的规范化培训势在必行。中国医师协会于 2012 年 8 月率先在中山大学肿瘤防治中心开展了第一期肿瘤消融治疗技术规范化培训,至今已经成功举办了 29 期短期培训班,培训学员 5 000 余人,涵盖全国所有省份,其中肝脏肿瘤消融技术培训的人员最多,但培训过程中存在的最大问题是缺乏规范的培训教材,从事肝脏肿瘤消融工作的医务人员也十分期待系统性、规范化的操作规程方面的专著。因此,编写一部肝脏肿瘤消融治疗技术方面的培训教材是大势所趋。鉴于此,2018 年 10 月由中国医师协会与中国医师协会介入医师分会牵头,组织中国医师协会肿瘤消融治疗技术专家组成员以及中国医师协会介入医师分会肿瘤消融专业委员会的专家,共同编写了这本《肝脏肿瘤消融治疗》规范化培训教材。

　　本教材共分十章,系统性介绍了肝脏肿瘤消融治疗的规范化应用。前四章主要介绍了肝脏肿瘤概述、肝脏肿瘤的影像学诊断、肿瘤消融的概念及常用消融技术、肝脏肿瘤消融治疗的麻醉等内容,系统介绍了临床工作中容易被忽视的消融技术原理和技术选择方法。第五章肝癌的消融治疗为本书的重点,对不同影像引导方式下的不同消融技术,在肝癌消融治疗中的术前准备、治疗计划、操作步骤、注意事项以及疗效评价等方面进行了详细地介绍,并对不同引导方式及不同消融技术的优势进行了对比。第六章简要论述了肝癌消融与多学科综合治疗。第七章为肝转移瘤的消融治疗,重点介绍了不同肿瘤肝转移消融治疗的策略。第八章到第十章分别介绍了肝脏不同部位肿瘤的消融治疗策略、肝脏肿瘤消融治疗的并发症及其防治、肝脏肿瘤消融治疗的围手术期护理等内容。

　　本教材严格按照"尊重循证医学证据,融合国际诊疗理念,规范技术,体现我国特色,便于临床实践和操作"的原则进行编写。尽管编者在编写过程中进行了多次的讨论以及反复的修改,但难免存在不足和局限性,恳请广大读者批评指正。此外,肝脏肿瘤的消融治疗特别是物理消融,发展至今仅 20 余年,需要用不断发展的眼光来看待,更需要在今后大量的临床实践中不断完善,使之更加规范。

本教材是在中国医师协会及中国医师协会介入医师分会的领导和支持下完成的,同时也得到了国家卫生健康委员会医政医管局相关领导的支持与指导,在此一并表示感谢。

范卫君　翟博

2019 年 6 月

目 录

第一章

肝脏肿瘤概述

第一节　原发性肝癌

原发性肝癌是全球第六大常见癌症，是第四大癌症致死原因。2018 年全球新增原发性肝癌患者约 84.1 万例，约有 78.2 万人死亡，成为乙型肝炎病毒（hepatitis B virus，HBV）/丙型肝炎病毒（hepatitis C virus，HCV）感染患者最主要的致死原因之一。我国是肝癌大国，每年新发病例约 40.2 万，死亡约 37.2 万；且发病率和死亡率一直呈现上升的趋势，其中死亡率位居中国恶性肿瘤的第二位。

一、流行病学

肝癌的发生有明显的地区性分布，东南亚、西太平洋地区和非洲东南部的发病率较高，而欧美、大洋洲等地区的发病率则较低。我国发病率高达 30/10 万，在消化系统中仅次于胃癌和结直肠癌，死亡率约为 20.4/10 万（男性为 29.0/10 万，女性为 11.2/10 万），占全部恶性肿瘤死亡的 18.8%。我国肝癌总的分布特点是沿海高于内陆，东南沿海江河海口或岛屿又高于沿海其他地区。农村肝癌死亡率略高于城市。本病可发生于各个年龄组，平均患病年龄为 43.7 岁，30 岁以前死亡率较低，30 岁以后大幅度上升，30~44 岁肝癌死亡率居全部恶性肿瘤死亡的第一位。高发区男性多于女性，达 3~8∶1，低发区男女比例则为 1~2∶1。

二、病理学

（一）组织学分型

原发性肝癌按组织学类型分为肝细胞肝癌、胆管细胞癌和混合细胞癌三种。

1. 肝细胞肝癌（hepatocellular carcinoma，HCC）　在我国占原发性肝癌的 90% 以上，起源于肝细胞。组织学上分化较好的肝癌细胞类似正常肝细胞，有些可分泌胆汁；分化差的肝癌细胞大小不一，为多角形，胞质丰富，呈颗粒状，细胞多排列成索状，细胞索间可有丰富血窦，无其他间质，故癌组织质地较软。肝细胞肝癌还可分为梁索型、腺样型、实体型和硬化型四种组织学类型，根据 Edmondson 提出的分级标准，按癌细胞的分化程度分为 Ⅰ、Ⅱ、Ⅲ、Ⅳ 级。

2. 胆管细胞癌（cholangio cellular carcinoma）　在我国占原发性肝癌的 3% 左右，起源于肝内胆管上皮,一般不伴肝硬化。组织学上胆管细胞癌呈柱状或立方形,胞质呈嗜酸性,无胆汁小滴,偶有黏液分布,排列成腺泡状、囊状或乳头状,间质结缔组织多,血管丰富。

3. 混合细胞癌(mixed hepatocellular and cholangio cellular carcinoma)　包含肝细胞肝癌和胆管细胞癌两种成分。

(二) 大体分型

1982 年我国肝癌病理协作组在 Eggel 分类的基础上将肝癌分为以下类型:

1. 块状型　肿瘤直径 ≥ 5cm,即通常所谓的"大肝癌",其中 ≥ 10cm 者又被称为巨块型肝癌,按照形态又分为单块型、融合块型和多块型等三个亚型。单块型指单一肿块,边界清楚或不规则,包膜完整或不完整;融合块型指相邻癌肿融合成块,直径多大于 5cm,其周围肝组织常见散在的卫星结节;多块型为多个单块或融合块癌肿所形成。

2. 结节型　癌结节 <5cm,又可分为单结节、融合结节和多结节三个亚型。单结节指单个癌结节,其边界清楚,有包膜,周边常见小卫星结节;融合结节指边界不规则,周围卫星结节散在;多结节者指癌结节分散于肝脏各处,边界清楚或不规则。

3. 弥漫型　此类较为少见,癌结节小,由于癌细胞弥漫性分布在硬化的肝脏中,与肝硬化结节易混淆,常伴有门静脉癌栓形成。

4. 小肝癌　单个癌结节 ≤ 3cm,或相邻两个癌结节直径之和 ≤ 3cm 者。小肝癌常为单个结节,边界清楚,常有完整包膜,细胞分化较好,癌栓较少。

三、临床表现

早期肝癌和部分中晚期肝癌常常没有明显的症状或者症状不典型,容易被忽略或者误诊,通常需要采用甲胎蛋白(AFP)和影像学检查发现。对于 AFP 阴性肝癌患者的诊断,影像学检查起了非常重要的作用,尤其是对于肝癌高危人群。中晚期肝癌常见的临床表现主要有右上腹疼痛、闷胀不适、黄疸、上腹部包块、食欲减退、乏力、消瘦和腹水等。

随着疾病的发展,肝癌的转移发生率增高。转移发生率与其生物学特性密切相关,并受机体免疫功能的影响,极早期的小肝癌也可能已有转移;转移的部位不同,引发不同的临床表现,如疼痛、压迫症状等。肝癌的转移通常多先由肝内播散,然后出现肝外转移。肝癌细胞首先在肝内蔓延和转移,进入血窦,然后侵犯门静脉分支或肝静脉分支。门静脉累及后可引起肝内播散,播散多先在同侧,然后播及对侧肝。肝静脉累及后即可进入体循环转移至全身各部,多转移至肺、骨、肾上腺或脑等处,亦有少数出现皮下转移。癌组织侵入肝门处胆管可引起梗阻性黄疸及胆道出血。肝细胞肝癌淋巴道转移临床上并不多见。胆管细胞癌的转移则以淋巴道转移居多,常转移至肝门淋巴结和锁骨上淋巴结。肝癌亦可直接蔓延、浸润至邻近器官组织,如膈、胃、结肠、网膜等。如出现肝癌结节破裂,临床上表现为急性腹痛及腹腔内出血。

四、诊断与分期

(一) 诊断原则

对于疑为肝癌或肝内占位性病变不能排除肝癌的患者,影像学检查是必不可少的,通常先做无创检查,必要时再进行有创检查。对于经各种检查仍无法做出明确诊断者,必须严密随访复查或考虑剖腹探查。

（二）诊断标准

根据原国家卫计委颁发的《原发性肝癌诊疗规范(2017年版)》,结合肝癌发生的高危因素、影像学特征以及血清学分子标记物,依据路线图的步骤对肝癌做出临床诊断(图1-1-1)。

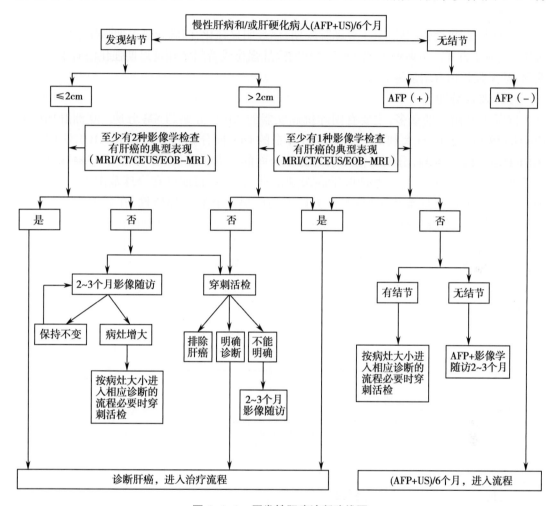

图 1-1-1 原发性肝癌诊断路线图

1. 有乙型肝炎或丙型肝炎,或者有任何原因引起肝硬化者,至少每隔6个月进行一次超声及 AFP 检测,发现肝内直径 ≤ 2cm 结节,动态增强 MRI、动态增强 CT、超声造影及钆塞酸二钠动态增强 MRI 四项检查中至少有两项显示有动脉期病灶明显强化、门脉或延迟期强化下降的"快进快出"的肝癌典型特征,则可做出肝癌的临床诊断;对于发现肝内直径 >2cm 的结节,则上述四种影像学检查中只要有一项有典型的肝癌特征,即可临床诊断为肝癌。

2. 有乙型肝炎或丙型肝炎,或者有任何原因引起肝硬化者,随访发现肝内直径 ≤ 2cm 结节,若上述四种影像学检查中无或只有一项检查有典型的肝癌特征,可进行肝穿刺活检或每 2~3 个月密切的影像学随访以确立诊断;对于发现肝内直径 >2cm 的结节,上述四种影像学检查无典型的肝癌特征,则需进行肝穿刺活检以确立诊断。

3. 有乙型肝炎或丙型肝炎,或者有任何原因引起肝硬化者,如 AFP 升高,特别是持续增高,应该进行上述四种影像学检查以确立肝癌的诊断,如未发现肝内结节,在排除妊娠、活动性肝病、生殖胚胎源性肿瘤等前提下,应该密切随访 AFP 水平以及每隔 2~3 个月一次的影像学复查。

典型表现:指增强动脉期(主要动脉晚期)病灶明显强化,门脉或延迟期强化下降,呈"快进快出"强化方式。不典型表现:缺乏动脉期病灶强化或者门脉和延迟期强化没有下降或不明显,甚至强化稍有增加等。

（三）临床分期

国际上肝癌分期众多,主要有国际抗癌联盟的 AJCC 分期(TNM 分期)、欧洲肝病研究协会的 BCLC 分期、意大利的 CLIP 分期、日本的 Okuda 分期和日本评分(JIC)、法国分期(GRETCH),其中 BCLC 分期与治疗策略比较全面的考虑了肿瘤、肝功能和全身状况,与治疗原则联系紧密,并且具有循证医学高级别证据的支持,目前已在全球范围被广泛采用。但是,亚洲(不包括日本和印尼)与西方国家的肝癌具有高度异质性,在病因学、分期、生物学恶性行为、诊治(治疗观念和临床实践指南)以及预后等方面都存在明显差异。同时 BCLC 分期(图 1-1-2)与治疗策略对于手术指征控制过严,不太适合我国的国情和临床实际,仅作为重要参考。依据中国的具体国情及实践积累,原国家卫计委颁发的《原发性肝癌诊疗规范(2017 年版)》将原发性肝癌分为以下几期:Ⅰa 期、Ⅰb 期、Ⅱa 期、Ⅱb 期、Ⅲa 期、Ⅲb 期、Ⅳ期(图 1-1-3)。

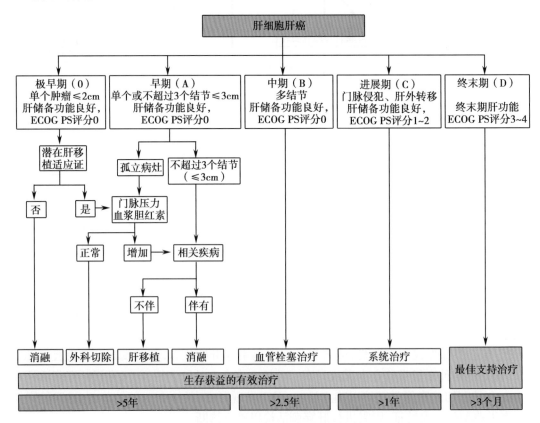

图 1-1-2　BCLC 分期(2018 版)

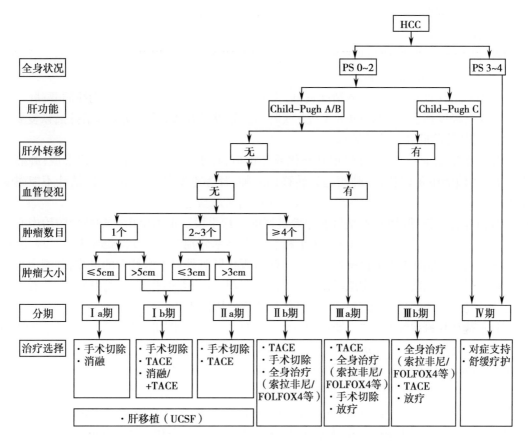

图 1-1-3　中国肝癌临床分期及治疗路线图(2017 版)

五、治疗

(一) 治疗原则

早期有效治疗、综合治疗、反复治疗是肝癌治疗的三个重要原则。

1. 早期有效治疗　肿瘤分期越早,治疗效果越好,小肝癌手术切除后的 5 年生存率为 60%~70%,而大肝癌仅 20% 左右。有效治疗要求尽可能采取最佳的治疗手段作首次治疗。手术切除、肝移植和局部消融治疗是肝癌治疗的三大根治性治疗手段,早期肝癌的治疗应该以"根治性治疗"为目的,尽量选择根治性的治疗手段。

2. 综合治疗　肝癌尚无特效的治疗方法,目前最好的手术切除也未达到满意的治疗效果,手术切除、介入治疗、局部治疗和靶向药物是肝癌治疗的四大治疗手段,各有所长,应根据不同患者的不同情况而灵活运用,互相组合,取长补短,以达到最大限度地消灭和控制肿瘤,又最大限度保存肝功能,延长生存期。多学科综合治疗是目前肝癌治疗的最主要原则之一。

3. 反复治疗　由于肝癌的生物学特性,肝癌单次治疗常不能达到理想的疗效,常需进行多次、反复的治疗;如多次经皮肝动脉栓塞化疗,多次消融治疗,术后复发的再次手术切除等。

（二）治疗手段

目前原发性肝癌的治疗手段主要包括：

1. 手术治疗 手术治疗主要包括有肝切除术、肝移植以及非切除性手术治疗。

（1）肝切除术（hepatectomy）

1）手术适应证：患者的一般情况良好，无明显心、肺、肾等重要脏器器质性病变；肝功能正常或仅有轻度损害（Child-Pugh A 级）；或肝功能分级属 B 级，经短期护肝治疗后恢复到 A 级；无不可切除的肝外转移性肿瘤。

2）手术禁忌证：一般伴有严重肝硬化或伴黄疸、腹水；门静脉主干有癌栓形成；肿瘤较大、切除后残肝不足以代偿；肿瘤远处转移；心、肺、肾等重要脏器严重损害，估计不能耐受手术。

3）治疗有效性：肝切除术是目前疗效最好的治疗手段。根据中山大学肿瘤防治中心手术切除的 902 例肝癌资料，其 1 年、3 年和 5 年生存率分别达 60.5%、45.5% 和 37.2%，肿瘤直径 <5cm 的肝癌的 5 年生存率达 53.5%。随着现代肝脏外科手术技术的进步，肿瘤大小并不是限制手术的因素。能否切除和切除的疗效不仅与肿瘤大小有关，还与肝脏功能、有无肝硬化、肿瘤部位、肿瘤界限、有无完整包膜等有非常密切的关系。

4）不能切除肝癌缩小后"二期切除"：术前评估为不能手术切除的肝癌，或者经手术探查认为不能切除的肝癌，经过介入治疗（肝动脉栓塞化疗术）、局部治疗、放疗等治疗手段，待肿瘤缩小、降期以后再行手术切除，是为"二期切除"。行二期切除术后的肝癌，其 5 年生存率与小肝癌手术切除的疗效相近。根据中山大学肿瘤防治中心总结分析 68 例不能手术切除肝癌，经肝动脉栓塞化疗术（transcatheter hepatic arterial chemoembolization，TACE）治疗后，肿瘤明显缩小，再行二期切除结果：术后 1 年、3 年、5 年总生存率和无瘤生存率分别为 88.2%、53.0%、36.1% 和 65.7%、37.7%、30.4%。

（2）肝移植：相对于肝切除而言，肝脏移植的优势在于能切除病变的肝脏，消除肝脏基础病变对肝癌患者生存的影响，但仍然面临着移植后肿瘤复发的问题。目前，采用肝移植治疗原发性肝癌的经验已越来越成熟，但术后患者由于使用抗排斥的免疫抑制剂使残留癌细胞生长更快和转移，很多患者在术后 6~36 个月之间死于肝癌远处转移；另一方面，由于经济费用巨大、供体来源有限，目前难以广泛推广。

1）肝癌肝移植的适应证：国内外存在多种标准，目前较为认同的是米兰（Milan）标准，即单个肿瘤直径 ≤ 5cm 或肿瘤个数 ≤ 3 个并且每个肿瘤直径 ≤ 3cm，无肝内大血管浸润，无肝外转移。按此标准进行肝移植后，肝癌患者肝移植后的 5 年生存率已接近接受肝移植的良性肝病患者。

但是，有学者认为米兰标准过于严格，肿瘤负荷较大的患者也可能从肝移植获益。Yao等证明，与米兰标准相比，HCC 患者肝移植标准的扩大并未对生存率产生不利影响。加利福尼亚大学旧金山分校标准将移植适应证扩大到孤立性肿瘤直径 <6.5cm；多发性结节 ≤ 3 个，且每个结节直径 <4.5cm、总直径 <8cm，结果移植后患者 1 年生存率达到了 90%，而超过上述标准者 1 年生存率仅为 50%。淋巴及血管侵犯、肿瘤数量以及低分化状态是肝移植生存率的独立预测指标。

肿瘤超过米兰标准者可通过射频消融等局部治疗后达到米兰标准。尽管很多移植中心普遍采用了降期治疗以寻找移植机会这一概念，但在生存与成本效益之间一直存在争议。

2015 年的一项系统评价表明,尽管移植后 HCC 复发率高达 16%,但约 40% 的患者依然可以通过降期治疗明显获益。

2) 如何选择部分肝切除和肝移植目前未获共识,一般认为:对于局限性肝癌,如果患者不伴有肝硬化,则应首选肝切除;如果合并肝硬化,肝功能失代偿(Child-Pugh C 级),且符合移植条件,应首选肝移植。对可切除的局限性肝癌且肝功能代偿良好(Child-Pugh A 级),是否可进行肝移植目前争议很大。

(3)非切除性手术治疗:当剖腹探查发现肝癌不能切除或不宜切除,以及某些特殊情况下(如急诊手术)可考虑术中行非切除性的手术治疗,包括①术中经肝动脉插管药物灌注或栓塞化疗;②术中门静脉插管化疗;③术中肝动脉结扎;④术中肝肿瘤微波消融、射频消融、无水乙醇消融、冷冻消融治疗等。

2. 肝动脉栓塞化疗术(transcatheter hepatic arterial chemoembolization,TACE)

(1)TACE 是不宜手术切除肝癌患者的首选治疗:适用于肿瘤不能手术切除、肿瘤虽可切除但估计不能耐受手术、复发性肝癌无法手术切除、肝癌切除术后估计仍有癌残留等情况。

(2)治疗的原理:基于肝癌主要由肝动脉供血,而非癌的正常肝组织则由门静脉和肝动脉共同供血:肝脏血运仅 25% 来源于肝动脉,而原发性肝癌的血供则 90% 来自肝动脉,少部分由门静脉供血。肝动脉栓塞后正常肝脏血供降至 66%,而肝癌血供降至 5%~8%。同时肝癌内部血管内径粗细不均、血流缓慢、血管发育不全、中层平滑肌欠发达,内膜缺损,缺乏神经支配,存在虹吸现象,致使栓塞剂可选择性地滞留在肝癌血管中造成栓塞。肝动脉栓塞后,癌结节缺血,坏死;而正常肝组织由门静脉供血为主,故对整个肝脏的功能影响较小。肝动脉栓塞化疗可通过对肝癌化疗和栓塞的双重作用,使肿瘤坏死、缩小,部分肝癌缩小后能获得二期手术切除的机会。

肝动脉栓塞化疗采用 Seldinger 技术,经皮从股动脉插管进入肝动脉或其分支,肝动脉造影可进一步协助诊断,并了解肿瘤的供血情况,有无动静脉瘘等。若无禁忌证,即可注入栓塞剂和化疗药。栓塞剂常用碘化油(lipiodol)、明胶海绵、载药微球或不锈钢圈等;化疗药物可选用阿霉素类、铂类、5- 氟尿嘧啶、丝裂霉素等。最常用是碘化油与化疗药配成混悬液,利用碘化油对肿瘤的亲和作用,作为化疗药物的载体,将化疗药物导入癌组织内,发挥持久的栓塞化疗作用。

(3)肝动脉栓塞化疗:目前公认的非手术切除中疗效最好的一种治疗方法,可使肝癌患者的 1 年生存率提高到 44%~66.9%,平均生存期延长 8~10 个月。但是,它仍属姑息性治疗手段,反复多次的 TACE 治疗也难以完全杀灭所有的癌细胞,故不能达到根治目的,其远期疗效还不尽如人意,治疗中晚期肝癌的 5 年生存率几乎为零。因此当肝癌经 TACE 治疗缩小到一定程度后,应不失时机地争取二期手术切除,以达根治。此外,肝切除术后 3~4 周辅以肝动脉栓塞化疗可通过消灭肝内可能残存病灶,降低肝癌术后复发率,提高生存率。

(4)与常规 TACE 相比,介入学者越来越倾向于使用载药微球(drug-eluting beads,DEB)TACE,然而与长期疗效相关的数据喜忧参半。个别研究表明,与传统 TACE 受者相比,接受 DEB-TACE 治疗无法切除的 HCC 的患者总生存率显著提高。与传统 TACE 相比,DEB-TACE 的副作用特征似乎有所改善,心脏、肝脏和胃肠道毒性减弱,理论上是因为 DEB-TACE 可以减缓化疗药物的释放,减少全身暴露。

(5)经肝动脉放疗栓塞术(transcatheter hepatic arterial radioembolization,TARE):HCC 的

一种较新的治疗方式,其方法是将导管超选择性插入肿瘤供血动脉,并将放射性物质注入供血动脉以诱导肿瘤坏死。通常,使用涂有 ^{90} 钇的树脂或玻璃珠。一些回顾性的小规模研究显示 TARE 与 TACE 相比具有相当或更好的结果,包括更长的进展时间和更低的毒性,但缺乏大样本、随机、前瞻性研究。

3. 局部消融治疗　局部消融治疗按其原理可以分为化学消融治疗和物理消融治疗,化学消融主要有无水乙醇消融、无水乙酸消融等,物理消融主要有射频消融术、微波消融术、冷冻治疗、高强度聚焦超声、激光消融治疗及不可逆电穿孔等。较为常用的有射频消融、微波消融、冷冻消融和无水乙醇消融。

消融治疗可经皮入路,也可在腹腔镜手术或开腹手术中应用。影像引导手段主要包括超声和 CT。超声引导下经皮消融具有微创安全、操作简便、易于反复施行、成本费用相对低廉的显著优点,对于有肝硬化背景和高度复发倾向的原发性肝癌来说临床依从性极高,应用广泛。

(1)瘤内无水乙醇消融(percutaneous ethanol ablation,PEA):瘤内无水乙醇消融多在超声引导下进行,由于受乙醇在肝肿瘤内扩散范围和人体耐受量的影响,对大肝癌难以达理想疗效,仅用于不宜手术切除的小肝癌或肝动脉栓塞化疗后的补充治疗。即使是小肝癌,也需反复多次、多点的注射才能使肿瘤充分坏死。

(2)射频消融(radiofrequency ablation,RFA)治疗:1993 年 Rossi S 首先将 RFA 应用于肝癌的治疗,开始多是作为肝癌姑息治疗的手段。到 20 世纪 90 年代中期,第二代射频消融电极针的出现,才使 RFA 在小肝癌的治疗中受到重视,逐渐广泛应用,并被证实是小肝癌的一种根治性治疗手段。

(3)微波消融(microwave ablation,MWA)治疗:早期微波消融几乎都采用单极单点单次凝固,范围一般为 2.0~3.0cm,难于满足临床治疗的需要。随着微波技术的改进,现今微波单天线凝固坏死区不仅范围有所增大,而且可以形成类球体的消融灶。1998 年董宝玮等报道新的微波治疗系统可产生最大热凝范围 2.6cm × 2.6cm × 3.7cm,双天线凝固坏死区最大热凝直径可达到 4.0~6.0cm,通过插入多根微波天线可以获得更大的热凝范围。

(4)冷冻消融(cryoablation)治疗:冷冻消融治疗是将冷冻探针插入靶组织或将致冷原直接作用于靶组织,将局部温度迅速降至临界(−140℃)以下,使细胞外与细胞内产生冰晶,利用超低温造成肿瘤细胞不可逆冻伤,或破坏靶组织内(或邻近)血管,达到破坏靶组织的目的。1998 年由美国 FDA 批准,氩氦刀靶向手术系统开始正式应用于临床,标志着肿瘤冷冻消融新时代的到来。冷冻消融可用作单一疗法或作为多模式治疗方法的一部分。

(5)不可逆电穿孔(irreversible electroporation,IRE):也称纳米刀(nanoknife),是利用电脉冲在细胞膜上产生毛孔,导致细胞凋亡和细胞死亡。该方法可使消融灶周围薄壁组织和血管结构损伤降至最小。研究表明,97% 的 <3cm 的病灶可获完全坏死。2014 年的一项系统评价显示治疗成功率从 67% 到 100% 不等,>4cm 的病变完全消融率明显降低。在一项比较 IRE 与 MWA 的研究中,180 天内二者的治疗效果无明显差异,但 IRE 组转氨酶水平恢复速度更快,再入院率更低。对于高危部位 HCC,IRE 仍然是一种很有前途的治疗方式,但需更多研究对此进行评估。

4. 放射治疗　20 世纪 90 年代以前,由于放疗效果较差,且对肝脏损伤较大,因此原发性肝癌患者较少接受放疗。20 世纪 90 年代中期之后,三维适形放疗(3DCRT)和调强适形放疗(IMRT)等技术逐渐成熟,为放疗在肝癌治疗中的应用提供了新的机会。国内外学者已经陆续报道了采用 3DCRT 和 IMRT 放疗技术治疗不能手术切除的原发性肝癌的研究,对病灶局限于肝内的肝癌患者,放疗结合 TACE 治疗的 3 年生存率可达到 25%~30%。对下述患者可考虑放疗:①一般情况好,如 KPS ≥ 70 分,肝脏功能 Child-Pugh A 级;②肿瘤局限,因肝功能不佳不能进行手术切除,或肿瘤位于重要解剖结构,在技术上无法切除,或患者拒绝手术;③手术后有残留病灶者;④门脉癌栓及远处转移灶的治疗,如淋巴结转移、肾上腺转移、骨转移,放疗可减轻患者的症状,改善生活质量。

5. 化学治疗　化学治疗包括全身化疗、肝动脉插管化疗和门静脉化疗等方式,主要适用于晚期 HCC 患者。

肝癌对化疗药物的敏感性较低,全身化疗效果较差。最常选用的药物有 5- 氟尿嘧啶(5-FU)、阿霉素、丝裂霉素和卡铂,另外还有吉西他滨和奥沙利铂等。肝癌单药全身化疗有效率≤ 20%,阿霉素被认为是肝癌化疗的标准用药。中国香港学者曾提出 α- 干扰素,阿霉素和 5- 氟尿嘧啶构成的 PIAF 方案有效率达 16.8%,但毒性较大,生存率提高不显著。近来,以奥沙利铂(oxaliplatin)为基础的联合化疗方案(FOLFOX 等)用于治疗中晚期肝癌,相比阿霉素,可延长患者的肿瘤进展时间和总生存时间。

6. 分子靶向治疗　多激酶抑制剂索拉非尼是 FDA 批准的治疗晚期 HCC 的第一种药物。SHARP 研究显示,索拉非尼组的中位总生存期为 10.7 个月,而安慰剂组为 7.9 个月。显著的不良反应包括腹泻,体重减轻,手足疹和低磷血症。根据 AASLD 和 BCLC 指南,索拉非尼被推荐用于晚期 HCC 的一线治疗。2018 年,仑伐替尼(lenvatinib)也被批准用于晚期 HCC 的一线治疗,其疗效不劣于索拉非尼。

瑞戈非尼(regorafenib)是索拉非尼治疗晚期 HCC 失败后的二线药物。虽然结构相似,但瑞戈非尼疗效优于索拉非尼,且副作用并无增加。RESORCE 三期临床研究发现,对于 Child-Pugh A 级肝硬化的 HCC 患者以及晚期 HCC 患者,瑞戈非尼组总体中位生存期延长 10.6 个月,而索拉非尼组则为 7.8 个月。同时,瑞戈非尼治疗患者的无进展生存期也显著延长。

其他多种药物,包括卡博替尼(cabozantinib)和阿帕替尼(apatinib)治疗晚期 HCC 的临床研究正在探索中。

7. 免疫治疗　近年来免疫疗法开始用于肿瘤治疗,尤其免疫检查点抑制剂。包括靶向细胞毒性 T 淋巴细胞相关蛋白 4(CTLA-4)、程序性细胞死亡蛋白 1(PD-1)和程序性细胞死亡配体 -1 和 -2 的抗体(PD-L1,PD-L2)在内,免疫检查点抑制剂通过阻断相关蛋白质以恢复 T 细胞功能,使免疫系统能够更有效地监测和杀死 HCC 细胞。

8. 中医治疗　中医药是肝癌治疗的重要组成部分,中药改善症状较好,副作用小,能保持全身良好状态,病情发展较慢,少数患者可使肿瘤缩小或带瘤长期生存。与西医药合用可减轻化疗和放疗的副作用,增强体质,调和脾胃,改善症状,促进机体手术、化疗或放疗后的恢复。

9. 抗病毒、抗炎、护肝、支持与对症治疗　肝癌常伴肝炎、肝硬化背景,防止肝功能恶化对患者能顺利度过手术、化疗或放疗非常重要。因此,每一阶段患者均应根据病情需要进行相应的抗病毒、抗炎、护肝、支持与对症治疗。

第二节　肝 转 移 瘤

在原发性肝癌发病率低的区域,肝转移瘤的发病率相对较高,为原发性肝癌的13~64倍。近年资料表明,肝转移瘤如能早期发现,外科手术切除可获痊愈或生存期显著延长。肝转移瘤主要来自消化道肿瘤,占60%~70%;其次来自胸部肿瘤(肺、食管)、泌尿系、女性生殖系、头颈部、乳腺、软组织等部位。

一、临床表现

肝转移瘤的临床表现与原发性肝癌相似,但因无肝硬化,常较后者发展缓慢,症状也较轻。早期主要为原发灶的症状,肝脏本身症状并不明显,大多在原发肿瘤术前检查、术后随访或剖腹探查时发现。随着病情发展,肿瘤增大,如肝区痛、闷胀不适、乏力、消瘦、发热、食欲不振等肝脏局部症状才逐步显现。晚期则出现黄疸、腹水等恶病质。也有少数患者肝转移瘤症状明显,而原发病灶较隐匿,如胰腺肿瘤。

肝脏由于本身解剖及血供的特点,可能更易给多种癌细胞提供滞留的生长空间和营养来源。人体各部位恶性肿瘤转移至肝脏的途径有门静脉转移、肝动脉转移、淋巴道转移和直接浸润4种。

1. 门静脉转移　凡血流汇入门静脉系统的脏器,如食管下端、胃、小肠、结直肠、胰腺、胆囊及脾等的恶性肿瘤均可循门静脉转移至肝脏,这是原发癌播散至肝脏的重要途径。有报道门静脉血流存在分流现象,即脾静脉和肠系膜下静脉的血流主要进入左肝,而肠系膜上静脉的血流主要汇入右肝,这些门静脉所属脏器的肿瘤会因不同的血流方向转移至相应部位肝脏。但临床上这种肿瘤转移的分流情况并不明显,而以全肝散在性转移多见。其他如子宫、卵巢、前列腺、膀胱和腹膜后组织等部位的肿瘤,亦可通过体静脉或门静脉的吻合支转移至肝;也可因这些部位的肿瘤增长侵犯门静脉系统的脏器,再转移至肝脏;或先由体静脉至肺,然后再由肺经全身循环而至肝脏。

2. 肝动脉转移　任何血行播散的肿瘤均可循肝动脉转移到肝脏,如肺、肾、乳腺、肾上腺、甲状腺、睾丸、卵巢、鼻咽、皮肤及眼等部位的恶性肿瘤。

3. 淋巴道转移　盆腔或腹膜后的肿瘤可经淋巴管至主动脉旁和腹膜后淋巴结,然后倒流至肝脏。消化道肿瘤也可经肝门淋巴结循淋巴管逆行转移到肝脏。乳腺癌或肺癌可通过纵隔淋巴结而逆行转移到肝脏,但此转移方式较少见。临床上更多见的是胆囊癌沿胆囊窝淋巴管转移到肝脏。

4. 直接浸润　肝脏邻近器官,如胃癌、横结肠癌、胆囊癌和胰腺癌等,均可因肿瘤与肝脏粘连由癌细胞直接浸润而蔓延至肝脏,右肾和肾上腺肿瘤也可以直接侵犯肝脏。

二、诊断

有临床表现者,可根据以下各点做出诊断:①有原发癌病史或具有肝区肿瘤临床表现者;②影像检查示实质性肝占位病变,多为散在或多发;③肝穿刺活检或腹腔镜病理证实;④原发病手术发现肝转移。

在临床上有时会遇到原发灶不明的肝转移瘤,只有转移灶的表现,诊断要依靠病理。肝转移瘤可在腹腔脏器恶性肿瘤手术前或手术时发现;亦可在原发癌术后随访时发现。肝转移瘤如仅局限于肝脏,早期发现、早期治疗常可延长患者生存。注意下列情况,可以做到肝转移瘤的早期诊断:对易转移至肝脏的各种原发癌根治性切除后应定期(每3~6个月)行肝脏影像学检查;消化道癌根治术后随访时监测肿瘤标志物如癌胚抗原(CEA)等指标;对任何可能发生肝转移的恶性肿瘤根治术后出现不易以原发肿瘤解释的症状,尤其如不明原因的低热,上腹胀痛、不适,腹泻,右肩痛等,应行肝脏影像学检查。

三、治疗

肝转移瘤的治疗在近十年里得到很大的进步。随访制度的完善、血清标记物的检测和新的影像学技术的应用提高了肝转移瘤的早期诊断,其生存率也得到适当的延长和提高。新的手术方法不仅有效地减少术中出血,而且进一步提高了手术成功率。包括局部治疗、化学治疗、生物治疗及靶向治疗等综合治疗方法应用于临床,使肝转移瘤的治疗前景充满希望。随着诊疗技术的飞速发展,近年来对肝转移瘤治疗方式的利弊评估日益完善。

(一)外科切除

1. 适应证 手术切除原发灶及肝内转移灶是唯一具备治愈潜力的治疗方式,但由于各种原因,只有15%~20%患者具有外科切除机会。手术切除需要符合以下条件:①全身情况好,心、肺、肝和肾功能基本正常;②转移灶为单发或虽为多发但范围局限于半肝;③原发灶能够切除或已经切除;④无肝外转移灶或肝外转移灶能够得到有效治疗。

2. 手术方式 手术方式为肝转移瘤切除手术,原则上不需行扩大切除,因肝段切除或半肝切除不能改善生存的时间。手术范围主要取决于转移瘤的体积和病灶的数目以及与肝静脉、肝内胆管系统的关系,切线应距肿瘤2cm左右。一般认为结直肠癌肝转移是最好的适应证。肝转移瘤手术切除后5年生存率为25%~49%,平均生存期仅为9.6个月(3.8~21.3个月),患者多死于肝转移瘤复发。

(二)非手术治疗

1. 局部化疗

(1)经肝动脉栓塞化疗:经皮股动脉穿刺肝动脉栓塞化疗适用于原发癌已无法根治或未能找到原发灶病例,以及肝内广泛转移或还有肝外多处转移者。常用的化疗药物有5-氟尿嘧啶(5-FU)、丝裂霉素(MMC)、多柔比星(阿霉素)和顺铂等。常用的栓塞剂有碘化油、吸收性明胶海绵、药物微球等。治疗后既可以造成癌组织急性缺血,又可以使局部药物浓度保持一定的浓度杀死癌细胞。体循环中的药物浓度要比癌组织中低很多(约下降44%)。药物可在癌组织中滞留数周,与癌细胞的作用时间明显延长。

(2)肝动脉灌注化疗:肝动脉插管化疗的疗效明显优于全身化疗,肝转移瘤的治疗有效率由44%提高到61%,2年生存期由10%提高到22%。肝动脉插管常用的化疗药物有5-FU、丝裂霉素、顺铂、卡铂、多柔比星等,化疗药物的剂量视患者的体质情况、体表面积等决定。肝动脉灌注化疗的优点是全身不良反应少,但有肝毒性反应。

2. 全身化疗 20世纪50年代已开始应用5-氟尿嘧啶(5-FU)经周围静脉给药进行全身化疗治疗结直肠癌肝转移,平均缓解率虽为15%~20%,但不能延长生存期。此后尚有使用亚硝基脲和丝裂霉素C的报道。Moereri等联合应用洛莫司汀(洛莫司汀,

Me-CCNU)、长春新碱和 5- 氟尿嘧啶（MOF 方案），缓解率提高到 43%。Kemeny 等报道 58 例患者随机分为 MOF 加链佐星或 MOF 两组进行治疗，症状缓解率分别为 31% 和 14%，但两组的生存期相同。Lavin 等分析了 1 314 例晚期结直肠癌患者，其中 73% 有肝转移，经用各种不同的联合用药分组治疗，结果发现各组间的缓解率和生存期均无明显差异，最佳联合用药组的疗效并不优于静脉或口服 5-FU 组。患者的一般状况、体重下降的病史以及肝转移的程度仍是决定预后的主要因素，而治疗因素影响较小。口服 5- 氟尿嘧啶（5-FU）曾被认为是一种较好的给药途径。但是 Hahn 等将其与静脉注射 5- 氟尿嘧啶（5-FU）作了对照研究，结果证实口服组与静脉组的缓解率不尽相同，而且静脉组还有相对较长的生存期。口服 5- 氟尿嘧啶（5-FU）由于胃肠道的吸收度差异较大，血中药物浓度不够稳定因而影响疗效。近年提出腹腔内注射 5- 氟尿嘧啶（5-FU）治疗肝转移瘤，可使门静脉血的药物浓度超出体循环的 3~4 倍，且滞留于腹腔的 5- 氟尿嘧啶（5-FU）因清除较慢，注射剂量的 30%~100% 可进入门静脉血循环中。这种给药方法是否有利于肝肿瘤腹腔内转移瘤的治疗，有待更多的研究。

乳腺癌肝转移目前仍主张全身化疗，以多柔比星（阿霉素）最有效，缓解率可达25%~30%，如联合用药可进一步提高到 50%。胃癌肝转移现仍沿用 5- 氟尿嘧啶（5-FU）、多柔比星（阿霉素）和丝裂霉素（FAM 方案）联合治疗，缓解率 25%~30%。化疗对非小细胞肺癌肝转移有较高的缓解率，而对来自黑色素瘤者效果较差。

3. 放射治疗　除少数对放疗敏感的肿瘤如精原细胞瘤外，放疗对多数肝转移瘤的疗效并不理想，可作为一种辅助治疗方法，能在一定程度上缓解症状。

4. 局部消融治疗　以射频消融和微波消融为代表的局部热消融创伤小、耐受性好、副作用少、疗效高、且可反复进行，是颇有前景的肝转移瘤治疗手段，大有替代大部分传统外科切除趋势。

5. 中医中药　肝转移瘤是原发癌的远处转移，已是晚期，多已失去手术的机会。中医治疗应结合原发癌的性质和表现进行辨证论治，以扶正固本为主，辅以祛邪散结。中医临床常可将其分为 6 型来分别辨证施治：肝气郁结型、气滞血瘀型、肝胆湿热型、脾胃虚弱型、阴虚火旺型和气阴两虚型。作为一种辅助治疗方法可部分缓解症状，改善患者一般情况。

6. 其他治疗

（1）免疫基因治疗：免疫基因治疗就是通过基因转染技术，将免疫调控因子或 HLA 基因导入肿瘤组织，增强肿瘤细胞的免疫原性，提高机体对肿瘤细胞的特异杀伤活性。细胞因子基因导入肿瘤细胞：IL-2 和 IL-12 均是 T 细胞生长因子，可以提高机体免疫效应细胞对肿瘤的非特异杀伤活性，是免疫基因治疗常用的目的基因。腺病毒具有亲肝细胞的特点，故以复制缺陷型腺病毒为载体对大肠癌肝转移进行免疫基因治疗，颇受关注。

（2）抑癌基因治疗：癌的发生是一个多基因、多步骤综合作用的结果，与多个癌基因的激活和抑癌基因失活有关。*p53* 基因是一种细胞增殖的负性调节因子，调控细胞的生长与分化。大约 50% 的人类肿瘤有 *p53* 基因的突变与缺失，所以，人们尝试将野生型 *p53* 基因直接导入肿瘤细胞使其恢复肿瘤抑制因子活性。并且，野生型 *p53* 基因功能恢复还可提高肿瘤对化疗和放疗的敏感性。野生型 *p53* 基因复制缺陷型腺病毒（SGH258500）经肝动脉注射治疗大肠癌肝转移已进入临床应用。

（3）抗血管生成治疗：肿瘤生长和转移是一个依赖于血管生成的过程。肿瘤血管形成是由肿瘤细胞和／或肿瘤浸润炎性细胞如巨噬细胞或肥大细胞产生的促血管形成因子所介导。近年来,抗血管形成基因治疗被广泛应用于各种肿瘤治疗中。

总之,若肝脏出现转移灶,应行多学科协作诊疗(MDT)共同拟定治疗方案,全面评估病情以提供最佳治疗方案,并严密监测预后。

（三）肝转移瘤诊治的注意事项

肝转移瘤治疗方法虽然较多,但迄今疗效不甚满意。肝转移瘤的预后取决于原发肿瘤的部位、恶性程度、肝受累范围、有无肝外转移灶和患者的全身情况。对已有肝转移的晚期肿瘤,只有在尽可能切除原发灶的情况下,采取以手术为主的综合治疗的方法,才有可能最大限度地使患者病情缓解,提高生活质量,延长生存期。对于失去外科切除机会的患者,近年来以射频和微波消融为代表的局部消融技术的成熟和完善,为肝转移瘤患者提供了新的有治愈潜力的治疗技术,而且无论创伤的轻微性、性价比、可重复性以及生活质量都显著优于传统外科切除,越来越受到医患双方的高度认可。

1. 如果原发灶确诊时并未发现肝转移迹象,必须在有效处理原发灶的基础上定期肝脏检查(建议至少每 3~6 个月作一次肝脏超声)。一旦怀疑肝转移,应立即通过磁共振／增强 CT 等加以确诊。

2. 如果原发灶确诊时已经发生肝转移,应视原发灶和肝转移程度选择合理治疗。如原发灶和肝转移均有机会行根治性手术,而且没有其他部位广泛转移,应选择原发灶切除＋肝肿瘤切除术。如果肝肿瘤较小,或者肿瘤虽较小但数量较多,患者年高、全身一般情况差或不愿意采取外科手术,也可选择原发灶切除＋肝转移灶局部热消融的治疗方式,同样可取得与外科切除相似的效果,而且造成的全身和肝脏损伤要远低于肝切除术。

3. 如果原发灶根治性切除后发生肝转移,在选择有效且低毒的全身用药基础上,必须重视尽早采取有根治潜力的治疗方式,而不是把希望寄托在全身药物治疗上。如肿瘤较大,应首选肝切除。如果肿瘤较小,也可首选局部热消融。

4. 肝动脉栓塞化疗、灌注化疗等局部化疗方式对于肝转移瘤的治疗有一定的疗效,如肿瘤尚有肝切除或局部热消融治疗的机会,应作为治疗首选。只有不具备手术或微创消融治疗条件后可尝试血管介入治疗。

5. 放疗也是肝转移瘤可选的治疗方法　前提是患者不能肝切除或局部消融,且肿瘤数目、大小、肝功能状况均适合。放疗的缺点是肝损伤较大、疗效不确切、治疗时间长,而且费用相对较高。

第三节　肝脏良性肿瘤

一、概述

肝脏良性肿瘤主要起源于上皮性及非上皮性肿瘤,上皮性肿瘤包括肝细胞腺瘤、肝内胆管腺瘤、肝内胆管囊腺瘤、胆道乳头状瘤病等,非上皮性肿瘤包括血管瘤、血管平滑肌脂肪瘤、淋巴管瘤和淋巴管瘤病等。肝脏最常见的良性肿瘤为海绵状血管瘤。部分肝脏良性肿瘤具有潜在恶变倾向,如肝细胞腺瘤、胆管腺瘤等,一旦发现,需尽早处理。

二、常见肝脏良性肿瘤临床特点及治疗方式

（一）肝海绵状血管瘤

海绵状血管瘤（cavernous hemangioma）是肝脏最常见的良性间叶细胞肿瘤，尸检检出率为0.4%~20%。目前国内外对肝海绵状血管瘤大小分类没有统一标准，国外通常将直径>4cm的瘤体称为大海绵状血管瘤。国内通常分为：瘤体最大直径<5cm称为小海绵状血管瘤；直径5~10cm者称为大海绵状血管瘤；最大直径>10cm者则称为巨大海绵状血管瘤。本病以30~50岁的女性（60%~80%）最为常见。肝血管瘤生长缓慢，无恶变倾向，自发破裂者少见。如果瘤体较小，无明显症状，可临床随访观察；如血管瘤体积本身较大（≥5cm），且生长趋势明显和/或产生明显临床症状时则需要积极治疗。

1. 临床特点　通常患者没有任何临床症状，临床症状与瘤体大小有关。直径>4cm的病灶中有40%的病例引起症状，而病灶>10cm的病例中90%可引起症状。常见的症状包括腹部不适、疼痛、腹胀和压迫症状。无基础肝脏疾病的患者，肝功能指标大都正常。很少见到碱性磷酸酶水平升高、梗阻性黄疸或胃排空障碍。自发性破裂更罕见。

肝血管瘤呈良性发展，在超过10年的随访期间，大多数患者仍无明显症状，没有出现腹部不适加重或出血。有报道，对158例血管瘤患者进行了12~60个月的临床和超声检查随访。只有8例患者有症状（肿瘤直径均>5cm）；随访中1例肝血管瘤的大小发生改变，1例无症状的患者出现症状，没有并发症发生。肝血管瘤可能在怀孕期间或妇女口服避孕药期间生长。

2. 治疗　对于绝大多数肝血管瘤来说，治疗尚需保持慎重态度，避免过度治疗，尤其是要避免过分夸大肿瘤的危险性，使患者产生心理负担而接受不必要的治疗。一般来讲，肝血管瘤是否需要治疗，应当根据肿瘤大小、生长速度、是否会恶变、是否合并其他症状、患者年龄及心理负担等情况进行综合评价。以下情况应进行治疗：肿瘤快速生长，不能除外恶变者；肿瘤巨大、产生压迫症状者；肿瘤破裂出血或瘤内出血导致肿瘤迅速增大伴有休克或贫血者；心理障碍明显等。

（1）手术治疗：肝血管瘤的首选方法是手术切除，围手术期死亡率可以控制在1%以下。但对于一个良性肿瘤来说，传统的开腹手术由于创伤大而显得治疗代价过高，而腹腔镜技术则很好地改善了创伤过大的问题。腹腔镜下肝脏切除手术难度相对较高，对于医师技术及设备条件要求比较严格，一定程度上也限制了该技术的推广。

（2）非手术治疗：对于部分肝脏良性肿瘤，采用激素、化疗或放疗手段也可以使肿瘤体积缩小。例如肝海绵状血管瘤予以放射治疗、服用类固醇药物、肌注干扰素等，但疗效尚不确切，且副作用较大，临床应用并不广泛。

（3）介入治疗

1）动脉栓塞治疗：通过对肿瘤供血动脉选择性插管，并注入血管硬化剂及栓塞剂，闭塞瘤体供血血管，瘤体缺血坏死，从而达到治疗目的。优点：创伤小，恢复快。缺点：栓塞效果欠佳，栓塞术后复发率较高，需多次栓塞；另可继发严重胆道损伤及肝脓肿等并发症，其安全性和长期有效性有待进一步评价。

2）局部消融治疗：消融治疗被认为是具有良好发展前景的微创治疗手段。消融治疗具有微创、疗效确切、简单和可重复性、创伤小、损伤正常肝脏组织少等诸多优点。然而，消融治疗也面临一些问题。首先，临床上具有治疗指征的肝脏血管瘤通常体积较大，而单针消融

损毁范围有限,必要时需多针联合或分次消融。而当血管瘤位置特殊(位于肝脏表面或邻近其他重要器官)时,消融可能损伤周围组织及器官。对此,可采用经皮、经腹腔镜及开腹三种方式进行治疗。另外,长时间及大范围损毁病灶可能出现溶血、黄疸、肾功能损害等相关并发症。

(二)局灶性结节增生

局灶性结节增生(focal nodular hyperplasia,FNH)在肝脏最常见的良性实性肿瘤样病变中位居第二位。有报道其尸检发生率为 0.31%~0.6%。FNH 是发生于正常肝脏组织的疾病,目前认为 FNH 是肝实质对先天存在的动脉血管畸形的增生性反应,或与炎症、创伤等引起的局限性血供减少有关,并非真正意义上的肿瘤。

1. 临床特点　通常为被膜下单发病灶,主要位于肝右叶。7%~20% 的病例为多发,通常是女性(50%~90%)患者,大都无临床症状。

2. 治疗　大部分 FNH 患者无症状,且无恶变倾向,因此推荐临床观察。对于伴有严重症状或进行性增大的 FNH 患者可进行外科手术。目前也有通过消融治疗 FNH 的报道,疗效好,创伤小,或许是未来该疾病治疗的首选手段。

(三)肝细胞腺瘤

肝细胞腺瘤(肝腺瘤)是少见的肝脏实性病灶,发生于正常肝脏组织,生育期妇女多见。更常发生于长时间使用大剂量雌激素的患者。

1. 临床特点　约 1/3 的肝细胞腺瘤患者有腹部肿块及近期发生的右上腹疼痛,性质可为隐痛,伴恶心、纳差等不适。但当肿瘤发生破裂出血时,患者可出现突发的右上腹剧痛,查体可发现腹肌紧张,局部压痛、反跳痛,严重者可有失血性休克的表现;黄疸及发热偶见。应引起临床工作者注意的是肝细胞腺瘤不仅有破裂出血的倾向,而且还有恶变为肝细胞肝癌的潜能。早期可无任何症状,待肿瘤长大到一定程度时,才会出现下列临床征象:

(1)腹块型:较多见,常无任何症状。体检时可扪及肿瘤,其表面光滑、质硬、多无压痛,肿块随呼吸上下移动。当肿块逐渐增大而压迫邻近脏器时,可出现上腹部饱胀不适、恶心、上腹隐痛等症状。

(2)急腹症型:研究表明接近半数的肝细胞腺瘤患者经历过腺瘤内急性出血,病死率为6%。瘤内出血时,患者可有突发性右上腹痛,伴有恶心、呕吐、发热等,体检时可有右上腹肌紧张、压痛及反跳痛。肿瘤破裂引起腹腔内出血,患者可出现右上腹剧痛,腹部有压痛和反跳痛等腹膜刺激症状,严重者可因出血过多造成休克。急症更常见于月经期或月经期后不久。怀孕期间或产后 6 周内腺瘤可能破裂或出血。

2. 治疗　如果诊断为腺瘤,因为存在恶性变和有症状合并症的危险(出血)或二者并存,不论其有无症状,均应争取尽早手术治疗。

由于在口服避孕药的女性中,也有肝细胞肝癌的发生,所以不排除肝腺瘤有恶变的可能,对肝腺瘤患者仅仅停用避孕药有一定的风险,加上肿瘤还有破裂的危险,因此一旦确诊肝细胞腺瘤应行手术切除,不能手术者则应避免妊娠。肿瘤破裂时必须急诊手术,可先夹闭肝动脉以止血,若肿瘤因位于肝门或邻近较大血管及胆管而不能切除时,应结扎或栓塞肝固有动脉或一侧肝动脉。本病对放疗和化疗均不敏感。择期治疗方法包括消融术、切除术或栓塞术、移植术等。

(翟　博　范卫君)

15

参 考 文 献

[1] LAFARO KJ,DEMIRJIAN AN,PAWLIK TM.Epidemiology of hepatocellular carcinoma.Surg Oncol Clin N Am.2015;24(1):1–17.

[2] ASCHA MS,HANOUNEH IA,LOPEZ R,et al.The incidence and risk factors of hepatocellular carcinoma in patients with non–alcoholic steatohepatitis.Hepatology.2010;51(6):1972–1978.

[3] European Association for the Study of the Liver;European Organization for Research and Treatment of Cancer. EASL–EORTC clinical practice guidelines:management of hepatocellular carcinoma.J Hepatol.2012;56(4): 908–943.

[4] BRUIX J,REIG M,SHERMAN M.Evidence–Based Diagnosis,Staging,and Treatment of Patients with Hepatocellular Carcinoma.Gastroenterology.2016;150:835–853.

[5] KUDO M,IZUMI N,SAKAMOTO M,et al.Liver Cancer Study Group of Japan.Survival analysis over 28 years of 173,378 patients with hepatocellular carcinoma in Japan.Liver Cancer.2016;5(3):190–197.

[6] LLovet JM,BRUIX J.Prospective validation of the Cancer of the Liver Italian Program(CLIP)score:a new prognostic system for patients with cirrhosis and hepatocellular carcinoma.Hepatology.2000;32(3):679–680.

[7] PARIKH ND,WALJEE AK,SINGAL AG.Downstaging hepatocellular carcinoma:a systematic review and pooled analysis.Liver Transpl.2015;21(9):1142–1152.

[8] CHEDID MF,SCAFFARO LA,CHEDID AD,et al.Transarterial embolization and percutaneous ethanol injection as an effective bridge therapy before liver trans–plantation for hepatitis C–related hepatocellular carcinoma.Gastroenterol Res Pract.2016(2):9420274.

[9] KWON JH.Is percutaneous ethanol injection therapy still effective for hepatocellular carcinoma in the era of radiofrequency ablation？ Gut Liver.2010;4(suppl 1):S105–S112.

[10] N'KONTCHOU G,MAHAMOUDI A,AOUT M,et al.Radiofrequency ablation of hepatocellular carcinoma: long–term results and prognostic factors in 235 Western patients with cirrhosis.Hepatology.2009;50(5): 1475–1483.

[11] LEE DH,LEE JM,LEE JY,et al.Radiofrequency ablation of hepatocellular carcinoma as first–line treatment:long–term results and prognostic factors in 162 patients with cirrhosis.Radiology.2014;270(3):900–909.

[12] LIN CC,CHENG YT,CHEN M WT,et al.The effectiveness of multiple electrode radiofrequency ablation in patients with hepatocellular carcinoma with lesions more than 3 cm in size and Barcelona Clinic Liver Cancer stage A to B2.Liver Cancer.2016;5(1):8–20.

[13] FACCIORUSSO A,MARIANI L,SPOSITO C,et al.Drug–eluting beads versus conventional chemoembolization for the treatment of unresectable hepatocellular carcinoma.J Gastroenterol Hepatol.2016; 31(3):645–653.

[14] CHINNARATHA MA,CHUANG MY,FRASER RJ,et al.Percutaneous thermal ablation for primary hepatocellular carcinoma:a systematic review and meta–analysis.J Gastroenterol Hepatol.2016;31(2):294–301.

[15] SANTAMBROGIO R,CHIANG J,BARABINO M,et al.Comparison of laparoscopic microwave to radiofrequency ablation of small hepatocellular carcinoma(≤3 cm).Ann Surg Oncol.2017;24(1):257–263.

[16] NIU LZ,LI JL,XU KC.Percutaneous cryoablation for liver cancer.J Clin Transl Hepatol.2014;2(3):182–188.

[17] CRISSIEN AM,FRENETTE C.Current management of hepatocellular carcinoma.Gastroenterol Hepatol(N Y).2014;10(3):153–161.

[18] FACCIORUSSO A,DI MASO M,MUSCATIELLO N.Drug–eluting beads versus conventional chemoembolization for the treatment of unresectable hepatocellular carcinoma:a meta–analysis.Dig Liver

Dis.2016 ;48(6):571–577.

［19］ CHEN P,YUAN P,CHEN B,et al.Evaluation of drug–eluting beads versus conventional transcatheter arterial chemoembolization in patients with unresectable hepatocellular carcinoma:a systematic review and meta–analysis.Clin Res Hepatol Gastroenterol.2017 ;41(1):75–85.

［20］ VOGL TJ,LAMMER J,LENCIONI R,et al.Liver,gastrointestinal,and cardiac toxicity in intermediate hepatocellular carcinoma treated with PRECISION TACE with drug–eluting beads:results from the PRECISION V randomized trial.AJR Am J Roentgenol.2011 ;197(4):W562–W570.

［21］ DHAND S,GUPTA R.Hepatic transcatheter arterial chemoembolization complicated by postembolization syndrome.Semin Intervent Radiol.2011 ;28(2):207–211.

［22］ SHIN SW.The current practice of transarterial chemoembolization for the treatment of hepatocellular carcinoma.Korean J Radiol.2009 ;10(5):425–434.

［23］ BRUIX J,LLOVET JM,CASTELLS A,et al.Transarterial embolization versus symptom–atic treatment in patients with advanced hepatocellular carcinoma:results of a randomized,controlled trial in a single institution.Hepatology.1998 ;27(6):1578–1583.

［24］ LOBO L,YAKOUB D,PICADO O,et al.Unresectable hepatocellular carcinoma:radioembolization versus chemoembolization:a systematic review and meta–analysis.Cardiovasc Intervent Radiol.2016 ;39(11):1580–1588.

［25］ SALEM R,LEWANDOWSKI RJ,KULIK L,et al.Radioembolization results in longer time–to–progression and reduced toxicity compared with chemoembolization in patients with hepatocellular carcinoma.Gastroenterology.2011 ;140(2):497–507.e2.

［26］ GORDON A,LEWANDOWSKI R,HICKEY R,et al.Prospective randomized phase 2 study of chemoembolization versus radioembolization in hepatocellular carcinoma:results from the PREMIERE trial.J Vasc Interv Radiol.2016 ;27(3)(suppl):S61–S62.

［27］ SALEM R,GORDON AC,MOULI S,et al.Y90 radioembolization significantly prolongs time to progression compared with chemoembolization in patients with hepatocellular carcinoma.Gastroenterology.2016 ;151(6):1155–1163.e2.

［28］ CHENG RG,BHATTACHARYA R,YEH MM,et al.Irreversible electroporation can effectively ablate hepatocellular carcinoma to complete pathologic necrosis.J Vasc Interv Radiol.2015 ;26(8):1184–1188.

［29］ SCHEFFER HJ,NIELSEN K,DE JONG MC,et al.Irreversible electroporation for nonthermal tumor ablation in the clinical setting:a systematic review of safety and efficacy.J Vasc Interv Radiol.2014 ;25(7):997–1011 ;quiz 1011.

［30］ BALTER JM,BROCK KK,LITZENBERG DW,et al.Daily targeting of intrahepatic tumors for radiotherapy.Int J Radiat Oncol Biol Phys.2002 ;52(1):266–271.

［31］ MORNEX F,GIRARD N,BEZIAT C,et al.Feasibility and efficacy of high–dose three–dimensional–conformal radiotherapy in cirrhotic patients with small–size hepatocellular carcinoma non–eligible for curative therapies—mature results of the French phase Ⅱ RTF–1 trial.Int J Radiat Oncol Biol Phys.2006 ;66(4):1152–1158.

［32］ KIM TH,PARK JW,KIM YJ,et al.Simultaneous integrated boost–intensity modulated radiation therapy for inoperable hepatocellular carcinoma.Strahlenther Onkol.2014 ;190(10):882–890.

［33］ YOON HI,LEE IJ,HAN KH,et al.Improved oncologic outcomes with image–guided intensity–modulated radiation therapy using helical tomotherapy in locally advanced hepatocellular carcinoma.J Cancer Res Clin Oncol.2014 ;140(9):1595–1605.

［34］ BUSH DA,SMITH JC,SLATER JD,et al.Randomized clinical trial comparing proton beam radiation therapy with transarterial chemoembolization for hepatocellular carcinoma:results of an interim analysis.Int J Radiat Oncol Biol Phys.2016 ;95(1):477–482.

［35］PETRELLI F, COINU A, BORGONOVO K, et al.Oxaliplatin-based chemotherapy：a new option in advanced hepatocellular carcinoma.a systematic review and pooled analysis.Clin Oncol（R Coll Radiol）.2014；26（8）：488-496.

［36］LLOVET JM, RICCI S, MAZZAFERRO V, et al；SHARP Investigators Study Group.Sorafenib in advanced hepatocellular carcinoma.N Engl J Med.2008；359（4）：378-390.

［37］PARIKH ND, MARSHALL VD, SINGAL AG, et al.Survival and cost-effectiveness of sorafenib therapy in advanced hepatocellular carcinoma：an analysis of the SEER-Medicare database.Hepatology.2017；65（1）：122-133.

［38］ZENG J, LV L, MEI ZC.Efficacy and safety of transarterial chemoembolization plus sorafenib for early or intermediate stage hepatocellular carcinoma：a systematic review and meta-analysis of randomized controlled trials.Clin Res Hepatol Gastroenterol.2016；40（6）：688-697.

［39］ZHANG L, HU P, CHEN X, et al.Transarterial chemoembolization（TACE）plus sorafenib versus TACE for intermediate or advanced stage hepatocellular carcinoma：a meta-analysis.PLoS One.2014；9（6）：e100305.

［40］LENCIONI R, LLOVET JM, HAN G, et al.Sorafenib or placebo plus TACE with doxorubicin-eluting beads for intermediate stage HCC：the SPACE trial.J Hepatol.2016；64（5）：1090-1098.

［41］MAHVASH A, MURTHY R, ODISIO BC, et al.Yttrium-90 resin microspheres as an adjunct to sorafenib in patients with unresectable hepatocellular carcinoma.J Hepatocell Carcinoma.2016；3：1-7.

［42］TROJAN J, WAIDMANN O.Role of regorafenib as second-line therapy and land-scape of investigational treatment options in advanced hepatocellular carcinoma.J Hepatocell Carcinoma.2016；3：31-36.

［43］KUZNAR W.Nivolumab makes headwinds into liver cancer.Am Health Drug Benefits.2015；8（spec issue）：19.

［44］TRUONG P, RAHAL A, KALLAIL KJ.Metastatic hepatocellular carcinoma responsive to pembrolizumab.Cureus.2016；8（6）：e631.

［45］DUFFY AG, ULAHANNAN SV, MAKOROVA-RUSHER O, et al.Tremelimumab in combination with ablation in patients with advanced hepatocellular carcinoma.J Hepatol.2017；66（3）：545-551.

［46］VIBERT E, CANEDO L, ADAM R.Strategies to treat primary unresectable colorectal liver metastases.Semin Oncol.2005；32（6 suppl 8）：33-39.

［47］ARRU M, ALDRIGHETTI L, CASTOLDI R, et al.Analysis of prognostic factors influencing long-term survival after hepatic resection for metastatic colorectal cancer.World J Surg.2008；32：93-103.

［48］TAYLOR A, KANAS G, LANGEBERG W, et al.Survival after surgical resection of hepatic metastases from colorectal cancer：A systematic review and meta-analysis.Ann Oncol.2010；21（suppl 8）：632P.

［49］SEBAG-MONTEFIORE D, STEPHENS RJ, STEELE R, et al.Prooperative radiotherapy versus selective postoperative chemoradiotherapy in patients with rectal cancer（MRC CR07 and NCIC-CTG C016）：a muticenter, randomised trial.Lancet.2009；373：811-820.

［50］CHANG W, WEI Y, REN L, et al.Randomized Controlled Trial of Intraportal Chemotherapy Combined With Adjuvant Chemotherapy（mFOLFOX6）for Stage Ⅱ and Ⅲ Colon Cancer.Ann Surg.2016；263：434-439.

［51］EASL Clinical Practice Guidelines on the management of benign liver tumours.J Hepatol.2016；65（2）：386-398.

［52］GRAZIOLIL, BONDIONI MP, HARADOME H, et al.Hepatocelular adenoma and focal nodular hyperplasia：value of gadoxetic acid-enhanced MR imaging in differential diagnosis.Radiology.2012；262（2）：520-529.

［53］WANG Z, TANG X, QI X, et al.Feasibility, safety, and efficacy of ultrasound-guided percutaneous microwave ablation for giant hepatic hemangioma.Int J Hyperthermia.2018；35（1）：246-252.

［54］JUN GAO, RUI-FANG FAN, JIA-YIN YANG, et al.Radiofrequency ablation for hepatic hemangiomas：A consensus from a Chinese panel of experts.World J Gastroenterol.2017；23（39）：7077-7080.

第二章

肝脏肿瘤的影像学诊断

第一节　肝脏的肝段划分

在肝肿瘤的影像学诊断中,肿瘤位置的判断是极其重要的一环,尤其是在当今消融治疗和肝段外科切除技术已经成熟的阶段,在影像学的图像上进行精确分段成为不可或缺的基础知识。

目前临床应用的肝脏分段方法是 Couinaud 肝脏分段,是以 Glisson 系统和肝静脉的走行将肝脏分为左右两个半肝及五叶八段。在断层影像解剖上,肝段的划分有以下几种方法:

一、直线划分法

以肝门为界把肝裂以右分为上下两部分,上半肝以肝中静脉为界,其左侧为肝左叶内侧段;右侧为肝右叶,再以肝右静脉为界,前方为第八段(肝右叶前上段,S8)、后方为第七段(肝右叶后上段,S7)。下半肝仍然以肝中静脉和肝右静脉的延续为界,肝中静脉左侧为第四段(肝左叶内侧段,S4);肝中静脉右侧,肝右静脉前方为第五段(右叶前下段,S5),后方为第六段(右叶后下段,S6)。肝左叶外侧段以门静脉的两个段分支,后方为第二段(肝左叶外上段,S2),前方为第三段(肝左叶外下段,S3),尾状叶为第一段(S1)。(图 2-1-1)

二、门静脉投影法

利用门静脉期的强化图像,提取门静脉系统进行三维后处理,形成三维门静脉系统图像。然后分别进行门静脉右支投影图像和门静脉左支投影图像,进行肝内结节灶的定位(图 2-1-2、图 2-1-3)。

三、门静脉自动标记法

根据实体解剖和直线肝段划分方法对照,发现直线划分的肝段在边缘部分常常因为互相之间的交错,发生错误的划分,这是这种划分法的明显缺陷。随着人工智能在影像学的应用,现在可以应用门静脉追踪的智能软件,一直追踪到门静脉分支的末梢,从而达到精确的自动肝段划分(图 2-1-4~ 图 2-1-7)。

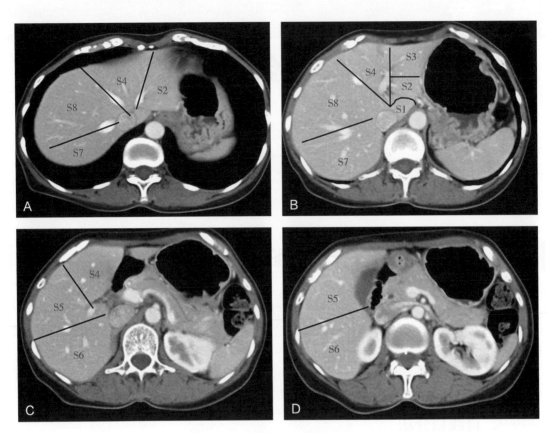

图 2-1-1 直线分段法的肝段划分

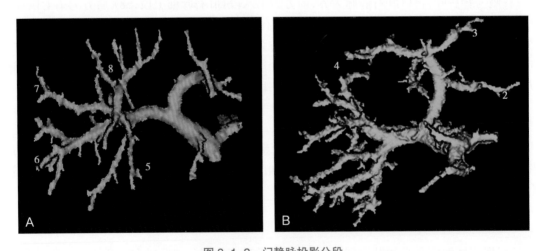

图 2-1-2 门静脉投影分段

A. 门静脉右支投影分段(5 :肝 S5,6 :肝 S6 ;7 :肝 S7 ;8 :肝 S8);B. 门静脉左支投影分段(2 :肝 S2,3 :肝 S3 ;4 :肝 S4)

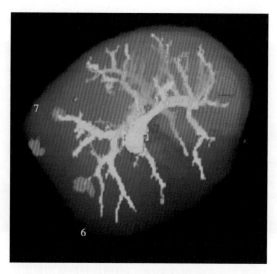

图 2-1-3　门静脉投影图像
从门静脉投影图像为结节灶定位,一个位于第六段,
两个位于第七段(6 :肝 S6,7 :肝 S7)

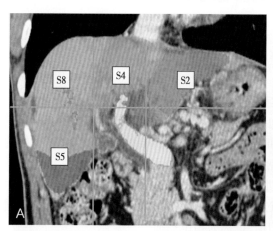 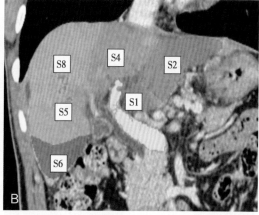

图 2-1-4　直线划分肝段与实际解剖分段的差别

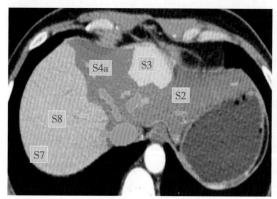 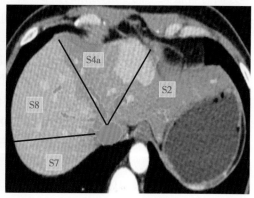

图 2-1-5　门静脉追踪肝段的自动精确划分　　图 2-1-6　自动肝段划分和直线划分肝段的差异

可以看到自动划分更加精确,这种门静脉追踪自动肝段划分方法还可进行三维显示。

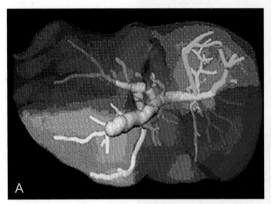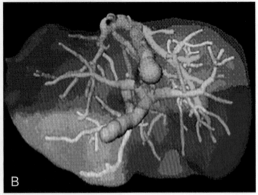

图 2-1-7　门静脉追踪肝段划分三维显示

A.门静脉系统显影的三维投影;B.门静脉与肝静脉均显影的三维投影

第二节　肝癌的影像学诊断

一、CT 诊断及鉴别诊断

(一) 肝肿瘤的 CT 扫描技术

CT 图像的灰阶不是单纯依据不同组织类型确定的,而是根据不同组织之间 X 线吸收率的差别决定的,所以如果不同的病理组织之间 X 线吸收率没有差异,那么在 CT 图像上我们就无法区分这两种不同病理类型的肿瘤,例如肝细胞肝癌和肝海绵状血管瘤,在 CT 平扫的图像上,都表现为比正常肝脏 CT 值要低的低密度,基本上我们无法区分。

虽然从密度差别上无法分辨不同类型肝脏肿瘤,但是好在不同的肝脏肿瘤在血流动力学方面是有很大差异的;这样,我们就可以通过评价肝脏肿瘤的血流动力学改变来鉴别不同类型的肿瘤。最好的方式就是 CT 动态增强扫描,也称为相位扫描。

正常肝脏的血供有两部分,肝动脉和门静脉均为肝脏的供血血管,它们二者在血流动力学方面有着很大不同。肝动脉的血供只占整个肝脏的 25%,而门静脉的血供则占 75%。如果从肘静脉注射造影剂,那么首先通过肝动脉进入肝脏,数十秒后,汇集了肠系膜上下静脉和脾静脉的门静脉中的造影剂才进入肝脏,二者有着数十秒的时间延迟。这样进入肝脏的造影剂就有了以下差别:从肝动脉进入肝脏的部分只占肝脏血供的四分之一,但是时间要早于门静脉内的造影剂数十秒,即量少但是时间早。从门静脉进入肝脏的造影剂占了剩余的四分之三,但是时间要比肝动脉内的造影剂延后数十秒,即量大但是时间晚。两者之间时间和剂量的差别给了我们进行鉴别诊断的条件。

目前的多层螺旋 CT 扫描速度非常快,扫描完整个肝脏仅仅需要 1~3 秒。肝动脉血供和门静脉血供又相差数十秒,有足够的时间差完成两次覆盖整个肝脏的 CT 扫描。这样在针对肝脏肿瘤的增强扫描程序上可以分别在肝动脉供血期和门静脉供血期进行扫描而不会相互干扰,在肝动脉期,观察到的肝内正常组织和肿瘤的增强幅度,是源于来自肝动脉的造影剂;

而在门静脉期观察到的肝实质和肿瘤的增强幅度,是源于来自门静脉的造影剂。换而言之,动脉期肿瘤的强化程度取决于肝动脉供血程度,而门静脉期肿瘤的强化程度取决于肿瘤的门静脉供血程度。

(二)肝细胞肝癌的 CT 表现

肝细胞肝癌的血流动力学特点是肿瘤血供主要来自肝动脉,而门静脉供血较少。这样,在 CT 增强肝动脉期扫描的图像上,由于肝癌大部分是肝动脉供血,造影剂大量灌注,因此明显强化呈高密度。来自肝动脉的正常肝脏的血供仅占总血供的四分之一,所以正常肝脏强化幅度很小,与高强化的肿瘤相比,表现为低于肿瘤的相对低密度。这样,肝癌在动脉期图像上表现为密度明显高于正常肝实质的高强化结节(肿块)。

在门静脉期扫描的 CT 图像上,由于肝细胞肝癌几乎没有门静脉供血,所以强化幅度大大降低,而此时正常肝脏的剩余四分之三的血供通过门静脉进入肝实质,所以正常肝脏表现为高强化,与表现为低密度的肿瘤产生明显密度差别。

综上所述,典型的肝细胞肝癌的 CT 表现是:肝动脉期表现为密度明显高于正常肝实质的高强化状态(肝动脉供血);门静脉期表现为明显低于高强化的肝实质的相对低密度结节或肿块(门静脉基本不供血),呈典型"快进快出"改变(图 2-2-1)。

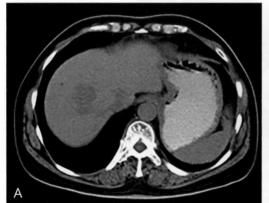
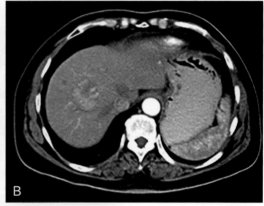
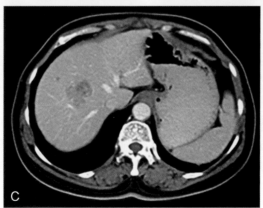

图 2-2-1 肝细胞肝癌

A.增强前图像,肝右叶低密度结节灶;B.动脉期图像,病灶明显高强化,高于周围肝实质密度;
C.门静脉期图像,病灶呈相对低密度

　　由于来自肝动脉的供血动脉分布不均,肝细胞肝癌又经常发生肿瘤内部的坏死,所以肝细胞肝癌的动脉期高强化常常表现为不均质状态(图2-2-2)。

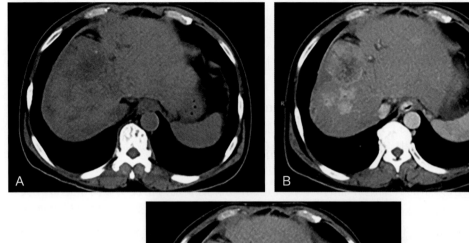

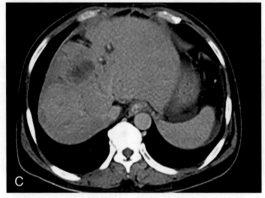

图 2-2-2　肝细胞肝癌
A.增强前图像,肝右前叶及左叶内侧段相对低密度肿块;B.动脉期图像,肿块不均质略高强化;
C.门静脉期图像,肿块呈不均质相对低密度

　　如果肿瘤对血管的侵犯导致动门脉瘘,在CT增强的动脉期图像上,肿瘤邻近的门静脉会提前强化,此时虽然肝动脉期门静脉强化,但是汇入门静脉的肠系膜上静脉此时尚未强化,就可以说明此时门静脉内的造影剂不是正常来自肠系膜上静脉,而是来自动门脉瘘(图2-2-3)。

　　门静脉期图像上的门静脉内有大量造影剂充盈,表现为明显高密度,而门静脉内的癌栓无造影剂进入而表现为相对低密度。因此,肝细胞肝癌导致的门静脉癌栓应当在门静脉期的图像中评价。门静脉期癌栓表现为门静脉及其分支内的造影剂充盈缺损,增强扫描可见强化(图2-2-4)。

　　结节型、块状型和弥漫型肝细胞肝癌的不同仅仅表现在形态、边缘、大小和数目上的差别;CT增强后动脉期高强化,门静脉期相对低密度的肿瘤血流动力学表现大致相仿。

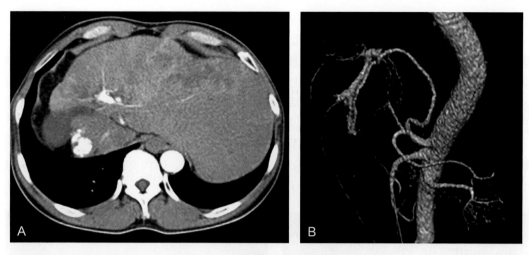

图 2-2-3　肝细胞肝癌所致动门脉瘘

A. 动脉期门静脉明显强化；B. CTA 在肝动脉（肿瘤供血动脉）旁可见早显的门静脉

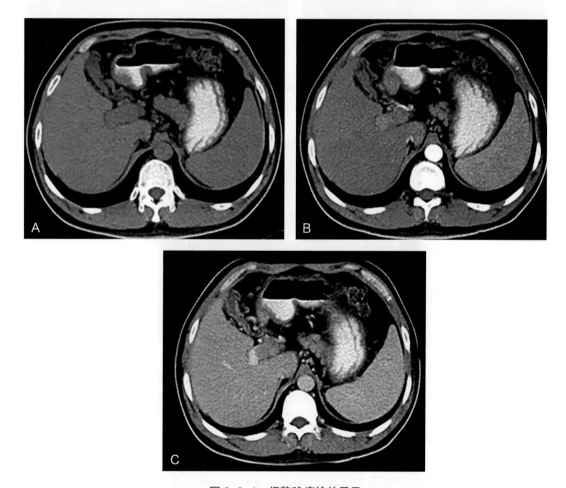

图 2-2-4　门静脉癌栓的显示

A. 增强前图像，仅能看到门静脉主干增宽，无法显示癌栓；B. 动脉期图像，由于门静脉造影剂无明显充盈，
仍不能清楚显示癌栓；C. 门静脉期，癌栓表现为门静脉内充盈缺损，增强扫描有强化

（三）胆管细胞癌的 CT 表现

胆管细胞癌是一种乏血供肿瘤，因此不具备肝细胞肝癌的强化特征。CT 平扫图像上，胆管细胞癌表现为低密度。虽然可以表现为类圆形或者椭圆形，但边界常不规则。约 65% 会出现周围卫星灶，约 20% 内部可见钙化成分。最常见的间接征象是周围胆管的扩张及邻近肝包膜牵拉、内陷。增强扫描无论动脉期还是门静脉期以及延迟期，强化程度均低于正常肝脏，有时可出现边缘的类环状略高密度强化。

胆管细胞癌常表现为延迟扫描（10~15 分钟）可见肿块强化程度逐渐增高，边缘强化可略高于正常肝脏，这种强化趋势往往提示胆管细胞癌的可能。国内文献强调胆管细胞癌较少合并门静脉癌栓。（图 2-2-5）

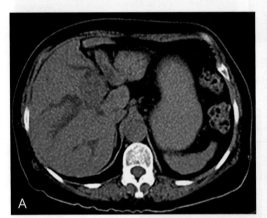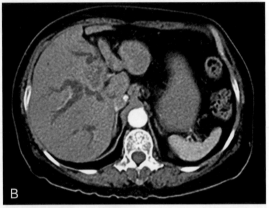

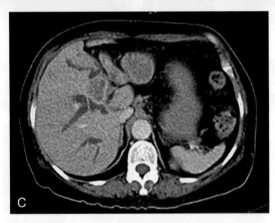

图 2-2-5　胆管细胞癌

A. 肝左叶内侧段可见低密度肿块，周围肝内胆管扩张；B. 动脉期，病灶可见强化，但并没有高于正常肝实质密度；C. 门静脉期，病灶强化程度增加，但仍然没有高于正常肝实质

（四）肝癌的鉴别诊断

1. 肝海绵状血管瘤　肝海绵状血管瘤是由若干血窦构成的，在强化 CT 的不同时相图像中，体现了血窦强化的血流动力学特点，动脉期来自肝动脉的造影剂迅速充盈血管瘤边缘的血窦，但是血窦内血流缓慢，血管瘤的中央部分尚未进入造影剂，因此在图像上表现为边缘区的面团样高强化，中心仍然是低密度。延迟至实质期，进入血管瘤的造影剂逐渐进入血

管瘤的中央部分,同时血窦内的血流缓慢,导致造影剂在血管瘤内的滞留,因此在这一期图像上,表现为整个血管瘤密度明显高于周围肝脏,典型表现为"早出晚归"征象。部分体积较小的血管瘤血窦内的血流可能稍快,在动脉期就表现为整个瘤体的高强化,门静脉期仍然为高密度(图 2-2-6)。

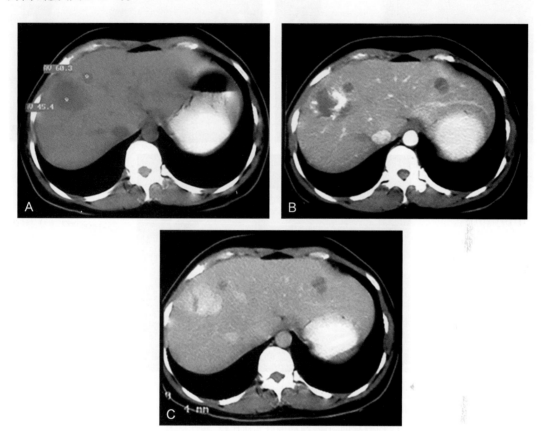

图 2-2-6　肝血管瘤

A. 增强前图像,肝右叶后上段低密度结节灶;B. 动脉期图像,病灶边缘面团样高强化;
C. 门静脉期图像,病灶绝大部分呈均质高强化,密度高于周围肝实质

部分体积较大的血管瘤可能在门静脉期造影剂也未能充盈整个瘤体,需要再延迟一段时间才能完全充盈。部分血管瘤的内部有坏死或者纤维化组织,这一类血管瘤即使延迟扫描,也不会完全强化,留有不强化的坏死或者纤维化区域。

2. 肝细胞腺瘤　肝细胞腺瘤是一种富血供的良性肿瘤,主要供血动脉来自肝动脉。

CT 平扫表现为边缘清晰光整的低密度病灶,如有坏死可在瘤体内看到更低密度,合并急性瘤内出血呈相对高密度。增强扫描动脉期大部分肿瘤为均质较高强化,门静脉期表现不太一样,大部分表现为中、高密度或者等密度,部分肿瘤因为含脂肪成分较多,可以在门静脉期表现为略低密度。瘤体内的坏死和出血表现为无强化的低密度区域(图 2-2-7)。

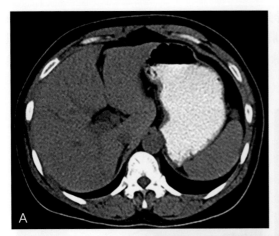
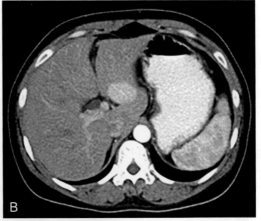
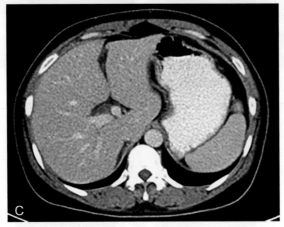

图 2-2-7 肝腺瘤

A. 增强前图像,肝左叶外侧段等密度结节;B. 动脉期图像,病灶均质高强化,密度明显高于周围肝实质;
C. 门静脉期图像,与周围肝实质比较,病灶呈等密度

3. 肝局灶性结节增生(FNH) 大多数 FNH 发生于肝脏边缘区域,在强化前的平扫 CT 图像上表现为略低或者等密度结节。增强扫描动脉期可见明显高强化,有时可见增粗的供血动脉,50% 左右的 FNH 可见低密度的中心星芒状瘢痕。在门静脉期造影剂迅速廓清,表现为等或略高密度;随着时间的延迟,中心星芒状瘢痕从低密度逐渐强化为略高密度,肿瘤推压周围正常肝实质表现为类环状高密度。有时在门静脉期可以看到肿瘤边缘粗大的引流静脉(图 2-2-8)。

二、MRI 诊断及鉴别诊断

(一) 肝肿瘤的 MRI 扫描技术

对于肝脏肿瘤的检测,早期 MRI 由于扫描时间长,呼吸伪影常常导致图像质量下降,常规序列对于不同肿瘤的检出能力与鉴别诊断能力有限。随着技术的进展,图像质量不断提高,很多新的序列出现,如 T_2 抑脂图像质量的改善和弥散加权成像(DWI)的应用,使得肝脏病灶的检出能力明显改善。快速屏息三维扫描序列的应用,使得高分辨力的增强后动态扫描得以实现,MRI 在肝脏肿瘤诊断中的价值迅速提高,尤其是对小肿瘤的鉴别能力明显提高。由于软组织分辨力及增强效果明显优于 CT,目前在小肝癌的检出和定性方面,优于 CT 动态增强扫描。

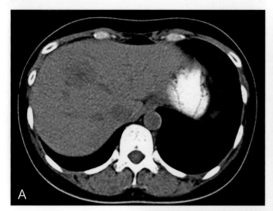 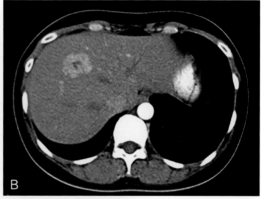

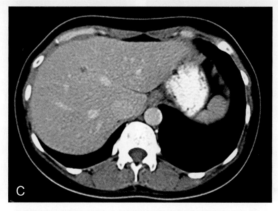

图 2-2-8　肝局灶性结节增生
A. 增强前图像,肝右叶前上段低密度结节,中心更低密度;B. 动脉期图像,结节灶呈明显高强化,中央见低
密度的星芒状瘢痕;C. 门静脉期图像,与周围肝脏比较,结节灶呈等密度,中心低密度瘢痕范围逐渐缩小

(二) 肝细胞肝癌的 MRI 表现

在常规序列中,肝细胞肝癌表现为长 T_1、长 T_2 信号(即在 T_1 加权图像中为低信号,在 T_2 加权图像中为略高信号),是与肝硬化结节的很好鉴别方法,后者在 T_2 加权图像中表现为等或低信号。在 DWI 序列图像中,肝细胞肝癌由于弥散受限,常表现为高信号。在动态增强扫描图像中,表现为动脉期高强化,门静脉期为相对低信号,延迟扫描肿瘤的假被膜表现为线样环状强化。与 CT 一样,门静脉癌栓表现为门静脉增宽,血管腔内充盈缺损(图 2-2-9)。

(三) 胆管细胞癌的 MRI 表现

在常规序列中,胆管细胞癌表现为肝内形态不规则的长 T_1、长 T_2 信号(在 T_1 加权图像中为低信号,在 T_2 加权图像中为略高信号),周围常常可以见到扩张的肝内胆管。DWI 表现为略高信号,如果有坏死,则 T_2 加权图像表现为高信号。增强后多表现为边缘略高强化,内部低强化;延迟扫描,强化程度略有增加。不像肝细胞肝癌,胆管细胞癌延迟扫描没有假包膜征。(图 2-2-10)

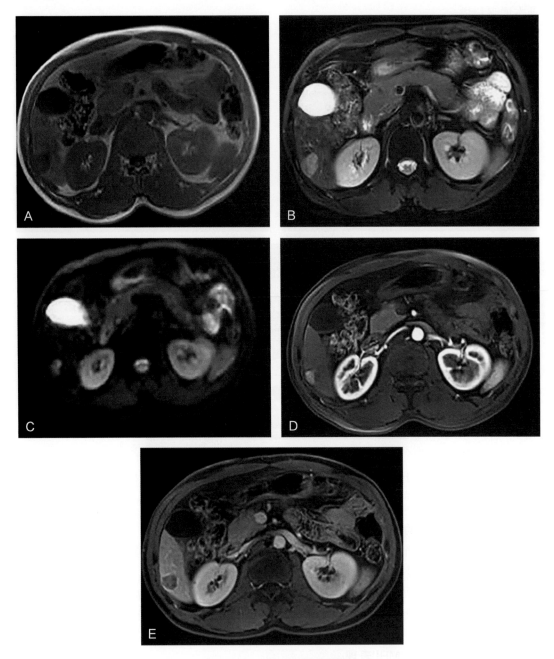

图 2-2-9 肝右叶肝细胞肝癌

A. 病灶在 T_1WI 呈低信号;B. T_2 脂肪抑制图像中呈高信号;C. DWI 为高信号;D. 增强扫描动脉期
肿瘤实质部分高强化;E. 门静脉期肿瘤实性部分呈相对低信号,肿瘤假包膜为环状强化

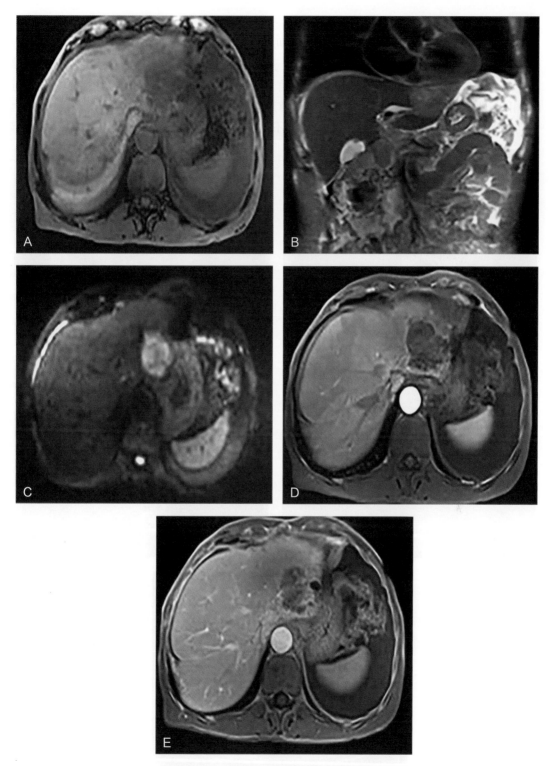

图 2-2-10　肝左叶外侧段胆管细胞癌（MRI）
A. T_1 加权图像为低信号；B. T_2 加权图像为略高信号；C. DWI 为高信号；D. 增强扫描动脉期
边缘轻度强化；E. 门静脉期强化程度逐渐增加，但始终为相对低信号

（四）肝癌的鉴别诊断

1. 肝海绵状血管瘤　常规 MRI 扫描序列中，海绵状血管瘤在 T_2 加权图像上有一个特殊表现被称为"灯泡征"，即在 T_2 加权图像上表现为边缘光整的极高信号，强度与同层的椎管内脑脊液的信号相仿。T_1 加权图像为低信号。DWI 为高信号。动态增强扫描的表现与 CT 相似，即动脉期边缘面团样高强化，门静脉期与延迟期强化逐渐向中心进展，最终瘤体全部均质高强化，如果中心有坏死，则坏死部分不强化（图 2-2-11）。

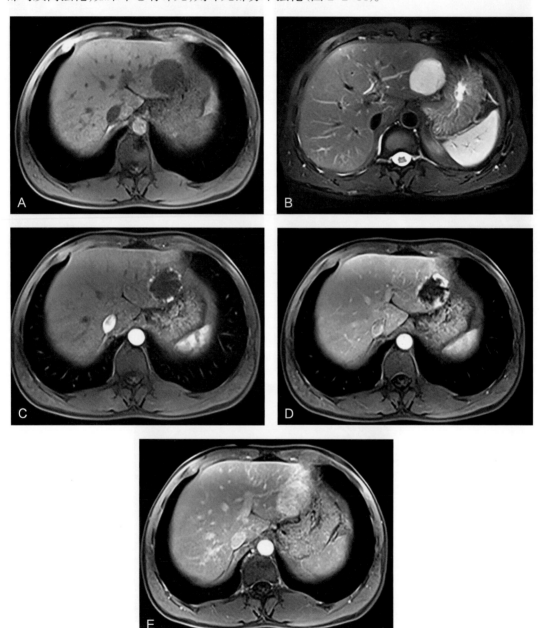

图 2-2-11　肝海绵状血管瘤

A. T_1 加权图像表现为低信号肿块；B. T_2 抑脂图像表现为高信号，呈"灯泡征"；

C~E. 增强扫描随时间延迟，病灶从边缘向中心强化，最终全部强化

2. 肝腺瘤　在 MRI 图像上表现为略长 T_1 或者等 T_1 信号,长 T_2 或者略长 T_2 信号,增强扫描动脉期明显均质高强化,门静脉期也为均质高强化(图 2-2-12)。

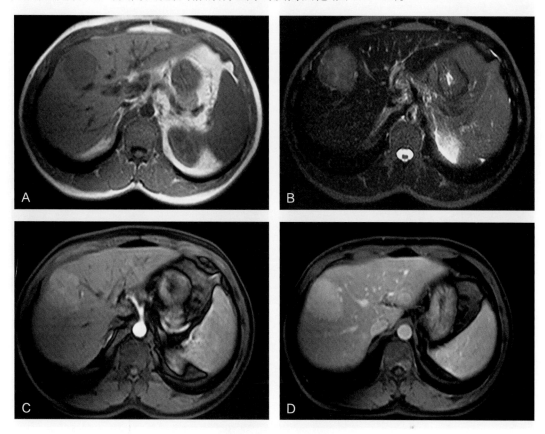

图 2-2-12　肝腺瘤
A. T_1 加权图像表现为低信号结节;B. T_2 加权抑脂图像为略高信号;
C. 增强扫描动脉期为均质高强化;D. 门静脉期图像表现为均质高信号

3. 肝局灶性结节增生(FNH)　FNH 的 MRI 表现为在 T_1 加权图像上常表现为略低信号或低信号,T_2 加权图像上表现为稍高信号或者等信号,很少部分 FNH 在 T_1 加权图像上表现为高信号。FNH 多数可以看到结节内的星芒状瘢痕,这种瘢痕在 T_1 加权图像上常常表现为低信号,在 T_2 加权图像上大多数表现为高信号,少部分为低信号。增强扫描动脉期明显高强化,中心瘢痕不强化,门静脉期及实质期中心瘢痕逐渐强化,部分与瘤体信号相似,部分信号仍高于瘤体(图 2-2-13)。

三、超声诊断及鉴别诊断

医用超声诊断是利用超声波在人体组织传播过程中产生的声反射等原理,将获得的信息加以分析综合,以探查体内器官的生理和病理变化,并由此诊断疾病的一种诊断方法。超声检查因其价格低、无辐射、无创伤、方便等优点,在临床广泛应用。近年随着超声技术的发展,以及超声造影及弹性成像等技术的出现,使超声可以从更多的方面对肝脏病变进行评价,逐渐成为临床最常用的肝脏影像检查方法之一。

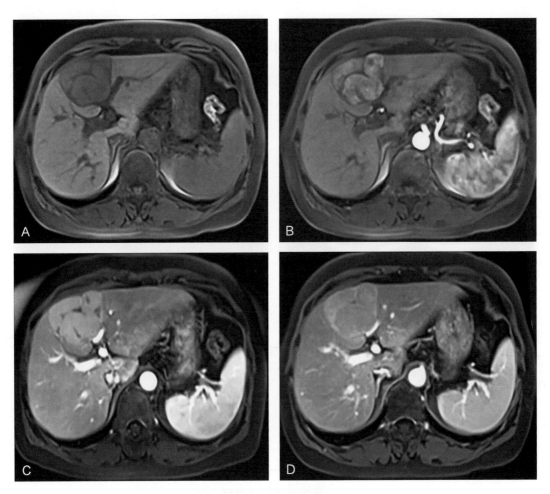

图 2-2-13 肝局灶性结节增生

A. T$_1$加权图像表现为略低信号结节灶；B. 增强扫描动脉期瘤体明显强化，中央瘢痕低强化；

C、D. 门静脉期至平衡期瘤体仍然表现为高信号，中央瘢痕逐渐强化

（一）临床常用的超声检查方法

1. 二维实时超声检查　利用辉度调制的方式来显示深度方向所有界面的反射回波。在水平方向上以快速扫描的方法，逐次发射和接收超声回波，进而重建获得二维超声断层图像；是最基本也是最重要的超声检查方法，可以显示肝脏的正常解剖与毗邻，发现病灶，反映病变的声学特性。

2. 彩色多普勒超声检查　利用多普勒原理，即从回波频率的变化来反映血流的方法。可以显示肝脏正常的动脉、门脉和静脉血流状态，也可以显示病灶的血供情况与血流架构。

3. 超声造影技术　是利用造影剂使后散射回声增强，明显提高超声诊断的分辨力、敏感性和特异性的技术；反映和观察正常组织和病变组织的血流灌注情况，已成为超声诊断的一个十分重要和很有前途的发展方向。有人把它看作是继二维超声、多普勒和彩色血流成像之后的第三次革命。肝脏因其特有的双重血供特点，超声造影在肝脏疾病诊断中有着特殊的作用与地位，对多种肝脏病变诊断的敏感性与特异性甚至高于 CT。

4. 弹性成像技术　是一种新型超声诊断技术,利用不同组织之间的弹性差异进行成像的一种方法,分为准静态弹性成像与剪切波弹性成像两大类。准静态弹性成像反映压受物质的应变及应变率,主要包括应变成像及应变率成像,是一种半定性的成像技术,无法给出确切的弹性值。剪切波弹性成像是弹性成像的一大突破,该技术通过激励产生剪切波,再测量剪切波的速度进而测定目标组织的硬度,能够进行定量分析。弹性成像在肝硬化及肝局灶性病变中均有大量的研究与应用。

(二) 超声仪器及调节

1. 超声仪器　肝脏超声检查时,通常采用高分辨力的腹部实时超声诊断仪。帧频 ≥ 8f/s,灰阶级别 ≥ 128,同时需尽量保证较高的分辨率。首选低频凸阵探头,视野广阔,并能清晰显示表浅部位,频率 3.5~5.0MHz;小儿和体形较瘦的成人可选用高频线阵探头,频率 5.0~7.5MHz。

2. 仪器调节　通过选择和调节适宜的增益、频率、深度、动态范围、时间增益补偿、聚焦数及聚焦深度等控制钮,以获得高分辨力、高清晰度的肝脏灰阶声像图。要求声像图清晰显示膈肌,肝实质呈中低强度的细小点状回声,并使肝表浅部位和深部回声均匀一致,肝静脉、门静脉、胆道及胆囊等结构清晰显示。聚焦数可选择单个或多个,通常以 1~2 个为佳,聚焦数过多会导致帧频降低。彩色多普勒血流图检查时,应注意调节量程、增益、壁滤波、取样框位置和大小等,以达到能敏感显示肝内血流而没有明显的"彩色溢出"等伪像,同时保持一定的帧频使图像具有实时性。

3. 检查方法

(1)检查前准备:肝脏超声检查一般不需作特殊的准备。因肠道内气体干扰图像显示不满意者,检查当日少量饮水(500~800ml)或空腹检查有助于提高影像质量。对可疑及确诊的传染性疾病患者,必要时当采取消毒隔离措施以防交叉感染。

(2)检查体位:①仰卧位,该体位是最常见的检查体位。患者仰卧,平静呼吸,充分暴露乳头到脐之间的腹部,双手上举置于枕后(可增宽肋间隙)。②左侧卧位,受检者左侧卧位,右臂上举置于头后;用来显示肝右叶最外区、后区,右肝 - 肾区,右侧膈顶部等;深吸气时也可从右肋下扫查上述区域。③右前斜位,患者面向左转体45°,从右腋中线至腋后线各肋间隙进行探查,重点观察右半肝前后叶之病变,有时亦用于观察胆总管及门静脉主干。④右侧卧位,受检者右侧卧位,左臂上举置于头后。探头从左侧肋间隙或剑突下扫查,对显示胃内容干扰的肝左外叶时特别有用。另外还有半卧位、坐位或俯卧位等体位,按需求选择,但临床较少采用。

(3)扫查途径与步骤:根据肝脏在人体中的位置和超声成像原理,超声扫查整个肝脏时,需要从多角度、多切面、多体位、有顺序地进行,避开肋骨、气体的遮挡和解剖结构上的盲区,以获得可靠的立体信息。一般建议按照如下方法自左向右作连续的断层扫查。通常包含以下几个途径:左侧肋间隙途径;剑突下途径;右肋下缘途径;右侧肋间隙途径;胸壁纵切途径;右侧背部途径及左侧肋间隙途径。扫查顺序一般为:①左侧肋间隙及剑突下观察肝左叶各切面,并深吸气后观察;②右肋缘下扫查左内叶及右肝情况;③右肋间从锁骨中线 4~5 肋间开始,确定肝上界,然后逐一向下扫查,同理扫查腋前线及腋中线水平。正常扫查时应注意肝实质回声、门静脉、肝静脉、肝内外胆管及胆囊的情况。还应同时观察脾脏、右肾和胰腺有无改变,胸腹腔内有无积液等。

（三）肝细胞肝癌的超声诊断与鉴别诊断

1. 肝细胞肝癌的超声表现　肝细胞肝癌患者多有病毒性肝炎或肝硬化病史,超声表现多样,可分为巨块型、结节型、弥漫型三种类型。肝细胞肝癌患者多有病毒性肝炎或肝硬化病史,超声表现多样。巨块型最为多见,可为单独的巨块或许多密集结节整合而成。结节型可以是单个也可以是多个结节,大小不一。其中单个癌结节最大直径不超过 3cm 或癌结节数目不超过两个,其最大直径总和小于 3cm 称之为小肝癌。弥漫型少见,癌结节一般较小,常伴有肝硬化,难以与肝硬化结节区分。不同类型肝癌的回声各有特点,小肝癌多表现为弱回声或等回声结节,部分也可为稍高回声,周边可见晕环,内部呈"镶嵌征"表现(图 2-2-14A)。巨块型肝癌多以混合回声为主,周围见假包膜回声,内部呈"镶嵌征"表现(图 2-2-15A、图 2-2-16A)。病灶占位感明显,周围脉管结构可受推压移位、变窄。病灶位于肝被膜下时,可将被膜顶起,呈现"驼峰征"。部分患者门静脉、肝静脉内可见癌栓或血栓。彩色多普勒显示病灶内部丰富的动脉血供,以及周围受压绕行的血流信号(图 2-2-14B、图 2-2-15B、图 2-2-16B)。典型原发性肝细胞肝癌的超声造影表现为"快进快退"(图 2-2-16C、图 2-2-16D),即动脉相表现为高增强,门脉相和延迟相低增强。

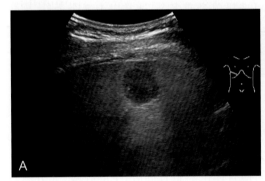 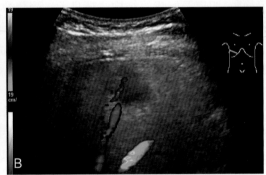

图 2-2-14　"镶嵌征"表现
A. 小肝癌,超声表现为低回声结节,周边可见晕环,内部呈"镶嵌征"表现;
B. 小肝癌,彩色多普勒超声显示病灶的供血血管

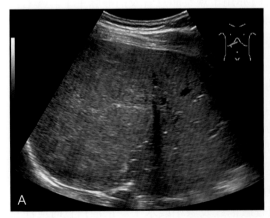 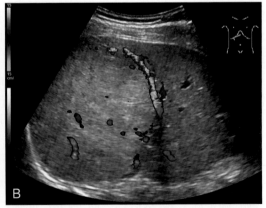

图 2-2-15　巨块型肝细胞肝癌
A. 二维超声呈等回声,周围见假包膜回声;B. 巨块型肝癌,病灶占位感明显,周围脉管结构明显受压推移

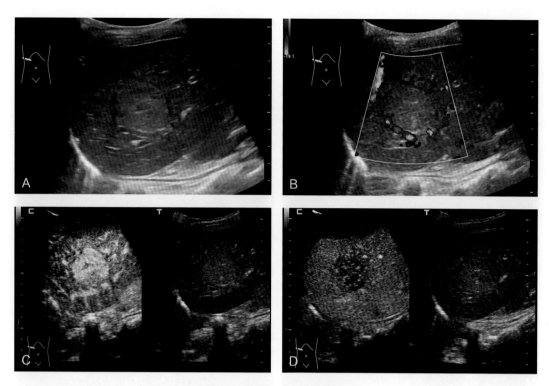

图 2-2-16　肝细胞肝癌超声表现

A.二维超声呈等回声病灶,边界不清晰,回声不均匀,无包膜;B.彩色超声可见病灶周边丰富的彩
色血流信号;C.超声造影显示病灶呈动脉相不均匀快速强化;D.超声造影显示病灶呈静脉相不均
匀消退,界限显示不清晰

2. 肝细胞肝癌的鉴别诊断

(1)胆管细胞癌:低回声为主,也可表现为等回声或稍高回声,边界不清,无明显包膜,部分内可见明显的多发纤维间质成分,呈网格状,病灶远端的胆管常扩张。合并门静脉、肝静脉癌栓少见,但肝门区较常出现肿大淋巴结。需借助增强影像学以明确鉴别。

(2)肝转移瘤:有原发肿瘤病史,单发或多发,以低回声为主,部分可表现为高回声或无回声,内部常出现坏死进而表现为"牛眼征",需借助增强影像学或病理组织学以明确鉴别。

(3)肝腺瘤:多数患者无肝炎病史,无明显临床症状,肿瘤标志物阴性。好发于肝右叶,多呈低回声、等回声或稍高回声,边界清楚,部分可见强回声包膜,肿瘤较小时瘤内回声均质,随肿瘤增大可出现瘤内出血、坏死(图 2-2-17A、B)。肿瘤内常可探及点条状血流信号。超声造影常表现为动脉相全瘤快速均匀强化,部分瘤内可见无增强区域,延迟相不消退或轻度消退(图 2-2-17C、D)。

(4)肝局灶性结节增生:部分病灶于二维超声可见中央星状瘢痕样回声,彩色多普勒多可在病灶中央探及粗大血流信号,并向四周呈放射状分布(图 2-2-18A、B)。超声造影检查肿物常表现为动脉相放射状离心性快速强化,呈"灯泡征",延迟相瘤内造影剂无明显消退,肿瘤仍呈等或高增强(图 2-2-18C、D)。

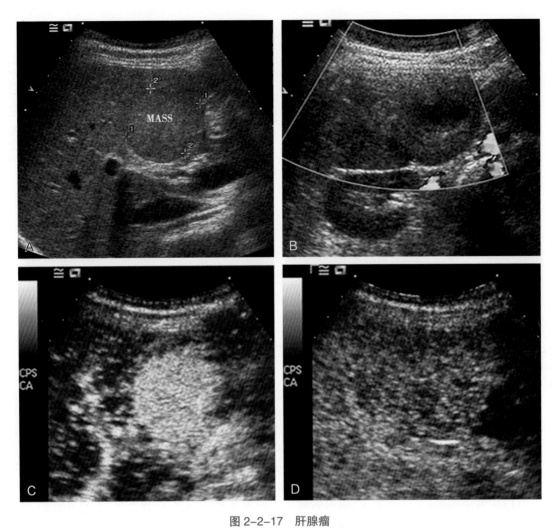

图 2-2-17 肝腺瘤

A. 超声呈低回声,边界清楚,可见强回声包膜;B. 彩色多普勒提示较大肝腺瘤周围少量点状血流信号;
C. 动脉相肿物呈快速均匀高增强;D. 延迟相肿物呈等增强,与周围肝实质分界不清

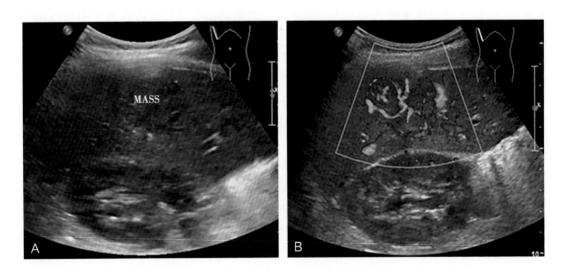

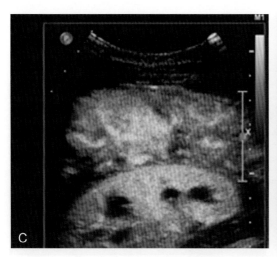
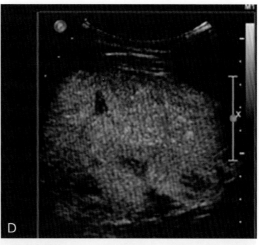

图 2-2-18 肝局灶性结节增生

A. 超声呈边界清楚的低或稍低回声结节；B. 彩色多普勒可在病灶中央探及粗大血流信号，并向四周呈放射状分布；C. 动脉期放射状离心性快速强化；D. 延迟期瘤内造影剂无明显消退，肿瘤仍呈等或高增强

（四）胆管细胞癌的超声诊断与鉴别诊断

1. 胆管细胞癌的超声表现　胆管细胞癌是起源于肝内胆管上皮和肝门胆管上皮的肿瘤，与肝细胞肝癌相比，发病率较低。病灶主要以低回声为主，也可表现为等回声或稍高回声，边界不清，无明显包膜（图2-2-19A）。部分病灶内可见明显的多发纤维间质成分，呈网格状；部分病灶内可见不规则极低回声区，为"黏液湖"结构。病灶压迫邻近胆管（图2-2-19B），远端胆管常扩张（图2-2-19C），肿物与胆管壁分界不清，或包绕胆管壁。合并门静脉、肝静脉癌栓少见，但肝门区较常出现肿大淋巴结（图2-2-19D）。彩色多普勒多提示病灶内血供稀少（图2-2-19E）。胆管细胞癌超声造影表现为动脉相早期出现瘤内或瘤周的不均匀强化（图2-2-19F），动脉相晚期即出现消退，通常较原发性肝细胞肝癌消退更早，延迟相消退也更明显，常呈"黑洞征"（图2-2-19G）。

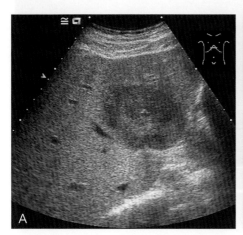
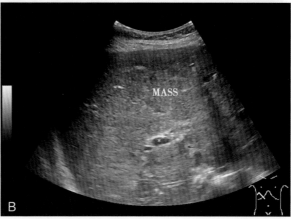

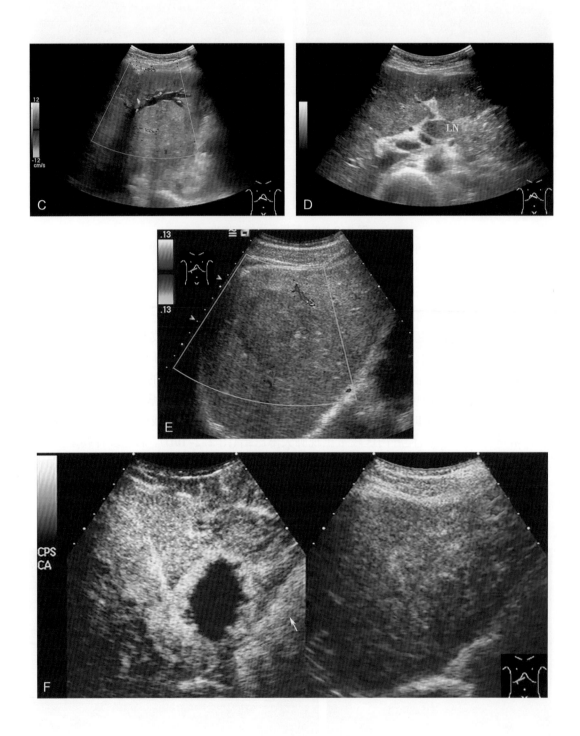

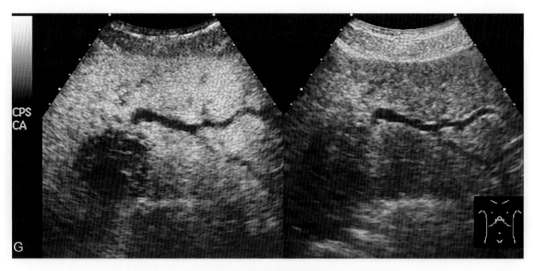

图 2-2-19 胆管细胞癌

A.二维超声呈实性低回声肿物,形态不规则,边界不清晰,无明显包膜;B.肝 S4 胆管细胞癌,压迫肝内胆管汇合部;C.病灶远端肝内胆管扩张;D.肝门区见肿大淋巴结(LN);E.彩色多普勒超声显示病灶内血供稀少;F.超声造影动脉相显示病灶呈周边不均匀强化,内部无强化;G.超声造影静脉相显示病灶显著消退,明显低于周围肝组织,扩张的远端胆管清晰可见

2. 胆管细胞癌的鉴别诊断

(1)肝细胞肝癌:多有病毒性肝炎或肝硬化病史,小肝癌多表现为弱回声或等回声结节,周边可见晕环,内部呈"镶嵌征"表现。巨块型肝癌多以混合回声为主,周围见假包膜回声,内部呈"镶嵌征"表现。需借助增强影像学检查。

(2)肝转移瘤:有原发肿瘤病史,肝内单发或多发病灶,以低回声为主,部分可表现为高回声或无回声,内部常出现坏死进而表现为"牛眼征",需借助增强影像学或病理组织学以明确鉴别。

(3)肝脓肿:继发于感染性前驱疾病,常伴高热、寒战、肝区疼痛、乏力、食欲不振、恶心和呕吐等症状。单发或多发,类圆形,初期可表现为实性不均质回声肿物。随着病情的进展或抗炎治疗的进行,病灶大小、形态可能发生改变,同时内部出现不规则液性暗区。早期肝脓肿不易与恶性病变鉴别,需借助增强影像学或病理组织学检查。

第三节　肝转移瘤的影像学诊断

一、CT 诊断

在平扫的 CT 图像上,转移瘤可以表现为低密度或者等密度结节。轻度肝脂肪浸润时可以表现为等密度,在中度肝脂肪浸润时被衬托成略高密度,内部可以均质,也可以不均质,含有钙化成分的转移瘤多半来自胃肠道的黏液腺癌。

乏血供的转移瘤增强扫描动脉期可见类环状高强化,有时这种强化可以延续到门静脉期,这种强化方式被称为"靶征"或者"牛眼征"(图 2-3-1)。

富血供的转移瘤常常在动脉期表现为略高或者高密度,门静脉期为低密度,有中心坏死的转移瘤也常常表现为"靶征"。

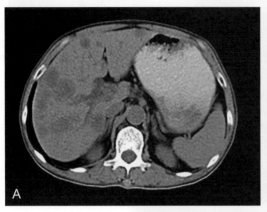
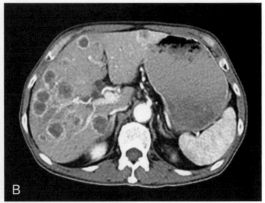
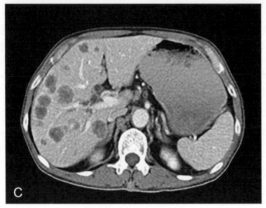

图 2-3-1 肝转移瘤

A. 增强前图像,肝内多发大小不等的类圆形结节灶,呈低密度;B. 动脉期图像,病灶呈类环状强化;
C. 门静脉期图像,病灶呈相对低密度,低密度中心有更低密度,呈"牛眼征",也称"靶征"

二、MRI 诊断

肝脏转移瘤形态最常见为类圆形,部分表现为分叶状,大小不等。典型转移瘤表现为"牛眼征"也称为"靶征"。T_1 加权图像表现为低信号,中心为更低信号;T_2 加权图像表现为略高信号或者高信号,中心表现为高信号或者更高信号。DWI 为高信号,增强扫描表现为周边强化,部分动脉期明显,部分门静脉期明显。由于来源不同,所以增强扫描也不尽相同,可以是整个瘤体的不均质高强化,或者均质高强化(图 2-3-2)。

三、超声诊断

肝转移瘤可表现为单发或多发(图 2-3-3),以低回声为主,因来源的不同,部分可表现为高回声或无回声(图 2-3-4),边界清楚,无包膜回声,病灶内部常出现坏死进而表现为"牛眼征"(图 2-3-5A)。彩色多普勒提示病灶内无明显血流信号,或仅在病灶边缘探及少量血流信号。极少合并肝硬化。超声造影多表现为动脉期环状增强(图 2-3-5B),动脉期晚期迅

速消退(图 2-3-5C),门脉期、延迟期低 / 无增强。其中动脉期晚期迅速廓清是转移性肝癌的
特点。

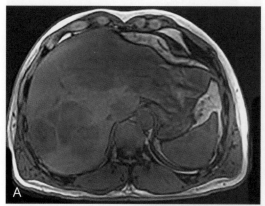
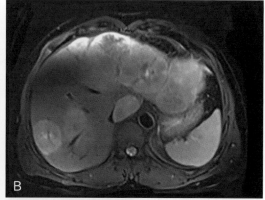
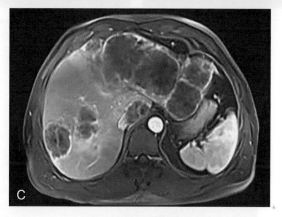

图 2-3-2 肝转移瘤
A. T$_1$ 加权图像表现为多个低信号结节;B. T$_2$ 抑脂图像表现为多个高信号结节,部分结节中心
为更高信号,呈"牛眼征";C.增强扫描呈边缘高强化

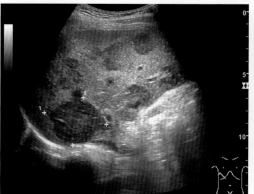
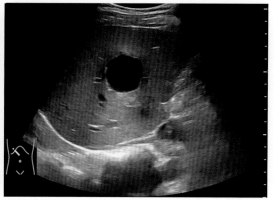

图 2-3-3 多发肝转移瘤
多发肝转移瘤,原发病为肺癌

图 2-3-4 囊性肝转移瘤
囊性肝转移瘤,二维超声显示为无回声病灶,形态略有
不规则,边界清晰,后方回声增强,需要与肝囊肿鉴别

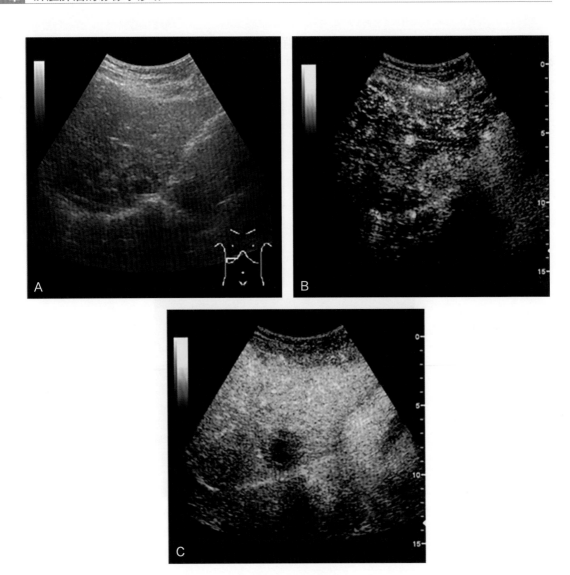

图 2-3-5 "牛眼征"

A. 肝转移瘤病灶内部出现坏死表现为"牛眼征"；B. 动脉期显示病灶呈环状强化，中心无增强；
C. 动脉期病灶迅速消退

（柳澄 徐栋 韩峰）

参 考 文 献

［1］章士正.消化系统影像诊断与临床.北京：人民军医出版社，2008.

［2］REISER MF，BECHER CR，NIKOLAOU K，et al.Multislice CT.3rd ed.Berlin：Springer.2009.

［3］周康荣，陈祖望.体部磁共振成像.上海：上海医科大学出版社，2000.

［4］金征宇.医学影像学.北京：人民卫生出版社，2005.

［5］周康荣.腹部CT诊断学.上海：上海医科大学出版社，1993.

［6］CHOI BI，Hepatocarcinogenesis in liver cirrhosis：imaging diagnosis.J Korean Med Sci.1998，13（2）：103–116.

［7］HUSSAIN SM，ZONDERVAN PE，IJZERMANS JN，et al.Benign versus malignant hepatic nodules：MR imaging findings with pathologic correlation.Radiographics.2002,22(5):1023-1036.

［8］ CHEN MH,DAI Y,YAN K,et al.The role of contrast-enhanced ultrasound on the diagnosis of small hepatocellular carcinoma(≤3cm)in patients with cirrhosis.Hepatol Res.2006,35(4):281-288.

［9］ CHEN LD,XU HX,XIE XY,et al.Intrahepatic cholangiocarcinoma and hepatocellular carcinoma:differential diagnosis with contrast-enhanced ultrasound.European Radiology.2010,20(3):743-753.

［10］ LI R,ZHANG X,MA KS,et al.Dynamic enhancing vascular pattern of intrahepatic peripheral cholangiocarcinoma on contrast-enhanced ultrasound:the influence of chronic hepatitis and cirrhosis. Abdominal Imaging.2013,38(1):112-119.

［11］ HAN J,LIU Y,HAN F,et al.The Degree of Contrast Washout on Contrast-Enhanced Ultrasound in Distinguishing Intrahepatic Cholangiocarcinoma from Hepatocellular Carcinoma.Ultrasound in Medicine&Biology.2015,41(12),3088-3095

［12］ LI F,HAN J,HAN F,et al.Combined Hepatocellular Cholang iocarcinoma(Biphenotypic)Tumors:Potential Role of Contrast-Enhanced Ultrasound in Diagnosis.American Journal of Roentgenology.2017:1-8.

［13］ LARSEN LP.Role of contrast enhanced ultrasonography in the assessment of hepatic metastases:A review. World J Hepatol.2010,2(1):8-15.

［14］ COSGROVE D,BLOMLEY M.Liver tumors:evaluation with contrast-enhanced ultrasound.Abdom Imaging.2004,29(4):446-454.

［15］ ZHOU JH,LI AH,CAO LH,et al.Haemodynamic parameters of the hepatic artery and vein can detect liver metastases:assessment using contrast-enhanced ultrasound.The British Journal of Radiology.2008,81(962): 113-119.

［16］ WERNECKE K,RUMMENY E,BONGARTZ G,et al.Detection of hepatic masses in patients with carcinoma: comparative sensitivities of sonography,CT,and MR imaging.Ajr Am J Roentgenol.1991,157(4):731-739.

［17］ OLDENBURG A,HOHMANN J,FOERT E,et al.Detection of hepatic metastases with low MI real time contrast enhanced sonography and SonoVue.Ultraschall in Der Medizin.2005,26(04):277-284.

［18］ KINKEL K,LU Y,BOTH M,et al.Detection of Hepatic Metastases from Cancers of the Gastrointestinal Tract by Using Noninvasive Imaging Methods(US,CT,MR Imaging,PET):A Meta-Analysis1.Radiology.2002, 224(3):748-756.

［19］ KONOPKE R,KERSTING S,BERGERT H,et al.Contrast-enhanced ultrasonography to detect liver metastases.International Journal of Colorectal Disease.2007,22(2):201-207.

［20］ 中华人民共和国卫生和计划生育委员会医政医管局,原发性肝癌诊疗规范(2017年版).中华肝脏病杂志.2017,25(12):886-895.

［21］ GALLE P R,FORNER A,LLOVET J M,et al.EASL Clinical Practice Guidelines:Management of hepatocellular carcinoma.Journal of Hepatology.2018:S0168827818302150.

［22］ CLAUDON M,DIETRICH CF,CHOI BI,et al.Guidelines and good clinical practice recommendations for contrast enhanced ultrasound(CEUS)in the liver—update 2012:A WFUMB-EFSUMB initiative in cooperation with representatives of AFSUMB,AIUM,ASUM,FLAUS and ICUS.Ultraschall Med.2013,34(1): 11-29.

［23］ BRUIX,J.AND M.SHERMAN,Management of hepatocellular carcinoma:an update.Hepatology.2011,53(3): 1020-1022.

［24］ IAVARONE M,SANGIOVANNI A,FORZENIGO LV,et al.Diagnosis of hepatocellular carcinoma in cirrhosis by dynamic contrast imaging:The importance of tumor cell differentiation.Hepatology.2010,52(5):1723-1730.

第三章

| 肿瘤消融的概念及常用消融技术

| 第一节　肿瘤消融的概念和病理变化

一、消融的概念

肿瘤局部治疗方法除传统的手术切除和放射治疗外,还包括局部消融(ablation)技术,局部消融技术在肿瘤局部治疗方面具有里程碑的意义。消融的原意是:融化、消失。医学则有"切除"的含义。现代医学上的引入"消融",尤其是影像引导下的经皮局部消融技术(image-guided percutaneous ablation therapy)的概念,是为了有别于经典的手术切除,对于经皮或者经被膜穿刺肿瘤的实体部位,利用物理或化学的方法,通过温度梯度的变化或者不同能量的变化或者化学反应,使肿瘤组织蛋白凝固、坏死或者使肿瘤细胞凋亡,并在原位灭活或者毁损肿瘤组织,随后肿瘤组织逐渐吸收消散、融解,达到非手术"切除"肿瘤的效果,称之为"消融"。

肿瘤消融最初是以化学物质(无水乙醇、醋酸等)为基础的"化学消融",随着不可逆电穿孔消融技术(irreversible electroporation)的出现,肿瘤消融的概念发生了较大的变化,现将消融治疗技术分为能量消融与非能量消融治疗。热消融(thermal ablation)属于能量消融(energy-based ablation)的一种。肿瘤热消融是针对某一脏器中特定的一个或多个肿瘤病灶,利用热产生的生物学效应直接导致病灶组织中的肿瘤细胞发生不可逆损伤(irreversible injury)或凝固性坏死(coagulation necrosis)的一种精准微创治疗技术,在我国属于限制性医疗技术(《限制临床应用的医疗技术(2015版)》)。

二、热生物学效应

(一)细胞存活曲线与时间、温度的关系

大多数哺乳类动物细胞在41~42℃迅速失去活性,细胞存活与温度及其对细胞的作用时间有关。温度与时间的关系为:43℃以上时温度每升高1℃,杀灭细胞时间可缩短1/2(表3-1-1)。人类细胞的热敏感性存在不均一性,不同细胞的热敏感性不同。细胞存活与温度 - 时间的关系不能简单的从其他类细胞的数据套用在人类细胞上,也不能将培养细胞的数据

套用到活体上,更不能将单一细胞的数据套用到活体组织上。

表 3-1-1 细胞存活与时间、温度关系

温度 /℃	43	50	53	70	100
细胞存活时间	15h	150s	10s	0.5s	0.1s

注:h 代表小时;s 代表秒

(二)不同温度下细胞死亡的形式

细胞死亡的形式主要有两种:坏死(necrosis)和凋亡(apoptosis),两种死亡形式可以单独存在,有时候也可以同时存在。

1. 43~46℃时细胞死亡的形式 43~46℃导致细胞死亡的形式主要是凋亡。凋亡是指细胞主动的、由各种生理或病理性因素诱发或抑制的,按照特定的程序,最终通过内源性 DNA 内切酶的激活,自我结束生命的生理性死亡,是细胞依赖 ATP 能量、新基因表达和合成的一个主动过程,是保持生物体体内"稳态"的一种最重要的生理死亡现象,与细胞坏死过程截然不同,细胞程序化死亡在形态学上具有独特的改变。细胞首先变圆,随即与周围细胞连接消失,微绒毛丢失,胞质浓缩,染色质则浓缩成大小不等的半月状,并凝聚在核膜周边,再裂解为小片段,核仁裂解,进而细胞膜内陷将细胞自行分割包裹,形成外有包膜的细胞凋亡小体(apoptosis body)。这些凋亡小体可被邻近细胞所吞噬清除。细胞凋亡的生物化学特征主要是细胞核内的 DNA 被核酸内切酶降解,产生若干大小不一的由 180 个碱基对的整倍数的寡核苷酸片段组成,如在琼脂糖凝胶电泳上检测,能观察到特征性梯状 DNA 条带图谱。

2. 50~55℃的细胞死亡形式 有关这段温度对细胞和组织损伤的研究很少。①50℃热疗能明显抑制各肿瘤细胞的生长,并且细胞存活率均随受热时间的延长而降低;②50℃热疗时,随加热时间的不同对细胞产生的损伤也不同,短时间(5 分钟)可改变肿瘤细胞的生长周期,使其阻滞在 G0/G1 期,诱导细胞凋亡;较长时间(10 分钟)不仅诱导细胞凋亡,还可引起细胞坏死;长时间(20 分钟以上)细胞以坏死为主。

3. 60℃以上的细胞死亡形式 60℃以上导致细胞死亡的形式主要是坏死。引起坏死的原因多种多样,一切损伤因子如物理(低氧、低温或高温)、化学等因素的损伤,只要其作用达到一定的强度并持续一定的时间,可使受损组织、细胞的代谢完全停止,即引起组织、细胞的被动性的细胞死亡,但坏死大多是由变性(degeneration)即可逆性损伤(reversible injury)发展而来。

(三)不同的温度和不同加热时间对细胞和组织的作用

不同的温度和不同加热时间对细胞和组织的作用结果,由于不同的研究者使用的研究对象和方法的不同,使得研究结果存在一定的差别,但是不同的温度对组织结构和功能的影响有较公认看法(表 3-1-2)。

三、热消融的生物学作用机制

热消融治疗主要是局部高温直接作用于肿瘤细胞,破坏了肿瘤的细胞结构(膜及细胞器等),由此诱发肿瘤细胞发生不可逆坏死或凋亡;另外还可通过影响消融后各个阶段的肿瘤微环境,间接影响肿瘤细胞的死亡、存活及复发。

表 3-1-2 不同的温度对组织的变化的影响

温度/℃	组织的变化情况
43~45	时间依赖性的可逆性损伤。增加局部血流灌注和细胞膜通透性,改变细胞周期,影响细胞代谢和局部组织的微环境。可以增加细胞内药物浓度,提高放疗敏感性
47	在43~45℃变化的基础上,细胞内各种酶的活性降低
50~60	细胞或组织脱水,蛋白质凝固,出现不可逆性损伤
90~100	细胞或组织严重脱水,蛋白质凝固
100	沸腾、产生蒸汽
150	细胞或组织炭化
300	组织汽化
500	组织燃烧

1. 热消融的生物学作用机制 热消融对肿瘤组织产生效应涉及多种复杂机制,依赖于温度、热量持续时间以及一些局部因素(比如器官灌注、组织密度和电解液的浓度)。一般45℃并持续3~50小时将发生类似程序性细胞死亡或凋亡相似的进展性细胞变性。60℃时,蛋白发生瞬间凝固,造成细胞死亡。100℃可引起组织内水分沸腾、蒸发直至炭化。

热能对肿瘤有着直接的细胞毒性效应并对肿瘤脉管系统有着显著的影响。主要是微血管内皮细胞的水肿和破坏、血管内血栓形成和中性粒细胞黏附到小静脉内皮细胞上。另外,消融后边缘血管的损伤可导致组织坏死;消融灶内激活的肿瘤特异性 T 淋巴细胞也可激发抗肿瘤免疫效应,在肿瘤的完全坏死过程中发挥重要作用。

2. 热应激直接损伤机制

(1)组织水平:热消融产生的50~100℃的温度可造成消融针附近组织直接凝固,尤其胞质性酶蛋白。因此,热消融后尽管细胞内酶蛋白失去了活性,但组织结构和胞质内成分依然保持完好。

高热杀灭癌细胞与肿瘤血管的生理和解剖学基础有关。肿瘤血管具备以下特点:①肿瘤血管非常丰富,但血管走行扭曲、杂乱,使得血流阻力大、流速慢;②肿瘤新生血管管壁多由单层血管内皮细胞组成,缺乏肌层和外膜,在高热和压力增高下易破裂;③肿瘤血管内皮细胞间隙大,部分管壁由肿瘤细胞组成,细胞增生易引起血管阻塞;④肿瘤新生血管具有大量窦状间隙,减缓了血液流速;⑤肿瘤新生血管神经感受器不健全,对热敏感性差。上述特征导致肿瘤组织血流缓慢,加热后升温快、散热慢。

另外,肿瘤细胞耐热性较正常组织差。由于前述肿瘤血管的解剖特异性,高热作用后,肿瘤内的温度可高于邻近正常组织5~10℃,该温度差使得局部高频热能杀灭肿瘤细胞而少损伤正常细胞。

显微镜下,肿瘤热消融后的病灶切面由中心向外周呈现五条沿温度倾斜曲线发生的组织损伤反应带:A 带——消融针穿刺针道,周围高度产热造成的炭化或蒸发中心;B 带和 C 带——中度产热造成的肿瘤或肿瘤旁组织苍白或红褐色凝固坏死带;D 带——微热造成的边缘清晰的淡红色或棕色出血带;E 带——微热造成的外层水肿带。一般可根据组织结构和细胞成分的特征性改变确认消融灶的中心区（A 带）和两个外层区（D 带和 E 带）。中间凝固区（B 带和 C 带）则组成了消融灶的主体部分。2011 年，Adem 等推出了热消融的"分层理论"，把消融区域大致划分为三层：内层即肿瘤消融的核心区，表现为肿瘤组织的直接凝固性坏死；中层的肿瘤组织可不同程度受到热传导影响，出现凋亡或可逆性损伤；外层则几乎不受消融影响。

（2）细胞水平：热消融导致的肿瘤细胞直接损伤囊括了从细胞亚单位受损到多细胞损伤的多个方面，损伤程度取决于消融强度及靶组织的热敏性。有关的细胞损伤机制研究主要集中以下几方面：①细胞膜完整性受到破坏；②抑制 DNA 复制、RNA 和蛋白质的合成；③线粒体损伤；④高尔基体的破坏，溶酶体酶类的释放以及 RNA 合成受破坏等；⑤肿瘤细胞自身对热应激存在特殊敏感性；⑥细胞骨架的破坏，细胞功能受损，导致肿瘤细胞死亡；⑦局部高温直接导致该区域的组织细胞凝固性坏死。

3. 间接损伤机制　间接损伤也称为延迟性损伤，主要包括局部肿瘤微环境改变、全身及局部免疫效应和热休克蛋白的延迟损伤作用等三个方面。

（1）肿瘤局部微环境改变：热消融破坏了肿瘤组织内细小血管，导致组织缺血坏死或缺血再灌注损伤。消融后坏死的肿瘤细胞或浸润的粒细胞所释放的溶酶体内容物也可对周围组织和细胞产生损害。

（2）全身及局部免疫效应：研究发现，消融灶"分层理论"的中层消融区内存在中性粒细胞、巨噬细胞、树突状细胞、自然杀伤细胞以及 B 细胞、T 细胞浸润增多现象。有趣的是，这些免疫细胞浸润情况的变化在消融外的肿瘤组织中也会同样出现，可见这是热消融引起的全身性免疫效应的激活。Sutmuller RP 等研究者也发现，热应激导致的细胞损伤会使细胞释放出大量胞内物质，如 RNA，DNA，热休克蛋白，尿酸，HMGB1，这些都激活了机体固有免疫，并导致获得性免疫激活。Ali MY 等研究结果也显示，热消融后促炎因子被释放，如 IL-1β、IL-6、IL-8、TNF-α 等。这些研究在侧面证明了抗肿瘤免疫的激活。

近几年有报道称，热消融会引起 CD4$^+$CD25$^+$FOXP3$^+$ 调节 T 细胞水平下降。这意味着机体对肿瘤抗原识别能力更强，获得性免疫激活（抗肿瘤的体液及细胞免疫增强）。消融后患者肿瘤特异性 T 细胞增多在 Hiroishi K 等研究者的研究中也得到了证实。经研究，消融后的肿瘤细胞碎片也会成为有效的 DC 识别的抗原。这个过程增强了 Th1 的反应性，促进了肿瘤特异性 CTLs 的产生，明显延长了患者的生存时间，减少了肺转移的发生。

（3）热休克蛋白的延迟损伤作用：热应激会诱导各种热休克蛋白（HSP）产生，这也是热休克蛋白家族得名的最初原因。目前研究认为，这些蛋白在抗肿瘤的免疫作用中起到不可忽视的作用。HSP 家族蛋白有不同作用，肿瘤细胞、病毒感染的细胞以及坏死的各类细胞都会分泌热休克蛋白到细胞间隙中去，这些细胞外 HSP 参与各类免疫反应，如作为抗原伴侣分子作用于抗原呈递细胞（APCs）等。也有研究证实，热应激会导致肿瘤细胞分泌 HSP70 增加，而 HSP70 则反馈性地使肿瘤细胞产生各类趋化因子，如 CCL2、CCL5 以及 CXCL10 等。该区域树突状细胞以及 T 细胞会浸润增加，不仅如此，该区域对 T 细胞的趋化作用则是通过 TLR4 信号通路完成的，这为我们临床干预热消融疗效提供了很好的靶点。

四、热消融后的病理变化

热消融导致组织或细胞的基础病理变化是不可逆性损伤。不可逆性损伤是以酶溶性变化为特点,活体内局部组织细胞的死亡。

（一）热消融导致的坏死类型

1. 凝固性坏死 凝固性坏死(coagulation necrosis)是坏死的一种特殊类型,组织由于失水变干、蛋白质凝固而变成灰白或黄白色比较坚实的凝固体,故称凝固性坏死。特点是坏死组织的水分减少,细胞的细微结构消失,而结构轮廓则依然较长时间地保存。凝固性坏死的发生机制仍不甚清楚,凝固性坏死灶在开始阶段,由于周围组织液的进入而明显肿胀,透明度降低,组织纹理变模糊,以后组织的坚硬度逐渐增加,状如"煮熟",可呈土黄色或灰白或黄白色。这些改变最早要在细胞死亡开始后 6~8 小时以后才能见到。坏死灶的周围形成一暗红色出血带与健康组织分界较明显。镜下,在较早期可见坏死组织的细胞结构消失(有时也可以不消失),但组织结构的轮廓依然保存。组织结构轮廓保存的原因可能是坏死导致的持续性酸中毒使坏死细胞的结构蛋白和酶蛋白变性,减缓了蛋白质的分解过程。有时可在镜下看到无结构颗粒状红染物,不见坏死部位原有组织结构轮廓的残影,甚至不见核碎屑,是坏死更为彻底的凝固性坏死。热消融后的组织最常出现凝固性坏死。图 3-1-1 为经微波消融过的肝脏组织的典型的大体观察和显微镜下凝固性坏死病理变化。

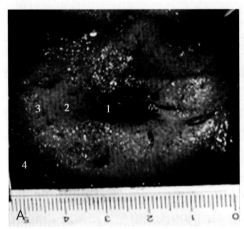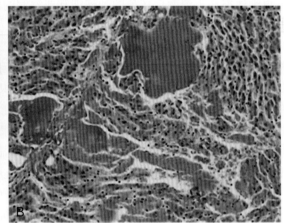

图 3-1-1 大体观察及病理变化图

A. 1 为针道炭化区,2 为坏死区,3 为充血区,4 为正常肝脏;B. 肝细胞大片状坏死,细胞溶解,核碎裂、溶解、消失(×100)

2. 液化性坏死 坏死组织因水解酶的分解而成液态。冷冻消融后可出现液化性坏死(liquefaction necrosis)。

（二）热消融后组织病理学演变过程和结局

1. 病理学演变过程 光镜下观察一般分为①急性期:消融靶区内正常组织结构消失,组织大片坏死,细胞核固缩、细胞核破碎、细胞内无细胞器结构,有时坏死的细胞和崩解的间质融合成一片模糊的颗粒状、无结构的红染物质。坏死组织周围组织充血、水肿、细胞变性,炎性细胞浸润逐渐增多,小血管内有血栓形成。这个过程持续 2~5 天。②亚急性期:坏死区域内组织坏死更加明显,充血区与正常组织交界处充血、水肿减轻,可见炎性细胞浸润以单核样细胞、中性粒细胞、淋巴细胞为主,也有巨噬细胞等,成纤维细胞逐渐增多。这个过程持续 7~10 天。③瘢痕形成期:坏死区域逐渐缩小,网状纤维及胶原纤维越来越多,网状纤维胶原化,胶原纤维变粗,炎性细胞先后消失,毛细血管闭合、退化、消失,留下很少的小动脉及小静脉,转变成主要由胶原纤维组成的血管稀少的瘢痕组织,这个过程需要 30~45 天。

2. 结局 ①溶解吸收:坏死灶较小时,可被溶蛋白酶溶解液化,由淋巴管或血管吸收,碎片被巨噬细胞吞噬;②形成纤维瘢痕:热消融后即刻在坏死组织周围就出现炎性反应(组织水肿、渗出、炎性细胞浸润),随后肉芽组织开始出现,随着时间的推移肉芽组织逐渐成熟为纤维组织并最终转变为瘢痕组织。

(叶 欣 范卫君)

第二节 射频消融术

一、原理及技术发展

(一)原理

射频消融(radiofrequency ablation,RFA)是通过射频电极发出 375~500kHz 的频率波,引起组织内离子产生振荡并摩擦产热向外传递,使组织凝固坏死的一种微创治疗方法。射频消融在影像引导下将射频电极插入靶组织,来自射频发生器的电流通过非绝缘的电极头端传入组织,再经组织间自然通路流向弥散电极(负极板),由此形成完整的电流环路。射频电极产生的阻尼热(抵抗热或电阻热,resistance heat)发生于电流环路中阻抗较高的区域,即电极针与组织接触区域,表现为电极周围组织内离子剧烈振荡摩擦产热后,以热传导形式向四周扩散,因而射频消融的热量来源于电极周围组织而非电极本身(图 3-2-1)。

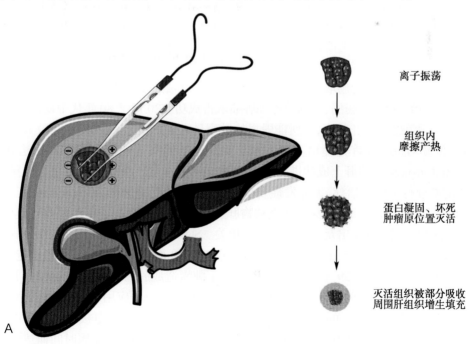

离子振荡

组织内
摩擦产热

蛋白凝固、坏死
肿瘤原位置灭活

灭活组织被部分吸收
周围肝组织增生填充

A

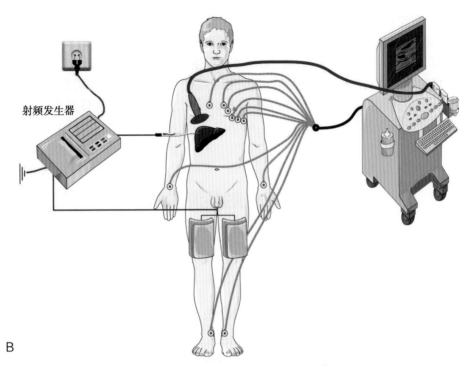

图 3-2-1　射频消融治疗的原理及模式图

A.射频消融治疗的原理;B 射频消融治疗的闭合回路模式图

(二) 技术发展史

1900 年,克罗地亚科学家 Nikola Tesla 首次认识到射频电流能够导致生物组织产热。20世纪早期,物理学家 Bovie(1882—1958 年)和外科医生 Harvey Cushing(1869—1939 年)联合研制成功了第一台射频发生器,同时 Bovie 还首次制定了射频治疗的基本原则。射频消融最早应用于神经外科肿瘤或功能性疾患以及心脏异常传导通路的治疗;1908 年美国医生 Beer经尿道射频消融治疗膀胱癌取得理想疗效,成为射频消融治疗肿瘤的开端。1976 年,Leveen首次采用射频治疗肺癌、肠癌、肾癌等深部肿瘤取得成功。20 世纪 80 年代中期,日本学者采用单电极射频消融治疗肝肿瘤,但所能毁损的肿瘤最大体积仅为 $1.6cm^3$,且疗效欠佳。1990年 Rossi 和 McGaban 等首先提出不能手术切除的小肝癌有可能通过射频消融达到根治。1992 年 McGaban 等在猪肝上成功进行射频消融试验,在 B 超引导下单极电极经皮穿刺对实验动物模型进行了射频治疗,无并发症发生,但肝坏死区范围只有 1.0cm×2.0cm。Nativ 等分别在外科手术直视下和经皮穿刺实施动物肝射频消融,发现两组治疗结果没有差异,由此提出损伤区和射频能量输出及持续时间直接相关。Solbiati 等对 16 例患者的 31 处肝内转移灶进行射频治疗,12 例患者在 9 个月的时间内 CT 及 MR 图像显示肿瘤缩小或稳定,AFP 呈现陡降趋势,患者存活 9~29 个月;表明 RF 作用于肿瘤造成肿瘤组织坏死是 AFP 下降的主要原因,标志着肿瘤治疗的好转。意大利人 Rossi 和 Goldberg 等应用可扩展电极射频系统治疗肝癌,带来了射频消融质的飞跃。Goldberg 等采用集束分布的三电极穿刺针与单电极穿刺针比较,结果发现三电极集束针 RF 消融可获得更大的坏死范围,缩短时间而达到较大治疗范围。Livraghi 等研究发现,体外及体内 RF 治疗前组织内注射生理盐水,可提高射频治疗疗效,增大凝固性坏死区。这些研究为消融治疗大肝癌奠定了基础。

近年来,由于超声(包括超声造影)、CT、MRI等影像学技术敏感性和特异性的提高,介入操作引导技术和监测技术的进一步提高,实质性脏器肿瘤的射频消融治疗获得了突飞猛进的进展。同时,肿瘤射频消融相关研究和技术进展迅猛,比如射频发生器不断升级换代,输出功率逐渐增大,可调控的针尖温度以及阻抗的改造、保证热量产生和分布最优化的射频电极的不断推陈出新等,使单极射频消融范围从起初的不到2cm发展到目前的6cm左右,消融效果也获得了显著提升。

20世纪90年代末,我国少数几家医院引入肿瘤射频消融技术并开始缓慢推广。近10年来,随着大量回顾性和前瞻性论文的发表,射频消融治疗肝癌的有效性和安全性逐步受到外科、内科以及影像等肿瘤相关科室医生及患者的共同认可,尤其中国医师协会、中华医学会各种消融技术培训班的大力宣传,包括射频在内的肿瘤消融技术的传播和普及如火如荼。截至目前,射频与瘤内乙醇消融、微波、冷冻、不可逆电穿孔、高强度聚焦超声(HIFU)等消融技术以及血管栓塞化疗、放射性粒子植入等技术共同构成了肿瘤新的治疗模式,即局部微创介入治疗,并逐步应用于肝脏、肺脏、乳腺、骨骼、肾上腺、前列腺、肾脏、胰腺、妇科等实质性脏器肿瘤的有效控制。随着科技的不断发展以及人们对消融技术的进一步认识,其在肿瘤治疗中的应用必将更加广泛,前景更加光明。

二、设备及其特点

肿瘤射频消融电极无论形状还是性能均经历了不断改造和提升的过程。RFA存在消融范围小、难以适形消融、难以实时判断消融范围等技术难题,其中消融范围小是限制其发展和应用的最大影响因素。RFA产生的热量与电流密度的平方成正比,而电流密度与距电极针距离的平方成反比,即射频生热与距电极针距离的四次方成反比。因此,RFA时,随距电极针距离的增加,温度迅速下降,普通电极针只能产生较小的消融范围。

1990年,第一个离体猪肝RFA实验使用一种普通电极,RFA消融灶横径局限在0.6~1.7cm之间,临床结果极不理想。为了克服RFA消融范围的局限性,1994年后部分电极陆续用于临床治疗。四种不同的概念导致了五种电极的诞生。

(一)双极电极

早期应用一个平行的电极替代负极板,在平行的双电极RFA过程中,两个电极间存在较高且连续的电场梯度,导致双电极间的区域组织中热量弥散比较均一。在离体肝脏中,两根电极间相隔2.5cm左右,即造成"蝴蝶"状凝固区。后期将电极正负端置于同一电极前段作为裸露端,即用单针便可产生电流环路进行消融,无需贴负极板,临床操作更加简便。同时,多根双极射频电极可在不同电极之间进行排列组合。

(二)多电极(集束电极)

多电极(集束电极)将一路电流同时作用到多个电极,增大电极与周围待消融组织的接触面积,使电流密度可在覆盖区域内更为均一弥散,进一步延缓组织炭化程度,延长消融时间,增加能量沉积,扩大消融范围。同时,消融形态更符合肿瘤的生长形态。该电极将三个平行的单极冷却电极间隔5mm安装在同一根电极主杆上。三个电极同时启动,较大的接触面可使电极尖端周围产生更高的电流强度但极少发生炭化,由此带来更大的热消融灶。集束电极的最大缺陷在于:相比单针冷循环电极,集束电极经同一个狭窄肋间或斜度较大的肋下途径经皮插入比较困难;另外,无论超声还是 CT,都较难同时显现所有三根电极,以致更容易对血管等结构造成意外损伤。

(三)灌注电极

灌注电极是电极主杆尖端带有多个小孔,通过这些小孔将等张或高张的盐水溶液以设定速度灌入待消融组织,既可降低电极针周围组织温度,减少或避免汽化和炭化,又可增加被消融组织内离子数目,提高组织导电性,增强离子振荡的能力,使射频电流更容易地向外周扩散,外周组织升温更快,提高热传导性,增加同等条件下通过热传导向外周的传热,使电极针周围组织内温度分布更为均匀。

(四)冷循环电极

冷循环电极由中空电极杆及内部闭合的环流路径构成。内腔用于输送盐水或冰水到电极尖端,外腔则将液体输送出体外,液体不进入肿瘤组织。

冷循环下电极尖端区域温度可降至 25℃以下,防止了电极周围组织的瞬间炭化。Cool-Tip 单极电极尖部装有传感器用于连续测定温度和阻抗。其单位点消融产生的消融灶形态呈"纵径长、横径短"的椭球形(图 3-2-2)。

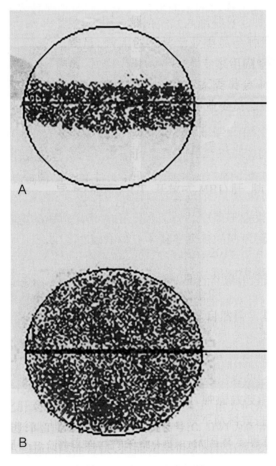

图 3-2-2　单位点消融灶示意图

A. 传统单极电极消融灶形态;B. Cool-Tip 单极电极的消融灶形态

（五）可扩展式电极

可扩展式电极先以类似单极电极的方式插入人体组织,到达理想位置后,子针即从中空主杆中推出并根据肿瘤直径大小展开。

可扩展式电极由 4~12 个弯曲的电极子针排列组成。张开的子针和组织间更大的接触面减少了炭化机会。由于"法拉第笼壁效应",每个电极子针的尖端都会发生热凝固,围绕每个子针形成管状凝固带并逐步融化,最终形成一个横径长、纵径短的扁球形消融灶。相邻电极子针间个体凝固带并不一定完全融合,可能存在漏空,因此应用该种电极时多采取同一位点旋转任意角度消融两次的方式,以最大限度减少肿瘤组织残留。

常用的可扩展式电极主要包括:

1. "圣诞树样"电极 在每个子针的尖端各有一个温度传感器。该电极(图 3-2-3)可以直杆状,也可弯曲。各子针平均展开,中间有一子针向前伸出行使瘤体测温功能,消融灶接近球形(图 3-2-4)。

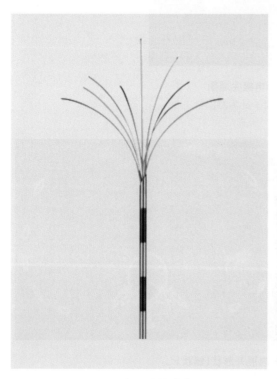

图 3-2-3 "圣诞树样"电极图

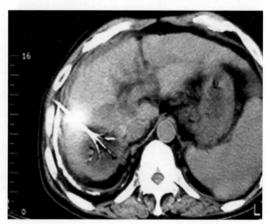

图 3-2-4 电极在肝内展开形态

2. 伞形电极 该电极尖端也有测温子针,展开直径分为 2cm、3cm 和 4cm。

该伞形针产品有 8 个子针(部分产品有 10 个子针),子针为射频电流发射端。伞形子针直径越大,产生的凝固消融区域越大(图 3-2-5、图 3-2-6)。该电极的最大优点包括:①实时反馈消融中心温度。②锚状结构可以抓住肿瘤,以防偏位或脱出。③智能化控制消融时间。额定功率下,只要肿瘤组织完全坏死、阻抗达到一定程度,电极将自动断电结束一个位点消融,即使再延长消融时间或放大功率,肿瘤消融灶也不会继续扩大,由此决定了该型电极消融的精准性,在这点上单极射频或微波天线尚无法与之相比。④可以根据肿瘤具体大小合理选择外径,即使扩大消融功率、延长消融时间,其消融灶几乎不会超过外径 1cm,该特性也决定了可扩展电极的精准性。

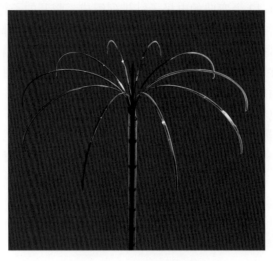

图 3-2-5　伞形电极尖端图
伞形电极尖端,中间子针为测温针

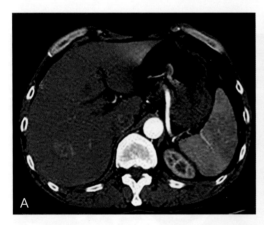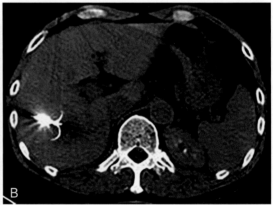

图 3-2-6　电极在肝内展开形状(锚状)
A. 术前;B. 术中

3. 可调式适形消融电极　该电极针将子针分为左右两组,每组子针可单独展开或收回,并且各组子针展开的曲率半径可任意调节,因此子针展开后可构成各种形状,从而与肿瘤的不同形状相匹配。此外,该电极每枚子针的尖端均装有温度传感器,能对消融范围的边缘(亚病灶区)进行多点测温,便于医生实时评估消融效果(图 3-2-7)。

4. 可扩展式灌注电极　可扩展式灌注电极兼具可扩展式电极和灌注电极的技术的特征,但比独立应用两种电极效果更好。体外试验中该电极可以获得 10cm 直径的消融范围,活体肝组织中也可获得较确定的 7cm 左右的消融直径,更适合大肿瘤的消融治疗。

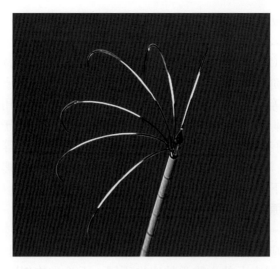

图 3-2-7 可调式适形消融电极

（翟 博 范卫君 董 刚）

第三节 微波消融术

一、原理及技术发展

（一）肿瘤微波消融的技术发展历程

微波技术在医学领域里的应用可以追溯到 20 世纪 50 年代,随着现代高科技和生物医学工程的迅猛发展,微波医疗设备不断改善,在医学研究和临床方面得到了广泛应用,肿瘤微波消融治疗(microwave ablation)可以说是微波热疗技术的范畴。普通的微波热疗技术大都采用体外辐射器或腔内辐射器,对体外或腔内病变组织的表面进行照射;而肿瘤微波消融治疗是采用针状的辐射器,称之为"微波消融天线",将微波消融天线直接插入到肿瘤组织的内部,微波能量转化为热能后作用于肿瘤组织,使之发生凝固性坏死,以达到灭活肿瘤组织的目的。1970 年后微波开始在外科领域用于止血和组织切割,1986 年日本 Tabuse 等率先开始了微波消融在肝癌治疗中的探索。自 20 世纪 90 年代后国内外肿瘤微波消融技术得到了迅速发展,真正进入到了"肿瘤消融时代"。在 1990 年前后,我国以董宝玮等为代表的医疗专家与航天二院二零七所合作开发了我国第一台微波热消融肝癌治疗系统,并在国内最先开展微波消融治疗肝癌的研究,开启了我国微波消融治疗肝癌二十几年的发展和临床实践。1997 年美国某公司开发了微波消融产品用于乳腺癌治疗,2010 年前后国内王水等人也将微波消融用于了乳腺癌的治疗。2002 年冯威健等人又将微波消融应用于治疗肺癌,2014 年叶欣、范卫君等在国内率先制定了《热消融治疗原发性和转移性肺部肿瘤的专家共识(2014 年版)》,并在 2015 年发表了"Chinese expert consensus workshop report: Guidelines for thermal ablation of primary and metastatic lung tumors",得到了国际认可。2017 年叶欣、范卫君等又修订发表了《热消融治疗原发性和转移性肺部肿瘤

57

的专家共识(2017年版)》,2018年又在著名的 *Journal of Cancer Research and Therapeutics* 上发表了"Expert consensus workshop report: Guidelines for thermal ablation of primary and metastatic lung tumors(2018 edition)"。目前我国在应用微波消融治疗肝癌、肺癌等方面已达国际领先水平。现阶段该技术在我国发展迅速并逐步应用于肾癌、肾上腺肿瘤、腹膜后肿瘤以及骨肿瘤治疗等。2010年前后章建全等开始将微波消融应用于治疗良性甲状腺结节,2012—2013年梁萍、王淑荣等在国际上发表数篇有较大影响关于微波消融治疗良性甲状腺结节的论文,目前我国在微波消融治疗甲状腺肿瘤、子宫肌瘤等良性疾病方面异军突起,在国际上处于领头羊的地位。微波消融的手术方式也由单纯的影像引导扩展到外科直视下、腹腔镜、胸腔镜下等多种外科手段相结合。

(二) 微波消融的原理

应用一定频率和一定强度的电磁波对生物体进行一定时间的辐射,该生物体就可以出现相应的生物学效应。但生物体系内部结构复杂,结构层次不同,因此电磁波辐射导致的生物体系不同结构层次上的生物学效应也不同。无论生物体产生何种生物学效应都是电磁波与被其辐射的生物体之间相互作用的结果。微波(microwave,MW)是指频率在300MHz~300GHz的之间电磁波,微波按其波长可分为3个波段:分米波、厘米波、毫米波。目前医疗上常用的是915与2 450兆赫(MHz)微波,其波长属于分米波波段,且2 450MHz微波最为常用。微波具有波动性、高频性、热特性和非热性四大基本特性,其与生物体作用而产生的生物学效应主要体现为热效应和非热效应,阐明微波的生物学效应是应用微波消融最重要的基础理论之一。

1. 微波生物热效应

(1)微波产生生物热效应的机制:人体主要是由水、碳水化合物、蛋白质和大量细胞内外液中的带电粒子等成分组成。碳水化合物分子、蛋白质分子都是极性分子,钾、钠、氯离子等为带电粒子,极性分子和带电粒子是在微波场作用下产生热效应的物质基础:①极性分子的转动可产生位移电流,同时介质的黏性引起能量消耗;②带电粒子振动可产生传导电流,同时介质电阻引起能量消耗。这两种能量消耗转化为热能,这种效应就叫做微波在生物体组织中的热效应。极性分子和带电粒子在微波场的状态、运动形式和产热方式有一定的不同,现分述如下:

1)极性分子外加电场作用下的状态:组织中的水分子、蛋白质分子等极性分子在无外电场作用时,极性分子的正、负电荷"重心"不重合,每个极性分子具有固有电矩,形成一个电偶极子,处于不规则随机运动状态(图3-3-1)。在外电场的作用下,每个极性分子电矩都受到力矩的作用,使原来不规则随机运动的极性分子转向外电场的方向,产生取向极化,只要外电场足够强,极性分子的偶极子便沿外电场方向整齐排列(图3-3-2)。若改变外电场的方向,极性分子也要随外电场的变化而改变方向。如果外电场是高频交变电场,极性分子也随之作高频反复的转向运动(图3-3-3),比如外加微波频率为915MHz或2 450MHz时,则极性分子将以 $915 \times 10^6/s$ 或 $2450 \times 10^6/s$ 速度急速转动。极性分子激烈的振动,造成分子之间的相互碰撞、相互摩擦,将一部分动能转化为热能,使组织温度升高,此称为生物的偶极子加热。

2)带电粒子在微波场作用下的状态:细胞内外液中的钾、钠、氯离子等带电粒子,它们在外电场作用下会受电磁力的作用而产生位移(图3-3-4),带电粒子受到微波交变电场作用后,随微波频率而产生振动,在振动过程中与周围其他离子或分子相互碰撞而产热,称为生物体的离子加热。

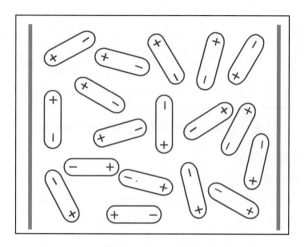

图 3-3-1　极性分子在无电场作用下的状态

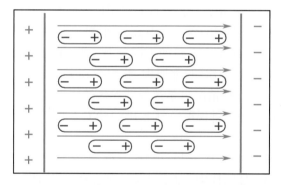

图 3-3-2　极性分子在外加电场作用下的状态

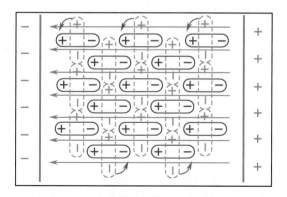

图 3-3-3　极性分子在外加交变电场作用下的状态

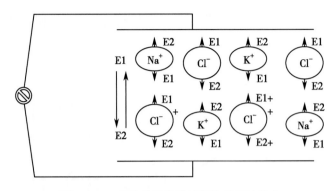

图 3-3-4　带电粒子在微波场作用下的状态

(2)微波产生热效应的特点

1)选择性加热:物质吸收微波的能力,主要由其介质损耗因数来决定。介质损耗因数大的物质对微波的吸收能力就强,相反,介质损耗因数小的物质吸收微波的能力也弱。由于各物质的损耗因数存在差异,微波加热就表现出选择性加热的特点。物质不同,产生的热效果也不同。水分子属极性分子,介电常数较大,其介质损耗因数也很大,对微波具有强吸收能力。而蛋白质、碳水化合物等的介电常数相对较小,其对微波的吸收能力比水小得多。因此,对于人体组织来说,组织含水量的多少对微波加热效果影响很大,如肝脏组织含水量(80%左右)比骨骼组织含水量(50%左右)要高,肝脏组织比骨骼组织对微波的吸收能力就强。再如肝脏肿瘤组织比正常肝脏组织的含水量要高,肝脏肿瘤组织比正常肝脏组织对微波的吸收能力就强。可以将人体组织按含水量的不同分为三类:①含水量大的组织,如脑脊液、血液和其他体液;②含水量中等的组织,如肌肉、脑组织和大部分内脏组织;③含水量少的组织,如骨骼和脂肪等。还有一种情况也是选择性加热的体现:当组织内温度过高时,可以出现对微波吸收过强的现象,使局部温度急剧上升 >150℃(尤其是近消融天线 0.3cm 内)造成"组织炭化"的情况。

2)加热迅速:常规加热如火焰、热风、电热、蒸汽等,都是利用热传导的原理将热量从被加热物外部传入内部,逐步使物体中心温度升高,称之为外部加热。要使中心部位达到所需的温度,需要一定的时间,导热性较差的物体所需的时间就更长。微波加热是使被加热物本身成为发热体,称之为内部加热,以热辐射作用为主,并辅以热传导过程作用,内外同时加热,因此能在短时间内达到加热效果。

3)加热均匀和热效率高:微波加热时,其穿透性比其他用于辐射加热的电磁波,如红外线、远红外线等波长更长,因此,具有更好的穿透性。另外,微波加热通常不受被加热物体电阻的影响,各部位能均匀渗透电磁波并产生热量,因此,加热均匀。在微波加热中,微波能只能被加热物体吸收而生热,而周围的物质不吸收和不消耗微波能,所以热效率极高。

4)受炭化及血流灌注影响小:射频消融的特点是产热带范围狭小、热量传导缓慢、瘤体内温度低(一般低于100℃),同时肿瘤组织血液循环丰富,血液循环通过对流效应带走热量,这种灌注介导的组织冷却是热能丧失的主要原因。另外,当肿瘤邻近较大的血管或支气管时,血流和气流也会带走部分热量,即热沉降效应(heat sink effect)。热沉降效应是造成消融不完全的因素之一。而微波产热的特点是温度上升速度快、热量传导速度快和瘤体内温度高。这些特点可以更好地克服热沉降效应,明显提高肿瘤的热消融效率。因此对于瘤体大、邻近较大的血管和支气管的肺部肿瘤的消融,选择微波消融可以获得更高的完全消融率。

5)多针联合使用相互干扰少:在微波消融治疗的过程中,尽管在一定范围内随着功率和时间的增加,消融范围会相应增加。但是随着瘤体内水分的减少,尤其是受组织炭化的影响,热量的生成和传导都减弱直至停止。因此在临床实践中对于直径较大的肿瘤经常会采用双针甚至多针联合消融,多针消融可以明显增大消融的范围,尤其是横径,以期提高消融的完全率。多根微波消融天线联合使用互不干扰,而且可以通过消融区域的互补更好地使热量完全覆盖肿瘤,达到完全消融。

6)微波消融治疗不影响心脏起搏器:对于安装心脏起搏器的患者,微波消融天线不影响起搏器电极的工作;而对于这部分患者来说,射频消融治疗则属于相对禁忌,因为射频消融一般是电流通过射频发生器、射频电极针、分散电极板和人体共同构成的闭合回路而发挥作用,在此闭合回路上的干扰或中断均会使射频消融出现故障或影响起搏器电极的工作。因此微波消融治疗是这部分患者首选的治疗方法。

7)安全无辐射:微波加热无废水、废气、废物产生、不存在"余热"现象、也无辐射遗留物存在。微波的传输是控制在金属屏蔽状态下工作,微波泄漏极少。因此,微波加热安全无辐射。

(3)影响微波在组织中产生热效应的因素

1)微波自身特性:微波对生物组织加热首先取决于:①频率,一般选用915MHz或2 450MHz,发射频率越高,偶极子来回转动及带电离子高速振荡的频率就越快,热效率就越高;②微波源的发射功率与组织的作用时间,功率越大,时间越长,热效应越强;③方向性和空间位置;④传输线的能量损耗,微波在传输线路要损失一定的能量,作用于组织上的能量实际上要小于微波源的发射能量;⑤穿透深度,微波在传播过程中被有耗介质吸收而呈指数规律衰减,表现为有限的穿透深度,微波的穿透深度与频率和组织含水量呈负相关关系,即频率越快,组织含水量越高,穿透深度就越小,基于微波有限的穿透深度,对深部肿瘤组织加热应采用植入式微波天线。

2)生物体组织的特性:微波对生物组织加热除了上述这五个可控因素之外,还与组织的电参数(如组织的相对介电常数 ε 和损耗角正切 tgδ 和组织含水量有关)及生物组织的导热率、质量热容和密度有关。组织温度升高还受到组织本身热传导(热传导通常有传导、辐射和对流三种形式,这里主要是传导)限制。就是说组织经微波加热升温的同时,一部分热将向周围温度低的组织传导,使被加热组织的温度降低,降低的程度取决于组织导热率和温度梯度(单位长度的温度差)。如果加热的是活体组织,温升与被加热组织的血流量、血液的比热容量、血管密度、血管直径的大小和血流的速度有关,因为血液流动将会带走能量而影响组织温升[流经微波热源旁的血管可能因为流动的液体带走了热量而导致活体靶组织不能有效升温,这种现象称为热沉降效应(heat sink effect)]。

3)肿瘤组织的特性:正常组织与肿瘤组织的血管有着很大的差异,肿瘤的血管特点为:①结构的多样性,表现为紊乱的血管格局,微血管延长、受压;管窦宽,存在血管分布不足的区域;②血液及灌注的多样性,表现为低灌注区,动静脉短路,有时血管中断;③血管壁结构不良,表现为内皮细胞水肿,有些管壁内皮细胞层不健全,血细胞外溢,有时缺少基底层。

上述肿瘤组织的特点决定了:①多数肿瘤组织为富血管性,含水量高,微波热效应强。②与正常组织不同,肿瘤自身的微血管缺少基底膜,受快速生长的肿瘤细胞的浸润及压迫作用而出现一部分狭窄、扭曲甚至闭塞,另一部分扩张形成许多小血窦;而且肿瘤血管神经感受器不全,血管对热调节能力差,这些特点决定了肿瘤微血管的交换能力差,微波作用易产生局部高热而潴留。③肿瘤血运的特点及肿瘤细胞长期高消耗状态,使肿瘤组织常处于营养缺乏、慢性缺氧和因无氧酵解产生的乳酸所形成的低 pH 环境内,使肿瘤细胞对热疗的敏感性明显增加。④肿瘤的微循环在温度高时可有挛缩、栓塞、出血及血栓,在高温杀伤细胞中也起重要作用。另外,在肿瘤外周趋于正常的或正常血管无肿瘤血管的特点,血管对热调节能力强,易产生热沉降效应,从而影响肿瘤边缘组织的灭活,成为肿瘤复发的根源之一。⑤组织的不均匀性也会影响其温升,特别是在微波热凝固治疗过程中,随着加温过程组织的不均匀性实时改变,致使组织中微波场的结构改变。由于上述复杂因素,导致了很难用一个简单的数学方程式来表达或计算加热过程中的温度变化。

4)不同脏器的热物性参数:不同脏器有不同的热物性参数,如肝脏与骨骼在比热容量、相对介电常数、导热率和血液灌注率有明显不同。

2. 微波消融对机体免疫功能的影响 大多数学者认为经微波消融治疗后对免疫系统的作用主要表现在增强 T 淋巴细胞、NK 细胞和巨噬细胞的细胞免疫功能。微波消融治疗促进肿瘤宿主免疫反应的机制尚未阐明,目前认为主要有以下几种可能性:

(1)微波消融可使瘤细胞表面的抗原决定簇暴露:高热效应能够增加膜脂流动性,可使镶嵌在细胞膜脂质双分子层中的抗原流动性增加,抗原积聚在液体细胞膜表面,使肿瘤抗原暴露,有利于抗体和补体与抗原结合。微波消融对细胞膜等结构的机械破坏使存在于细胞质和细胞核内的肿瘤抗原暴露增加,从而改变了肿瘤组织的免疫原性,加强了机体对肿瘤组织的免疫反应。

(2)微波消融可促进肿瘤组织合成热休克蛋白:热休克蛋白(heat shock protein,HSP)是一种高度保守性蛋白质,普遍存在于各类生物细胞,在细胞处于高温、冷缺血、微生物感染、组织创伤等"应激"情况下都可诱导产生,也称"应激蛋白",其大小分为 HSP90、HSP70、HSP60 及 HSP32、HSP27 和泛素等低分子量 HSP 家族。HSP 能够刺激机体的单核巨噬细胞、树突状细胞、自然杀伤性细胞等固有免疫细胞活化,介导免疫细胞产生相关细胞因子和表面标志变化,参与免疫细胞的成熟分化和免疫学信号途径优化等过程。微波消融作为热疗的一种形式,同样可以刺激肿瘤细胞产生 HSP。

(3)微波消融产生的热效应可以逆转 Th1/Th2 失衡:肿瘤免疫以细胞免疫为主,T 细胞是最主要的肿瘤免疫细胞之一。T 细胞按细胞因子产生的模式和生物功能可分为两种极不相同的亚群,分别称为 Th1 和 Th2。Th1/Th2 的平衡维持着机体内正常的免疫状态,而 Th1/Th2 的平衡失调(漂移)则与微生物感染、肿瘤、自身免疫病、变态反应、移植排斥反应等多种疾病有关。正常情况下机体的 Th1/Th2 类细胞因子处于平衡状态,机体的抗肿瘤作用以 Th1 介导的细胞免疫为主,一旦发生 Th1 向 Th2 漂移,造成免疫抑制状态,机体的抗肿瘤免疫将受到严重干扰使肿瘤细胞发生逃逸现象。微波消融治疗肿瘤后,可以使 Th2 向 Th1 漂移,扭转肿瘤患者 Th1/Th2 平衡失调的状态。

(4)固化瘤苗理论:微波消融的热效应能使治疗后的肿瘤组织局部细胞膜、胞质及胞核内的抗原可充分暴露和释放,这种"高抗原性"的肿瘤组织可以致敏树突状细胞,并使树突状细胞递呈抗原,刺激机体产生主动抗肿瘤免疫反应,此称为"固化瘤苗"。

(5)微波的非热效应:微波对生物体的作用,除了热效应外,还有非热效应,是指生物体在微波照射时,在不引起生物体温度明显升高的情况下所出现的病理生理反应。近年来,发现经微波照射后的细胞,在细胞、亚细胞及分子水平上产生了一系列变化,如细胞形态发生改变、细胞膜的通透性增加、酶活性下降、分裂指数下降、DNA合成抑制以及染色体断裂等,这些变化对机体的抗肿瘤的免疫效应是否有影响,还有待于进一步的研究。

二、设备及其特点

(一)微波消融治疗设备的性能要求

1. 技术特性　微波消融治疗设备必须具有基本的技术特性,方能满足临床使用要求。①设备工作条件:应满足 GB 9706.1-2007 第 10 章的要求;②微波工作频率:一般用 2 450 或 915 兆赫(MHz),我国多数使用 2 450MHz,其误差 ≤±10%;③主机微波输出功率:建议不低于 100W,误差 ≤±30%;④定时:设备必须具有可调定时器,当到达预定工作时间后,主机停止输出微波功率,精度 ≤±3% 或 ±2 秒;⑤功率调节:设备必须具有输出功率设定与控制装置,一般为 5~100W 范围;⑥测温:设备必须具有测温装置,监测热区温,精度 ≤±0.5℃;⑦控温:设备必须具有控温装置,在达到设定温度时,停止输出微波功率;⑧微波天线与正常组织接触部分的杆温 ≤45℃。

2. 安全要求　医用电气设备的安全要求为① GB 9706.1-2007《医用电气设备第 1 部分:安全通用要求》;② GB 9706.6-2007《医用电气设备第二部分:微波治疗设备安全专用要求》。《微波热凝设备》(YY 0838-2011)作为国内微波热凝设备,包括微波消融治疗设备的开发、设计、生产及其产品质量控制的依据,保证它的安全性和有效性。

(二)微波消融治疗设备的基本组成

随着微波消融治疗技术的逐步推广和临床治疗的需求,目前已有各式各样的同类设备出现在医院的手术室里。而组成微波消融治疗设备的组成要素是相同的,其主要组成部分有微波功率源(主机)、微波传输电缆、水冷微波消融天线、水冷循环系统和微波热场的测温装置与系统等。图 3-3-5 为微波消融治疗设备的基本组成结构及其各个整件的连接逻辑框图。

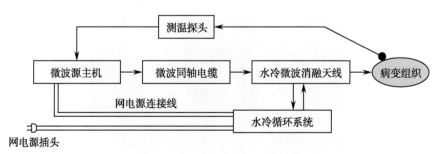

图 3-3-5　微波消融治疗系统逻辑框图

为适应肿瘤临床治疗手术的需要,对较大的肿瘤已有采用多源微波消融治疗系统的设备,即多台微波功率源和配套多根微波消融天线。

1. 微波功率源　在微波消融治疗系统中,微波功率源是提供微波能量的主体,是微波消融系统的控制中心。在医用微波技术的应用领域中,微波功率源分为两大类型,一类是磁控管微波功率源,另一类是固态微波功率源。

在治疗设备的微波功率源主机面板上,标识出设备的功能和调节治疗参量的按键,如图 3-3-6 所示某微波消融治疗设备主机正面面板示意图。

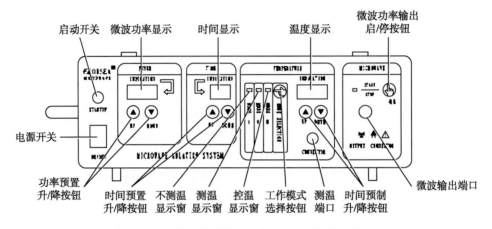

图 3-3-6　微波消融治疗设备主机正面面板示意图

(1)磁控管微波功率源:目前,国内生产的医用微波器械中,磁控管微波功率源占主要部分。它的优点在于结构简单、效率高、性能可靠和适应负载变化的能力强,其中最大优点就是制作成本低。

磁控管是一个可以把电能转换为微波能的电真空器件,是微波功率源的心脏。实质上,它是一只置于恒定磁场中的高真空二极管,当管内阴极发射的电子,在相互垂直的恒定磁场和恒定电场的控制下,与高频电磁场发生相互作用,从而把在恒定电场(管内阳极高电压)中获得的能量转变成微波能量。在国内的医用微波设备中,一般是使用小功率的多腔连续波磁控管,图 3-3-7 是磁控管实物照片。

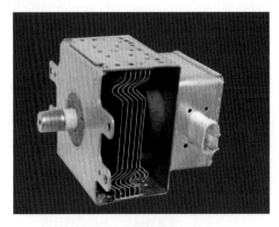

图 3-3-7　磁控管实物照片

(2)微波固态源:随着半导体器件和集成电路组件技术的成熟和产品质量的稳定,国产的微波固态源已经进入国内医用微波的应用领域。它具有频谱纯度高、频率和功率稳定度高、使用寿命长等优点。在使用性能和技术指标,以及使用条件和外部使用操纵方面,微波固态源与磁控管微波源并无区别。在系统硬件方面,最大区别在于它以固体器件取代磁控管。在系统软件与控制方面的逻辑设计与磁控管微波功率源的软件基本相同。

2. 微波传输电缆 在微波消融治疗系统中,微波传输电缆是不可或缺的,是传输微波能量的重要整件,如图 3-3-5 所示。在微波消融治疗设备上,为了临床应用和操作便利,一般选用具有良好柔软度的半柔同轴电缆作微波系统的传输线。

(1)半柔同轴电缆线的结构:半柔同轴电缆线的结构如图 3-3-8 所示。

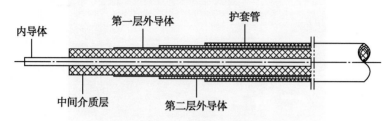

图 3-3-8 半柔同轴电缆线结构示意图

半柔同轴电缆线的芯部是由多股的镀银铜丝构成内导体;中间是介质层,如微孔聚四氟乙烯等氟塑料;第一层外导体,如铝塑箔,或铜塑箔;第二层外导体,如镀锡铜线编织网线,或镀银铜网线构成;最外层是耐磨性好护套管,如聚氨酯等材料制成。

(2)线缆组件及基本要求:在微波消融治疗设备上,一般临床手术及环境需要微波传输线长为 2m 左右,其外形如图 3-3-9 所示,它是由半柔同轴电缆线的内、外导体分别与两端同轴连接器的内、外导体的进行焊接,成为快速连接的微波能传输结构组件。在组件组装、焊等制造方面均有严格的工艺流程。

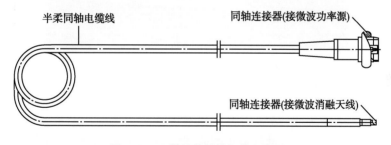

图 3-3-9 微波传输线组件示意图

3. 微波消融天线

(1)微波消融天线发展历程

1)第一代微波消融天线:1994 年日本学者 Seki 等首次报道了超声引导下经皮穿刺微波消融治疗小肝癌获得成功。当时所使用的微波电天线的外径为 1.6mm,长 20~30cm,内导体辐射端的长度为 10mm,其消融功率 60W,作用时间 120 秒,可形成纺锤形凝固体。1996 年董宝玮、于晓玲等人改进设计微波消融治疗仪及其辐射天线,改变了辐射天线芯线的材料和裸露长度,其消融功率 60W,作用时间 300 秒,可形成稳定的 3.7cm×2.6cm×2.6cm 大小的凝固性坏死灶。上述微波消融天线均存在明显的局限性:①辐射器在尖端,穿刺时容易损坏;②无内置天线降温装置以致杆温过高,易于烫伤皮肤;③中心炭化增加及凝固形状退化,易形成拖尾现象(图 3-3-10);④需要穿刺引导(图 3-3-11),操作不方便等。这类天线被视为第一代微波消融天线。目前已很少使用。

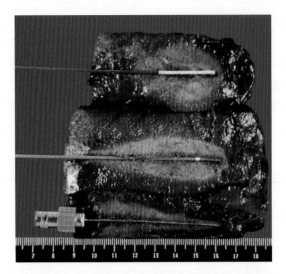

图 3-3-10　无降温装置的微波天线消融可见拖尾现象

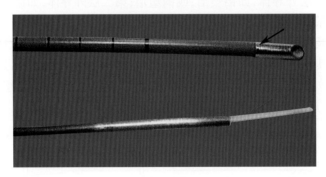

图 3-3-11　第一代微波消融天线

第一代微波消融天线,黑箭示引导针,红箭示微波消融天线

2)第二代微波消融天线:微波内置冷却系统是微波消融技术革新史上的重大突破。2000年以前使用的微波天线在进行经皮微波消融治疗时,杆温最高可达60℃,患者出现皮肤灼伤、消融形态不理想、中心易发生炭化、消融区域横轴较短等。2000年以后内置冷却装置的出现,解决了上述问题。内置冷却系统装置可以降低微波能量转化成热量时天线的杆温,减少了皮肤烫伤及消融灶核心处的炭化,使凝固区"拖尾"现象消失,从而改善了微波的凝固坏死区域形态,更适合临床应用。这种含有内置冷却系统装置的天线被视为第二代微波消融天线(图3-3-12),但其缺点仍然需要穿刺针引导,且不能承受较大功率输出。

3)第三代微波消融天线:2003年,微波消融天线实现了穿刺系统、辐射系统与水冷循环系统的融合;针尖由硬质材料制成,无需引导针,可直接穿刺,这种天线含有内置水冷循环系统,同样可以降低杆温;并通过不断改进,使微波消融天线设计更为合理,临床操作简便,水冷循环装置的出入水量增加,目前在临床中广泛应用,此为第三代微波消融天线(图3-3-13~图3-3-16)。第三代微波消融天线临床操作上较前两代天线明显简便,不需要引导针,且能承受较大功率输出,消融范围较前增大,凝固范围更加符合临床实际要求(图3-3-17)。在临床应用中,按操作手柄的外形分为弯柄(L型)和直柄(I型)两大类型,如图3-3-18和图3-3-19所示。

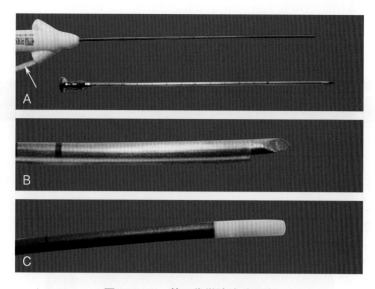

图 3-3-12 第二代微波消融天线
A.第二代微波消融天线和引导针(箭示水冷循环);B.第二代微波消融
天线的引导针;C.第二代微波消融天线

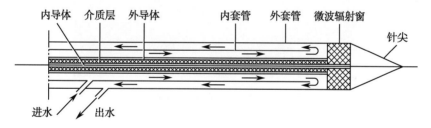

图 3-3-13 第三代微波消融天线微波消融天线原理示意图

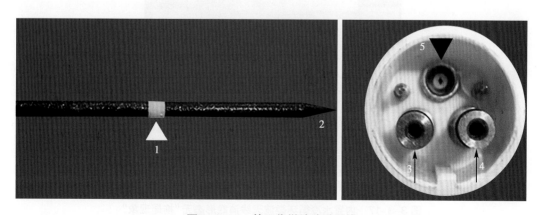

图 3-3-14 第三代微波消融天线
1.微波发射窗,2.穿刺针尖,3、4.冷循环进出口,5.电缆接口

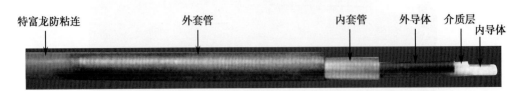

特富龙防粘连　　　　外套管　　　　　内套管　　外导体　介质层　内导体

图 3-3-15　第三代微波天线实物解剖照片

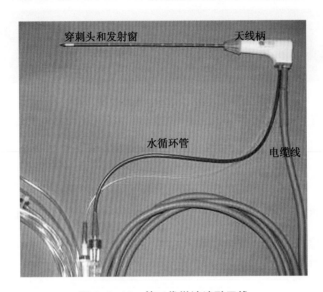

穿刺头和发射窗　　　　　　天线柄

水循环管　　　　　　电缆线

图 3-3-16　第三代微波消融天线

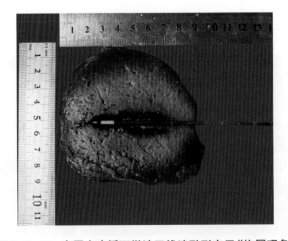

图 3-3-17　内置水冷循环微波天线消融形态无"拖尾现象"

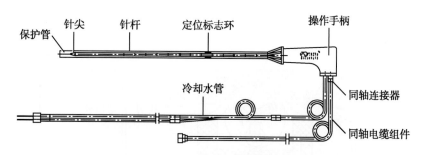

图 3-3-18　弯柄(L 型)水冷微波消融天线外形图

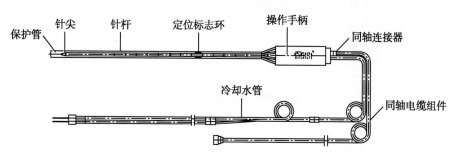

图 3-3-19　直柄(I 型)水冷微波消融天线外形图

4. 水冷循环系统

(1)微波天线冷却的重要性:在肿瘤微波消融治疗手术的过程中,微波天线不断向肿瘤组织辐射微波能量,其温度快速上升,一般在很短的时间内肿瘤组织的中心温度会达到100℃,甚至达到 120℃以上。微波热效应范围也在不断扩大。在热传导作用下,散热条件极差的肿瘤组织的热量势必从微波天线的尖端沿针杆轴向方向蔓延,且温度逐渐升高,针杆温升过高将灼伤针道的正常组织,同时微波天线的半刚同轴电缆的温升,加剧了微波功率的反射与驻波,将降低微波功率。因此,必须采取行之有效的方式,如气冷,或水冷等方式,降低微波天线本身的工作温度,或迅速把大量的热量带出到体外,使微波天线始终保持正常的工作状态。国家医药行业标准规定:在消融过程中,要求杆温≤ 45℃。

(2)蠕动泵及水冷循环系统:微波天线水冷循环的动力源是蠕动泵,它是利用虹吸原理设计而成的。图 3-3-20 为蠕动泵及水冷循环原理示意图。当蠕动泵转轴上的间歇式转轮旋转时,每个自转的小压轮在进入泵头滑块的圆形滑道的弧长部分时,会将压力胶管压扁,这是因为自转小压轮的表面与泵头圆形滑道表面的间隙远小于压力管道的直径,随着蠕动泵转轮的顺时针旋转,这个"压迫点"(压力管被小压轮压扁的位置)沿着水流方向移动。对于具有足够弹性力的压力硅胶管来说,当压迫点移动过后,便立即恢复原形(直径),即在管内形成负压。于是,随着压力管内体积由小变大,即形成的负压,看似微量,然而随着间歇式转轮持续地旋转,当进水管内达到足够负压,具备了足够的真空吸力时,冷却水将从进水针孔被吸入,水开始流动,并进而达到良性循环的状态。同时移动的压迫点也在把冷却水往微波天线里推进,在冷却水路结构件的引导下,水流进入天线体内,携带大量的热,再经出水管又回到水袋中,如此循环往复,达到冷却微波天线的目的。

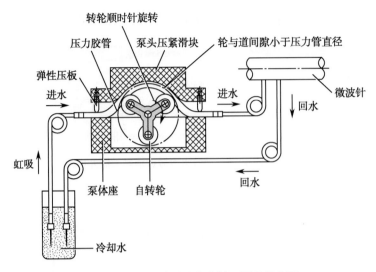

图 3-3-20 蠕动泵及水冷循环原理示意图

5. 测温技术 在微波消融治疗手术中,测量肿瘤组织的温度,是判断其治疗效果的极其重要的标志。因为肿瘤组织组成的复杂性,成分的不均匀性,肿瘤周围组织成分的复杂性,以及个体上的差异,很难以输出微波功率的大小和工作时间的长短,来判断某一病灶组织实际吸收的微波功率及真实的温升数据。因此,测温技术是微波消融技术中一个重要的组成部分。目前,对各种影像技术、红外技术等非接触测温和热敏电阻、热电偶等接触式测温均有专门的报道。在微波消融治疗手术中,最常使用的测温方法是热电偶测温。

热电偶测温的特点是测温点直接与组织接触,具有温度响应速率高、精确可靠、误差小、分辨能力高,而且使用方便、制造成本低等。但是,热偶测温必须将测温探头,或称之为测温针插入到组织中间,布置在预定的测温点上,所以会损伤正常组织,特别是测温针要在微波消融治疗之前,布针在肿瘤组织的边缘,存在着引起肿瘤细胞种植的风险。实质上,热电偶是一种能量转换器,它可以将热能转换为电能,再以温度数据显示出来。热电偶的工作原理是基于赛贝克(seeback)效应,即两种不同的导体两端连接成回路,如两连接端温度不同,那么在回路中将产生热电流的物理现象。热电偶就是利用这一效应来工作的。从1988年1月1日起,国内生产的热电偶和热电阻全部按 IEC 国际标准生产,并指定 S、B、E、K、R、J、T 七种标准化热电偶为我国统一设计型热电偶,被列入国家标准。七种标准化的热电偶,是由各自不同热电偶丝配对组合的,所以它们的测温范围也不同。在微波消融技术中的热电偶是属于非标准系列设计的。一般采用铜-康铜配对,以满足临床的测温范围。图 3-3-21 为热电偶原理示意图。热电偶测温,是选用铜和康铜丝作为热电偶丝。先将两端点焊接在一起,称之为热接点,即测温工作点,再将康铜的另一端与另一铜丝焊接在一起,注意两根铜丝的材质必须相同,其焊接点称之为冷接点,从而构成回路。当热接点的温度变化时,则回路中将会产生电动势,即产生热电效应,通过测温电路系统将此信号放大,再以温度数据的形式显示出来。热电偶产生的热电动势的大小,与其长度和直径无关,只与热偶工作点的温度有关,所以测温针的直径可以做得很细,如直径 ≤ 0.6mm。一般热偶测温的分辨能力可以做到 ≤ 0.2℃,测温误差 < ±0.3℃,可以完全达到微波消融治疗技术测温的精度要求。

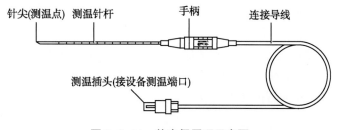

针尖(测温点) 测温针杆　　　　手柄　　　　连接导线

测温插头(接设备测温端口)

图 3-3-21　热电偶原理示意图

(三) 设备使用与安全

肿瘤微波消融治疗设备属于医疗器械,其性能和技术指标必须满足使用要求,详见本节内容"(一)微波消融治疗设备"。另外,必须强制性执行国家《医用电气设备第 1 部分:通用安全要求》和《医用电气设备第二部分:微波治疗设备安全专用要求》的规定,包括说明书的编写内容及其要求。在《微波热凝设备》的国家医药行业标准颁布之后,应该执行该文件。在使用微波治疗设备之前,使用者务必认真阅读设备说明书的每一项和每一条款的内容,必须严格按照说明规定的操作方法和要求进行使用。

1. **磁控管微波源** 磁控管微波功率源的故障率很低,但是必须指出是:①对磁控管必须进行强制风冷,这是磁控管稳定工作的最基本和最首要的条件;②在微波源使用期间和停止工作之后的较短时间内,主机不能受到很大的震动,以避免磁控管的灯丝被震断。接通网电源的磁控管微波源,必须具备能够随时输出微波能量的基本功能。当磁控管阳极上一旦接通高压时,阴极可立即发射(逸)出电子,磁控管方可即刻输出微波功率,因此磁控管应始终处于预热状态,灯丝上始终要有约 4A 的电流流过,所以灯丝部位也需要风冷。另外,磁控管工作时,大量电子流流向阳极,磁控管的阳极被电子轰击,温度将随工作时间的延长而不断升高,虽然在磁控管管芯外设有很多散热片,但这远远不够,必须有风机进行强制冷却,否则磁控管将会因过热而损坏。在微波源的网电源通电后,灯丝始终处于通电状态,红热状态下的灯丝机械强度较低,此时遇到强烈的震动,就会有造成灯丝脆断的可能。这里需要特别说明的是,磁控管工作时处于负高压状态,即阳极电位为零伏,阴极为负高压,阳极与主机机壳等电位。所以,只要网电源接地和机壳接地状态良好,使用者不必担心电的安全问题。

2. **微波同轴线缆组件** 在微波消融治疗手术中,微波同轴线缆组件是使用者现场连接的。因此当半柔同轴电缆组件的一端与主机微波功率输出端口相连,另一端与水冷微波天线插连接时,务必确保连接紧固可靠,并保证整个手术过程中处于良好接触状态。否则,①会造成微波能泄漏;②会产生相当大的驻波,造成相关组件或器件的温度较高;③影响微波能量传输,严重者会发生打火、击穿,直至元器件的损坏。

3. **微波天线的使用** 启动微波功率,必须在微波天线插入到组织后,严禁空载使用,否则会造成微波泄漏。严禁将微波天线朝向人体和金属物,否则将微波能将直射或被金属物反射,伤害到人体。另外,微波天线水冷却是微波天线持续处于正常工作状态的首要条件。在启动微波源输出功率之前,务必首先启动蠕动泵,并使冷却循环的水流通畅无阻后,方能启动微波源输出功率。就两者的启动顺序方面,在国产设备中,将其设计为硬件操作程序,带有网电源开关连锁,先开蠕动泵,后开微波功率输出。在临床应用中,为解决手术过程之中的精准、动态的测温和控温技术,提高微波辐射效率,以达到微波杀灭肿瘤的最佳效果,需要微波治疗系统的硬件研发和制造者以及临床医学专家和工作者的共同努力和深入探索。为满足临床治疗的不断需求,需要研制适应性更强的产品,所以在肿瘤微波消融治疗的硬件手段和软件功能上还存在着很大的拓展空间。总之,肿瘤微波消融治疗技术及其设备必将日臻成熟和完善,并逐步向智能化方向发展。

(叶 欣 范卫君)

第四节 冷冻消融术

一、原理及技术发展

(一)冷冻消融的技术发展历程

人类运用冷冻技术治疗疾病已有数千年历史,古埃及时期就有应用冰降温止痛和控制伤口感染的记载。近代冷冻治疗的发展获益于 18 世纪中叶以来人工制冷技术的进步,1755 年爱丁堡的化学教授库仑(William Cullen)利用乙醚蒸发使水结冰标志着近代制冷技术的开始。1845-1851 年,英国医生 James Arnott 利用含碎冰的盐溶液,将温度降至 $-24\sim-18$℃,用于治疗乳腺癌、宫颈癌及皮肤癌,开创了近代冷冻治疗技术的先河,被认为是“现代冷冻手术之父”。1877 年,法国矿业工程师 Louis Paul Cailletet 开发出了基于气体绝热节流的气体液化系统,并推动了后续氧气、空气、氮气、氢气和氦气的液化。基于气体液化技术的发展,Campbell White 在 1899 年首次应用液态空气来冷冻治疗多种类型的皮肤疾病。

现代冷冻治疗学的建立,以及在临床上得到较为广泛的应用和推广,是近几十年冷冻治疗技术持续发展的结果。目前一般认为,现代低温外科的里程碑源于 1961 年一种用于治疗恶性肿瘤的液氮冷冻治疗设备的研发,以此为起点,冷冻治疗技术可以分为三代。

1. 第一代冷冻治疗技术 1961 年,美国神经外科医生也就是现代低温手术的奠基人 Irving S.Cooper 与工程师 Arnold Lee 合作研制了一种可调节温度的液氮冷冻治疗设备——Cooper's 针,该设备利用带有真空外层保护的同心套管,将液氮输送至探针尖端,使其温度保持在约 -196℃,从而实现对目标组织实施冷冻治疗(图 3-4-1)。随后应用该方法在 1 年内进行了 100 例帕金森症患者的丘脑冷冻治疗,这一开创性的治疗技术不仅获得了显著疗效,而且其将冷量传送至消融部位而不损害路径组织的精巧结构设计,也成为后续消融探针的原型而沿用至今。1964 年,Gage 和 Gonder 等应用冷冻消融装置进行前列腺疾病的治疗,推动了现代冷冻消融技术应用。1967 年,Setrag Zacarian 设计了一种使用液态氮气的手持式冷冻外科设备,并开始使用“冷冻手术(cryosurgery)”一词。

第一代冷冻治疗技术主要用于开放性手术和前列腺癌治疗,此时期用于冷冻治疗的仪器是一种简便的倾倒式和喷射式装置,直接将其倾注到病变组织表面进行冷冻,术中没有实时监测和冷冻后复温保护,因易导致尿道直肠瘘和尿道组织脱落等并发症而未能广泛应用。

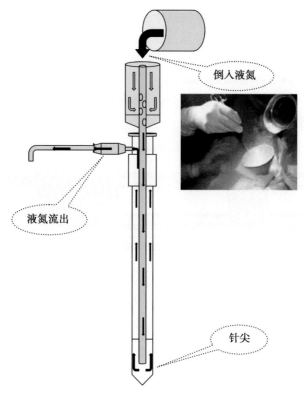

图 3-4-1　Cooper's 针结构图

此冷冻针较粗,由三层中空的同心针芯组成,尾端接高压液氮瓶,用来
提供冷冻源,最中心的针芯管道用来输送液氮至针尖,液氮在针尖处汽
化后由氮气的形式经过最内层与中间夹层通道输出。针的最外层与中
间层之间为真空层,具有隔热功能,防止液氮流向针尖时能量流失

2. 第二代冷冻治疗技术　20 世纪 80 年代末至 90 年代,伴随超声医学、影像引导经皮
穿刺技术、内镜技术等微创冷冻治疗辅助技术的应用与推广,现代冷冻治疗学得到进一步建
立和发展。从 1984 年开始,现代冷冻治疗的开拓者 - 美国医学家 Gary Onik 等人,把超声图
像监测技术与冷冻消融结合起来,用于冷冻治疗的临床应用,开创了影像引导冷冻消融治疗
应用的先河;冷冻治疗过程中,通过对冰球位置、大小和病灶部位温度的实时监测实现对手
术的指导,增加保温导管进行组织保护,有效地减少对正常组织的损伤。这些显著的优势促
进了冷冻消融技术的快速发展,逐步成为肿瘤微创介入治疗的可选方案之一。

第二代冷冻治疗技术随着超声成像等影像技术的应用而发展,实现了影像引导下的适
时监控、靶区温度的直接测量,以及对正常组织的保护,并发症明显减少,开创了微创冷冻消
融的新时代,在临床上得到了一定应用。

3. 第三代冷冻治疗技术　早在 1975 年,Torre 基于 Joule-Thomson(焦耳 - 汤姆逊)效应将
高压氩气(1 000~2 500Psi,约 69~172 个大气压)进行节流制冷获得低温,同时论述了一氧化二
氮(笑气)、氟里昂等制冷机制的应用,为第三代冷冻治疗技术的发展提供了重要的应用研究基
础。20 世纪 90 年代,美国某公司利用焦耳 - 汤姆逊节流制冷原理研制了一种新型冷冻治疗
设备,该设备采用氩气节流制冷和氦气节流加热复温,实现快速冷冻和复温(图 3-4-2)。冷冻

和复温均局限于针尖区域,而不会对穿刺路径上的组织产生严重损伤,安全有效地实现了低温冷冻技术的临床应用。1999年10月该设备首次进入中国,广州珠江医院肿瘤中心张积仁等教授将其命名为"氩氦刀"(当时专指美国氩氦刀),同时将该技术译为"氩氦靶向治疗技术"(argon-helium targeted cryablation therapy)。第三代冷冻治疗技术在我国得到大量开拓性应用,被用于经皮穿刺治疗肺癌、肝癌等多种实体肿瘤的临床应用,我国也成为国际上微创冷冻治疗临床研究最活跃的国家之一。

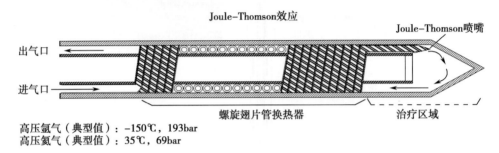

图 3-4-2　基于物理学 Joule-Thomson 原理设计的氩氦刀

20世纪90年代,清华大学及中国科学院理化技术研究所刘静教授团队研究发现,基于冷冻复温过程的细胞损伤机制的研究,冷热复合消融治疗不仅可以在治疗区域彻底杀伤肿瘤,显著提高冷冻消融的效果,扩大杀伤范围;而且为解决冷冻消融产品潜在的针道出血、针道种植风险等问题提供了一种解决方法。因此首次提出并实现了集深低温冷冻和高强度加热于一体的、高低温复合冷冻消融技术和产品系统(康博刀),该系统采用了基于液氮为制冷工质、无水乙醇蒸汽为加热工质的一体式集成设计。

上海交通大学徐学敏教授团队也认为冷热联合治疗具有一定优势,提出了液氮冷冻复合射频加热的冷热联合治疗方案,并研制了液氮与射频冷热交替的治疗系统。其配置的治疗探针既作为液氮冷冻的低温探针,又作为射频热疗的发射探针,可交替实现低温消融和射频热疗。但 Hines-Peralta 等发现,射频加热过程中,阻抗上升导致射频电流向未冷冻而阻抗较低的生物组织集中,因而冰冻组织升温较慢、幅度不大。徐学敏教授团队后续研究也表明,通过射频加热仅可使局部温度达到40℃左右,与实际热消融的温度需求还存在一定差距。

冷冻消融技术由于其良好的综合治疗效果,在欧美国家得到了持久研发投入,其临床推广和应用也得到了政府和专业机构的大力支持。1999年美国将低温冷冻治疗前列腺癌列入全民医保公费报销项目。我国自1999年引进氩氦刀以来,越来越多的专家、学者正在积极开展冷冻消融方面的工作,在肝癌、肺癌、骨与软组织肿瘤治疗等方面积累了丰富的临床经验。同时国内学者对冷冻消融设备的研制、冷冻消融过程的热物理、生物学等基础研究也显示出了较高的热情,取得了长足的进展。

(二)冷冻消融治疗的原理

冷冻消融(cryoablation)是通过低温技术冷冻病变组织从而达到组织原位灭活的方法,作用原理是快速降温,并迅速复温的循环过程,破坏组织细胞,引起细胞死亡或凋亡,导致组织变性及坏死,并且能够刺激机体产生一定程度的免疫应答,对肿瘤患者能够带来一定程度的免疫调节作用。冷冻消融的基础条件是需要提供足够低的温度及足够多的"冷量"并急速复温以实现治疗目的。目前应用最广泛的冷冻消融技术主要有两种制冷方式,一种基于

Joule-Thomson 效应的节流制冷方式,即通过工质由高压向低压的热力学转化过程实现节流制冷。国内通称的"氩氦刀"即利用此原理实现制冷。另一种是充分利用冷媒的潜热及显热来进行制冷,典型代表是国内利用液氮实现制冷的"康博刀"。

1. Joule-Thomson(焦耳 – 汤姆逊)节流制冷技术　节流过程是指高压流体(液体、气体)经过流道截面突然缩小的阀门、孔板或多孔塞等设备时,压力突然降低的过程,因节流过程会产生能量的迅速转换,而流体来不及与外界进行热量交换,故节流后流体的温度发生变化。节流过程产生的温度效应也称 Joule-Thomson(焦耳 – 汤姆逊)效应。气体节流后温度可以降低、升高,也可以不变,视节流时气体特征、所处的状态及压降大小而定。大多数的气体在常温高压节流后可产生制冷效应,如氮气、氧气、氩气、一氧化二氮、二氧化碳等;而氢气、氦气在常温高压节流后将产生制热效应。氩氦节流制冷设备即同时利用了氩气的节流制冷效应和氦气的节流制热效应。

2. 冷媒冷冻技术　冷媒冷冻治疗是直接利用冷媒的相变吸热效应来实现冷冻过程,冷媒包括液氮、干冰等。一种简单方式是直接将冷媒倾注或用棉签蘸取涂于靶组织上,或者通过特殊喷射装置,对准病变处喷洒,这种方式主要针对表面组织实施冷冻治疗。另一种方式是运用探针作为冷量传递的通道,冷媒通过管路输送至探针尖端吸热汽化;这种方式冷媒不直接接触病变组织而是通过探针对靶组织进行定位杀伤,因冷冻设备能够提供持续的冷媒且探针能够深入内部器官,因而此方式应用更加广泛。此外,当冷媒选择液氮时,因相同压强下液氮的相变温度比液氩更低,可以获得比采用氩气节流制冷设备更低的治疗温度。

3. 冷冻消融生物学效应　冷冻消融过程由快速降温和复温两部分组成,称为冷冻 / 复温循环,根据治疗需要决定循环的次数和每个冷冻循环的时间。研究发现冷冻消融对细胞的破坏主要包括以下四种机制:直接细胞损伤、血管损伤、细胞凋亡和免疫效应。

(1)直接细胞损伤:在降温初始阶段,当组织温度降低至 –20℃时,细胞外冰晶形成,引起细胞外溶质浓度增大,渗透压差引起细胞内水分流到细胞外,导致细胞脱水(图 3-4-3),进而引起细胞的代谢和功能障碍。当温度进一步降低至 –40℃以下时,细胞内形成冰晶,冰晶可对线粒体、内质网等细胞器产生机械性损伤,导致细胞死亡(图 3-4-4)。有研究认为较快的降温速度主要促使细胞内冰晶形成,缓慢降温主要引发渗透压差导致的细胞损伤。

有两种理论解释了复温过程对细胞损伤的机制:一是随着温度升高,细胞外冰晶首先融化,渗透压差导致细胞外水分进入细胞内,细胞肿胀,进而发生崩解。二是当温度上升到 –25~–20℃之间时,细胞内小冰晶会出现再结晶或相互融合,形成大的冰晶,机械性损伤作用进一步加强。

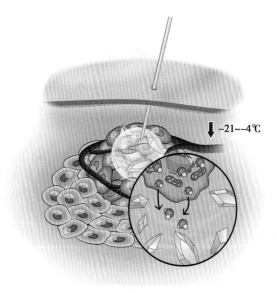

图 3-4-3　细胞脱水、皱缩示意图

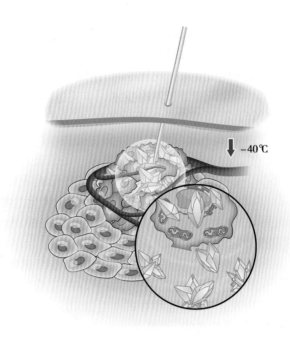

图 3-4-4 细胞内冰晶形成示意图

(2)血管损伤:低温冷冻导致血液淤滞,引发循环受阻是细胞损伤的另一个重要机制。冷冻消融过程中,随着温度的降低,血管收缩明显,血液流速减慢,细胞缺氧导致血管内皮细胞损伤,引起微血栓聚集,进一步加重了组织缺血、缺氧的进程(图 3-4-5)。在复温过程中,当温度上升至 0℃时,血管舒张、组织充血,造成血管通透性增加,内皮细胞损伤加重。研究表明,冷冻消融术后血管内皮细胞间连接处在复温 2 小时后破坏明显,消融中心区域细胞呈现均匀坏死,考虑与血液淤滞导致细胞供血不足有关。

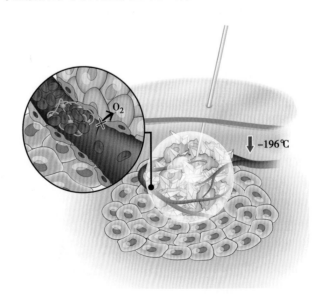

图 3-4-5 组织缺血缺氧坏死示意图
冷冻导致微血管收缩,血流减慢,血小板聚集,微血栓形成,组织细胞坏死

(3)细胞凋亡：与细胞坏死不同，细胞凋亡是指为维持内环境稳定，由基因控制的细胞自主性、有序性的死亡，涉及一系列基因的激活、表达以及调控等作用，具有生理性和选择性。Hollister 研究发现当细胞所处温度低于 $-15℃$ 时，细胞主要发生坏死；当温度高于 $-5℃$ 时，凋亡为主要的致死机制。在冷冻消融过程中，冰球边缘的区域为亚致死性损伤，研究显示此区域内术后 12 小时以细胞凋亡为主。Forest 采用 3mm 探针的动物冷冻实验发现，在术后第 2 小时，冷冻消融中心区域细胞的坏死率达到第一个峰值，第二峰值则发生在术后第 4 天，而细胞凋亡则在术后 8 小时达到最大化。

(4)免疫反应

1)冷冻消融导致更多肿瘤抗原的释放，相当于体内原位接种"肿瘤疫苗"：冷冻消融的内部区域导致肿瘤液化性坏死，被称为中心区域的温度达到 $-50℃$，该中心区域的抗原特征主要是细胞膜、细胞核成分的分解和释放，实际上可能是细胞的表面抗原以及核抗原。冷冻消融可以导致异质性肿瘤细胞群中释放出数百种独特的抗原，这些抗原不仅有细胞膜表面的抗原表位，也有细胞内的核内抗原。对自身免疫性疾病的研究表明，核内和细胞器衍生的抗原可能是宿主免疫系统中更有效的刺激物，能够诱导更强烈的免疫应答。

2)免疫正调控相关细胞因子的释放：与放射治疗及热消融治疗相比，冷冻消融诱导了更强的免疫应答，这种免疫应答水平可通过冷冻消融后 IL-1、IL-6、NFκB 和 TNF-α 水平显著增加反映出来。此外，在动物模型研究中发现，与辐射相比，冷冻消融后树突状细胞抗原负荷量更大，冷冻消融产生细胞内碎片的释放，能够引起与全身性炎症反应综合征相关的细胞因子的释放，这是肿瘤冷冻免疫的一个特征性反应，在基于热量或辐射的损伤模式中没有观察到类似现象。由冷冻消融所引起中心区域的细胞因子变化，通常表现为 IL-2、IFN-γ、TNF-α 和 IL-12 的 TH1 细胞因子谱，并可通过 MHC-I 类抗原递呈，导致细胞毒性 T 细胞应答。

3)冷冻消融可诱导特异性抗肿瘤免疫应答：Shulman 和 Yantorno 在 1965—1967 年间最早发表的一系列论文证明了前列腺和附属组织冷冻消融术后释放循环抗原并产生特异性抗体，并将这一过程称为低温免疫(cryo-immunization)，并创造了术语"异抗原(iso-antigens)"或"自身抗原(self-antigens)"。Soanes，Ablin 和 Gonder 随后发表了三例人类前列腺癌患者的最早冷冻免疫产生远隔效应的病例报告，这些患者冷冻消融术后出现远处转移灶的消退，包括颈椎转移、肺转移和左侧锁骨上淋巴结转移。在接下来研究中，逐渐阐明了冷冻免疫反应的一些机制和随后带来的临床意义，揭示了冷冻消融后肿瘤抗原表达的临床意义，它可以刺激机体产生抗肿瘤抗体、特异性细胞毒性 T 细胞，并产生针对恶性肿瘤细胞的强大细胞因子反应。

一些研究者已经证明，冷冻消融后的抗肿瘤免疫应答远隔效应不仅能被观察到，而且在乳腺癌和前列腺癌模型中被证实为细胞毒性 $CD8^+T$ 细胞所介导。在一项冷冻消融乳腺异种移植物的小鼠模型研究中，与对照组(仅手术切除)相比，肺部转移灶显著减少，生存期显著延长。一项对比冷冻消融与手术切除在异种移植肾脏肿瘤的小鼠模型的研究显示，经历冷冻消融或手术切除后，再次接种肾肿瘤细胞，手术切除组中肿瘤再生发生得更快，冷冻消融组则显示 $CD4^+$ 和 $CD8^+T$ 细胞计数以及自然杀伤细胞数量明显增加；同时与单纯手术组相比，冷冻消融组细胞毒性 T 淋巴细胞显著增加；而再次接种肠癌细胞后，则两组肿瘤发生发展无显著区别，提示冷冻能够诱导特异性抗肿瘤免疫应答。临床研究中报道了 22 例 pT_1a 期的肾癌患者进行冷冻消融治疗的结果,术后发现 CD4、CD8 表达水平显著升高。胰腺癌是恶性程度最高的肿瘤之一,预后极差,大多数患者就诊时以处于晚期阶段,失去手术时机。冷冻消融被认为是晚期胰腺癌的有效姑息性治疗方法,Niu 等人研究表明冷冻消融联合免疫治疗晚期胰腺癌,可以延长转移性胰腺癌患者的总生存期。受试者分为冷冻 + 免疫治疗组、冷冻消融组、免疫治疗组和化疗组,结果显示,冷冻 + 免疫治疗组和冷冻治疗组(13 个月和 7个月)的中位总生存期显著长于单纯化疗组(3.5 个月);每个单独治疗组相比,冷冻 + 免疫治疗组的中位总生存时间也显著延长,表明冷冻消融产生的免疫应答能够为患者带来生存获益,与免疫疗法联合后具有协同作用,为未来的临床研究提供了一个重要方向。

目前肿瘤冷冻免疫的临床研究仅仅是初期阶段,一系列临床与基础研究均表明,冷冻消融能够提高机体抗肿瘤方面的免疫反应,为清除残余肿瘤,控制肿瘤复发及转移提供了新的临床治疗思路。

二、设备及其特点

冷冻消融的前提是获得冷源,因制冷方式不同,工作介质不同,所获得的冷源温度存在较大差异。目前根据可获得的最低温度可分为普冷区和深冷区医疗设备(图 3-4-6)。实际的普冷区和深冷区没有明确的定义,美国国家标准局的研究人员把低于 –150℃ (123K)的温度范围作为深冷区,对应的冷冻工质为空气、氮气、氧气、氩气、氢气、氦气等,而氟利昂、一氧化二氮(笑气)、二氧化碳(或干冰)等属于普冷区。

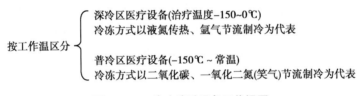

图 3-4-6　冷冻消融设备工作温区

深冷区低温冷冻消融设备主要以肿瘤治疗类设备为代表,分为相变制冷设备和 Joule-Thomson(J-T)制冷设备。典型 J-T 制冷设备为由国外引进的氩氦刀,采用氩气的节流制冷和氦气的节流制热效应实现冷冻消融和复温。

普冷区的冷冻消融设备主要针对浅表性组织的冷冻消融,代表性的设备为气管镜下支气管病灶组织的冷冻消融设备,工作介质采用一氧化二氮或二氧化碳进行节流制冷。

(一)深冷区冷冻消融设备

1. 氩氦刀　氩氦节流冷冻消融设备,通常被称为"氩氦刀",目前国内上市的进口产品有美国和以色列两个厂家的设备,冷冻机制相同,但设备各有其特点。

(1)美国氩氦刀:使用常温的高压氩气作为冷媒,高压氦气作为热媒。通常配置 4~8 个冷冻探针通道,常用冷冻探针规格直径有 1.7mm、2.0mm、2.4mm、3.0mm 等型号。氩气工作压力为 2 800Psi(约 193 个大气压),氦气工作压力为 1 000Psi(约 69 个大气压),工作时高压氩气在冷冻探针的针尖处节流降压降温最低可至 –150℃ 以下。

(2)以色列氩氦刀:通常配备直径 1.47mm 冷冻探针以及 5 组 25 个冷冻探针通道。氩气工作压力 3 000~4 000Psi(约 206~275 个大气压),氦气工作压强 1 500~4 000Psi(约 103~275个大气压),探针最低温度为 –133~–98℃。

与美国氩氦刀相比,以色列氩氦刀具有冷冻探针更细、磁共振可兼容、可同时控制 25 支冷冻探针进行治疗等优势,但也存在无测温探针、氩气工作压力要求高等不足。比较而言,美国氩氦刀的单根冷冻探针能够获得更大冷冻范围。

2. 康博刀　系高低温复合冷冻消融系统,以液氮为冷冻工质,无水乙醇为加热工质,工质价格低廉容易获取。可同时控制 4 路探针分别进行冷冻和加热,目前上市探针直径为 2.6mm。系统运行压力在 5 个大气压以内,手术过程中无需外连高压气瓶等辅助设备;探针处可获得最低 –196℃的低温,最高 100℃的高温。

(二)普冷区冷冻消融设备

普冷区冷冻消融设备代表性的是德国生产的 ERBE 冷冻治疗仪,工作介质采用一氧化二氮或二氧化碳。当前冷冻治疗仪型号有 ERBOKRYO CA 和 ERBECRYO 2。ERBOKRYO CA 冷冻治疗仪采用二氧化碳为制冷剂,可获得探针最低温度 –60℃ ±10℃;ERBECRYO 2 冷冻治疗仪主要配合支气管镜用于支气管内组织的冷冻灭活。

(三)肿瘤冷冻消融治疗技术的主要技术特点

1. 适应证较广,可治疗大多数恶性及良性实体肿瘤。

2. 可用于早期恶性肿瘤的根治性治疗,也可作为中晚期恶性肿瘤的姑息性治疗。

3. 直接作用于治疗组织,通过快速冷冻和复温,有效实现病变组织的原位灭活。

4. 可在开放手术中、内镜及腔镜手术中以及经皮穿刺条件下实施。

5. 能够精确控制冷冻消融部位,在 CT 影像引导下,冰球能清晰成像,可实现实时监测和精确调控,提高成功率和减少并发症。

6. 可通过多探针组合冷冻,实现适形性治疗以及获得更大消融范围。

7. 消融过程中疼痛感较轻,可无需全身麻醉,患者耐受性较好。

8. 创伤小,保留器官完整性及功能,术后恢复快。

9. 只有能量交换没有物质输入的纯物理治疗,无焦化反应。

10. 可激发抗肿瘤免疫效应,具有一定抑制肿瘤生长及复发的作用。

11. 可重复进行治疗。

12. 可单独治疗,也可与其他治疗方法联合治疗。

13. 须警惕冷休克、血小板下降以及出血等罕见严重并发症。

综上所述,冷冻医学历史悠久,肿瘤冷冻治疗是冷冻医学的一个重要分支。现代肿瘤冷冻消融治疗以"氩氦刀"为主要设备代表,具有适应证广、耐受性好、疗效确切、可精确控制以及能够激活机体抗肿瘤免疫等显著特征,是现代肿瘤消融治疗中的重要技术手段,在肝癌、肾癌、前列腺癌、肺癌、软组织肉瘤等多种肿瘤的临床应用中显示出良好的近期及远期疗效,并被多项临床治疗指南所推荐。随着冷冻设备的深入研发、临床方案的不断优化、操作技术的培训推广,肿瘤冷冻消融治疗具有非常广阔的发展应用前景。展望未来,冷冻消融技术与现代影像学技术、智能导航技术、精准低温控制技术等高新科技的有机结合,以及抗肿瘤冷冻免疫效应的深入研究与拓展,将是肿瘤冷冻医学研究与发展的重要方向。

(肖越勇　杨武威　古善智　祝宝让　张 欣)

第五节 高强度聚焦超声

一、原理及技术发展

高强度聚焦超声（high intensity focused ultrasound，HIFU）消融、聚焦超声消融（focused ultrasound ablation，FUA）、聚焦超声外科（focused ultrasound surgery，FUS），是目前唯一的非侵入性体外肿瘤消融治疗技术。中国的高强度聚焦超声消融技术于 1999 年在国际上最早进入临床应用，至今已进行了广泛的研究与探索，目前在设备研发、基础研究、临床应用等方面均处于世界领先地位。HIFU 消融治疗主要利用超声波所具有的可聚焦性、可穿透性和能量可沉积性等物理特点，通过超声发生器发射高强度超声波，并使之聚焦于肿瘤病灶之内，焦点区域（焦域）组织可在短时间（0.5~1.0 秒）内产生高温热效应（60~100℃）、空化效应及声压的机械效应，导致肿瘤组织发生凝固性坏死；还可以通过破坏肿瘤组织的滋养血管，导致部分肿瘤组织缺血性坏死。此外，消融后的肿瘤组织能够刺激机体的抗肿瘤免疫，形成"肿瘤疫苗"的类似作用。

（一）高强度聚焦超声发展历史

1942 年美国学者 Lynn 等将超声波聚焦于活体动物脑部，首次提出了应用高强度聚焦超声（HIFU）从体外对体内病变进行无创性手术的设想。1958 年 Fry 等应用 HIFU 技术治疗帕金森病率先进入临床，受治者症状消失，结果令人鼓舞，但后来由于药物治疗的进步及技术应用的限制，HIFU 没能取得明显的进步。20 世纪 80 年代以后，随着压电材料的改进、聚焦技术的完善和仪器的改进，对聚焦超声生物学效应的研究和应用成为热点。严格意义上的 HIFU 消融技术始于一系列体内和体外实验，如 HIFU 消融治疗肝、前列腺、乳腺肿瘤等，所使用仪器声强可达到每平方厘米几十瓦至每平方厘米数百瓦，高者可达到每平方厘米上千瓦。早期的研究中，HIFU 不但应用于破坏正常离体组织、活体动物组织和动物移植性肿瘤，同时在手术切除的肿瘤中也已经开始研究其有效性和安全性。在 1995 年和 1998 年的世界超声医学大会和美国声学会上，学者们认为超声治疗将为超声医学带来第二次飞跃。我国学者王智彪教授及其团队，历经十余年的艰苦研究，率先提出了"生物学焦域""超声治疗剂量学""组织声环境"等系列概念，初步建立了 HIFU 治疗的基础理论体系，并最终于 1999 年将研制成功的 HIFU 设备推入临床治疗肿瘤。与此同时，我国多家企业及科研院所纷纷开展相关研究并推出了相应的 HIFU 设备。但是，由于不同 HIFU 设备的性能差异较大、临床方案不够成熟，治疗效果难以形成一致性客观结论，迫使 HIFU 技术逐步进入加强转化医学研究、强化设备技术改进等深入研发阶段。多家 HIFU 设备的研发单位也经历了优胜劣汰、适者生存的市场洗牌。近年来，伴随设备及方案的持续改进，HIFU 技术在肝癌、胰腺癌、骨肉瘤、子宫肌瘤等疾病的治疗方面取得了一些突破性进展，真正成为一种具有代表性的肿瘤消融技术。

（二）高强度聚焦超声消融治疗原理

HIFU 消融治疗原理很简单，像太阳光可以通过放大镜聚焦一样，超声波也具有组织可穿透性和可聚焦性的特征。在体外将低能量的超声波聚焦于体内治疗靶区，使焦点区域内聚集足够强度的超声能量,导致组织凝固性坏死。由于超声波聚焦的焦点范围小,仿佛手术刀的刀尖,故 HIFU 也常被称为"超声聚焦刀"。HIFU 消融的作用机制主要包括三方面。①高温热效应是其主要的作用机制,焦点处瞬间达到高温,持续一定时间后可导致细胞发生蛋白质变性、细胞质和线粒体酶以及组蛋白复合体结构的破坏,使靶区内组织发生凝固性坏死,并诱导边缘组织发生细胞凋亡。②超声波产生的空化效应也能杀伤细胞。通常情况下,HIFU 的短脉冲超过阈值导致空化效应时,其伴随产生的热量也会引起组织内水分的汽化,因此这两种现象往往是一起产生的。组织学上,空化效应会在细胞外间隙产生空泡样结构。病理学上有时很难区分其与热效应的作用,但可以通过声波发射监控系统进行鉴别。③HIFU 治疗还可以导致靶区内的小血管闭塞,引起下游组织缺血性坏死。一般情况下,完全闭塞仅发生于直径 <2mm 的血管中。

此外,HIFU 也具有激活机体抗肿瘤免疫应答效应,有助于控制肿瘤的复发与转移,其机制目前考虑有如下几个方面:

1. HIFU 消融减少了肿瘤负荷,患者机体的免疫功能得以恢复。HIFU 治疗时通过焦点的移动来覆盖整个肿瘤组织,在保证安全的前提下尽可能最大限度消融肿瘤组织甚至是完全消融,肿瘤本身分泌的相关免疫负调控因子如 IL-6、IL-10、VEGF 等减少;同时,肿瘤细胞在经过高热、机械振动、空化效应之后,可能发生 DNA 损伤,从而引起免疫细胞向抗肿瘤表型极化,由此提高了机体的抗肿瘤免疫能力。

2. HIFU 消融能够破坏肿瘤细胞,引起具有抗原性的肿瘤细胞碎片以及免疫激活因子的释放,能够诱导热休克蛋白产生,刺激机体免疫系统。有研究显示,经过 HIFU 处理的前列腺癌细胞转录组的 500 个基因中,有 68 个基因表达上调,且 HIFU 照射边界区应激蛋白(HSP-72、HPS-73、GRP-75、GRP-78)表达显著上升。这些经过 HIFU 处理的癌细胞可以增加 Th1 细胞因子(IL-2、IFN-γ、TNF-α)释放。也有研究证实,HIFU 治疗后乳腺癌细胞 HSP-70 阳性率为 100%。

3. HIFU 能够激活免疫细胞,进行抗肿瘤免疫应答。HIFU 照射的 H22 肝癌细胞系裂解液 7 天后再用 H22 细胞系行皮下成瘤,发现无肿瘤形成,提示肿瘤细胞裂解碎片中可能含有能够刺激抗肿瘤免疫的抗原性物质,激活了免疫细胞进行抗肿瘤免疫应答。亦有研究表明 HIFU 处理能够提高淋巴细胞的细胞毒性、TNF-α 和 IFN-γ 的释放,增加活化的肿瘤特异性 CTLs 的数量。有研究人员将 48 例乳腺癌患者随机分为 2 组,分别接受手术治疗和 HIFU 治疗后再手术,使用半定量免疫组织化学分析评估肿瘤浸润 T 淋巴细胞及其亚群、B 淋巴细胞、NK 细胞,同时检测 TIL 细胞的 Fas 配体、颗粒酶、穿孔素,结果显示 HIFU 治疗能够诱导 CD3、CD4、CD8、CD4/CD8、B 淋巴细胞、NK 细胞的浸润,并增加 Fas、颗粒酶、穿孔素阳性的 TIL 数量。

(三)高强度聚焦超声消融治疗技术特点

与临床其他消融技术比较,超声消融具有其独到的技术特点。①非侵入性:HIFU 消融治疗过程无需穿刺,是目前临床在用的唯一的非侵入性消融技术,没有穿刺治疗带来的出血及肿瘤种植转移的风险;②适形性好:HIFU 消融治疗过程,依靠影像监控下对小焦点(焦域)的三维组合运动控制,实现"点 – 线 – 面 – 体"的治疗,最终完成对较大目标的消融,故其消融范围较少受靶区的大小和形态的限制,是一种适形性的治疗,HIFU 消融治疗通过焦点的组合运动,一次完成的消融区域可以高达十多平方厘米甚至二十平方厘米的范围;③安全性相对较高:HIFU 消融治疗是在超声实时监控下,依靠小焦点的移动来完成的,不需要穿刺,能量控制相对精确,因此对与紧邻血管、胃肠道、胆囊等危险器官的肿瘤消融安全性相对较高。

(四)高强度聚焦超声消融治疗的风险

1. 虽然 HIFU 消融是一种非侵入性治疗技术,但不应该把其理解为无创伤、无伤害的治疗,HIFU 消融治疗的风险基于如下几个主要因素。

(1)脱靶的因素:HIFU 消融治疗是一种要求在短时间内对靶区组织产生强烈致伤效应的高能量治疗。因此,一旦发生治疗脱靶,则存在对靶区外组织造成损伤的治疗风险,特别是靶区外存在重要脏器时,如神经、肠道等。

(2)影像引导的风险因素:HIFU 消融治疗高度依赖现代影像技术的监控和引导,以实现从体外对体内靶区的精确定位和精准治疗。实际上,现有的监控技术无论是超声影像技术还是磁共振影像技术都存在不足,尤其是对消融效应的实时监控上,现有的监控指标无论从敏感性还是特异性上尚不能完全满足安全、精确监控消融效应的要求,客观上导致现有治疗存在一定的不够精准和精确的风险。

(3)剂量学的因素:HIFU 消融治疗的剂量学极为复杂,影响超声消融治疗剂量的因素多、变化快,表现为不同部位、不同血供特点、不同种类肿瘤组织,甚至同一肿瘤组织内不同的治疗时相,超声消融的有效剂量和安全剂量都可存在较大的差异,因此,治疗剂量的复杂性无疑增加了精确控制治疗效应的风险。

(4)肿瘤的因素:当前 HIFU 消融治疗的临床应用范围,主要集中于已经不适宜于外科手术切除治疗或术后复发的肿瘤患者,接受治疗的患者病情相对较晚、治疗的肿瘤体积相对较大、合并症多、一般情况相对不佳、病情更为复杂,这些因素必然带来治疗难度的提高和医疗风险的增大。

2. HIFU 消融治疗面临的主要医疗风险

(1)靶区周围组织的消融损伤风险:是所有消融治疗技术都面临的一类风险。一旦发生消融靶区外组织的显著损伤,如胃肠道系统、胆道系统、周围神经、钙化大血管等组织器官的损伤,则可能出现相应的并发症或功能障碍。

(2)超声通道组织的累积热损伤风险:是超声消融治疗特有的一类风险。HIFU 依靠控制小焦点的移动来治疗大的肿瘤,产生单点消融效应时,穿过声通道的超声波产生的能量沉积并不会导致通道区域组织的明显损伤;然而,在焦点不断运动以产生靶区内多点消融效应的过程中,产生不同单点效应时的声通道区域组织大部分都相互重叠,因此,多点消融过程中声通道重叠区域组织内沉积能量的累积,则可能导致组织发生热损伤,尤其当声通道内阻抗不均匀(瘢痕组织)、存在强的声反射界面或吸声组织(骨组织)时容易发生,常见的高风险状况有声通道中存在骨骼反射界面、气体反射界面、粗大钙化、显著的瘢痕等。声通道组织累积的热损伤,轻者为局部疼痛、水肿,重时可出现组织的热凝固坏死。声通道的累积损伤,不仅可以发生在焦点前场的声通道组织,也可出现在焦点后场的声通道组织。

(3)组织消融后的继发反应:肿瘤组织或脏器接受消融治疗后,局部凝固性坏死组织的转归通常为缓慢吸收和 / 或纤维化,较大的肿瘤病灶发生凝固性坏死后,吸收或纤维化的过程较长,甚至可达数年,在这期间,存在一定的继发反应的风险。常见的组织或脏器内肿瘤消融后的继发反应有消融脏器的功能受损、坏死肿瘤继发感染、骨骼肿瘤消融后继发病理骨折等。

尽管 HIFU 消融存在一些医疗风险,近年来的临床实践表明,通过严格选择治疗的适应证、认真的治疗前准备、详尽的治疗前的风险评估及告知、严密的术中监控及规范化的消融治疗、治疗后的详细观察和及时处置,可以有效地提高 HIFU 消融治疗的安全性,使 HIFU 消融治疗医疗风险处于可预见、可控制、可被接受的状况。总的来看,HIFU 消融治疗的医疗风险的发生率及严重程度,明显低于传统开放性或创伤性大的治疗操作技术。

二、设备及其特点

(一)高强度聚焦超声设备的构成

HIFU 临床系统通常由两部分构成,一是治疗系统(主要是治疗头及其相关的电子配件),二是治疗的引导或监控系统。治疗超声束从一个高功率的压电换能器产生,可以由压电陶瓷,如锆钛酸铅(PZT),或者压电复合材料制成。实现聚焦的方式有很多种,可以在平面换能器前放置一个合适的透镜,这种方式的优点是可以通过更换透镜来调整焦距,缺点是透镜会衰减超声波的能量。通常情况下,压电材料被制成球碗状,然后依次分成若干个单元,如果所有的单元被统一均匀驱动,那么其表面就会形成一个单一、固定的焦点。反之,如果驱动电压分阶段地作用于每一个独立单元,就会使焦域的形状和位置发生变化。如果将换能器表面分成数个单元,可以使其中一些单元具有成像和治疗的双重模式,这样治疗头既可能用来影像引导,也可用来治疗,无需再单独配备一个用于图像引导的探头。用于治疗脑部病灶的 HIFU 设备,采用了另一种聚焦方式,是将多个独立的换能器构成一个球碗状的形状;而经直肠的探头,其治疗极的几何学形状是截头球形。

要根据靶区的深度和消融区域的大小来选择 HIFU 治疗的超声频率,如果换能器的直径不变,频率越高则焦斑越小,治疗深度越浅;如果频率不变,直径越短则焦点越长。能量的衰减与频率的关系大致呈线性,频率低时,到达靶区的能量则多,但组织吸收量就少。所以,应当根据组织衰减量和靶区体积吸收量之间的平衡来选择合适的频率;在临床上,用于消融组织的超声强度也要根据需求进行调整。HIFU 治疗的焦域声场强度范围为 $1\sim2kW/cm^2$(声频率为 4MHz)和 $5\sim20kW/cm^2$(声频率为 0.8MHz)。

超声引导的 HIFU 设备(USgHIFU),通过安装在治疗极内的超声成像探头对治疗进行监控和引导(图 3-5-1)。磁共振引导的 HIFU 设备(MRgHIFU 或 MRgFUS),则通过使用磁共振成像扫描仪来实现上述功能,与 MR 兼容的治疗换能器通常安装在一个合适的转换扫描床内。根据治疗头安装位置的不同,HIFU 临床设备在广义上可以分为两类:一种是体外设备,超声束在体外透过完整的皮肤和前场组织到达靶区;另一种是腔内设备,被放置在体内适当的位置,如经直肠 HIFU 用于治疗前列腺疾病,经食管 HIFU 用于心脏疾病的治疗也在研究之中。

超声(US)和磁共振成像(MRI)技术都已应用于 HIFU 提供影像引导和治疗监控,这两种方法各有利弊。MRI 可以提供更清晰的图像,呈现更好的组织器官解剖细节,帮助治疗定位,并且基于质子共振移位的磁共振测温已经得到认可并应用,这样可以在治疗期间对靶区温度进行评估,间接评价消融疗效。然而,其实现较好的图像分辨率以及评估靶区温度是以牺牲时效性为代价的,因此通常磁共振引导的治疗过程较长,同时整合了磁共振的 HIFU 消融设备,价格昂贵,不利于推广普及。一般情况下,超声成像的实时性要优于磁共振成像,但对隐藏在气体和骨骼后面的部分则无法成像,例如受肋骨影响,部分肝脏肿瘤的超声成像就会较为困难。使用多普勒超声能够很容易看到大血管,有利于在 HIFU 消融开始前对肿瘤进行解剖定位;同时治疗中可以利用超声造影,实时评估消融疗效,根据造影结果选择性补充治疗。超声测温在目前仍处于试验阶段,尚未得到临床认可。超声和 MRI 都能够提供组织的弹性成像,热消融后组织硬度的增加可以通过弹性成像显示出来,尽管临床上还没有用于此目的的应用,但这应该是一项很有前景的技术。

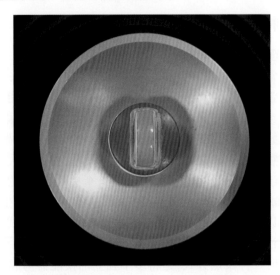

图 3-5-1 超声引导的 HIFU 治疗头

(二) 高强度聚焦超声设备的分类

1. 经体外路径设备 超声和磁共振均可用于引导临床应用的经体外 HIFU 治疗。经体外路径治疗腹部肿瘤要求焦域的位置距离换能器在 18cm 以内,以利于深部组织的治疗,这类治疗通常采用 0.8~1.7MHz 的超声频率。

图 3-5-2 展示了一款已经上市的超声引导 HIFU 设备,由不同的组件构成,常用于治疗腹部、盆腔、腹膜后器官的疾病。图 3-5-1 突出显示了其治疗换能器及其中心的超声成像探头。这两个换能器并列放置,因此成像平面的中心位于治疗超声束轴上。这款设备的治疗头(单个元件设计)位于患者床下面,置于低温脱气水中以实现声耦合,在计算机控制下三维移动治疗头,根据需要确定 HIFU 焦点位置。通过单点扫描或线性扫描,实现由"点-面-体"的方式消融治疗组织。成功消融后的超声影像显示为高回声改变(图 3-5-3),同时超声造影显示靶区组织无造影剂灌注(图 3-5-4)。该设备目前广泛用于治疗肝脏恶性肿瘤(原发性及转移性肝癌)、胰腺癌、骨肉瘤、肾癌、乳腺癌和子宫肌瘤等。

2. 经直肠路径设备 受耻骨联合的影响,经体外路径的设备,治疗超声无法安全聚焦于前列腺组织,而经直肠 HIFU 治疗前列腺癌则不同。由于经直肠超声在成像、诊断方面的优势和卓越表现,人们自然会想到在超声引导下对前列腺肿瘤组织进行 HIFU 治疗。迄今为止,已有两个设备被广泛应用,分别是 ablatherm 和 sonablate。从概念上讲,这两种设备都非常相似,是将勺状治疗头安装在经直肠的探头上。超声聚焦换能器和影像探头安装在类似截短的球形碗中而形成勺子样结构。Sonablate 的换能器是双面的,具备能在两个不同焦距进行治疗的条件。治疗方法是采取多个椭圆形消融点的逐步融合,避开血管神经束,实现完整或部分的腺体消融。前列腺内病灶的精确定位是比较困难的,因而在没有进行多点活检的情况下,往往是对前列腺进行整体治疗。

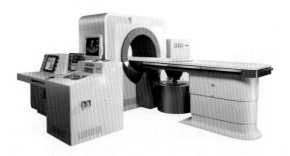

图 3-5-2 某 HIFU 设备

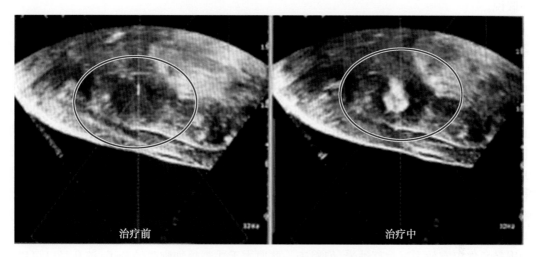

图 3-5-3 HIFU 消融中超声图像灰度变化

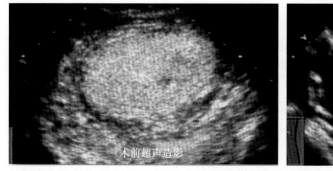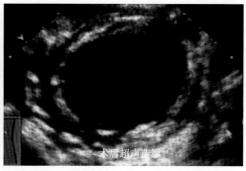

图 3-5-4 HIFU 消融前后超声造影图像变化

(杨武威)

第六节　不可逆电穿孔

一、原理及技术进展

不可逆电穿孔治疗是基于电穿孔现象,即外加脉冲电场可使细胞膜的通透性增高。早在 18 世纪 Nollet 已发现和观察了脉冲电场的生物效应,系统性地报道了暴露于电火花下的动物及人的皮肤改变。然而,该生物效应的背后机制在很长时间内一直不为人所知晓。直至 200 余年后,Frankenhaeuser 和 Stampfli 在 1950 年分别发现脉冲电场可能使神经导电性出现变化,而背后的机制可能与神经细胞膜电穿孔有关,此后人们对该机制提出了多种假说。

外加脉冲电场使细胞膜通透性增高的假说有以下几种:①脂质双分子层结构出现形变;②脂质相转变;③不同脂质成分界面崩溃;④细胞膜蛋白质变性。但以上假说均有明显的瑕疵,并未被实验研究所证实。目前较为公认的理论是细胞膜脂质双分子层在电场作用下出现纳米级的微孔,因而该过程也被称为电穿孔。该假说主要基于热力学定理,细胞膜上的微孔是在水分子进入脂质双分子层后导致脂质的磷酸亲水端重分布所产生。在无外加电场的正常生理状态下细胞膜上也可存有此微孔,但这些微孔极不稳定,仅能维持数纳秒。而外加电场可使水分子更易进入脂质双分子层中,延长微孔的维持时间。在最初的数纳秒内,水分子从细胞外向细胞膜内迁移,而后 1 微秒内,跨膜电场因极化而增强,产生跨膜电压。跨膜电压的存在和水分子的迁徙为细胞膜上的微孔形成提供了条件,使单位时间和单位面积细胞膜上微孔的数量明显增多,而且相较于正常生理状态,这些微孔持续的时间更长。当跨膜电压达数百毫伏时,这些微孔的平均持续时间可达数毫秒甚至数分钟。微孔大小方面,它们的半径虽然仅有数十至数百纳米,但对于一些原本无法跨越细胞膜的分子,该孔径已可供其通过,因而细胞膜的通透性明显增高。不可逆电穿孔的通用名"纳米刀"正是来源于这些细胞膜上纳米级的微孔。

理论上,根据电场强度、作用时间的不同,细胞膜电穿孔可分为以下 4 种情况:

1. 无法检测级　细胞膜通透性的变化低至无法检测。

2. 可逆电穿孔　细胞膜通透性一过性增高,且增高的限度在细胞修复范围内,当电脉冲结束后,其通透性恢复正常,细胞仍存活。

3. 不可逆电穿孔　细胞膜通透性明显升高,细胞内容物外溢,但细胞未受到热损伤,外溢的细胞成分未发生变性。由于细胞膜的损伤超过细胞修复的阈值上限,其结局是细胞死亡。

4. 不可逆电穿孔伴热损伤　当电场过高时,电流所产生的高温可导致细胞热损伤和外溢的细胞成分变性。

以上电穿孔现象所产生的纳米级的微孔可通过电子显微镜观察,但其动态的变化过程则多采用间接观察法,如测量细胞的导电性或对染料的通透性。电穿孔这一现象背后的机制十分复杂,目前甚至不能明确细胞膜穿孔与细胞死亡之间是否有必然的联系,是否还有其他导致细胞的死亡的机制。该领域有待更多的基础研究来探索。

虽然电穿孔机制研究上尚未取得突破性进展,但其应用却已越来越广泛。早期应用较多的是可逆电穿孔效应。Neumann 和其同事于 1982 年利用脉冲电场暂时性增加细胞膜的通透性,使外源性 DNA 能够进入细胞内。此后,该现象被广泛应用于生物和医学研究中,目前已成为生物医学技术的一个重要工具,将电穿孔与药理学相结合产生了电化学疗法,与遗传学相结合产生了基因电转技术,用于向细胞内介导药物、基因和细胞融合。

不可逆电穿孔效应起初是作为可逆电穿孔过程中的副产物,为研究者极力所避免的。而后发现该效应可使细胞膜通透性增高,细胞内外稳态失衡而出现凋亡,而且在此过程没有过多的热量产生,细胞质未发生变性。因而该效应最初应用于食品工业的消毒灭菌环节。

随着不可逆电穿孔技术的完善,特别是 Davalos 在 2005 年提出不可逆电穿孔应用于消融治疗的可行性后,该技术在近十余年来已得到快速的推广。由于其与传统热消融完全不同的消融机制和特点,常被用于特殊部位的消融治疗中。本文所涉及的特殊部位是指对热敏感或热损伤后果较重的脏器结构,比如血管结构、胆道、神经纤维、胃肠道和集尿系统。常规的热消融手段使得消融区域的组织无选择性的凝固坏死,当病灶毗邻或侵犯这些结构时会极大地增加热消融治疗的难度,导致消融不完全或造成严重的并发症。由热消融所导致的胆道狭窄,消化道穿孔和泌尿系统狭窄并非罕见,因血管“热沉降效应”而导致的肿瘤残留则更为常见。不同于传统的物理消融技术,不可逆电穿孔是利用高压(最大值为 3 000V)、高频脉冲(70~90 微秒)电流产生的电场,使细胞膜出现不可逆的纳米级别孔道,导致细胞内稳态失衡而导致细胞坏死和/或凋亡,在此过程中产生的热量很少,理论上只破坏消融区域的细胞膜结构,对于非细胞膜结构的基质和框架结构几乎无影响。因此可以保持血管、胆道和集尿系统架构的完整性,虽然这些脏器的通透性有所增加,但随着内膜细胞和组织的再生可在较短时间内修复,可在灭活病灶细胞的同时避免严重并发症。

目前不可逆电穿孔技术已被应用于肝脏、胰腺、肾脏、前列腺和腹膜后等多个脏器实体病灶的消融治疗,并取得了较好的短期疗效。虽然有不少病变的位置毗邻重要脏器,如大血管、胆管和集尿系统,但相关严重并发症罕见。从总体上看,不可逆电穿孔技术是一种安全有效的消融手段,但由于其在临床上应用的时限仍较短,长期疗效仍有待通过深入的临床研究进一步明确。

二、设备及其特点

目前,临床可用的不可逆电穿孔设备仅有美国某公司生产 nanoknife(纳米刀)一款(图 3-6-1),该产品已于 2011 年 10 月由 FDA 批准在美国应用于临床,2015 年 6 月我国食品药品监督管理局批准纳米刀消融设备用于肝脏和胰腺肿瘤消融治疗。该设备由高压电流发生器、电极针和心电同步监测仪构成。目前临床上使用的电极针为 19G 单极针,需与其他单极针联合使用,根据瘤体大小和形状,常选择 2~6 根。电极针外周附有绝缘层,可通过调整绝缘层长度调整电极的暴露段,一般应用较多的电极暴露长度为 1~2cm。其他参数包括电压、脉冲次数、脉宽,常选择的参考为电压 1 500V/cm,脉冲 90~100 个,脉宽 70~100 微秒,根据病灶以及病灶所在脏器的不同,所选择的参数可有一定的差异,但由于该技术临床应用时间较短,目前尚无统一的参数标准。

由于在不可逆电穿孔治疗过程中会产生高强度的电脉冲,会对骨骼肌和心肌产生影响,造成肌肉强烈收缩和心律失常。因而不可逆电穿孔需在全麻下进行,并使用骨骼肌松弛药物阻断神经冲动向骨骼肌传递。心电同步监测仪通过控制电流脉冲的激发时间,使之准确激发于心脏的不应期,即 R 波后 50 毫秒,减少心脏的损伤和心律失常的发生。由于电脉冲的激发频率与心律一致,为避免激发频率过快增加心脏和外周负荷,最高心率上限被限定于115 次 /min,超过此阈值不可逆电穿孔治疗仪将暂停电脉冲的释放。

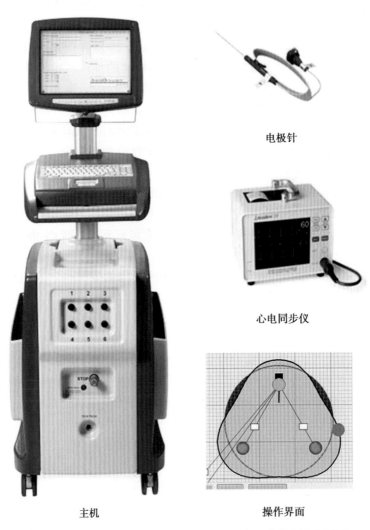

电极针

心电同步仪

主机

操作界面

图 3-6-1 不可逆电穿孔主机、电极针、心电同步仪和操作界面

(王忠敏 丁晓毅 黄 蔚)

第七节　化学消融术

一、原理

化学消融是通过向肿瘤内注射化学蛋白凝固制剂,使肿瘤组织产生凝固性坏死,杀灭肿瘤组织。化学消融中最常用的三种药剂是无水乙醇、醋酸和稀盐酸。自日本学者杉浦于1983年首次报道无水乙醇消融治疗(percutaneous ethanol ablation,PEA)肝癌以来,此方法以凝固效果肯定、毒副作用少、操作简便、实用、价廉等优点,为肝癌微创治疗翻开新的一页。经过近20年的发展,影像引导下经皮注射无水乙醇等化学消融、射频消融、微波消融、冷冻消融、激光消融和高强聚焦超声(HIFU)消融等治疗方法,已成为肝癌的重要手段,对提高肝癌整体治疗水平以及延长患者生命有着重要临床价值。

(一)经皮无水乙醇消融

经皮无水乙醇消融,机制是利用无水乙醇渗透肿瘤组织可立即引起肿瘤细胞及其血管内皮细胞迅速脱水、坏死和血小板聚集而产生肿瘤内部的微血管栓塞、蛋白凝固,癌细胞变性、坏死以及癌周血管闭塞,继而引起癌组织缺血、凝固性坏死与纤维组织形成。

无水乙醇通过以下途径发挥治疗作用:①进入细胞并在细胞内扩散,立即导致胞质蛋白质脱水;进而凝固性坏死,最终发生纤维化;②进入血循环,引起血管内皮细胞坏死和血小板聚集,进而诱发微血管血栓形成,从而导致肿瘤组织缺血坏死。肝细胞肝癌有丰富的血供,而且与周围肝硬化组织的质地有明显差异,这两个特点都有利于乙醇对其发挥毒性作用:因为肿瘤组织比周围的肝硬化组织软,有利于乙醇在肿瘤组织内扩散,从而使治疗具有选择性;而血供丰富有利于乙醇在丰富的肿瘤血管网中均匀分布。

注射剂量:无水乙醇对组织蛋白的消融效力是1:1,影像引导下肿瘤内注射无水乙醇,一般一次注射2~10ml,每周可以治疗1~2次。注射总量的计算公式为:$V=4/3(R+0.5)^3$(R为瘤体半径)。通常注射剂量在10~30ml之间。需要注意的是当注射量过多时部分无水乙醇可能会流入肝静脉或胆管引发疼痛。对于直径超过3cm、有包膜的原发性肝癌,一次可以注射5~10ml的无水乙醇。根据肿瘤的大小,决定注射的次数和注射的部位。CT引导下注射时,以9:1体积混合非离子造影剂以显示药物的分布。

(二)经皮醋酸消融

经皮肝穿刺肿瘤内注射醋酸消融不仅能使蛋白质脱水干燥,而且能通过破坏细胞膜的膜性结构加速凝固性坏死的形成,与无水乙醇通过细胞膜脱水及蛋白质变性而破坏肿瘤组织不同。通过病理及瘤周肿瘤植活率提示,冰醋酸对肿瘤组织有更强的破坏力。其本身尚有很强的溶脂作用,同时能作用于纤维分隔中的胶原蛋白,因而在组织中扩散能力较乙醇更强。化学制剂进入循环后,可使血管内皮细胞坏死、血小板聚集,从而导致小血管血栓形成,肿瘤组织缺血坏死。

注射剂量:50%醋酸对组织蛋白的消融效力是1:3,影像引导下肿瘤内注射醋酸消融,每次1~5ml,每周可以治疗1~2次。消融剂的注射剂量估计公式为:$V=4/3(R+0.5)^3/3$(R为瘤体半径)。醋酸的注射速度以0.1ml/min的速度为好,注射量在计算的范围内,以超声显示病灶完全浸润为度。CT 引导下注射时,以 9:1 体积混合非离子造影剂以显示药物的分布。

(三)经皮稀盐酸消融

稀盐酸是胃液中胃酸的主要成分,具有破坏癌组织蛋白的作用。稀盐酸是内源性蛋白凝固剂,凝固组织的范围呈球体,凝固坏死区与正常组织界限清晰。对于构成纤维成分的多糖类物质几乎没有破坏作用,纤维膜可以阻止稀盐酸的扩散,因此对于有包膜的肿瘤,稀盐酸消融剂可以能够破坏包膜之内的癌组织,而对包膜以外的正常组织破坏较少,器官的被膜可以阻止药液的外渗,从而防止化学消融对周围组织器官的损伤。发挥作用后的盐酸分解成氯化钠、水,坏死的组织逐渐被机体吞噬细胞清除,还可以引发机体对坏死后肿瘤组织的免疫反应。

注射剂量:6mol/L(质量分数约 20%)盐酸对组织蛋白的消融效力是 1:15,即 1ml 的消融剂可使 15cm³ 的肿瘤完全凝固坏死,其凝固癌组织蛋白的效力是无水乙醇的 15 倍、50% 冰醋酸的 5 倍。影像引导下肿瘤内注射盐酸消融肿瘤,每次注射 1~5ml,每周可以治疗 1~2 次,或者每 1~2 周注射一次。消融剂的注射剂量估计公式为:V=4/3(R+0.5)³/15(R 为瘤体半径)。按该公式计算,直径 3cm 的肿块需注入盐酸消融剂 3.8ml。盐酸消融剂的注射速度以 0.1ml/min 的速度为好。CT 引导下注射时,以 9:1 体积混合非离子造影剂以显示药物的分布。

二、肝肿瘤的化学消融治疗

(一)适应证及禁忌证

1. 适应证

(1)直径 ≤ 5.0cm,结节 ≤ 3 个,或直径 <2cm,病灶数 <5 个的小肝癌,因以下原因不能手术者:①合并严重肝硬化或其他严重心、肾疾患;②高龄体弱不能耐受手术或儿童患者;③肿瘤部位特殊,病灶散在分布与不同的肝叶,肝内多发病灶或手术后复发者;④拒绝手术者。

(2)原发性肝癌:如肝细胞肝癌、胆管细胞癌和转移性肝癌如大肠癌、胃癌的肝转移,特别是对早期孤立性少血供有包膜的小肝癌。

(3)因肿瘤位于胃肠道、胆囊、大血管或大胆管等重要组织旁,不宜采用其他方法治疗者。

(4)对于晚期肝癌,肿瘤直径 >3cm 的多发病灶也属于化学消融的相对适应证,主要目的是减小肿瘤体积,减轻肝脏负担。对转移性肝癌,因内部结缔组织成分较多,药物弥散困难,治疗间歇应缩短,疗程要适当延长。

2. 禁忌证

(1)肝功能为 Child-Pugh C 级。

(2)肝癌呈浸润性生长的巨大肿瘤,例如肿瘤超过肝脏一半以上。

(3)弥漫性肝癌。

(4)合并门静脉或肝静脉癌栓或明确的肝外转移。

(5)有明显出血倾向,血小板低于 50×10^9/L。

(6)患者有严重黄疸及大量腹水者。

(二)术前准备

1. 详细了解病史,明确患者是否对酒精或醋酸过敏。

2. 完善血常规、尿常规、生化常规、凝血功能等各项检查,明确没有出血倾向后,方可以进行穿刺。

3. 术前行 CT 平扫 + 增强检查和超声检查,了解病变部位、形态、大小与周围器官的关系,初步拟定进针路线。

4. 患者术前禁食 4 小时。

5. 术前使用止痛药、止血药和镇静药。

6. 向患者及家属解释与手术相关的情况并完成术前签字。

(三) 引导方式

1. 超声引导下穿刺技术　超声引导下的穿刺,一般采用较直的进针途径,最小的成角方向,最短的距离到达靶组织。这种方法可适用于较大的病变。专用穿刺探头装有进针孔,通过探头观察到靶结构后,沿穿刺孔进针即能到达相应部位进行治疗。采用实时超声除了可以进行靶结构的定位外,还能够观察进针的全过程。

首先对治疗的靶部位进行超声定位,选择皮肤进针点,做一个"十字"标志。局部皮肤消毒、铺巾。于进针点皮肤、皮下局部麻醉。在实时超声引导下使用超声专用探头,用无菌耦合剂涂抹局部皮肤。穿刺针沿引导线插入,超声图像保持在可观察靶组织方向,在实时超声监视下,把穿刺针插入病灶内,监视器上可以清晰地看到穿刺针沿穿刺引导线进针的过程。针尖尽可能命中病变的正中心,缓慢注射药物,在针尖处可以看到药物作用后产生的高回声区域(与消融剂作用于组织产生的气泡有关)。一边观察高回声区域逐渐增大,甚至充满整个肿瘤,一边缓慢推注药物。

2. CT 引导下穿刺技术　据病灶的位置可以仰卧、俯卧,体位不易发生移位。训练患者的呼吸,嘱咐患者平静浅呼吸下,于呼气末闭气,无论扫描还是穿刺,都应保持一致的闭气。

皮肤进针点的选择:在正中线、锁骨中线,或腋前线、腋中线、腋后线纵向放置定位金属导丝,CT 平扫确定肿瘤最大层面,并规划穿刺路线,确定皮肤进针点到该层面上定位金属导丝的距离,在患者体表根据该层面定位金属导丝位置和到进针点距离,画出进针点位置,做一"十"字标记,此为皮肤进针点。

常规消毒、铺巾、穿刺点局麻后,根据设计穿刺角度及深度,将穿刺针插入肿瘤所在器官内。重复扫描,确认穿刺针的延长线指向病灶靶点。按照上述进针角度和进针层面,将穿刺针插入预定深度,再复扫 CT 进行确认。

注射的药物含有非离子造影剂,可以通过 CT 显示分布以及范围,每注射 0.2ml 左右要对药物的分布进行一次 CT 扫描。CT 扫描范围要包括药物的头足侧分布。对于直径超过 3cm 的原发性肝癌,可以间隔 3~5 天,再进行一次补充治疗。

(四) 操作步骤

1. 建立静脉通道,吸氧。

2. 确定穿刺位置点及入针角度后,常规消毒铺巾。

3. 2% 利多卡因 5~10ml 进针点局部麻醉。

4. 进针点切皮 0.5cm,超声引导下将穿刺针置入肿块深部(较大肿块)或中心(较小肿块)。

5. 由肿块深部开始逐渐注入化学消融剂,使化学消融剂在肿块内均匀弥散。

6. 超声或 CT 实时监测治疗进程,并根据情况对治疗方案做出相应调整。

化学消融应在影像技术引导下进行操作,以保证治疗的安全性、准确性和有效性。消融范围应力求包括 5mm 的癌旁正常组织,以获得安全边缘,彻底杀灭肿瘤。对边界不清晰、形状不规则浸润型癌或转移癌,在邻近肝组织及结构条件许可下建议扩大瘤周安全范围达

10mm 或以上。

（五）技术要点及注意事项

1. 在确定好的穿刺点常规消毒、铺巾、局麻　确定穿刺引导线位于肿瘤正中心，嘱患者于浅呼吸的吸气末屏气，在 B 超或 CT 引导下，迅速将穿刺针沿穿刺引导线进针至肿瘤的正中心。用注射器回抽，如果回抽物为红色可能命中了较大的血管，如果回抽物为黄绿色有可能命中了胆管，此时应该稍微进针或少许退针。

2. 确认命中肿瘤的中心，连接好延长管，用注射器或者自动微量注射泵缓慢注射化学消融剂，注意注射压力不能过高。采用自动微量注射泵选择 10~12ml/h 的速度，缓慢注射，又称滴注，特别是盐酸消融时，使消融剂缓慢滴注渗透到肿瘤组织，即便于观察药物的分布，又可以减少药物的外溢，保证疗效，减少并发症。手推注射时 0.1ml/次。为使药液在肿瘤内充分弥散，注射 1ml 药液后，顺时针方向转 30° 再注射 1ml，再依次重复上述步骤一次。注射速度不宜太快，中间应有短暂间歇，以利药物的弥散，直至肝癌完全坏死。

3. 对于较大的肿瘤，完成上述程序后拔针或进针 1cm，重复以上程序。也可以采取多针穿刺注射技术，操作过程与上述相同，最好注意尽量减少穿入肿瘤的次数，以减少无水乙醇自穿刺道反流的机会。每次治疗需 20~60 分钟。

4. 注射完成预计的注射量后，停止注射，插好穿刺针的针芯，停留 3~5 分钟，以利于药物的充分弥散。拔出针芯观察有无药液沿针道反流，确定肿瘤内外的压力平衡后，缓慢拔出穿刺针，局部按压止血，包扎穿刺点。

（六）术后处理

1. 术后嘱患者平卧至少 6 小时，避免用力。

2. 手术当天注意监测患者一般情况及生命体征。

3. 常规术后禁食 6 小时。

4. 术后第二天复查肝功能。

5. 术后随访　治疗后 1 个月、3 个月复查 CT 或 MRI，以后每 3 个月复查 1 次。随访内容主要包括肿瘤标志物如 AFP、肝脏影像学检查、肝功能等。

（七）并发症及其防治

1. 局部疼痛　是化学消融的常见不良反应，特别是当肿瘤位于被膜附近时疼痛可能比较明显，可能因为少量药剂顺针道流入腹腔引起，多局限于穿刺部位，有时见于右肩部或剑突下；当注射部位接近肝包膜及 Glisson 氏鞘时，药剂注入时的刺激也会引起疼痛。采用缓慢注射，或在消融剂中加入 2% 的局麻药。一般疼痛均能忍受，持续几个小时，对症止痛治疗可以缓解。醋酸消融治疗引起的疼痛较无水乙醇消融严重，盐酸消融的疼痛反应少于前两者。

2. 发热　化学消融后部分患者会短期内一过性轻 - 中度体温升高，多为 37.5~38.9℃，为局部肿瘤坏死吸收所致，经过一般性退热处置，数日内好转。

3. 出血　目前所用的穿刺针多为 20G 或 21G 的细针，出血的发生率也明显降低。肝硬化的患者凝血功能受影响，术前需注意排除凝血功能异常。

4. 面部烧灼感　部分患者在注入无水乙醇后会有面部烧灼感，此症状可自行消失。

5. 肝功能损害　化学消融后可能出现一过性转氨酶增高，经过保肝治疗，1 周左右恢复。因为乙醇在体内分解为乙酸和乙醛，且三者均对肝脏有损害，所以醋酸对肝组织正常结构损害更轻,坏死组织修复的更快。盐酸消融用量非常小,仅为无水乙醇的 1/15 和 50% 醋酸的 1/5,盐酸消融的不良反应更低。

6. 酒精中毒 大剂量乙醇注射时可能出现酒精中毒,当注射量达 50ml 时,由于肝坏死、溶血和局部血栓形成而使转氨酶、胆红素、血细胞、血小板、血红蛋白、纤维蛋白原与血白蛋白水平有变化。

（八）疗效评价

肿瘤化学消融效果评价主要依赖影像学检查,包括超声造影、CT 平扫 + 增强、MRI 平扫 + 增强,通常在消融后 1 个月进行,如病灶完全坏死,之后 1 年内每 3 个月复查,消融 1 年以后视病情每 3~6 个月进行一次复查。MRI 平扫 + 增强较 CT 平扫 + 增强可以显示更多信息,有助于精确判断大肝癌消融疗效,观察消融灶周边和肝内其他部位是否有残余活性病灶,决定是否需要补充消融治疗。

（九）典型病例

1. 病例一 患者女性,25 岁,MRI 示肝右叶巨块型肝癌,大小约 7.3cm×9.6cm。3 次 TACE 后 DSA 显示肝动脉闭塞。CT 显示仅有部分病灶沉积碘油,病灶残留范围大,同时毗邻升结肠、胃窦右侧缘、胆囊。治疗策略:TACE+PEA。采用多次、多位点消融治疗后病灶固缩为一个小范围的碘油致密区,起病治疗至今已有 9 年,目前仍在随访中(图 3-7-1)。

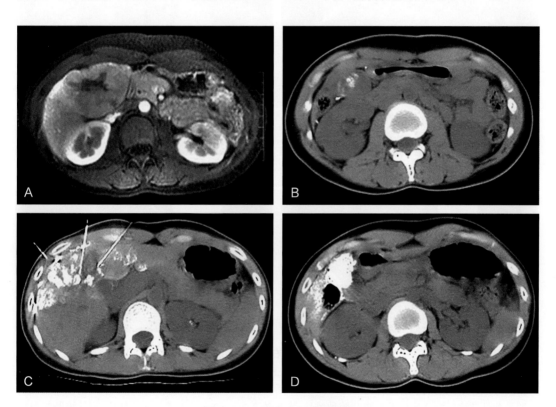

图 3-7-1 肝右叶巨块型肝癌

A. 初诊 MRI 检查示肝右叶巨块型肝癌,大小约 7.3cm×9.6cm;B. 4 次 TACE 术后复查 CT 示肿瘤内散在碘油沉积,病灶下部毗邻胃窦和升结肠;C. CT 引导下行第 1 次 PEA 术;D. 经过 3 次多位点 PEA 治疗后,病灶内碘油沉积致密

2. 病例二 患者女性,42岁,CT示肝右叶巨块型肝癌,大小约7.8cm×9.5cm。经3次TACE术后复查显示病灶碘油沉积不良,病灶残留范围大,毗邻肠管、血管等重要器官,行多次PEA术后肝脏原发病灶控制良好。原发病灶首次治疗3年后发现腹、盆腔种植,病灶被肠管包绕,经腹壁多针穿刺PEA治疗,病灶内充满致密碘油,肿瘤活性消失(图3-7-2)。

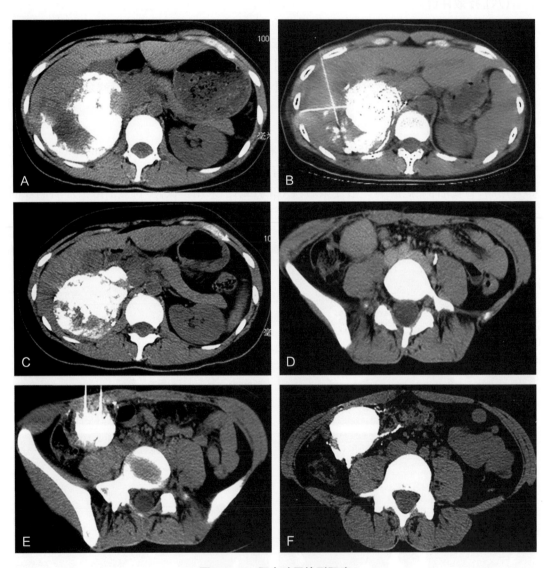

图 3-7-2 肝右叶巨块型肝癌

A.肝右叶巨块型肝癌3次TACE术后复查,大小约7.8cm×9.5cm,病灶内碘油沉积不良,仍残留活性部分;
B.多次行PEA术灭活残余活性病灶;C.多次PEA术后复查CT示病灶内碘油沉积较前增多,肿瘤基本控制;
D.原发病灶首次治疗3年后发现腹盆腔种植灶,大小约3.2cm×3.9cm;E.腹、盆腔种植,病灶被肠管包绕,
经腹壁多针穿刺PEA治疗;F.病灶内充满致密碘油,肿瘤未见活性

3. 病例三　患者男性,64 岁,CT 示肝右叶肝癌并多发小子灶,子灶分别靠近胃窦右缘、胆囊旁、膈顶、右心缘,直径在 1~2cm 之间。肝右叶肝癌并脾功能亢进,行 TACE 及 PSE 治疗后,靠近胆囊、胃肠道肝癌病灶碘油沉积不完全,同时病灶位于物理消融的危险区,采用 PEA 治疗残留病灶,效果良好,未发生严重的并发症(图 3-7-3)。

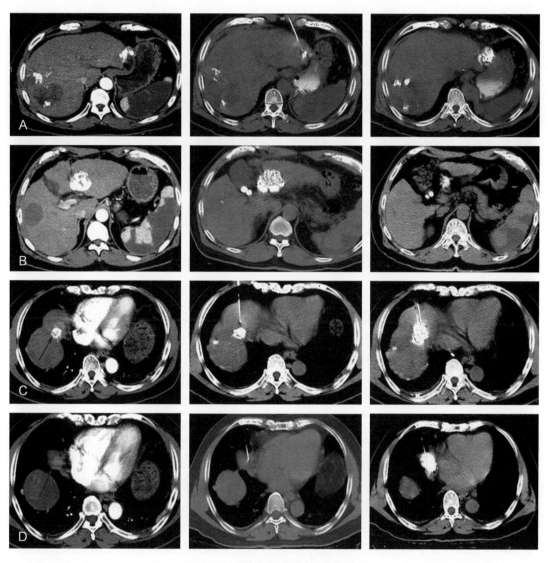

图 3-7-3　肝右叶肝癌并多发小子灶

A. 左叶靠近胃壁病灶,PEA 治疗后,病灶内碘油沉积致密,胃壁未受影响;B. 左叶靠近胆囊病灶,PEA 治疗后,胆囊未受影响。经 PSE 治疗后,脾功能改善;C. 病灶位于膈顶,PEA 治疗后,未出现膈肌穿孔;D. 病灶位于心缘旁,PEA 治疗后,心包未受影响

（黄金华　张天奇）

第八节 不同消融技术在肝脏肿瘤治疗的选择及优势对比

一、概述

经过 20 多年的发展,肿瘤消融治疗因具有微创、安全、可操作性高及重复性好等优点,被广泛应用于肝肿瘤的治疗中。消融治疗无论是单独还是联合其他治疗手段,在肝肿瘤的治疗中都取得了良好的疗效。最新的 BCLC 及 ESMO 指南都已将消融治疗作为早期及极早期肝癌患者的一线治疗手段。国内外多项研究指出消融联合化疗治疗结直肠癌、肺癌、乳腺癌等肿瘤肝转移的疗效明显高于单纯化疗;与此同时结直肠癌 NCCN 指南已经将消融治疗作为除了外科手术治疗肝转移瘤外的另一种治疗手段。可见消融治疗在肝肿瘤的治疗中发挥着越来越重要的作用。

目前国内外最常见的消融手段主要包括:微波消融、射频消融和冷冻消融。三种消融方式因其原理的不同而各有其临床特点,在肝肿瘤消融治疗中能够优势互补。

二、微波消融术、射频消融术、冷冻消融术在肝脏肿瘤治疗中的选择性应用

微波消融术、射频消融术和冷冻消融术在肝肿瘤的治疗中都取得了满意的效果,多项研究指出对于 <3cm 的肝肿瘤,三种消融治疗的疗效无明显差异。但是三种消融治疗方式各具优缺点。

(一) 微波消融术与射频消融术的对比

由于受治疗原理的影响,射频消融存在两个物理局限:①利用电流作用对组织进行加热。射频消融治疗过程中产生的气体、组织脱水及炭化都会造成电极周边区域电阻抗增加,限制电流的传导,进而影响消融区域的温度及消融范围。②在多数组织中射频消融产生的热量传导慢,受血流灌注及空气流动的影响大。而微波几乎能够穿透所有的人体组织,包括对电流具有高阻抗的组织,如骨、肺和烧焦或干燥的组织等;微波对组织的导电性依赖性较小,能量传递受肿瘤组织电阻上升的限制较小,从而能够持续、快速的在组织中产生大量的热量。多项动物实验研究指出无论是在肝脏、肺还是肾脏中,在相同的热量输出条件下,单针微波消融的体积明显比射频消融大。微波消融系统属于开放系统;无需体外电极板、消融频率高(915MHz 或 2 450MHz)且穿透力强、多针联合消融具有协同作用、受炭化及血流灌注影响小,因此微波消融产热快、瘤内温度高、消融时间短且消融范围大。而射频消融系统属于闭合系统;需要体外电极板形成闭合回路(双极针不需要)、消融频率低(375~500kHz)且穿透力差、射频电流局限于消融电极周围、受阻抗及血流灌注影响大,因此射频消融的加热速度慢、瘤内温度低、消融时间长且消融范围小(表 3-8-1)。

(二) 冷冻消融术与射频消融术的对比

随着氩氦冷冻技术的不断进步,冷冻消融治疗也越来越多的应用于肝肿瘤的治疗中。与热消融治疗相比,冷冻消融边界清晰,能够良好监测消融过程中消融范围的变化、清晰判

断冷冻消融灶是否完整的覆盖病灶并达到充足的安全边界（图 3-8-1）。对于邻近危险脏器的肿瘤，冷冻消融治疗更具安全性。虽然冷消融单针范围小，但冷冻消融能够通过多针组合扩大消融范围，并使得消融区域更加适合肝肿瘤形状。而且冷冻消融治疗不存在高温引起的疼痛，因此无需全身麻醉，更适用于年老、身体状况差、不能耐受麻醉的患者。

表 3-8-1　微波消融与射频消融的对比

	微波消融	射频消融
加热原理	微波场 915MHz 或 2 450MHz，极性分子摩擦产热	射频电流 375~500kHz，离子摩擦产热
系统	开放系统	闭合系统（双极射频除外）
瘤内温度	较高，150℃左右	低，100℃左右
加热速度	快	慢
消融范围	消融范围大，消融时间短	消融范围小，消融时间长
受热降效应影响	小	大
多针联合使用	互不干扰，并有协同效应	电流相互干扰
体外电极	不需要，装有心脏起搏器时不受影响	需要，装有心脏起搏器时慎用（双极射频除外）

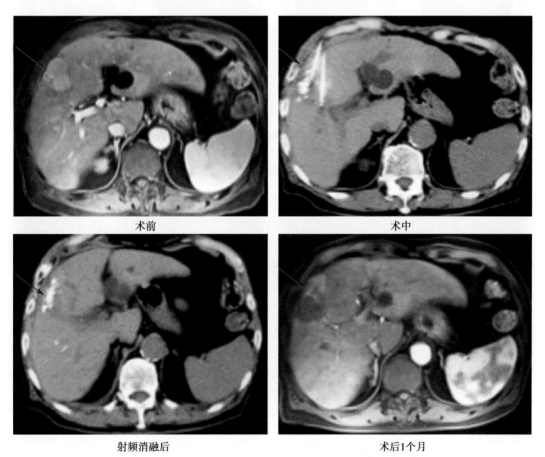

术前　　　　　　　　　　　术中

射频消融后　　　　　　　　术后1个月

A

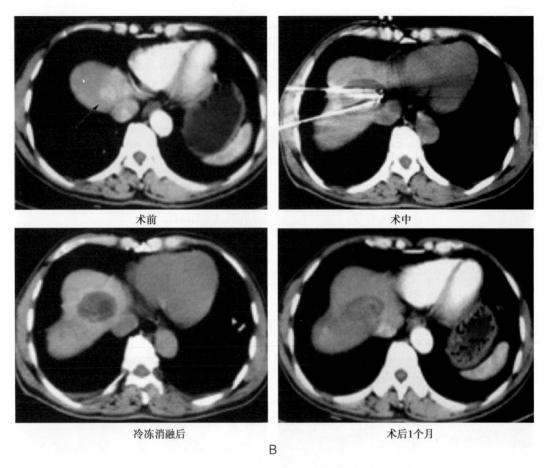

术前

术中

冷冻消融后

术后1个月

B

图 3-8-1 冷冻消融与射频消融治疗肝肿瘤消融边界对比图

与射频消融相比,冷冻消融消融范围清晰,治疗过程和效果更易于监测。A.射频消融治疗术中及
术后消融范围示意图;B.冷冻消融治疗术中及术后消融范围示意图

同样冷冻消融治疗也存在一定的局限:单个冷冻探针的消融范围小,常需要多针组合进
行消融治疗;多针组合明显增加穿刺风险,同时也加重了患者的经济负担。冷冻消融范围存
在"假象"(图 3-8-2),实际消融范围明显小于影像观察到冰球的范围。冷冻消融治疗时间
明显长于射频及微波消融治疗,而且冷冻消融治疗消耗患者大量的血小板,增加了患者消融
术后出血的风险。

微波、射频、冷冻消融术后肿瘤细胞破裂、细胞膜溶解,促使细胞内处于隐蔽状态的抗原
释放入血,激活机体先天性免疫以及获得性免疫,充分刺激 DC 细胞以及其他免疫效应细胞,
释放大量的抗体以及细胞因子,提高了机体抗肿瘤免疫的能力,从而启动对肿瘤细胞的免疫
杀伤作用,其中冷冻消融治疗引发的抗肿瘤免疫反应明显强于射频消融、微波消融。但是由
于消融术后引发的抗肿瘤免疫均较弱,无法起到良好的抗肿瘤作用,需要联合其他免疫治疗
手段。目前冷冻联合免疫治疗如 CIK、免疫检查点抑制剂等,已经在前列腺癌的治疗中取得
良好的疗效。

(三)三种消融技术在肝肿瘤的选择性应用

虽然三种消融方式均能应用于各种肝肿瘤的局部治疗,但这三者各有优势,应该依据肝

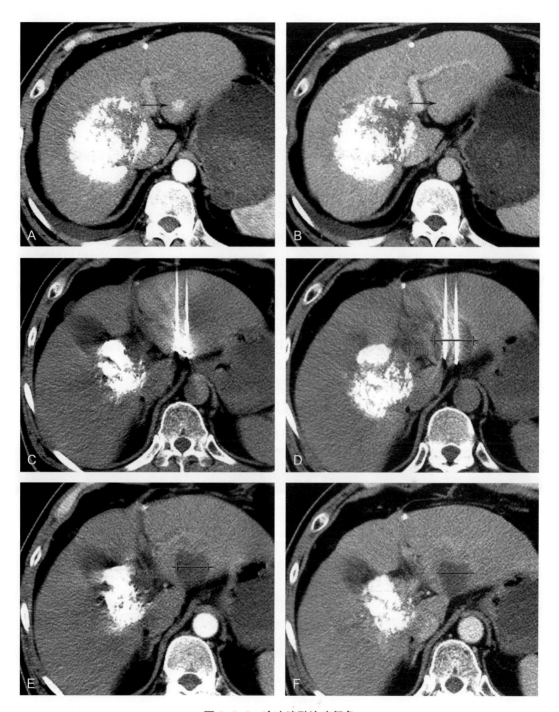

图 3-8-2　冷冻消融治疗假象

A、B. 上腹部 CT,肝右叶肿物内见多发碘油沉积,增强扫描未见明显强化;肝 S2/3 交界处新见一小肝癌结节(红箭),增强扫描动脉期明显强化(A),门脉期强化减退(B);C. CT 引导下对新发结节行冷冻消融治疗;D. 冷冻消融治疗结束时,拔出消融针前 CT 扫描:冷冻探针周围见一椭圆形低密度消融区,边界清晰,直径约 34.38mm;E、F. 消融术后即刻 CT 增强扫描:冷冻消融区密度降低,呈不规则椭圆形,增强扫描未见强化,肿瘤完全灭活;消融区直径约 27.22mm(动脉期 E)、25.79mm(门脉期 F),明显小于拔针前扫描时冷冻消融范围肿瘤的不同性质、大小、位置、毗邻结构以及不同患者的状态,合理选择治疗方式,取长补短,以便达到满意的治疗效果。

对于肝良性肿瘤,消融治疗的主要目的是减轻肿瘤引发的症状、预防肿瘤破裂出血及恶变,应优先选择微波消融治疗。微波消融治疗能快速、大范围的灭活肿瘤,有利于早期、迅速的缓解患者因肿瘤引发的不适。但是对于邻近胆管、胃肠道、胆囊等部位需要准确判断消融范围时,优先选择冷冻消融治疗。

对于肝恶性肿瘤,消融治疗主要目标是完全灭活肿瘤,同时最小化正常组织的损伤,减低并发症的发生。对于直径≤3cm的肝肿瘤,虽然使用三种消融技术均可达到良好的治疗效果,但是由于合并肝硬化的患者冷冻消融术后出现出血及冷休克的风险明显高于不合并肝硬化的患者,因此对于合并有肝硬化患者应该慎重考虑使用冷冻消融治疗。对于直径>3cm,尤其是直径>5cm的肝肿瘤,微波消融因其消融范围广,优于其他两种消融方式,且微波消融受血流灌注的影响小,对于治疗邻近大血管的肝肿瘤更加适合。但对于邻近胆囊、胃肠道、膈肌等的肝肿瘤建议选用冷冻消融或射频消融,因为冷冻消融形成的冰球边界清晰,易于监测,可判断冰球是否覆盖肝肿瘤及是否累及邻近脏器,并且邻近脏器对冷损伤的耐受性好于热损伤;而射频消融电极的适形性好,可以通过调节消融电极的辐射端或伞形针的长短来保护邻近脏器。对于肝肿瘤距离腹膜≤1cm者,由于冷冻消融的止痛效果明显,冷冻消融疗效优于微波和射频消融。再者冷冻消融利用氩气和氦气的气体节流效应,无电流或磁场形成,适用于植入心脏起搏器的肿瘤患者。但冷冻消融在治疗过程中会消耗患者血小板,对于凝血功能差的患者,应避免使用冷冻消融(表3-8-2)。

表3-8-2 三种技术在肝脏肿瘤消融中的优势对比

影响因素		消融方式		
		微波	射频	冷冻
肿瘤大小/cm	≤3	+++	+++	+++
	>3~5	+++	++	++
	>5	+++	+	++
距腹膜≤1.5cm		++(疼痛)	++(疼痛)	+++
邻近肝门		+	+	++
邻近危险脏器		+	++	+++
邻近大血管		+++	+	++
植入心脏起搏器		++	+	+++
凝血功能差		+++	+++	+
引发抗肿瘤免疫		+	++	+++

"+"表示推荐强度

三、其他消融技术在肝脏肿瘤的选择性应用

HIFU、化学消融治疗、不可逆电穿孔等技术也被应于肝肿瘤的消融治疗中。HIFU治疗主要适用于血供不丰富的肝脏肿瘤和脉管癌栓;但是对血供丰富的肝癌治疗效果较差,而且

对于超声焦距不够的深部肝肿瘤和被肋骨、肺气遮挡肝肿瘤无法行 HIFU 治疗。化学消融治疗主要适用于小肝癌（<3cm），尤其是单发直径 <1.5cm 的微小肝癌；但是单次消融体积较小，每次治疗需要多次穿刺。目前有学者尝试将化学消融用于大肝癌的治疗中，值得注意的是由于无水乙醇消融对肝功能影响较大，对于直径较大的肿瘤需要分次治疗。不可逆电穿孔主要适用于小肝癌的治疗，或者是靠近血管、胆管、神经、危险脏器等部位肝肿瘤的消融治疗；但需要全身麻醉，麻醉要求高、风险大，而且治疗过程中可能会引发心律失常。

随着消融技术的不断发展，消融在肝肿瘤的治疗中受到越来越多的重视；需要注意的是应优化选择各种消融手段。在肝肿瘤的消融治疗中，需要根据肝内肿瘤的大小、部位及与邻近脏器的关系、患者的自身状况，合理和规范地选用消融方式。在最大程度完全灭活肿瘤组织的同时，尽量减少对正常组织的损伤。

四、典型病例

1. 病例一　患者男性，55 岁，原发性肝癌。CT 示肝 S6 结节，直径约 2.5cm。肝右叶小肝癌合并肝硬化，适合行微波或射频消融治疗。和患者充分沟通后，决定行 CT 引导下射频消融治疗，术后即刻扫描见消融区域密度明显降低。术后两个月复查，原肝 S6 肿瘤完全灭活。（图 3-8-3）

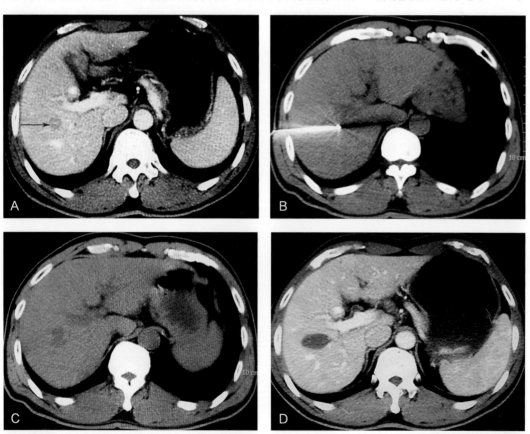

图 3-8-3　小肝癌射频消融治疗

A. CT 示肝 S6 结节，直径约 2.5cm，考虑小肝癌；B. CT 引导射频消融治疗；C. 消融术后即刻扫描，CT 示消融区密度明显降低；D. 消融术后两个月复查，CT 示原肝 S6 肿瘤区域未见肿瘤残留

2. 病例二　患者女性,36 岁,原发性肝癌。CT 示肝右叶巨大肿物,大小约 10.0cm×8.5cm。由于患者肝内肿瘤巨大、血供丰富,经讨论后决定予 TACE 联合微波消融治疗。5 次 TACE 后肿瘤体积缩小,但病灶仍有较大活性区域,遂在 CT 引导下对残留活性病灶行多针多位点微波消融治疗。消融术后两个月,PET-CT 示肿瘤区域未见放射性核素浓聚,肿瘤完全灭活(图 3-8-4)。

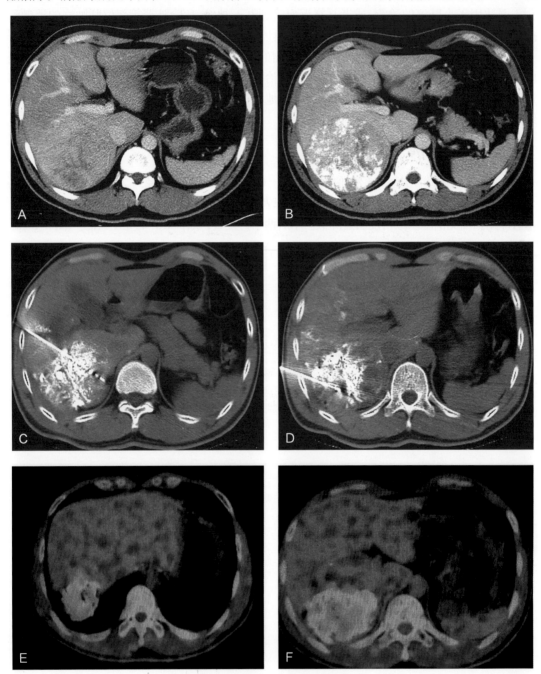

图 3-8-4　巨块型肝癌微波消融治疗

A. CT 示肝右叶巨大肿物,大小约 10.0cm×8.5cm,考虑巨块型肝癌;B. TACE 后复查,CT 示肿瘤体积稍缩小(9.0cm×6.4cm),但病灶仍有大量活性区域残留;C、D. CT 引导下多针多位点微波消融治疗;E、F. 微波消融术后两个月复查,PET-CT 示肿瘤内未见放射性核素浓聚

3. 病例三　患者女性，72岁，结肠癌术后肝转移。CT示肝左叶转移灶紧邻胃壁，与胃壁分界不清。结肠癌术后腹腔明显粘连，胃肠道位置相对固定，不能有效避开热损伤。为避免损伤胃壁，经讨论后决定行CT引导下冷冻消融术。术中可见冷冻消融边界清晰，消融灶完全覆盖肿瘤，并未累及胃壁。术后两个月复查，患者无明显不适，CT示肝左叶病灶完全灭活（图3-8-5）。

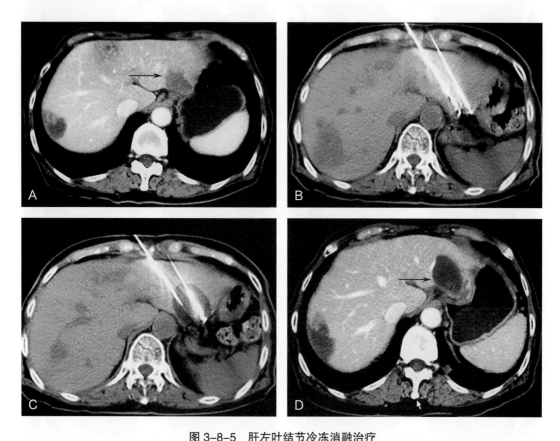

图3-8-5　肝左叶结节冷冻消融治疗

A. CT示肝左叶结节，紧邻胃壁，与胃壁分界不清；B. CT引导下冷冻消融治疗；C. 术中CT扫描，冷冻消融区域边界与胃壁分界清晰；D. 消融术后两个月复查，CT示肝左叶病灶未见活性残留

4. 病例四　患者女性，62岁，肝癌术后复发。CT示肝S8病灶，大小约2.8cm×3.0cm。肝S8小肝癌合并肝硬化，适合选择射频及微波消融治疗；但是病灶邻近膈顶，射频与微波消融术中无法良好判断消融范围，无法有效避免膈肌损伤。经过手术评估及讨论认为患者目前肝内肿瘤较小，冷冻消融需要覆盖的范围小；而且患者目前肝功能及止血凝血正常，能够良好的代偿冷冻消融消耗的血小板。再者冷冻消融治疗边界清晰，能够良好判断消融边界与膈肌的距离，避免膈肌损伤。遂决定行CT引导下冷消融治疗。术后1个月复查，肿瘤完全灭活，未见膈肌穿孔。（图3-8-6）

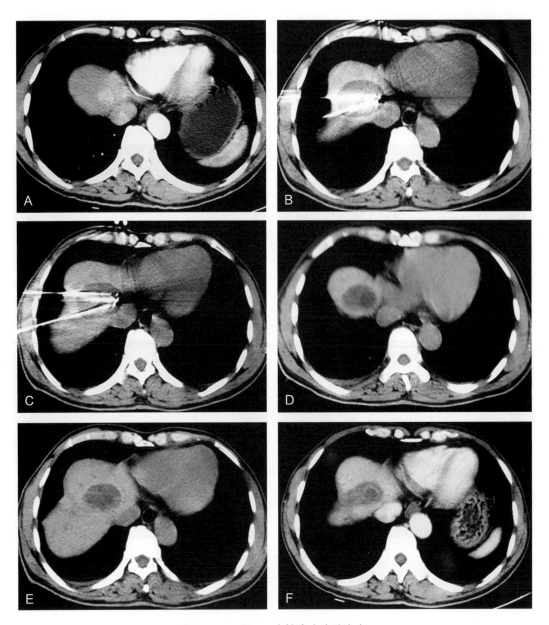

图 3-8-6 肝 S8 病灶冷冻消融治疗

A. CT 示肝 S8 结节,大小约 2.8cm×3.0cm,紧邻膈肌;考虑肝癌术后复发;B、C. CT 引导下冷冻消融治疗;
D、E. 消融术后即刻扫描,CT 示消融区域边界清晰,完整覆盖 S8 病灶;F. 消融术后 1 个月复查,CT 示肝 S8
病灶未见明显活性,未见膈肌穿孔征象

(范卫君 齐 翰)

参 考 文 献

[1] BRACE C L,DIAZ T A,HINSHAW J L,et al.Tissue Contraction Caused by Radiofrequency and Microwave
Ablation:A Laboratory Study in Liver and Lung.Journal of Vascular & Interventional Radiology,2010,21(8):

1280–1286.

［2］ 杨平平, 叶欣. 微波消融技术及临床应用研究进展. 泰山医学院学报, 2010, 31 (4): 308–312.

［3］ HOPE WW, SCHMELZER TM, NEWCOMB WL, et al.Guidelines for Power and Time Variables for Microwave Ablation in an In Vivo Porcine Kidney.Journal of Surgical Research, 2009, 153 (2): 263–267.

［4］ BRACE C L, LAESEKE P F, VAN DER WEIDE D W, et al.Microwave ablation with a triaxial antenna: results in ex vivo bovine liver.IEEE Transactions on Microwave Theory and Techniques, 2005, 53 (1): 215–220.

［5］ SHOCK S A, MEREDITH K, WARNER T F, et al.Microwave Ablation with Loop Antenna: In Vivo Porcine Liver Model.Radiology, 2004, 231 (1): 143.

［6］ AHMED M, BRACE CL, LEE FT, et al.Principles of and Advances in Percutaneous Ablation.Radiology, 2011, 258 (2): 351–369.

［7］ SANTOS RS, GAN J, OHARA CJ, et al.Microwave Ablation of Lung Tissue: Impact of Single–Lung Ventilation on Ablation Size.Annals of Thoracic Surgery, 2010, 90 (4): 1116–1119.

［8］ 李虹义, 魏振军, 郝从均. 微波消融对正常家猪各级支气管及伴随结构的影响. 生物医学工程与临床, 2009, 13 (5): 391–394.

［9］ LEVEEN HH, WAPNICK S, PICCONE V, et al.Tumor eradication by radiofrequency therapy.Responses in 21 patients.JAMA, 1976, 235 (20): 2198–2200.

［10］ MCGAHAN JP, BROWNING PD, BROCK JM, et al.Hepatic ablation using radiofrequency electrocautery. Invest Radiol, 1990, 25 (3): 267–270.

［11］ MCGAHAN JP, BROCK JM, TESLUK, et al.Hepatic ablation with use of radio–frequency electrocautery in the animal model.J Vasc Interv Radiol, 1992, 3 (2): 291–297.

［12］ GOLDBERG SN, GAZELLE GS, SOLBIATI L, et al. Radiofrequency tissue ablation: increased lesion diameter with a perfusion electrode.Acad Radiol, 1996, 3 (8): 636–644.

［13］ LIVRAGHI T, GOLDBERG SN, MONTI F, et al. Saline–enhancedradio–frequency tissue ablation in the treatment of liver metastases.Radiology, 1997, 202 : 205–210.

［14］ SOLBIATI L, GOLDBERG SN, IERACE T, et al. Hepatic metastases: percutaneous radio–frequency ablation with cooled–tip electrodes.Radiology, 1997, 205 (2): 367–373.

［15］ LENCIONI R, GOLETTI O, ARMILLOTTA1 N, et al. Radio–frequency thermal ablation of liver metastases with a cooled–tip electrode needle: results of a pilot clinical trial.Eur Radiol, 1998, 8 : 1205–1211.

［16］ DICKSON JA, Calderwood SK. Temperature range and selective sensitivity of tumors on hyperthermia: a critical review.Ann NY Acad Sci, 1980, 335 : 180–205.

［17］ HINES–PERALTA A, SUKHATME V, REGAN M, et al.Improved tumor destruction with arsenic trioxide and radiofrequency ablation in three animal models.Radiology, 2006, 240 (1): 82–89.

［18］ AHMED M, BRACE CL, LEE FJ, et al.Principles of and advances in percutaneous ablation.Radiology, 2011, 258 (2): 351–369.

［19］ CHU, K.F.AND D.E.DUPUY, Thermal ablation of tumours: biological mechanisms and advances in therapy. Nat Rev Cancer, 2014, 14 (3): 199–208.

［20］ WILLIS WT, JACKMAN MR, BIZEAU ME, et al.Hyperthermia impairs liver mitochondrial function in vitro. Am J Physiol Regul Integr Comp Physiol, 2000, 278 (5): R1240–R1246.

［21］ WHEATLEY D.N., C.KERR AND D.W.GREGORY, Heat–induced damage to HeLa–S3 cells: correlation of viability, permeability, osmosensitivity, phase–contrast light–, scanning electron–and transmission electron–microscopical findings.Int J Hyperthermia, 1989, 5 (2): 145–162.

［22］ DROMI SA, WALSH MP, HERBY S, et al.Radiofrequency ablation induces antigen–presenting cell infiltration and amplification of weak tumor–induced immunity.Radiology, 2009, 251 (1): 58–66.

［23］ ZERBINI A, PILLI M, LACCABUE D, et al.Radiofrequency thermal ablation for hepatocellular carcinoma stimulates autologous NK–cell response.Gastroenterology.2010, 138 (5): 1931–1942.

［24］NIJKAMP MW，BORREN A，GOVAERT KM，et al.Radiofrequency ablation of colorectal liver metastases induces an inflammatory response in distant hepatic metastases but not in local accelerated outgrowth.J SURG ONCOL，2010，101（7）：551-556.

［25］DEN BROK MH，SUTMULLER RP，VAN DER VOORT R，et al.In situ tumor ablation creates an antigen source for the generation of antitumor immunity.Cancer Res，2004，64（11）：4024-4029.

［26］YUEW，WANGS，Ultrasound guided percutaneous microwave ablation of benign thyroid nodules：safety and imaging follow-up in 222 patients.Eur J Radiol，2013，82（1）：e11-16.

［27］MUNEEB AHMED，MD.Image-guided Tumor Ablation：Standardization of Terminology and Reporting Criteria—A 10-Year Update. Radiology，2014，273：241-260.

［28］BRACE CL.Microwave tissue ablation：biophysics，technology，and applications.Crit Rev Biomed Eng，2010，38（1）：65-78.

［29］LUBNER MG，BRACE CL，HINSHAW JL，et al.Microwave tumor ablation：mechanism of action，clinical results，and devices.J Vasc Interv Radiol，2010，21（8 Suppl）：S192-203.

［30］HE N，WANG W，JI Z，et al.Microwave ablation：An experimental comparative study on internally cooled antenna versus non-internally cooled antenna in liver models.Acad Radiol，2010，17（7）：894-899.

［31］YU X，LIU F，LIANG P，ERA AD，et al.Microwave ablation assisted by a computerised tomography-ultrasonography fusion imaging system for liver lesions：An ex vivo experimental study.Int J Hyperthermia，2011，27（2）：172-179.

［32］ANDREANO A，HUANG Y，MELONI MF，et al.Microwaves create larger ablations than radiofrequency when controlled for power in ex vivo tissue.Med Phys，2010，37（6）：2967-2973.

［33］BRACE CL，DIAZ TA，HINSHAW JL，et al.Tissue contraction caused by radiofrequency and microwave ablation：a laboratory study in liver and lung.J Vasc Interv Radiol，2010，21（8）：1280-1286.

［34］HARARI CM，MAGAGNA M，BEDOYA M，et al.Microwave Ablation：Comparison of Simultaneous and Sequential Activation of Multiple Antennas in Liver Model Systems.Radiology，2016，278（1）：95-103.

［35］范卫君，叶欣.肿瘤微波消融治疗学.北京：人民卫生出版社，2012.

［36］叶欣，范卫君，王徽，等.热消融治疗原发性和转移性肺部肿瘤专家共识（2017年版）.中国肺癌杂志，2017，20（7）：433-445.

［37］CARBERRY GA，NOCERINO E，CRISTESCU MM，et al.Microwave Ablation of the Lung in a Porcine Model：Vessel Diameter Predicts Pulmonary Artery Occlusion.Cardiovasc Intervent Radiol，2017，40（10）：1609-1616.

［38］SONG Z，QI H，ZHANG H，et al.Microwave ablation：Results with three different diameters of antennas in ex vivo bovine and in vivo porcine liver.J Cancer Res Ther，2017，13（5）：737-741.

［39］SEBEK J，CURTO S，BORTEL R，et al.Analysis of minimally invasive directional antennas for microwave tissue ablation.Int J Hyperthermia，2017，33（1）：51-60.

［40］YE X，FAN W，WANG H，et al.Expert consensus workshop report：Guidelines for thermal ablation of primary and metastatic lung tumors（2018 edition）.J Can Res Ther，2018，14：（2）：730-743.

［41］金苏敏.制冷技术及其应用.北京：机械工业出版社，1999.

［42］刘静.低温生物医学工程学原理.北京：科学出版社，2007.

［43］ABDO J，CORNELL DL，MITTAL SK，et al.Immunotherapy plus cryotherapy：potential augmented abscopal effect for advanced cancers.Front in Oncol，2018，8：85.

［44］HINES-PERALTA A，HOLLANDER CY，SOLAZZO S，et al.Hybrid radiofrequency and cryoablation device：pre-liminary results in ananimal model.J Vasc Interv Radiol，2004，15：1111-1120.

［45］中国抗癌协会肿瘤介入学专业委员会，上海市抗癌协会实体肿瘤聚焦诊疗专业委员会.影像导引肝脏恶性肿瘤多模态消融治疗技术专家共识.临床肝胆病杂志，2018，34（10）：2098-2102.

［46］杨武威，尉承泽.肝细胞肝癌的微创消融治疗.中华肝脏外科手术学电子杂志，2012，1（2）：132-137.

［47］ 沈维道,童钧耕.工程热力学.第5版.北京:高等教育出版社,2016.

［48］ ERINJERIJP,THOMASCT,SAMOILIAA,et al.Image-guided thermal ablation of tumors increases the plasma level of Interleukin-6 and Interleukin-10.J Vasc Interv Radiol,2013,24:1105-1112.

［49］ DEN BROK MH,SUTMULLER RP,NIERKENS S,et al.Efficient loading of dendritic cells following cryo and radiofrequency ablation in combination with immune modulation induces anti-tumour immunity.Br J Cancer,2006,95(7):896-905.

［50］ BENZON B,GLAVARIS SA,SIMONS BW,et al.Combining immune check-point blockade and cryoablation in an immunocompetent hormone sensitive murine model of prostate cancer.Prostate Cancer Prostatic Dis,2018,21(1):126-136.

［51］ WANG C,WANG H,YANG W,et al.Multicenter randomized controlled trial of percutaneous cryoablation versus radiofrequency ablation in hepatocellular carcinoma.Hepatology,2015,61(5):1579-1590.

［52］ 张积仁.氩氦刀冷冻消融治疗肿瘤.中国肿瘤,2007,16(5):335-337.

［53］ 王洪武,杨仁杰.肿瘤微创治疗技术.北京:北京科学技术出版社,2007.

［54］ FRY WJ,FRY FJ.Fundamental neurological research and human neurosurgery using intense ultrasound.1960,ME-7166-181.

［55］ CROWLEY JM.Electrical breakdown of bimolecular lipid membranes as an electromechanical instability.Biophys J,1973,13(7):711-24.

［56］ TSONG TY.Electroporation of cell membranes.Biophys J,1991,60(2):297-306.

［57］ GOLDBERG A,YARMUSH ML.Nonthermal irreversible electroporation:fundamentals,applications,and challenges.IEEE Trans Biomed Eng,2013,60(3):707-714.

［58］ PECH M,JANITZKY A,WENDLER JJ,et al.Irreversible electroporation of renal cell carcinoma:a first-in-man phase I clinical study.Cardiovasc Intervent Radiol 2011,34(1):132-138.

［59］ FORNER A,REIG M,BRUIX J.Hepatocellular carcinoma.Lancet(London,England),2018,391(10127):1301-1314.

［60］ OHNISHI K,YOSHIOKA H,ITO S,et al.Prospective randomized controlled trial comparing percutaneous acetic acid injection and percutaneous ethanol injection for small hepatocellular carcinoma.HEPATOLOGY,1998,27(1):67-72.

［61］ LENCIONI R.Loco-regional treatment of hepatocellular carcinoma.Hepatology(Baltimore,Md),2010,52(2):762-773.

［62］ 吴沛宏,黄金华,罗鹏飞.肿瘤介入诊疗学.北京:科学出版社,2005.

［63］ 李家平,杨建勇,陆骊工.肝癌微创介入治疗学.北京:人民卫生出版社,2016.

［64］ 程永德,程英升,颜志平.常见恶性肿瘤介入治疗指南.北京:科学出版社.2013.

［65］ GOLDBERG SN,SOLBIATI L,HAHN PF,et al.Large-volume tissue ablation with radio frequency by using a clustered,internally cooled electrode technique:laboratory and clinical experience in liver metastases.Radiology,1998,209(2):371-379.

［66］ LAESEKE PF,SAMPSON LA,FREY TM,et al.Multiple-electrode radiofrequency ablation:comparison with a conventional cluster electrode in an in vivo porcine kidney model.J Vasc Interv Radiol,2007,18(8):1005-1010.

［67］ KNAVEL EM,HINSHAW JL,LUBNER MG,et al.High-powered gas-cooled microwave ablation:shaft cooling creates an effective stick function without altering the ablation zone.AJR Am J Roentgenol,2012,198(3):W260-W265.

［68］ SHUICHIROSHIINA,RYOSUKETATEISHI,TORU ARANO.Radiofrequency Ablation for Hepatocellular Carcinoma:10-Year Outcome and Prognostic Factors.Am J Gastroenterol,2012,107:569-577.

［69］ YONGPING YANG,CHUNPING WANG,YINYING LU,et al.Outcomes of ultrasound-guided percutaneous argon-helium cryoablation of hepatocellular carcinoma.J Hepatobiliary PancreatSci,2012,19:674-684.

［70］ HINSHAW L,MEGHAN G,LUBNER,et al.Percutaneous Tumor Ablation Tools:Microwave,Radiofrequency,or Cryoablation—What Should You Use and Why ? RadioGraphics,2014,35 :1344-1362.

［71］ YU J,LIANG P,YU X,et al.A comparison of microwave ablation and bipolar radiofrequency ablation both with an internally cooled probe:results in ex vivo and in vivo porcine livers.Eur J Radiol,2011,79 :124-130.

［72］ SHADY W,PETRE EN,GONEN M,et al.Percutaneous radiofrequency ablation of colorectal cancer liver metastases:factors affecting outcomes-a 10-year experience at a single center.Radiology,2016,278 :601-611.

［73］ MORIMOTO M,NUMATA K,KONDOU M,et al.Midterm outcomes in patients with intermediate-sized hepatocellular carcinoma:a randomized controlled trial for determining the efficacy of radiofrequency ablation combined with transcatheter arterial chemoembolization.Cancer,2010,116(23):5452-5460.

［74］ PENG ZW,ZHANG YJ,CHEN MS,et al.Radiofrequency ablation with or without transcatheter arterial chemoembolization in the treatment of hepatocellular carcinoma:a prospective randomized trial.J ClinOncol,2013,31(4):426-432.

［75］ WARLICK CA,LIMA GC,ALLAF ME,et al.Clinical sequelae of radiographic iceball involvement of collecting system during computed tomography-guided percutaneous renal tumor cryoablation.Urology,2006,67(5):918-922.

第四章

肝脏肿瘤消融治疗的麻醉

近年来,消融治疗在肝癌治疗中发挥着越来越重要的作用,由于其具有治疗时间较短、创伤小、术后恢复快、对患者肝功能影响小、能尽量保存有功能的肝组织等优势,已经成为继手术切除、TACE治疗后的第三大肝癌治疗手段。在此过程中,肝脏肿瘤消融治疗的麻醉方法和围手术期管理策略也得到迅速发展,而随着围手术期麻醉策略的优化,也在一定程度上推动了肝脏肿瘤消融治疗的发展,使得病情较重或者高龄患者施行复杂的消融治疗成为可能。肝脏肿瘤消融的治疗途径主要有经皮、经腹腔镜手术和经开腹手术三种。麻醉方案可根据治疗途径选择穿刺点局部麻醉、静脉麻醉、区域阻滞麻醉和全身麻醉等麻醉方式。

第一节　肝脏肿瘤消融治疗麻醉的一般问题

肝脏肿瘤经皮消融治疗时,主要经超声、CT、MRI等设备引导,CT和MRI等只能在医院的特定场所应用,因此麻醉医师需要在手术室以外的环境中对患者实施麻醉。无论在手术室内或手术室外,麻醉的基本原则和要求是相同的,即确保患者生命安全、舒适和为检查操作提供方便。

一、麻醉场所

在手术室外进行肝癌消融治疗时,麻醉医师必须先勘查麻醉场所,手术室外场所的诸多特点增加了麻醉实施的难度。这些特点包括:不合理的布局、不熟悉的麻醉设备、手术操作造成的麻醉并发症以及可获得的帮助距离遥远等。

手术室外的麻醉场所往往是为了其最初功能而设计,而麻醉需要的器材或设备是后来添加的,因此,一些地点在设计时没有考虑到麻醉的需要,空间有限。此外,麻醉医师和患者之间被影像引导设备及治疗设备所阻碍;麻醉器材和药品放置空间有限,取用不便,造成安全隐患。所以麻醉医师在麻醉期间要尽可能接近患者,这就需要在麻醉前了解现场布局,做好相应的准备。此外,这些地点往往远离手术室,麻醉医师需与不经常接触麻醉工作的人员一起协作,相互配合的机会少,在发生紧急情况或麻醉仪器故障时较难得到适当的帮助。因此,事先与这些科室人员进行计划和沟通是保证麻醉安全的关键。

二、辐射场所工作安全

辐射暴露是放射诊疗室特有的危害,在放射诊疗室工作时,所有医护人员都必须注意辐射安全,尽可能采取防范措施,避免辐射暴露。应当安装放射测定器以监测辐射剂量。保障医护人员必要安全,限制辐射暴露的方法有:穿戴适当的铅围裙和甲状腺保护围脖,使用移动铅玻璃屏,采用创新技术如视频监测、监测数据远程成像,从而可远程调控麻醉。

在 MRI 室内最主要的风险就是磁场对相关物品的影响,可能出现对置入型生物器材及其他铁磁性成分的吸引,伤害患者和工作人员以及损坏设备等。所有工作成员必须了解各类磁环境下工作的潜在危险,了解常规铁磁性物品及常见体内植入物的性能,了解麻醉相关物品的磁兼容性。应接受规范的安全培训,了解 MRI 环境下工作的特殊性,熟悉工作制度并进行严格的安全筛查。在操作过程中需注意以下几方面:①金属物品如剪刀、钢笔、钥匙、听诊器、氧气筒等,可以飞向扫描仪造成患者和工作人员的伤害;②置入体内的含有铁磁性的生物装置或其他物品发生移位和功能异常,包括弹片、加强气管导管、植入式自动心脏除颤仪以及植入式生物泵,体内安装起搏器、动脉瘤夹闭的金属夹、血管内有金属丝和子宫内金属节育环等;③一些永久性的眼线在强磁场下会造成对眼睛的刺激作用。

第二节　肝脏肿瘤消融治疗的术前评估与准备

需接受肝脏肿瘤消融治疗的患者通常合并不同程度基础肝脏疾病,也可合并影响外科决策的不良健康状况或全身疾病,为提高手术麻醉安全性,麻醉医师需要在手术麻醉前针对患者全身健康状况进行充分评估,并尽可能加以维护和纠正。目前我国大多数医院正逐步开展麻醉术前评估门诊,对于需要接受肝脏消融治疗的患者,可通过麻醉术前评估门诊进行手术风险评估及预警,完善相关术前检查和准备,实施患者教育,从而节约患者住院时间、保障围手术期安全、加速康复,同时还有助于降低手术当日取消发生率。

一、术前评估

进行肝脏肿瘤消融治疗的患者往往存在各种合并疾病,而未经病情优化处理即实施手术,会为患者带来很大风险。因此,麻醉医师应详细、全面了解患者病史,特别是要掌握肝脏疾病及其合并疾病病史。通过对临床表现、血常规、肝肾功能、电解质、凝血功能、心血管功能状态等详细检查与分析,初步评估肝脏功能,准确评估患者的手术风险,制订相应的麻醉预案。

(一) 美国麻醉医师协会分级

1941 年 Meyer Saklad 等首先提出根据患者全身健康情况与疾病严重程度,对患者术前情况进行 7 级评估分级。1963 年,Robert Dripps 对上述评估分级加以修正为 5 级,并被美国麻醉医师协会(ASA)引用,定名为"ASA 体格情况分级"(american society of anaesthesiologists physical status classification)。1980 年 ASA 评分再度更新,将脑死亡患者的器官捐赠者列为 ASA 第 6 级。ASA 分级是最目前常用的术前风险评估方法(表 4-2-1)。ASA Ⅰ、Ⅱ级患者麻醉和手术耐受力良好,麻醉经过平稳;Ⅲ级患者麻醉有一定危险,麻醉前准备要充分,对麻醉期间可能发生的并发症要采取有效措施,积极预防;Ⅳ级患者麻醉危险性极大,即使术前准备充分,围手术期死亡率仍很高;Ⅴ级为濒死患者,麻醉和手术都异常危险,不宜行择期手术。

表 4-2-1　ASA 分级

分级	定义	举例(包含但不限于以下内容)	围手术期死亡率 /%
ASA Ⅰ	正常健康患者	健康、不吸烟、不饮酒或少量饮酒	0.06~0.08
ASA Ⅱ	合并轻微系统疾病	轻微的系统性疾病,没有实质性器官功能限制。例如:现吸烟者、社交饮酒者、孕妇、肥胖(30kg/m² <BMI<40kg/m²)、糖尿病 / 高血压控制良好、轻度肺部疾病患者	0.27~0.40
ASA Ⅲ	合并严重系统性疾病	实质性器官功能受限;合并一种或多种中度到重度疾病。例如:糖尿病 / 高血压控制较差、COPD、病态肥胖(BMI≥40kg/m²)、活动性肝炎、酒精依赖或酗酒、心脏起搏器植入后、心脏射血分数中度下降、终末期肾病进行定期规律透析、早产儿孕龄 <60 周、心肌梗死、脑血管意外、短暂性脑缺血发作病史或冠状动脉疾病 / 冠脉支架植入(发病至今超过 3 个月)	1.82~4.30
ASA Ⅳ	合并严重系统性疾病,危及生命安全	例如:近 3 个月内发生过心肌梗死、脑血管意外、短暂性脑缺血发作或冠状动脉疾病 / 冠脉支架植入,合并心肌缺血或严重心脏瓣膜功能异常、心脏射血分数重度下降、脓毒症、DIC、ARD 或终末期肾病未接受规律透析	7.80~23.0
ASA Ⅴ	濒死患者,如不进行手术则无生存可能	例如:胸 / 腹主动脉瘤破裂、严重创伤、颅内出血合并占位效应、缺血性肠病面临严重心脏病理改变或多器官 / 系统功能障碍	9.40~50.7
ASA Ⅵ	已宣布脑死亡的患者,准备作为供体对其器官进行取出移植		

分级中加上 "E" 代表急诊手术

　　ASA 分级是在手术前对患者全身状态的评估,对临床工作有一定的指导作用,但 ASA 分级并未包含对困难气道、药物过敏等潜在影响患者围手术期安全问题的评估,也无法完全预测患者手术风险大小。在临床实践过程中,还要从患者的基础疾病、手术方式、麻醉管理等多方面来评估风险并制订应对措施。通过良好的术前评估,可以识别高危患者,以保证其可得到相应治疗,降低围手术期风险。

具有以下情况可列为高危患者：①既往出现过麻醉后不良结局；②可能的困难气道；③误吸风险；④可能存在全身性过敏反应的风险（例如，明显的药物或乳胶过敏）；⑤可能存在恶性高热风险；⑥异常出血或凝血倾向，包括深静脉血栓形成的风险；⑦最近6个月内出现过心肌梗死；⑧最近3个月内发生过脑卒中；⑨重度慢性阻塞性肺疾病；⑩糖尿病、高血压或精神疾病控制不佳等。

（二）运动能力

作为术前评估的一部分，应该询问所有患者的运动能力。运动能力是总体围手术期风险的一个重要决定因素，运动耐量高的患者通常风险较低。美国心脏病学会/美国心脏协会（american college of cardiology/american heart association，ACC/AHA）关于术前心脏评估的指南推荐：无论计划的手术操作其风险如何，运动能力良好的患者[至少4个代谢当量（metabolic equivalents，METs）]出现主要术后并发症的风险较低。可通过一些日常活动来评估患者能否消耗≥4METs。能耗≥4MET$_s$的活动包括：爬一段楼梯，爬上山丘，在地面上以4km/h的速度步行或在家进行重体力劳动（表4-2-2）。

表4-2-2 不同体力活动时的代谢当量

完成的内容	代谢当量/MET
照顾自己	1
吃饭、穿衣或上厕所	2
以2~3km/h的速度在平地步行1~2个街区	3
在家里做轻度体力劳动如扫地或者洗碗	4
爬一层楼梯或者攀登一座小山坡	5
以4km/h的速度在平地步行	6
能短距离跑步	7
干重活（拖地板或搬家具等）	8
能参加中等度体育活动（高尔夫球、保龄球、跳舞、双打网球、投垒球或足球等）	9
参加较强运动（如游泳、单打网球、打篮球、踢足球或滑雪等）	10

（三）Child-Pugh 肝功能评分

1973年，Pugh在Child-Turcotte分级的基础上，以综合评分的方式评价肝功能，提出了肝功能的Child-Pugh分级标准（表4-2-3），即：肝性脑病、腹水、血清总胆红素、血清白蛋白浓度及凝血酶原时间5个指标的不同程度，分为三级：A级为5~6分；B级为7~9分；C级为10~15分。Child-Pugh肝功能评分不需要借助特殊工具，方便、简单，是最常用、最基本的肝功能状况评估指标。一般认为肝功能Child-Pugh C级，且经护肝治疗无法改善者，是肝脏肿瘤消融治疗的禁忌证。

表 4-2-3　Child-Pugh 分级标准

临床生化指标	1 分	2 分	3 分
肝性脑病（级）	无	1~2	3~4
腹水	无	轻度	中、重度
总胆红素 /($\mu mol \cdot L^{-1}$)	<34	34~51	>51
白蛋白 /($g \cdot L^{-1}$)	>35	28~35	<28
凝血酶原时间 /s	<4	4~6	>6

二、术前准备

（一）麻醉设备

为保证麻醉安全，肝脏肿瘤消融治疗麻醉的基本条件和设备应包括：①供氧源；②吸引器；③废气排除系统；④必要的麻醉装备、药物和监护仪器；⑤电源接头；⑥照明；⑦足够的操作空间；⑧急救设备，如除颤仪、急救药品以及包括其他急救设备的急救车；⑨通信联络设备等。但由于各种治疗场所的环境不同，这些麻醉的基本条件有时存在一定差异。一些麻醉场所不具备管道气体、吸引器和独立电源，因此，麻醉医师必须熟悉麻醉机的瓶装气源，在施行麻醉之前熟悉并检查麻醉机的使用。麻醉机应具有基本安全性能，包括无供氧报警、性能良好的流量挥发罐，必须配有接地电源插座等。监护仪也需检查用电安全和导线接地情况。其他电器设备也常常给患者带来潜在危险，并且对监护仪造成干扰。由于缺乏专供麻醉和监护用的独立电源，所以监护仪需要进行适当的接地处理，或通过三线三脚电源插头接地。

（二）麻醉监测

恰当的围手术期监测是麻醉安全的保障。在肝脏肿瘤消融治疗的全过程中始终有一位训练有素的麻醉医师在场，并持续监测并评估患者的氧合、通气、循环等变化情况。对于接受全身麻醉的患者还需持续监测吸入氧浓度并开启低浓度报警；采用脉搏氧饱和度监测患者氧合情况；监测患者通气情况；采用呼气末二氧化碳确定气管插管的正确位置；开启呼吸回路脱开报警功能；通过持续心电图、无创 / 有创血压监测等监测患者循环状态。CT 和 MRI 操作室为了保护其设备，室内温度通常较低，预计或怀疑患者体温变化时应监测体温。

（三）术前禁食

患者在接受镇静、镇痛药物或全身麻醉时，保护性的呛咳及吞咽反射会减弱或消失。对于择期手术患者，术前恰当的禁食和禁水时间，可以充分保障患者围麻醉期的安全性。但是，不适当的禁食禁水时间，又可能增加患者口渴、饥饿等不适感，甚至是低血糖或脱水。2017年，美国麻醉医师学会（ASA）发布了《健康患者择期手术前禁食及降低误吸风险的药物使用实践指南》，规定了不同类型的液体、固体食物，手术麻醉前建议的最短禁食时间（表 4-2-4）。该最短禁食时间对以下患者可能不适用或需调整，如孕妇、肥胖、糖尿病、食管裂孔疝、胃食管反流病、肠梗阻、接受胃肠外营养以及困难气道患者。

表 4-2-4　手术麻醉前建议禁食时间

食物种类	最短禁食时间 /h
清饮料	2
母乳	4
婴儿配方奶粉	6
牛奶等液体乳制品	6
淀粉类固体食物	6
油炸、脂肪及肉类食物	可能需更长时间,一般应 ≥ 8

第三节　肝脏肿瘤消融治疗的麻醉方法

经皮肝脏肿瘤消融治疗在临床开展初期,多在局部麻醉下实施治疗。随着一系列高效能、低不良反应的麻醉药物在临床上的应用,包括静脉麻醉在内的多种麻醉方案也广泛应用于经皮肝脏肿瘤消融治疗,目前可采用的麻醉方案包括局麻复合静脉麻醉、区域阻滞麻醉和全身麻醉等。经腹腔镜手术和经开腹手术的肝脏消融治疗,创伤较大,需要肌肉松弛,牵拉反应也较重,麻醉方法一般选择气管内插管的全身麻醉。不同的麻醉方法各有其优缺点,选用时应根据治疗的类型,结合患者肝功能等具体情况作全面考虑,药物应选择对肝脏毒性和患者血流动力学影响较小的药物。

一、局部麻醉

局部麻醉是指在患者神志清醒的状态下,应用局部麻醉药暂时阻断手术区域的神经传导的麻醉方式。感觉神经被阻滞时,产生局部的痛觉及感觉的抑制或消失;运动神经同时被阻滞时,产生肌肉运动减弱或完全松弛。这种阻滞是暂时且完全可逆的。经皮肝脏肿瘤消融治疗中的局部麻醉主要是指局部浸润麻醉。广义的局部麻醉还包括椎管内麻醉和周围神经阻滞麻醉等区域阻滞麻醉方法。

局部麻醉的应用取决于患者的配合程度以及患者的并存疾病,这种麻醉方法相对简单安全,与全身麻醉相比,对患者的生命体征干扰较小。但仅接受局部麻醉的患者在手术刺激增大时,往往会有发热、流汗、剧烈疼痛及恐惧等不适体验,在消融位置靠近肝包膜和 / 或膈肌以及消融时间较长时尤为明显。此外,治疗过程会受到特殊或变异的解剖位置、医师的熟练程度和患者配合度等因素影响,可能需多次穿刺才能准确到达靶组织中心,在此过程中,可引起穿刺疼痛、腹膜刺激以及内脏牵涉痛等,使得部分患者难以耐受手术。

(一) 局部浸润麻醉

将局麻药沿手术切口分层注射于手术区的组织内,阻滞组织中的神经末梢,称为局部浸润麻醉。操作时,在穿刺点进针,进入皮内以后推注局麻药液,形成橘皮样皮丘,再向皮下组织逐层注入局麻药。膜面和肌膜下神经末梢分布较多,可适当加大局麻药量,必要时可提高浓度。注入组织的局麻药液需要有一定容积,使其在组织内形成张力性浸润,从而神经末梢广泛接触,以增强麻醉效果。皮肤表面感染及癌肿部位不宜使用局部浸润麻醉。

各种局麻药均可用于局部浸润麻醉,但持续时间各不相同,可根据麻醉所需持续时间来选择局麻药。合用肾上腺素可延长所有局麻药的麻醉持续时间。浸润面积较大时,为防止局麻药毒性反应,可降低局麻药浓度以避免用药量超过各局麻药的限量。局部浸润麻醉常用局麻药限量及持续时间见表4-3-1。值得注意的是,如果局部麻醉在一定的时间内没有出现对应的麻醉效果,需要重新行局部麻醉,此时应该考虑局麻药总量,或者果断改为全身麻醉。

表4-3-1　局部浸润麻醉常用局麻药

药物名称		浓度 /%	普通溶液		含肾上腺素溶液	
			最大剂量 /mg	持续时间 /min	最大剂量 /mg	持续时间 /min
短时效	普鲁卡因	0.5~1.0	800	15~30	1 000	30~60
	氯普鲁卡因	1.0~2.0	800	15~30	1 000	30~90
中时效	利多卡因	0.5~1.0	300	30~60	500	120~360
	甲哌卡因	0.5~1.0	300	45~90	500	120~360
	丙胺卡因	0.5~1.0	500	30~90	600	120~360
长时效	布比卡因	0.25~0.5	175	120~240	225	180~420
	罗哌卡因	0.1~1.0	200	120~360	225	180~420

最大剂量基于70kg成人

（二）椎管内麻醉

椎管内麻醉是将局麻药注入椎管内的不同腔隙,使脊神经所支配的相应区域产生麻醉作用,包括蛛网膜下腔阻滞麻醉和硬膜外阻滞麻醉两种方法。肝脏肿瘤消融治疗患者一般采用连续硬膜外阻滞麻醉。但经皮肝脏肿瘤消融治疗多在手术室外进行(B超室或CT室),该环境的无菌条件一般不适合行硬膜外穿刺,因此也限制了这种麻醉方式的应用。

(1)硬膜外阻滞的穿刺方法:穿刺体位有侧卧位及坐位两种,临床上主要采用侧卧位。肝脏肿瘤消融治疗的穿刺点一般选择胸8~胸10棘突间隙。硬膜外阻滞穿刺术有直入法和旁入法两种。胸8~胸10棘突呈叠瓦状,间隙狭窄,穿刺较困难,一般多采用旁入法。老年人棘上韧带钙化、脊柱弯曲受限制者,一般也采用旁入法。

(2)硬膜外阻滞的禁忌证:硬膜外阻滞的禁忌证主要包括①低血容量:失血、血浆或体液丢失,导致低血容量,机体常常通过全身血管收缩来代偿以维持正常的血压,一旦给予硬膜外阻滞,其交感阻滞作用使血管扩张,可迅速导致严重的低血压;②穿刺部位感染:可能使感染播散;③菌血症:可能导致硬膜外脓肿;④低凝状态:容易引起硬膜外腔出血和硬膜外腔血肿。

(3)硬膜外阻滞的常用药物:用于硬膜外阻滞的局麻药包括利多卡因、布比卡因及罗哌卡因。利多卡因起效快,5~12分钟即可发挥作用,常用浓度为1%~2%,成年人一次最大用量为 400mg。布比卡因常用浓度为 0.5%~0.75%，4~10 分钟起效，可维持 4~6 小时。罗哌卡因毒性低，其常用浓度为 0.5%~1%，10~20 分钟起效，持续时间为 4~6 小时，总剂量可用至 150~200mg。硬膜外穿刺置管成功后，即应注入试验剂量 3~5ml，目的在排除误入蛛网膜下腔的可能；此外，从试验剂量所出现的阻滞范围及血压波动幅度，可了解患者对药物的耐受性以指导继续用药的剂量。观察 5~10 分钟后，如无蛛网膜下腔阻滞征象，可每隔 5 分钟注入 3~5ml 局麻药，直至阻滞范围满足手术要求为止；也可根据临床经验一次性注入预定量，用药的总和即首次总量，也称初量，一般需 15~20ml，之后每 40~60 分钟给予 5~10ml 或追加首次用量的 1/3~1/2，直至手术结束。

（三）周围神经阻滞麻醉

周围神经阻滞麻醉是指将局麻药注射到外周神经干（丛）附近，通过暂时阻断神经冲动的传导，使该神经所支配的区域达到手术无痛的方法，是临床上广泛应用的麻醉方法之一。适用于肝脏肿瘤消融治疗的周围神经阻滞麻醉方法包括：腹横肌平面阻滞、椎旁阻滞和竖脊肌平面阻滞等。

（1）周围神经阻滞的穿刺方法：传统上神经阻滞需要借助于局部解剖的体表标志、动脉搏动、针刺感觉异常及神经刺激器等探查定位技术寻找神经。但是，随着近年来超声影像学的不断进步和超声技术的广泛应用，麻醉医师在神经阻滞中使用超声引导，可清晰看到神经结构及神经周围的血管、肌肉、骨骼及内脏结构；进针过程中可提供穿刺针行进的实时影像，以便在进针同时随时调整进针方向和进针深度，从而更好地接近目标结构；注药时可以看到药液扩散，甄别无意识的血管内注射和无意识的神经内注射；此外，有证据表明，与神经刺激器相比，使用超声引导可缩短感觉阻滞的起效时间，提高阻滞成功率，减少穿刺次数，减少神经损伤。

根据反射回声波量的不同，解剖组织结构会显示出不同的回声图像。含水量高的组织，超声波容易传导通过，因此表现为低回声图像（黑或暗），如血管；而骨和韧带可阻挡声波的传导，因此表现为强回声图像（白或亮）。神经周围各种组织和穿刺针超声图像特征如下：①神经，横断面低回声，呈黑色，纵轴高回声，呈白色条带；②静脉，无回声，呈黑色，探头轻压呈压缩性改变；③动脉，无回声，呈黑色，但可搏动；④筋膜或纤维膈，高回声，呈白色；⑤肌肉，横断面低回声，呈黑色，纵轴高回声，呈白色条带；⑥肌腱，高回声，呈白色；⑦局麻药，无回声，呈黑色；⑧穿刺针，高回声，呈白色，穿刺过程中可见针动态改变（图 4-3-1）。

（2）周围神经阻滞的禁忌证：凝血功能异常的患者，如服用抗凝血药物、血友病的患者，以及穿刺部位有感染、肿瘤、严重畸形和对局麻药过敏者应作为周围神经阻滞的禁忌证。

（3）椎旁阻滞：椎旁阻滞是将局麻药注射到出椎间孔的脊神经根附近（椎旁间隙），可阻滞通过此间隙的感觉、运动和交感神经，从而达到同侧躯体的镇痛与麻醉的目的。椎旁阻滞除适用于肝脏肿瘤消融治疗，还可用于手术的术后镇痛。椎旁阻滞能维持更稳定的血流动力学和等效的镇痛作用，因此适用于不能耐受硬膜外麻醉阻断双侧交感神经所致低血压的患者。

肝脏消融治疗时采用椎旁阻滞最常见的并发症是气胸，其发生率与阻滞的节段数和操作者的经验有关。对于脊柱侧弯患者和肺气肿患者，操作过程中易刺破胸膜。因此在操作中，如果注药前回抽时有空气，需要进行 X 线检查。此外，还包括阻滞失败、穿刺针误入血管、损伤肋间神经等。局麻药向头侧或尾侧扩散，有出现霍纳氏综合征及上下肢感觉改变可能性，多为一次性注入大量局麻药引起,因此对于手术范围较广的患者,可实施多节段小剂量注射。对于凝血功能处于临界值的患者,椎旁阻滞较硬膜外镇痛更为安全,但仍应谨慎考虑患者的凝血功能是否适用。

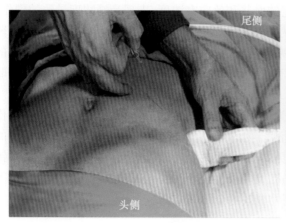
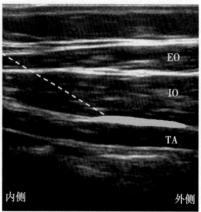

图 4-3-1　超声引导下腹横肌平面阻滞
EO:腹外斜肌;IO:腹内斜肌;TA:腹横肌

二、麻醉性监护

局部麻醉联合使用静脉镇静和镇痛药物通常被称为麻醉性监护(monitored anesthesia care,MAC)。MAC 技术适用于经皮肝脏肿瘤消融治疗患者,可减轻在仅接受局部麻醉时的疼痛,消除患者因较长时间手术、体位固定和制动所产生的不舒适感觉,解除患者对手术的恐惧与焦虑和保持术中患者有一定程度的遗忘,这种麻醉方法已逐步受到患者和手术者的欢迎。

MAC 的要求,包括术前评估、术中监测和术后恢复应与全身麻醉完全一样。随着手术操作和手术刺激程度的变化,有时患者的镇静水平会迅速加深,患者意识消失,难以唤醒,有发生气道阻塞、低氧血症和反流误吸的危险。因此使用该麻醉方法时,更要加强麻醉期间监测及术前对患者的评估。

(一)MAC 的适用范围

决定选择 MAC 技术时需考虑的因素包括:手术需要的镇静程度;如果需要立即控制气道,麻醉人员是否方便控制气道;患者是否愿意且能够在操作全程中静卧不动、配合及沟通。一般不适用于 ASA 健康状况分级为 V 级的患者,有未得到适当控制、可能威胁生命的循环与呼吸系统疾病患者以及有镇静药物过敏及其他严重麻醉风险者。

(二)MAC 的药物选择

MAC 技术实施所选择药物应根据不同手术或操作的要求,选择不同的镇痛及镇静药。目前没有任何一种药物或剂量适用于所有患者,单纯使用镇静药物可能只适用于一部分患者,而其他患者则需加用阿片类镇痛药。

常用药物有阿片类镇痛药,如吗啡、芬太尼、舒芬太尼;静脉麻醉药丙泊酚、依托咪酯;NMDA 受体阻断剂,氯胺酮;α2- 肾上腺受体激动剂,右美托咪定;苯二氮䓬类药物,咪达唑仑等。其中短效阿片类镇痛药瑞芬太尼和丙泊酚以其独特的药效学特点在 MAC 技术中得到较广泛的应用。

(三) 给药技术

单次或重复的负荷量可导致不稳定的血浆和效应室浓度,表现为峰浓度导致的副作用、易变化的镇静水平和不稳定的血流动力学。最初的负荷量加持续输注维持,导致血浆药物浓度的持续增加,需要多次改变输注速率来维持目标镇静水平,特别是在手术时间较长的患者。这些问题可由靶控输注解决,它基于药代动力学模型、微处理器控制的计算方法来驱动给药。

以往经典的算法中,将血浆浓度作为靶点,可以得到良好的结果。而将效应室浓度作为靶点,可以使药物快速起效和较好的预测药物的效应。效应室镇静方法可以使效应室的镇静药物浓度更快地达到有效浓度,维持更长的时间,并且可以稳定而快速地到达所需的镇静水平。效应室内丙泊酚达到 0.4~0.8μg/ml、瑞芬太尼达到 0.5~1.0ng/ml 可在大多数情况下产生满意的镇静。缓慢的滴定可以处理药物药效的个体间差异。

(四) 临床常用镇静药物

目前临床常用镇静药物包括:

1. 右美托咪定　右美托咪定镇静的负荷剂量为 0.5~1.0μg/kg,输注时间为 10~15 分钟;维持速率为 0.2~0.7μg/(kg·h),可合用适量芬太尼、舒芬太尼或瑞芬太尼,但需注意可能引起上呼吸道梗阻和严重心动过缓甚至心跳骤停。

2. 丙泊酚　丙泊酚镇静的负荷量 20~50mg(0.2~1.0mg/kg)后,最初的输注速度为 3mg/(kg·h)。丙泊酚联合阿片类药物将是一个较好的选择,能明显减少丙泊酚的用量,如给予瑞芬太尼维持 200~400μg/h。根据镇静的水平和不良反应情况来决定药物的输注速率。

3. 咪达唑仑/芬太尼镇静

(1) 咪达唑仑镇静:采用滴定法给予,60 岁以下成年患者的初始剂量为 1~2mg,于操作开始前 5~10 分钟给药,3 分钟后作镇静深度评定,未达到相应深度时追加 1mg,3 分钟后再次评定,直至达到预期镇静深度。年龄超过 60 岁的患者,咪达唑仑滴定剂量应减半。

(2) 咪达唑仑 - 芬太尼镇静/镇痛:将咪达唑仑 5mg 和芬太尼 0.1mg 混合,用生理盐水稀释到 10ml,根据患者情况开始予以 1~2ml 静脉推注,直至中度镇静/镇痛(或 OAA/S 评分 3~4 分)。也可将咪达唑仑 5mg 和舒芬太尼 25μg 混合,稀释 10ml 联合使用。

(五) 实施 MAC 的注意事项

1. 患者的镇静深度可能超出开始预计的深度,故应确保所有的镇静患者接受监测且复苏措施在位。

2. 在实施镇静过程中,患者常会在毫无征兆的情况下从当前的镇静深度突然转入另一层次的镇静深度,特别是:①多种药物联合,最后一种镇静/麻醉药物虽然剂量小,但可能发挥协同作用,产生严重呼吸抑制/停止或心血管抑制;②在某些情况下,区域麻醉起效时间延长,手术开始时由于麻醉作用不完善而给予较多镇静/麻醉药物,但术中效果好转,多余的镇静/麻醉药物导致严重呼吸抑制/停止或心血管抑制;③手术结束后匆忙送患者离开手术室,而药物的主要镇静作用仍存在,但手术刺激已经大为减轻,易发生呼吸抑制;④在临床区域麻醉镇静/镇痛过程中,静脉通路不通畅可导致药物在管路中蓄积,导致镇静不全或静脉通路不畅被解除后镇静药物突然大量进入患者体内,易导致呼吸、循环意外的发生。

3. 如果手术开始局部麻醉效果不完全,严禁在没有气道保护、呼吸没有监测的情况下,使用大剂量镇静/镇痛药完成手术,此时应果断改为全身麻醉。

4. 由于老年人药代与药效动力学的改变、对药物的反应性增高、全身生理代偿功能降低以及伴有多种疾病,镇静/麻醉药物的种类及剂量均应认真斟酌。老年患者,尤其是高龄患者应该采用滴定的方法使用镇静镇痛药物。

三、全身麻醉

2018 年中国抗癌协会肿瘤介入学专业委员会与上海市抗癌协会实体肿瘤聚焦诊疗专业委员会共同发布的《影像导引肝脏恶性肿瘤多模态消融治疗技术专家共识》中,推荐经皮肝脏肿瘤消融治疗也可采用全身麻醉。全身麻醉可使患者达到催眠/意识丧失、镇痛、适宜肌松或制动状态,并阻断自主神经和感觉神经对伤害性手术刺激的反应,满足手术需要。全身麻醉有 3 个不同阶段:诱导、维持和苏醒。

(一)诱导和气道管理

1. 诱导前准备 由于所有的麻醉诱导药物和辅助药物都可能会引起呼吸抑制,所以有必要进行高级气道管理准备。吸引器和各种类别的标准和替代气道设备应随时可用,包括大小合适的面罩、若干大小和类型的喉镜、经口和经鼻气管导管、若干尺寸的声门上气管导管及探条。喉镜替代设备也应立即可用,尤其是估计存在困难气道时。应准备好常规使用的麻醉药物,治疗常见并发症和急症的药物也应随时可用。

2. 诱导药物选择 全身麻醉的诱导可以用静脉和/或吸入性药物完成,为了使任何一种麻醉药物的总剂量降至最低,从而减少药物相关副作用的发生率,通常会使用多种药物来完成麻醉诱导,成人患者常首选静脉诱导。一般会给予镇静催眠药(如丙泊酚、依托咪酯、氯胺酮),并辅以一种或多种静脉药物,如阿片类镇痛药、利多卡因和/或苯二氮䓬类药物。如果拟行气管插管,还要给予神经肌肉阻断药。麻醉药呈现量效反应,随着剂量渐进式增大,镇静和麻醉程度逐步加深,患者气道反射和通畅性、心血管功能和肌张力抑制也逐渐加深。

(1)静脉麻醉药物

1)丙泊酚:丙泊酚起效迅速、患者苏醒快,以及具有止吐、止痒和抗癫痫的特性。所以它是大多数患者的首选麻醉诱导药物。丙泊酚的成人诱导剂量为 1~2.5mg/kg。由于丙泊酚呈依赖性地降低前负荷、后负荷和心肌收缩力,但心率极少受到影响,因此使用丙泊酚时可使血压和心输出量降低,对于年龄较大的患者和易于出现低血压的其他患者(如低血容量或血流动力学不稳定的患者),丙泊酚的总诱导剂量应减少,并逐渐调整其剂量。

2)依托咪酯:依托咪酯常被用于血流动力学不稳定患者的全身麻醉诱导,原因是它不会引起血管扩张、心肌抑制或心率改变。依托咪酯的成人诱导剂量为 0.2~0.3mg/kg。由于皮质下脱抑制作用,依托咪酯诱导期间常见不自主的肌阵挛活动,可通过预先使用阿片类药物和/或苯二氮䓬类药物减轻这种副作用。

3)氯胺酮:氯胺酮常用于低血容量或血流动力学不稳定患者的全麻诱导,因为它可使大部分患者的血压升高、心率加快和心输出量增加。氯胺酮静脉麻醉诱导剂量为 0.5~2mg/kg。在易于出现心肌缺血(如严重冠状动脉疾病)的患者中,氯胺酮的拟交感神经作用会引起心率和血压升高,这可能导致心肌氧供与氧需之间出现有害的不平衡。此外,氯胺酮可增加颅内压,因此,应避免将氯胺酮作为颅内压增高患者的诱导药物。

(2) 吸入麻醉药物

1) 七氟烷:七氟烷具有较低的血和组织溶解度,起效迅速,通过面罩短暂吸入高浓度七氟烷(如7%~8%),患者意识丧失的时间可只需60秒。这也使七氟烷可从血流中被快速清除,患者能迅速苏醒。七氟烷的气味极小、无刺激性并具有强效的支气管扩张特性,所以它是最常被使用的吸入性麻醉药物。

2) 地氟烷:地氟烷具有较低的组织和血溶解度,这使得其起效迅速且患者苏醒较快。然而,由于它具刺激性,可引起气道刺激(如咳嗽、唾液分泌、屏气和喉痉挛,所以极少被用于通过面罩进行麻醉诱导。尽管地氟烷可产生支气管扩张作用,但较高浓度可能会导致气道阻力增加。因此,地氟烷通常避免用于有支气管痉挛风险的患者。

(3) 阿片类药物:全身麻醉诱导时常会使用阿片类药物(如芬太尼、瑞芬太尼或舒芬太尼),以抑制气道反射(如咳嗽、支气管痉挛),并减轻患者对喉镜和气管内插管的应激反应。此外,阿片类药物能补充镇静作用,减少对静脉麻醉药物和/或吸入麻醉药物的需求。对于经皮肝癌消融治疗的手术,如果计划置入喉罩并在手术过程中保留自主呼吸,则在诱导期间可不给予阿片类药物,以避免出现呼吸暂停。

(4) 神经肌肉阻断药:如果计划实施气管内插管,则在全身麻醉诱导期间会使用神经肌肉阻断药(neuromuscular blocking agent,NMBA)以利于进行喉镜操作。NMBA分为两种类型:去极化和非去极化药物。

1) 去极化NMBA:临床上使用的唯一去极化NMBA为琥珀胆碱,插管剂量为0.6~1.5mg/kg。其起效迅速(<60秒),可提供极好的插管条件,并且作用持续时间短(5~10分钟)。但琥珀胆碱可引起肌痛、高钾血症等不良反应。琥珀胆碱的禁忌证包括:上、下运动神经元损伤,如截瘫、偏瘫;恶性高热病史或家族史,遗传性假性胆碱酯酶异常,重度肾功能衰竭,长期卧床、制动,大面积烧伤,高钾血症,颅内高压,闭角型青光眼,有琥珀胆碱过敏史等。

2) 非去极化NMBA:临床上常用的非去极化NMBA包括罗库溴铵、阿曲库铵和顺式阿曲库铵等:①罗库溴铵是起效时间最快的非去极化NMBA,常用于麻醉诱导,特别是当患者存在琥珀胆碱的相对或绝对禁忌证时;虽然罗库溴铵可在90~120秒后快速起效,但相比于琥珀胆碱的作用持续时间(5~10分钟),罗库溴铵的明显更长,如给予0.6mg/kg后,作用持续时间为30~50分钟,而给予更大剂量1mg/kg后,作用持续时间为60~80分钟。②顺式阿曲库铵起效较慢(4~6分钟),作用持续时间30~60分钟。但由于其通过霍夫曼消除反应清除代谢,不依赖于患者的肝、肾功能,所以常被用于存在显著肝或肾功能不全的患者。

(5) 辅助用药:在全麻诱导期间,通常会使用辅助药物来补充主要麻醉诱导药物的作用。辅助药物包括利多卡因、苯二氮䓬类,以及右美托咪定。在诱导期间,如果有必要维持血流动力学稳定,也常使用血管加压药(如麻黄碱或去氧肾上腺素)。

1) 利多卡因:在麻醉诱导时,可单次静脉注射1~1.5mg/kg的利多卡因,以抑制置入喉镜和气管内插管期间的咳嗽反射,并减轻心动过速和高血压等血流动力学反应。静脉给予利多卡因也能最大程度地减轻大多数麻醉诱导药物(如丙泊酚和依托咪酯)注射时引起的疼痛。

2) 右美托咪定:右美托咪定是一种高度选择性α肾上腺素受体激动剂,具有镇静和镇痛作用。在全麻诱导期间,使用右美托咪定可减轻喉镜操作和气管插管过程中的急性血流动力学反应。

3. 气道管理方法 全身麻醉的气道管理一般可选择气管插管或喉罩维持呼吸道的通

畅。喉罩作为一种声门上的通气装置,是介于气管导管和面罩之间的一种特殊人工气道,术中可保留自主呼吸,也可行机械通气。与气管插管相比,应用喉罩可适当减少全麻药物的用量,可在不使用 NMBA 的情况下顺利置入,有利于加快术后肌力恢复和患者苏醒,降低诱导和苏醒期血流动力学的剧烈波动,避免了 NMBA 和拮抗药的过多使用。但需要注意,喉罩不能完全隔离气道和食管,可能发生误吸,对于饱胃、呕吐、上消化道出血的患者不宜使用。一旦置入气道装置,必须按照以下情况确定其放置正确:①有效的手控通气;②胸廓起伏对称;③通气导管内可见水雾;④气体分析仪可见呼气末 CO_2 波形;⑤如果插入气管内导管,必须排除误插入右主支气管和食管内,可通过双侧呼吸音听诊、胃内无过气声及监测 CO_2 波形进行鉴定。如果无法证实气道装置放置正确,应调整或更换气道装置。

(二) 全麻维持和苏醒

靶控输注技术、静吸复合麻醉、麻醉深度监测以及肌松监测在全身麻醉维持过程中的合理应用,有利于肝脏肿瘤消融尤其是经皮肝癌消融治疗患者的术毕快速苏醒。

1. 全麻维持麻醉药物的选择 总的选择原则:起效迅速、消除快、作用时间短、镇痛镇静效果好、心肺功能影响轻微、无明显副作用和不适感的药物。临床上,丙泊酚、瑞芬太尼、七氟烷和地氟烷等全麻药物,特别适用于肝脏肿瘤消融治疗的麻醉维持。丙泊酚能减少术后恶心呕吐的发生,苏醒质量高,已成为目前应用最广的静脉麻醉药。靶控输注技术的发展使得静脉麻醉药使用更精确、可控性更好。瑞芬太尼是新型超短时效阿片类镇痛药,消除迅速,但术后疼痛的发生时间也相对较早,故应根据手术进程适当联合使用其他镇痛药物。吸入麻醉药如七氟烷和地氟烷因具有容易调节麻醉深度、术中易于维持血流动力学稳定以及苏醒快的特点,而被广泛应用于术中麻醉维持。NMBA 的使用应根据手术情况选择,对于短时间的手术,可选用琥珀胆碱,需要完成气管内插管或在手术时间较长,术中需要肌松时可根据情况选择中、短效的肌肉松弛药。

2. 麻醉苏醒 全身麻醉以后生理功能全面恢复的时期称为全麻苏醒期,可以分为四个阶段:①麻醉深度减浅,感觉和运动功能逐渐恢复期;②出现自主呼吸,通气量逐渐能够满足机体需要期;③呼吸道反射恢复期;④神志清醒,定向力、记忆力及思维能力渐恢复期。如果患者在没有辅助通气的情况下自主通气良好,可以听从简单的指令,如睁眼,且能保护自身气道,则可拔除气管导管或取出喉罩。若全麻结束后超过 90 分钟患者仍然意识不清,对指令动作、定向能力和术前记忆没有恢复,即为苏醒延迟。

(1) 全麻后苏醒延迟的常见原因包括:①麻醉药物过量,全身麻醉药物或其他麻醉辅助药物过量是为全身麻醉后苏醒延迟最常见的原因;②麻醉药物选择和给药时机不当;③麻醉药物与其他辅助药的协同作用;④ NMBA 消除减慢;⑤呼吸衰竭:全麻期间若无有效的呼吸管理,可能有低通气情况存在,将导致患者出现高碳酸血症,严重者可以产生二氧化碳麻醉,导致意识消失;⑥水电解质平衡失调及其他内分泌因素:低血糖、高血糖、酸中毒、电解质紊乱、术中长期低血压、低体温等都可延长患者苏醒时间。

(2) 全麻后苏醒延迟的治疗:对于术后苏醒延迟的患者,应常规监测心电图、血氧饱和度(SpO_2)、呼气末二氧化碳分压($PetCO_2$)、动脉血气、血电解质及肌松情况,以帮助确定苏醒延迟的原因。

1) 检查药物残余效应:对于阿片类药物而言,主要表现为瞳孔缩小和呼吸频率减慢,全麻结束后,如已经充分排出吸入麻醉药,患者仍出现此征象,结合术中用药情况,可试用纳洛酮分次静注 200~400μg,应注意阿片类药物拮抗剂可导致疼痛、高血压、心动过速和急性肺水肿等。如果怀疑苏醒延迟是由于苯二氮䓬类药物(如地西泮、咪达唑仑)引起,则可试用苯二氮䓬类药物特异拮抗剂氟马西尼 0.5mg 静注。对于无法确定的药物原因,原则上不应盲目应用催醒药物,在保证呼吸道通畅的同时,加大液体入量,促进药物排泄,直到药物作用消失。

2)肌松药物残留:患者肌松没有完全恢复时,尽量不要过早拔除气管导管。必要时应用肌松监测仪监测肌松情况,对残余肌松剂作用时间较长的患者应酌情给予拮抗:①胆碱酯酶抑制剂:胆碱酯酶抑制剂新斯的明可竞争性拮抗非去极化 NMBA 的残留阻滞作用,但同时会出现肠蠕动增强、分泌物增多、支气管痉挛和心率减慢等毒蕈碱样胆碱能受体兴奋的不良反应,因此须同时应用抗胆碱药(如阿托品);新斯的明拮抗药剂量为 0.04~0.07mg/kg,最大剂量5mg;②舒更葡糖钠:舒更葡糖钠可选择性、高亲和性地包裹罗库溴铵或维库溴铵分子,经肾脏排出,从而使血液和组织中罗库溴铵或维库溴铵的浓度急剧下降,神经肌肉接头功能恢复常态,可使用 2~4mg/kg 的剂量进行拮抗;临床应用舒更葡糖钠能够明显降低术后肌松药残留阻滞作用的发生率,显著提高罗库溴铵和维库溴铵临床应用的安全性,同时也明显提高麻醉质量。

3)体温:如果考虑术中有导致低体温的原因,术后要常规监测体温,必要时可给予保温措施,一般如体温不低于 34℃,不影响患者术后苏醒。

4)血糖:糖尿病患者的高、低血糖均容易出现苏醒延迟,如有不明原因的昏迷存在,要及时检查血糖。如果血糖低于 3mmol/L,可静脉注射给予 50% 葡萄糖 50ml;如果出现血糖升高,应针对血糖高度在液体中加入相应中和量的胰岛素。

四、麻醉后管理

如果患者在拔管后的自主通气期间仍能维持充足的氧合和通气,被唤醒后可以听从口头指令且血流动力学稳定,则可安全地从手术室转入麻醉后恢复室(post-anesthesia care unit,PACU),而不能在走廊进行简单地留观。

PACU 是现代医院麻醉科的独立医疗单元。它具有以下特点:①靠近手术室或其他实施麻醉或镇静镇痛的医疗场所,以缩短手术后病情不稳定患者的转运时间;②需配备专业人员及相关医疗仪器设备;③为刚结束麻醉和手术的患者在转入普通病房、特护病房或 ICU 前提供监测与治疗。

(一)患者从手术室转入 PACU

患者离开手术区域时,应能够进行充分的通气和氧合,血流动力学稳定等。应由该手术组麻醉科医师、外科医师、手术室护士等护送;麻醉科医师负责指导转运,确保患者安全;估计患者转运过程中情况可能恶化或 PACU 距离手术室较远时,应使用便携式监护仪,辅助吸氧装置,备好抢救药物;转运过程中应注意预防坠床、缺氧,防止人工气道、引流管及导尿管等管道移位及意外脱出。

到达 PACU 时应交接下述事项:①提供完整的麻醉记录;②对术前重要病史、重要的内科合并症及其处理、困难气道、留置导管、术中输血与输液量、特殊用药等情况特别提醒;③外科医师需提供重要的手术细节、开出术后早期医嘱,对特殊外科情况观察如引流量等进行交班;④PACU 医护人员确定安全接管患者后,手术组麻醉科医师才能离开;⑤责任手术医师应留下可及时联络的联系方式。

（二）麻醉恢复期的治疗

1. 术后恶心呕吐（PONV）的防治　对 PONV 高危患者应选用合适的麻醉方法，联合应用不同作用机制的 PONV 防治药物。应考虑药物的起效时间和作用时间，常用药物包括：糖皮质激素、氟哌利多和 5-HT3 受体抑制剂等。

2. 低氧血症　PACU 患者易发生低氧血症（原因包括舌后坠、喉痉挛、反流误吸等），需紧急处理。PACU 医护人员应加强巡视、管理和监护。常用的处理措施包括：氧疗、保持气道通畅、支持呼吸和循环功能、纠正存在的低氧状态。

3. 保持体温　正常室温保持在 24℃左右，注意患者保暖。如患者有低体温的征象（如寒战、肢体末端凉等），应采取主动升温措施，如暖风升温系统和静脉输液加温等。如发现患者体温高于正常，应采取降温措施。

4. 治疗寒战　低体温是寒战的首要原因。除对患者进行加温处理外，必要时可采用药物治疗。哌替啶和曲马多可以作为治疗寒战的一线药物，但应注意观察其导致呼吸抑制、恶心呕吐、意识抑制等副作用。必要时也可以考虑使用右美托咪定。

5. 术后躁动与谵妄　应分析原因（可参考血气分析结果），采用镇静镇痛措施，适时拔除气管导管，充分给氧，防止坠床，必要时请相关科室会诊。

6. 术后疼痛治疗　应该对患者进行疼痛评估并进行个体化的治疗。推荐采用多模式镇痛措施。医护人员应熟悉患者自控镇痛装置的使用，对患者术后留置硬膜外或区域阻滞导管镇痛应进行交接和加强管理。警惕外科医师使用镇痛药与麻醉科术后镇痛措施的叠加作用。

（三）患者转出 PACU

1. PACU 应建立明确评判将患者转出至 ICU、特护病房、普通病房的标准，可参照 Aldrete 评分表（表 4-3-2）或 Steward 苏醒评分表。

2. 患者从 PACU 转入普通病房的基本标准包括：①意识完全清醒。②能维持气道通畅、气道保护性反射恢复，呼吸和氧合恢复至术前基础水平。③循环平稳，没有不明原因的心律不齐或严重出血。心排出量能保证充分的外周灌注。④疼痛和术后恶心呕吐得到控制，并有转出 PACU 后的镇痛措施。⑤体温在正常范围内。⑥提出对术后氧疗和补液的建议。⑦完善所有麻醉后苏醒与恢复早期的记录，包括从 PACU 转出的记录单。⑧患者在 PACU 停留时间不应少于 30 分钟，除非有麻醉科医师的特殊医嘱。

表 4-3-2　Aldrete 评分表

	评估指标	分值
活动	按指令移动四肢	2
	按指令移动两个肢体	1
	无法按指令移动肢体	0
呼吸	能深呼吸和随意咳嗽	2
	呼吸困难	1
	呼吸暂停	0

续表

评估指标		分值
血压	全身血压波动幅度不超过麻醉前水平的 20%	2
	全身血压波动幅度为麻醉前水平的 20%~49%	1
	全身血压波动幅度超过麻醉前水平的 50% 以上	0
意识	完全清醒	2
	可唤醒	1
	无反应	0
SpO_2	呼吸室内空气下 $SpO_2>92\%$	2
	需辅助给氧下维持 $SpO_2>90\%$	1
	即使辅助给氧下 $SpO_2>90\%$	0

注：上述五项总分为 10 分，当患者评分 >9 分，可考虑转出 PACU

（陈万坤）

参 考 文 献

［1］ BLITZ J D, KENDALE S M, JAIN S K, et al. Preoperative Evaluation Clinic Visit Is Associated with Decreased Risk of In-hospital Postoperative Mortality. Anesthesiology, 2016, 125 (2): 280-294.

［2］ SINCLAIR RC, BATTERHAM AM, DAVIES S, et al. Validity of the 6 min walk test in prediction of the anaerobic threshold before major non-cardiac surgery. Br J Anaesth, 2012, 108 (1): 30-35.

［3］ FLEISHER LA, FLEISCHMANN KE, AUERBACH AD, et al. 2014 ACC/AHA guideline on perioperative cardiovascular evaluation and management of patients undergoing noncardiac surgery: a report of the American College of Cardiology/American Heart Association Task Force on practice guidelines. J Am Coll Cardiol, 2014, 64 (22): e77-e137.

［4］ BAYMAN EO, DEXTER F, LAUR JJ, et al. National incidence of use of monitored anesthesia care. AnesthAnalg, 2011, 113 (1): 165-169.

［5］ Strakowski J A. Ultrasound-Guided Peripheral Nerve Procedures. Phys Med Rehabil Clin N Am, 2016, 27 (3): 687-715.

［6］ 中国抗癌协会肿瘤介入学专业委员会, 上海市抗癌协会实体肿瘤聚焦诊疗专业委员会. 影像导引肝脏恶性肿瘤多模态消融治疗技术专家共识. 临床肝胆病杂志, 2018, 10: 2098-2102.

［7］ GAN TJ, DIEMUNSCH P, HABIB AS, et al. Consensus guidelines for the management of postoperative nausea and vomiting. Anesth Analg, 2014, 118 (1): 85-113.

第五章

肝癌的消融治疗

第一节　适应证及禁忌证

随着消融针和消融设备不断更新换代以及消融技术的不断完善和规范,局部消融治疗肝肿瘤的适应证一直在不断拓展,获益于消融治疗的肝肿瘤人群由此呈快速上升趋势。

一、原发性肝癌消融治疗适应证主流标准及评价

2018 年巴塞罗那(BCLC)分期系统及治疗策略指出,消融适合于极早期直径 <2cm 或多发肿瘤个数 ≤ 3 个且单一肿瘤直径 ≤ 3cm 的原发性肝癌。然而从近年大量回顾性和前瞻性研究报告以及临床实际应用结果来看,消融治疗的适应证已超出 BCLC 分期的要求。

2017 年原国家卫计委更新了适合中国国情的《原发性肝癌诊疗规范》,该指南对于肝癌消融治疗的适应证定义如下:①局部消融治疗适用于单个肿瘤直径 ≤ 5cm;或肿瘤结节 ≤ 3 个、最大肿瘤直径 ≤ 3cm;无血管、胆管和邻近器官侵犯以及远处转移(证据等级 1),肝功能分级为 Child-Pugh A 或 B 级的肝癌患者,可获得根治性的治疗效果。对于不能手术切除的直径 3~7cm 的单发肿瘤或多发肿瘤,可联合 TACE(证据等级 1);②对于单发肿瘤直径 ≤ 3cm 的小肝癌多可获得根治性消融,乙醇消融也可能达到同样的目的;③对于无严重肝、肾、心、脑等器官功能障碍、凝血功能正常或接近正常的肝癌,不愿接受手术治疗的小肝癌以及深部或中心型小肝癌,手术切除后复发或中晚期癌等各种原因不能手术切除的肝癌,肝脏转移性肿瘤化疗后、等待肝移植前控制肿瘤生长以及移植后复发转移等患者均可采取消融治疗;④肿瘤距肝门部肝总管、左右肝管的距离应至少为 5mm;⑤对位于肝表面、邻近心膈、胃肠道区域的肿瘤,可选择开腹或腹腔镜下治疗,也可以热消融结合无水乙醇消融;⑥此外,热消融术后进行 TACE 或其他治疗也有可能提高疗效。

由于不同协会的分类标准或"专家共识"较为烦乱,上海仁济医院结合国内外最新临床研究数据将肝肿瘤消融治疗适应证加以修正后分为绝对适应证和相对适应证,以供不同层次医生根据自身实际经验和能力合理选择。

"绝对适应证"是指通过消融治疗完全有潜力达到类似外科切除疗效的患者群体。这是初学者必须遵从的行业规范和标准,一般经过正规技术培训、单纯依靠影像引导下经皮穿刺

消融即可圆满完成。

"相对适应证"是指拥有丰富消融经验和技术者可在其他手段(如人工腹水、人工胸水、液体隔离带等)或其他治疗技术(如 TACE、化学消融、放射性粒子等)辅助下,或通过其他途径(如腹腔镜辅助下或开腹途径下等)单次或有计划分次完成的复杂肝癌的消融治疗,可最大限度保证治疗的有效性和安全性。

1. 绝对适应证

(1)肝功能 Child-Pugh A 级或 B 级;无严重肝肾心脑等器官功能障碍;凝血功能正常或接近正常。

(2)直径≤5cm 的单发肿瘤或最大直径≤3cm 的多发结节(3 个以内)。

(3)早期小肝癌;不愿接受手术治疗的小肝癌;深部或中心型小肝癌;手术切除后复发或中晚期癌等各种原因不能手术切除的小肝癌;符合条件的肝脏转移性小肝癌;肝移植供体等待期控制肿瘤进展以及移植后复发转移的小肝癌。

(4)无血管、胆管侵犯或远处转移。

(5)肿瘤距空腔脏器、肝门部肝总管、左右肝管的距离应至少 5mm。

2. 相对适应证

(1)对于直径≤5cm 的肝癌消融治疗选择:在临床实践中,应该根据患者的一般状况和肝功能,肿瘤的大小、数目、位置决定,以及从事消融治疗的医师的技术和经验,全面考虑后选择合适的初始治疗手段。通常认为,如果患者能够耐受肝切除术,以及肝癌位置表浅或位于肝脏边缘,应首选手术切除。局部消融可作为手术切除之外的另一种治疗选择。对于 2~3 个癌灶位于不同区域或者位居肝脏深部或中央型≤5cm 的肝癌,局部消融可以达到手术切除疗效,获得微创下根治性消融。肿瘤位于膈顶部;距空腔脏器、肝门部肝总管、左右肝管及主要血管距离 <5mm 或直接浸润者。可采取影像引导下经皮穿刺直接消融或配合人工胸水、人工腹水等辅助技术;或联合无水乙醇消融、粒子植入、放疗等其他治疗技术;或选择腹腔镜辅助或开腹途径下进行。

(2)大肝癌(直径 5~10cm):可根据情况选择直接消融治疗或消融联合血管栓塞化疗等介入治疗。

(3)肿瘤数目 >4 个以上,消融总体积小于肝体积的 1/4 :根据患者肝功能状况、肿瘤血管丰富程度等,采取直接消融治疗或联合肝动脉化疗栓塞进行。

(4)伴有静脉癌栓或局限的肝外非重要生命器官转移者:可针对肝癌实施局部消融,针对癌栓或肝外转移灶实施诸如放疗、粒子植入、血管栓塞(化疗)、局部消融等治疗。患者有潜力获得更好的生存期和生活质量。

二、局部消融的禁忌证

2011 年 NCCN 指南关于肝癌热消融的禁忌证定义如下:①位于肝脏脏面,其中 1/3 以上外裸的肿瘤;②肝功能 Child-Pugh C 级,TNM Ⅳ期或肿瘤呈浸润状;③肝脏显著萎缩,肿瘤过大,需消融范围达 1/3 肝脏体积者;④近期有食管(胃底)静脉曲张破裂出血;⑤弥漫性肝癌,合并门脉主干至二级分支癌栓或肝静脉癌栓;⑥主要脏器严重的功能衰竭;⑦活动性感染尤其是胆系炎症等;⑧不可纠正的凝血功能障碍及血象严重异常的血液病;⑨顽固性大量腹水、意识障碍或恶病质;⑩ ECOG 体力状况分级 >2 级(表 5-1-1)。

表 5-1-1　ECOG 体力状况分级

分级	体能状况
0	活动能力完全正常,与起病前活动能力无任何差异
1	能自由走动及从事轻体力活动,如一般家务或办公室工作,但不能从事较重的体力活动
2	能自由走动且生活能自理,但已丧失工作能力,日间不少于一半时间可以起床活动
3	生活仅能部分自理,日间一半以上时间卧床或坐轮椅
4	完全失能,生活完全不能自理,绝对卧床或坐轮椅
5	死亡

三、关于当前适应证和禁忌证标准解读

1. 关于肿瘤大小　目前应用的消融发生器输出功率不同、消融电极形状不同,由此单一位点的有效消融体积也相差较大。

由于大部分恶性肿瘤多缺乏清晰边界,形状欠规则,而欲达到肿瘤"根治",消融灶边缘一般需要超出肿瘤边缘外 0.5~1cm;因此,对于直径 ≤ 3cm 的小肝癌,无论射频还是微波等,理论上单一位点消融即应造成肿瘤完全坏死;3~5cm 者可能需要采取单电极、多针道、多位点消融;而对于直径 >5cm 以上的大肿瘤,可选择单电极或多电极有计划多针道、多平面、多位点叠加消融。通常来讲,一次性安全、彻底消融 8cm 之内大肿瘤无论有效性还是安全性均值得期待,但这对医生的操作技术和治疗经验要求较高。如果肿瘤更大,可采取有计划分次消融方案,使安全性和有效性得到更大保障。

尽管局部消融在肝癌直径上有所突破,但依然反对不分患者具体情况、盲目扩大消融适应证的不良倾向。无论治疗的安全性、有效性还是性价比,无明显包膜的巨大肿瘤消融弊多利少,并不值得提倡。

2. 关于肿瘤数目　多发性肝癌局部消融适应证也存在较大争议。之所以目前国内外主流意见还是将肿瘤数目规定在 3 个以内,主要担心一次性消融过多肿瘤会造成严重并发症。事实上,由于多发性肿瘤的个体大小并不一致,单纯考虑肿瘤数目并不科学,应结合个体肿瘤的直径大小、肝硬化程度、一般身体状况等多因素进行综合评估。

如果肿瘤数目较多而担心患者无法承受一次性消融,且预判联合介入治疗等其他治疗患者具有半年以上的预期生存时间,不妨尝试分次消融以消灭肝内多发肿瘤的姑息治疗策略。这不仅最大限度保证消融治疗的安全性,也可在不影响生存质量前提下使患者获得更长时间的生存。

3. 关于肿瘤部位　现有标准或共识认为,肿瘤应该距离危险脏器或主要胆管等至少 0.5cm 以确保影像引导下经皮消融的安全性,至少对于初学者来说这是非常重要的。但是,从大量研究报道看,如果拥有完善的辅助技术(而不是单纯影像导引下经皮消融一种方式)、操作技术过硬、解剖等临床基础扎实,同时配合有效的联合治疗技术等,高危部位肿瘤并不是消融的禁忌证。

4. 关于近期有食管(胃底)静脉曲张破裂出血　理论上,局部消融对于胃肠道黏膜刺激和门静脉压力的影响比较轻微,尤其数目较少的小肿瘤。如果患者上消化道出血已经完

全愈合,身体状况基本恢复,采取不带任何刺激的全麻或静脉麻醉下消融小肿瘤并无强烈应激反应产生,自然也极少诱发上消化道再次出血。如果因为患者曾经上消化道出血而无休止延误消融时间,或许将彻底失去消融机会。因而必须具体问题具体分析,不应简单列为禁忌。

5. 对于合并门脉主干至二级分支癌栓或肝静脉癌栓的肝癌患者 门静脉或下腔静脉癌栓在原发性肝癌病程中颇为常见,容易引起门脉高压、腹水形成或肝组织供血不全以及肝内外复发转移等。如果肝肿瘤有机会通过消融彻底灭活,而癌栓范围相对局限,完全可以采取消融处理肝内肿瘤,放疗、介入、粒子植入等方法解决癌栓的联合治疗策略。一味放弃有效治疗,简单推荐疗效不佳的靶向药物或其他疗效不确切药物治疗的方式值得商榷。

6. 关于不可纠正的凝血功能障碍及血象严重异常的血液病 该禁忌证的设定是为了防止或降低消融后针道出血,但对于"不可纠正的凝血功能障碍及血象严重异常的血液病"并未给出确切参考指标。原则上,伴有肝硬化的肝癌患者实施消融的基本要求是血小板不低于 $50 \times 10^9/L$,而凝血酶原时间不超过对照值 4 秒,这样的定义似乎更便于参考,但也不是绝对的。但必须明确,导致消融后针道出血的主要因素在于穿刺过程中损伤较粗血管,凝血机制障碍仅为次要因素。临床上确实存在部分肝癌患者在不符合上述凝血指标要求而进行了消融处理,且极少发生针道出血。这可能与肿瘤位置较好(比如在肝实质内)、穿刺者技术高超(一针到位)以及术前特殊准备等因素有关。但这不应成为违反基本要求的理由,谨慎无大错。

总之,局部消融治疗对于肿瘤大小、数目、部位等指标的要求范围可能会随着科技的不断发展而继续不断修正。如果具备各种辅助治疗手段、合理联合其他治疗技术,适合消融的肿瘤大小不是问题,数目不是问题,部位也不是问题。

(翟 博)

第二节　超声引导下肝癌的消融治疗

一、射频消融治疗

(一) 术前准备及治疗计划

1. 术前准备

(1)治疗室准备(适合一般超声介入室或治疗室)

1)配备符合治疗所需超声检查仪、治疗床、射频消融发生器、多功能监护仪等设备。

2)配备心肺复苏的常用设备及急救药品,并由专人定期检查、补充。

3)配备读片装置或影像调阅系统。

(2)治疗器械及物品准备

1)消融治疗包、无菌治疗巾、注射器(各种型号)、一次性腔镜探头套。射频消融包内含弯盘 1 个、止血钳 2 把、布巾钳 4 把、纱布 6~8 块、40ml 量杯 1 个。

2)其他物品准备:超声引导穿刺架(熟练掌握徒手穿刺者不需要)、生理盐水(5% 葡萄糖)、局麻药品、穿刺针等。

（3）患者准备

1）病情评估：①术前明确诊断，必要时行穿刺活检；如果需要为后续药物治疗建立组织学评价或基因检测，则必须留取活检标本；②结合术前最新CT/MRI（1个月之内）影像资料，预先超声检查，了解肿瘤清晰程度，尤其确认部位、大小、周围组织结构等，需要造影辅助者备好造影剂；③充分了解患者全身状况及疾病治疗史，做好各种术前预防措施。

2）手术治疗前准备：①饮食准备。局部麻醉术前无明确禁食要求，建议流食。局部麻醉前需禁食4小时，全身麻醉手术治疗需要术前禁食≥6小时。②麻醉准备。申请麻醉会诊，进一步评估麻醉风险。③向患者及家属告知手术相关原理、过程及可能存在的风险，取得患者及家属的知情同意，签署知情同意书。④其他准备。若合并高血压、心脏病、糖尿病时，需要相应的对症治疗。口服抗凝药物的患者需要在临床医师指导下，手术前停用抗凝药物5天以上。指导患者术前去除身上贵重物品、金属物品交由家属妥善处理，准备腹带、沙袋（或食用盐）以便术后加压包扎用。

3）麻醉评估准备：麻醉准备及麻醉操作一般由专业的麻醉医生进行。

2. 治疗计划

（1）保证消融足够的安全范围：根据肿瘤的大小、浸润范围、位置等，精准定位肿瘤及明确周边毗邻关系，确定能否保证足够"安全消融范围"（即消融灶边缘需超出瘤体边界至少5mm以上）。对于边界不清、形态不规则、血供丰富的瘤体，可适当扩大安全消融范围。

（2）穿刺路径及患者体位的选择：原则上应选择图像清晰、尽量避开较粗大血管和胆管的穿刺路径。呼吸幅度较大的患者，应顺应患者呼吸频率实施穿刺。患者的体位选择以便于超声引导和穿刺操作为原则。

（3）制订适宜消融方案：根据肿瘤体积和消融电极物理参数确定电极数目、穿刺角度、消融位点数目和穿刺针道数目。根据肿瘤大小选择适宜功率和作用时间。

1）直径≤3cm的小肝癌：可选用外径2mm的伞形射频电极（杆状射频电极可能需要多针道穿刺）经瘤体正中穿刺进针，其单一消融位点有潜力达到最大直径4cm以内的消融灶，如果因为肿瘤的不规则性，单一位点无把握获得满意消融范围，也可采取多针道、多位点的消融方式，力争消融直径大于肿瘤直径1cm以上。

消融手术结束的判断标准：①超声强回声汽化范围超过肿瘤周边至少5mm；持续一段时间后，汽化范围较稳定，甚至显现超过肿瘤边缘的"水肿环"样变；②强回声汽化基本消失后，可通过超声造影进一步确认无灌注区大小（图5-2-1）。

小肝癌（≤3cm）采用射频消融治疗已获得较好的长期疗效，有效地延长患者生存期（图5-2-2）。

2）直径3~5cm肝癌：①如果肿瘤毗邻高危部位，宜在图像质量最清晰的情况下优先处理危险区域肿瘤组织，必要时采取水隔离技术或其他辅助手段；②按照术前设计，采取从膈顶侧到足侧（或反方向）、从远侧缘到近侧缘的顺序，多针道、多位点、多角度、多层面的叠加消融，最终使气化带完整覆盖肿瘤边缘至少0.5cm范围；③术后可给予超声造影，评估肿瘤消融范围，如果可疑残留则即刻补充消融治疗，最大限度获得完全消融；④如采用双针消融，两根电极针之间保持平行、间距2.0~2.5cm，有计划地实施多针道、多位点、多角度、多层面叠加消融，直至瘤体达到完全凝固性坏死（图5-2-3）。

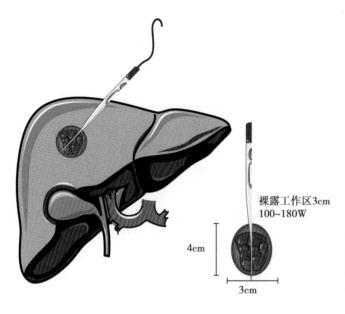

裸露工作区3cm
100~180W

4cm

3cm

图 5-2-1 直径 ≤ 3cm 的小肝癌单针消融示意图

射频消融电极裸露工作区直径约3cm,功率 100~180W,气化范围达到肿瘤边缘以外 0.5~1.0cm 停止消融

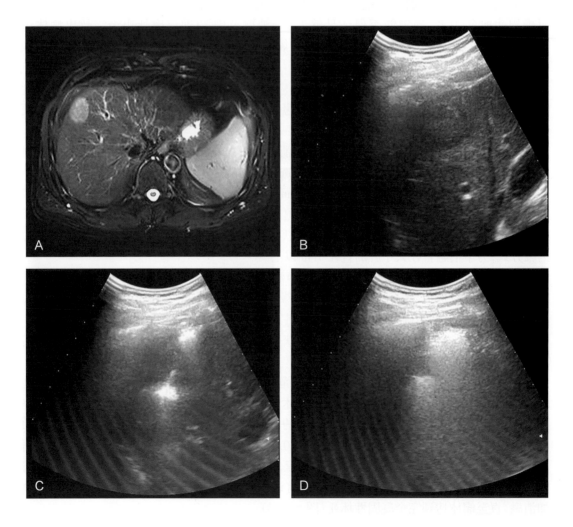

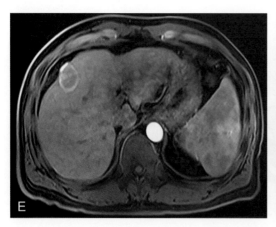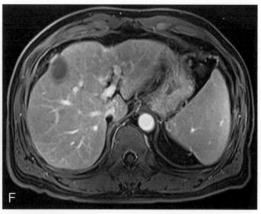

图 5-2-2 小肝癌消融病例

患者男性,58 岁,以"上腹部不适 3 年余"为主诉入院,CT 示肝 S8 稍低密度结节,考虑肝硬化所致。A. 术前 T₂WI 图像示肝 S8 病灶呈高信号;B、C. <3cm 肝癌超声图像,消融针进入瘤体内,消融针尖端端略凸出瘤体后方;D. 射频消融术后超声图像,瘤体完全为强回声覆盖,覆盖范围两边各超出瘤体边缘至少 5mm;E、F. 射频消融术后 3 个月复查 MRI 提示增强扫描无明显强化

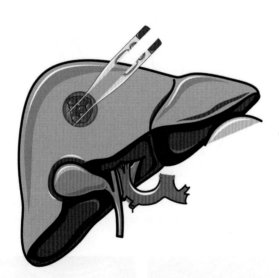

图 5-2-3 直径 3~5cm 肝癌消融治疗布针方案
用两根裸露端均为 3cm 的射频消融电极,两根
射频消融电极平行排列,间距 2.0~2.5cm

3) 直径 ≥ 5cm 的大肝癌:可选用展开外径 4~5cm 的伞形或圣诞树样射频电极、三针捆绑的集簇射频电极或双针射频(平行穿刺,针间距 <2.5cm)。按照横径、纵径、上下径三个方向实施多针道、多位点、多角度、多层面叠加消融,直至肿瘤整体完全为强回声所覆盖(图 5-2-4、图 5-2-5)。

随着射频设备与治疗技术的提高,直径 ≥ 5cm 的大肝癌在联合人工腹水等辅助技术也能有效消融(图 5-2-6)。

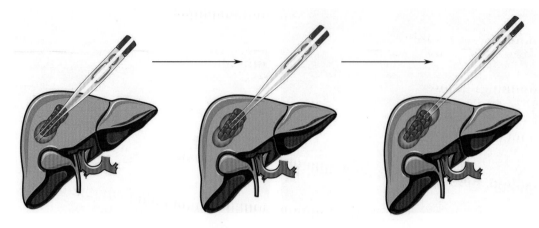

图 5-2-4　直径 ≥ 5cm 的大肝癌多灶重叠消融示意图

　　现根据肿瘤跟肋骨关系,沿肋间隙依次行分层面消融,每个层面根据肿瘤直径,选用两根或多根射频消融电极,先从深方开始消融,达到消融边界后同步向皮肤方向退针,开始浅方区域治疗,直到这个层面肿瘤达到安全消融区域。

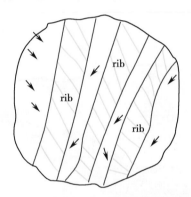

图 5-2-5　直径 ≥ 5cm 的大肝癌多灶重叠消融实例皮肤布针图
一例巨大肝占位患者行射频消融治疗后,体表布针图例(黑色箭头为电极针道,红色标记区域为肋骨)

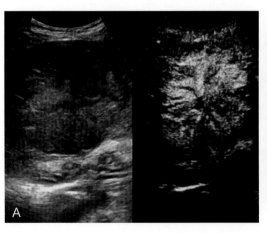
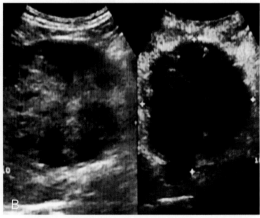

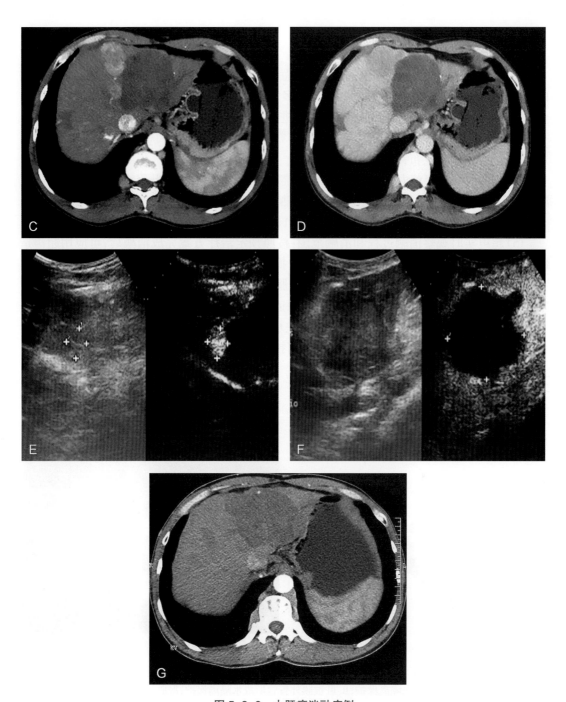

图 5-2-6 大肝癌消融病例

患者男性,48岁,慢性乙肝肝硬化,因"发现肝占位10天"为主诉入院。A.大肝癌术前造影,瘤体呈整体强化;
B.大肝癌术后,即刻造影瘤体内未见强化;C、D.治疗后14个月,局部复发;E.局部复发造影;F.射频消融后
即刻造影,三期无强化;G.术后36个月增强CT图像,动脉期未见明显强化

（二）操作步骤、方法、注意事项

1. 操作步骤

（1）麻醉与消毒铺巾：根据麻醉医生会诊意见及患者肝肿瘤情况选择麻醉方式。肝实质内小肿瘤可选择局麻，包膜下、较大管道旁、多发或大肿瘤尽量选择局部麻醉 + 静脉麻醉或全麻。消毒铺巾严格按照外科手术无菌原则进行，消毒范围需要满足多点穿刺布针需要。

（2）麻醉成功后，再次多切面、多角度超声扫描确认肝癌位置、大小、血供及毗邻关系，确定穿刺点、进针方向及布针方案。

（3）超声引导下穿刺力争一针到位：如果需要调整方向，尽量在肝组织内完成，最大限度减少肝包膜穿刺次数。对于消融定位操作不熟练者，可选用穿刺引导架。

（4）布针结束后，再次超声确认针尖位置，设定合适功率、时间，开始消融。

（5）超声实时观察消融过程和消融范围：按照预定治疗方案完成消融后，可应用超声造影了解消融效果，无需补救性消融后结束整个操作。根据具体情况确定是否需要针道消融。

2. 方法　对于高危部位（距一二级肝管、胆囊、胃肠道等的距离 <5mm）或影像显示不清晰、富血供的肿瘤，需采用某些辅助技术，在保证安全性的前提下提高完全消融率。

水隔离保护技术：通过在肝癌治疗区域注水分离相邻的脏器组织，达到安全、彻底消融。根据肝癌毗邻脏器不同，可采用不同的水隔离技术（图 5-2-7）。

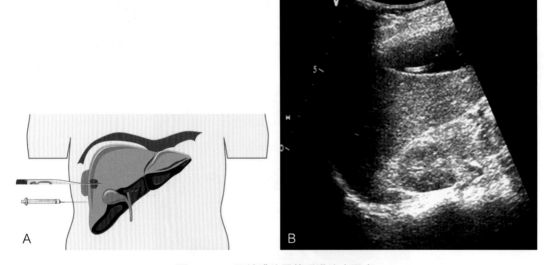

图 5-2-7　肝被膜外置管后灌注水隔离

A. 超声引导下将穿刺针置入肝被膜与腹膜之间，置入 6F 引流管，经引流管注入生理盐水形成水隔离保护；B. 肝被膜外置管形成水隔离保护，肝脏局部受压变形

（1）经腹腔置管人工液腹水隔离：行人工液腹前在穿刺点用探头按压，观察腹膜与肠管是否有相对移动，评估是否腹腔粘连，特别是有腹部手术史的患者。通过向右上腹腹腔留置 6F 引流管，可向腹腔灌注 2 000~3 500ml 的生理盐水或等渗葡萄糖溶液，用于隔离肝肿瘤与空腔脏器，安全彻底消融。对于有腹部手术史的患者，可在局部间隙选用 18G 穿刺针经腹局部注射隔离液，隔离带以 1cm 以上为宜（图 5-2-8）。

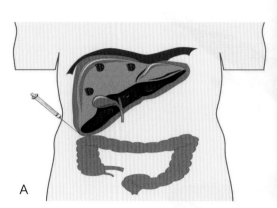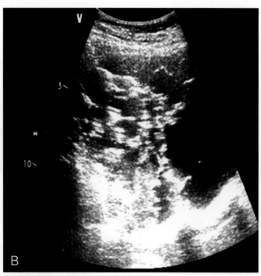

图 5-2-8 腹腔置管人工液腹水隔离

A. 超声引导下经皮穿刺置管于右上腹部,注入生理盐水汇集于肝周,形成范围较大的水隔离带,适用于紧邻胆囊、膈肌、胃肠等多发部位肝肿瘤的消融治疗;B. 既往有腹部手术病史患者,经右上腹置管形成人工腹水后,腹腔粘连带部分被水分离

(2)通过经皮穿刺胆管后,在胆管内留置引流管,间断向引流管内注入 4℃ 左右的生理盐水或葡萄糖水:对胆管形成有效保护,多用于紧邻胆管肝癌的消融治疗。消融时实时监测胆管壁情况,胆管前壁回声一旦变亮,即刻停止消融,测量针道温度,如针道温度未达到预计温度,待胆管回声正常后可再次重复启动消融。

(3)经皮穿刺胆囊置管注水隔离:通过经皮经肝穿刺胆囊后,在胆囊内留置引流管,抽出胆汁后经引流管向胆囊内注水,对胆囊形成有效的保护。多用于紧邻胆囊较大肝癌的消融治疗。

(4)经皮穿刺肝被膜、胃肠或胆囊浆膜注水隔离:肝被膜、胃肠道及胆囊浆膜均为疏松的组织,应用 20G 的穿刺针直接穿刺至肝被膜下、胃肠或胆囊浆膜下,注意注水时穿刺针不能刺入肝实质、胃肠或胆囊黏膜层,注水后形成被膜或浆膜水肿,达到水隔离保护的效果(图 5-2-9)。多用于邻近肝被膜、胃肠道或胆囊旁肝癌的消融治疗。此项操作技术要求较高,穿刺风险较大,不宜常规进行。

(5)杠杆移动保护技术:是通过提拉或撬动电极针尾部,使电极针带动瘤体远离邻近肝脏周围危险脏器。

3. 注意事项

(1)膈顶部突入胸腔、与周围空腔脏器粘连或浸润者不宜超声引导下经皮穿刺消融,建议采用腹腔镜辅助下或开腹途经下消融。也可配合无水乙醇消融或粒子植入等技术进行,即可确保安全性,又能最大限度提高完全消融率。

(2)注重相关并发症的预防、早期诊断和及时处理。

(三)疗效评价

肝癌射频消融治疗后观察肿瘤灭活是否彻底及探查肿瘤残存、复发情况,对于指导下一步治疗及提高治愈率、生存率方面具有重要意义。目前多种影像学方法可通过发现消融后肿瘤内异常血流灌注,来评价消融疗效。

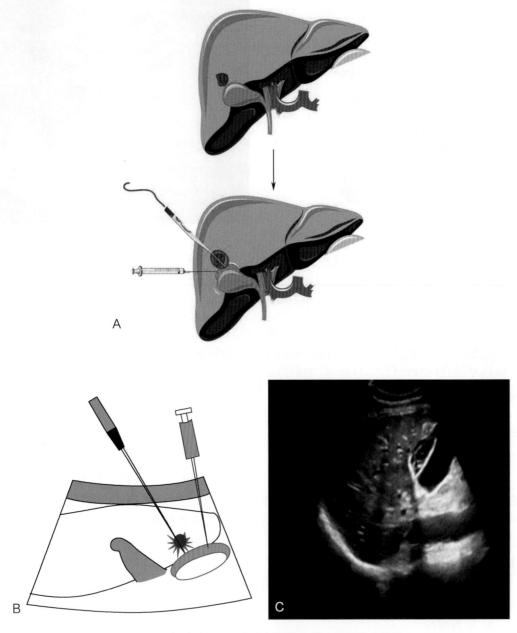

图 5-2-9 超声引导下经皮穿刺胆囊浆膜下穿刺注水技术
A、B.超声引导下胆囊壁人工水肿图示;C.超声引导下经皮穿刺胆囊浆膜下穿刺
注水后实例图,显示胆囊壁水肿增厚,厚度 >1cm

1. 二维超声评价 肝癌消融过程后 24 小时,超声显示术前低回声病灶变成等回声或高回声,热坏死区呈等－低回声,其周围有一条薄的高回声带,而与周围组织呈现明显分界。超声能在一定程度上反映肿瘤凝固坏死程度,但是无法确定病灶内是否残存肿瘤。

2. 超声造影评价　常用的超声造影剂为六氟化硫的微泡,微泡平均直径 2~5μm,是一种微循环造影剂,可通过毛细血管(血池造影剂)微泡经肺排出体外,易代谢,体内半衰期 12 分钟,造影剂用量小(1.2~2.4ml),无明显肝肾毒作用,无需过敏试验。微泡超声造影剂可明显增加超声对组织内血流尤其是低速、细小血流探查的敏感性,达到与增强 CT 相媲美的效果。超声造影可在消融治疗术中,待消融区强回声气化范围减退后进行,及时判断肿瘤坏死情况,反映肝癌局部治疗疗效并指导治疗。消融成功的标志是消融范围完全覆盖肿瘤范围,三期无增强。若肿瘤残余,可表现为动脉期不规则强化,门脉期及延迟期增强消退。消融后周边水肿带一般为环状增强,三期均不减退。

3. CT 评价　增强 CT 可显示肿瘤完全凝固坏死征象——病灶呈完全无强化区,其周边常有一条反差强烈的锐利边缘——热损伤后细胞的炎症反应。

4. MRI 评价　优先推荐。动态 MRI 增强扫描常用于肝癌消融治疗后疗效评价。

5. 临床综合评价　一般采用综合指标评价疗效,包括实验室检查、肿瘤标记物、组织病理学检查以及患者的症状及体征改变等。

二、微波消融治疗

(一) 术前准备及治疗计划

1. 治疗室准备

(1)治疗室配备符合治疗需要的超声检查仪、治疗床、微波消融仪、多功能监护仪等设备。

(2)治疗室应有除颤仪、常规抢救药品、气管插管、负压吸引器等相关器具,并定期由专人检查。应配备氧气管路或氧气瓶等设备备用。

(3)治疗室应具备查询各种影像检查及病历的条件,方便对比并评估患者整体状况及治疗效果。

2. 治疗器械及物品准备

(1)消融手术器械、消毒物品:包括微波消融治疗包、无菌治疗巾、注射器(各种型号)、一次性腔镜探头套。其中微波消融包内含弯盘两个、止血钳两把、布巾钳 4 把、纱布 6~8 块、40ml 量杯一个。

(2)其他物品准备:超声引导穿刺架、生理盐水、局麻药品、穿刺针等。

3. 患者准备

(1)病情评估:需对患者的病情及肿瘤的相关生物学特性进行充分评估。综合评价患者有无相关适应证和禁忌证。评估方法:①经多种影像学检查及临床诊断为肝癌的患者;②多学科 MDT 综合评估肝癌的分期及治疗方案:根据多种影像学检查结果、病理结果及生物学特征,了解患者肝癌的浸润程度、大小及肝脏储备功能,制订治疗方案,预测微波消融的可行性及有效性;并结合 MDT 会诊结果,决定患者是否需要接受综合治疗;③充分了解患者全身状况及疾病治疗史,术前应行血常规、尿常规、肝肾功能检查、AFP、传染病筛查及凝血功能检查,测量血压、血糖,老年患者需常规检查心电图。如上述项目有重大异常,应积极纠正,调整患者的综合情况。对患者的一般状况再行评估合格后再行消融操作(见禁忌证)。以便积极预防、治疗并发症。

(2)手术治疗前准备:①饮食准备。局部麻醉前需禁食 4 小时,全身麻醉手术治疗需要术前禁食 6~8 小时。②麻醉准备。需要申请麻醉会诊,进一步评估麻醉风险。③签署知情同意书。治疗前应向患者及家属告知手术相关原理、过程及可能存在的风险以及其他可替代的治疗方案,与患者及家属充分沟通,取得患者及家属的知情同意,签署知情同意书。④其他准备。指导患者术前去除身上贵重物品、金属物品交由家属妥善处理,准备腹带、沙袋(或食用盐)以便术后加压包扎用。

4. 麻醉评估准备 麻醉准备及麻醉操作一般由专业的麻醉医生进行。

5. 治疗计划 术前应再次浏览患者 CT、MRI 等相关影像学资料,再次亲自为患者进行常规超声检查或超声造影,明确消融目标及其位置,相关毗邻关系。并由专人记录肿瘤数目、大小、浸润范围、位置、周边需要保护的脏器结构及预计的保护措施。肿瘤组织向周边浸润,与部分正常组织交错生长。单纯二维超声难以明确肿瘤的边界,消融术前应常规行超声造影检查,确定肿瘤新生血管的分布情况及向周边组织的浸润范围,根据肿瘤超声造影的强化范围形态及大小制订手术方案及安全边界。根据以上信息制订手术方案,尽量进行一次性适形完全消融。如肿瘤过大或肿瘤数目过多一次不能完全消融,应有目的有计划的分区对肿瘤进行消融,并对本次消融区域进行详细记录,以指导下次手术方案。应在制订手术方案同时考虑到联合治疗措施的相关计划及顺序,如消融同时或序贯联合 TACE 治疗大肝癌等。消融难度系数高肿瘤应建立个体化治疗方案,如大肿瘤或邻近胆囊、胃肠、膈肌的肿瘤,易残留或损伤周围组织,应根据情况拟定术中重要器官的保护方案,如局部注水隔离、人工液腹、人工液胸、胆管置管、冰生理盐水滴注等辅助方案。

(1)保证足够的安全消融边界:根据肿瘤的大小、浸润范围、位置等,精准定位肿瘤及明确周边毗邻关系,确定是否为根治性治疗,能否保证足够安全范围。对边界清的规则瘤体来说,一般安全消融范围应超出肿瘤边界 5mm(即消融直径增加 10mm)。对于边界不清、形态不规则、血供丰富的瘤体,需安全消融范围超出肿瘤边界 10mm。

(2)患者体位的选择:患者体位对协助肝癌消融尤其重要,麻醉前结合多种影像学检查精确肝癌位置,并在超声上清晰显示,可以此时的检查体位作为手术治疗体位。手术治疗体位多为平卧位。如平卧位肿瘤显示不清,可调整为右前斜位或左侧卧位。膈顶部肿瘤消融时,如需要行人工液腹,可头低足高位,促进液体流入膈顶,从而减少灌注液体量。麻醉完成后,由巡回护士协助完成。

(3)穿刺路径及进针方案:穿刺路径原则上与其他肝内非血管内介入操作的原则一致。选择在超声引导下经过正常肝组织的最短路径(所经肝组织的厚度尽量 >10mm),穿刺路径上应尽量避免损伤大血管、胆管,肋间进针较肋缘下进针更便于固定。穿刺过程中,应充分考虑患者呼吸状态的影响,尽量在屏气状态下或者呼吸停顿间隙穿刺进针(全麻患者可通过麻醉医生调节呼吸机来完成短暂的屏气状态)。如患者无法配合呼吸,应嘱患者平静呼吸,可根据患者的呼吸节律调整针道,尽量在同一呼吸时相进针。微波消融天线为多为 15G 粗针,应尽量减少穿刺次数减少出血风险,要求尽量一次进针。如进针偏离目标或进针过深,应先局部消融针道再行退针或调针,以避免出血及针道种植。

(二)操作步骤、方法、注意事项

1. 操作步骤、方法 ①术前详细超声检查(或 CT、MRI),明确肝脏病灶情况,制订合理的进针路径和布针方案。②麻醉方案应视情况选择穿刺点局部麻醉、静脉镇痛、静脉麻醉和气管插管麻醉等镇痛麻醉方式;局部麻醉时最好在超声监测下麻醉肝包膜及包膜下,减轻患者疼痛。③手术区域常规消毒、铺巾。④再次超声定位,确定进针点、进针角度和布针方案。

⑤穿刺应准确定位,避免反复多次穿刺,导致肿瘤种植、损伤邻近组织或肿瘤破裂出血等;如果进针过深,不应直接将消融针退回,而是应该在原位消融后,再退针重新定位,避免肿瘤种植;一般情况下,应先消融较深部位肿瘤,再消融较浅部位肿瘤。⑥参照各种微波消融治疗仪的说明,进行消融治疗,逐点进行;为确保消融治疗的效果,消融范围应力求达到 0.5cm 的安全边界,一针多点的重叠消融方式可以保证消融范围和减少漏空的发生;因肿瘤血供、水分分布均有不同,重叠范围应根据肿瘤消融实际范围调整,第二针消融可紧贴第一针消融气化范围边缘进针,消融完成后,进行针道消融,防止术后出血和肿瘤沿针道种植。⑦治疗结束前再次超声或超声造影扫描肝脏,确定消融范围已经完全覆盖肿瘤,力求有 0.5~1.0cm 的安全消融边界,排除肿瘤破裂、出血、(血)气胸等并发症可能。⑧术后常规禁食、监测生命体征 4 小时,卧床 6 小时以上,注意监测血常规、肝肾功能等。并给予护肝、预防感染、镇痛、止血等治疗,预防并发症的发生;发生并发症应积极处理。

2. **注意事项** 高风险部位肿瘤的微波消融,如肿瘤邻近胆囊、胃肠、胆管、膈肌等或位于第一肝门区、肝包膜下等部位,均为危险部位。这些部位的肿瘤进行微波消融治疗存在热损伤邻近脏器或脉管、肿瘤破裂、出血等风险,因此要特别小心。对于高风险部位的肿瘤,应该尽可能采用人工胸水、人工腹水等特殊方法进行隔离保护后行微波消融术,以便对邻近的脏器进行有力的保护。

(三)疗效评价

1. **疗效判定标准**

(1)治疗后 1 个月复查三期 CT/MRI 或者超声造影,以评价消融疗效。完全消融(complete response,CR):增强 CT/MRI 或者超声造影随访,肿瘤所在区域为低密度(超声表现为高回声),三期未见强化;不完全消融(incomplete response,ICR):增强 CT/MRI 或者超声造影随访,肿瘤病灶内局部动脉期有强化,提示有肿瘤残留,对治疗后有肿瘤残留者,可以进行再次消融治疗,若两次消融后仍有肿瘤残留,则确定为消融治疗失败,应该选用其他的治疗手段。

(2)术后前 1~3 个月复查肝脏增强 CT/MRI 或者超声造影、肝功能、肿瘤标记物等,观察病灶坏死情况和肿瘤标记物的变化。之后每 3 个月复查增强 CT/MRI 或者超声造影、肿瘤标记物等。根据随访结果判断肿瘤复发和进展情况如下:局部肿瘤进展(local tumor progression,LTP):肿瘤完全消融后,在消融灶的边缘出现新的病灶,新病灶与消融灶相连;新病灶(new lesion):肝内其他部位新发生的病灶;远处转移(distant recurrence):出现肝外的转移灶。

2. **超声评估** 常规超声具有实时、操作方便、安全、经济、可重复性强等特点,可显示治疗区回声、大小及边界的变化。彩色多普勒可显示消融区及邻近周边组织血供情况,通过判定血流性质(即动脉样或静脉样血流),进而判断有无病灶残存或复发。完全坏死的肿瘤早期表现为消融区回声强弱不均,边界欠清,范围较原肿瘤区增大,以后逐渐趋于等回声,范围逐渐缩小或不增大,彩色多普勒显示肿瘤内部无明显血流信号。肿瘤局部复发或残留时表现为消融区边缘出现弱回声结节,彩色多普勒可见动脉样血流信号。

超声造影:超声造影能够发现常规超声不能发现的微细血流信号,显示富血供病灶及瘤内血管的敏感性优于增强 CT,能够较客观地评价血液微循环状况,诊断价值堪比增强 MRI。特别是在判定微小病灶性质方面优于常规超声和增强 CT,缺点是视野局限,一次造影只能观察一个或数个病灶,对于位置较深的病灶或者肺气干扰时造影效果不佳。

超声造影观察内容为：①消融灶大小；②动脉期、门脉期消融灶有无增强；③门脉期或实质期、延迟期有无局部异常廓清，廓清范围较血管期是否有扩大；④肝内有无其他异常增强或廓清病灶，即刻评价消融疗效。由于消融区域周围组织热灼伤后产生炎性充血反应，消融后即刻超声造影常见消融灶周围环状强化带，为局部充血反应。有学者建议消融30分钟或4小时以后进行超声造影检查，可减少假阳性。消融后1个月以上，超声造影评价疗效与增强CT效果相当，并可多次、反复应用。

三、高强度聚焦超声消融治疗

(一) 术前准备及治疗计划

1. 常规准备

(1) 采集病史：主诉、症状、现病史、相关基础疾病病史，行为活动状态评分（KPS评分或ECOG评分）。

(2) 体格检查：生命体征、全身体格检查，上腹部专科查体并了解治疗声通道情况（术区有无手术瘢痕，瘢痕宽度、厚度，术区有无放疗史及剂量）。

(3) 常规辅助检查（1周内）：血尿便常规、大便潜血实验，肝、肾功能，出凝血功能，乙肝、丙肝、梅毒、艾滋抗体检测，肿瘤标志物（AFP、CEA、CA7-24、CA19-9等），心电图。

(4) 影像学检查（2周内）：肝脏CT/MRI（平扫+增强），了解病灶大小、部位、数目、周围结构毗邻关系等；建议行胸部CT、头颅CT/MRI、骨扫描，有条件者行PET-CT检查，明确有无肝外转移。

(5) 术前讨论：评估治疗风险，确定治疗方案。

(6) 麻醉医师会诊：评估麻醉风险。

(7) 医患沟通：缓解患者紧张情绪、消除恐惧与顾虑，取得患者配合，交代手术风险、可能出现的并发症及防范措施并签署医患沟通记录、手术知情同意书等法律文书。

2. 专项准备

(1) 皮肤准备：上腹部备皮，备皮范围根据治疗体位选定（右侧卧位范围：上至有乳头、下至肚脐、前至腹正中线、后至脊柱，俯卧位范围：上至有乳头、下至肚脐、左右至相应的腋中线）。

(2) 人工胸水：治疗位于肝脏膈顶部肿瘤，术前需向胸膜腔内注入生理盐水（注射量视肿瘤部位、大小而定，一般为200~1 000ml）以推开肋膈角内的肺组织确保建立安全的声通道。

(3) 留置胃管：治疗肝左叶紧邻胃小弯肿瘤，术前需留置胃管，术中定时通过胃管向胃内注入和抽出生理盐水以避免胃损伤。

(4) 肠道准备：术前3天低渣饮食、术前禁食12小时以上、术前灌肠导泻。

(5) 留置导尿管。

3. 治疗计划

(1) 单发、直径≤3cm的原发性肝癌：可行单纯HIFU或HIFU联合TACE/肝动脉栓塞（transarterial embolization，TAE）。

(2) 多发病灶或单发、直径>3cm的原发性肝癌：建议HIFU联合TACE/TAE。

(3) 对化疗敏感的转移性肝癌：HIFU联合辅助化疗（根据原发肿瘤类型选择敏感性化疗方案）或HIFU联合TACE/TAE。

(4)合并肝内血管侵犯的肝癌：HIFU 治疗范围应包括肝内肿瘤及血管癌栓。

(5)根据肿瘤具体情况可联合放疗、放射性粒子植入、经皮穿刺瘤内注射药物(无水乙醇、化疗药物、生物制剂或其他药物)、免疫治疗、靶向治疗等其他疗法以提高整体疗效。

(二)操作步骤、方法、注意事项

1. 操作步骤、方法

(1)治疗体位：根据治疗肿瘤具体位置及声通道的条件选择治疗体位，如肝右叶肿瘤可选右侧卧位；肝左叶肿瘤可选俯卧位，左外叶的肿瘤还可选用左侧卧位；脊柱旁的肿瘤，可选用右侧后倾卧位或仰卧位。

(2)麻醉方式：目前一般情况下选择全身麻醉，或者根据具体情况可选择硬膜外麻醉或者镇静镇痛的非麻醉治疗。

(3)靶病灶的定位：机载超声结合术前超声、CT 或 MRI 影像，进行治疗前的定位，确定肿瘤位置，联合必要的辅助手段(例如靠近膈顶处的病灶，受肺气遮挡，需注射人工胸水)，建立安全超声治疗通道，清晰显示治疗靶病灶以及周围组织的毗邻关系，为制订后续消融治疗计划提供依据。

(4)制订消融治疗计划：确定靶病灶消融治疗范围，将治疗病灶分为若干个层面，一般5mm 为一层，拟定 HIFU 初始治疗参数和扫描方式，设定点–面–体的三维立体定向消融计划。

(5)治疗前超声造影：一般选用声诺维或其他超声造影剂实施术前肿瘤区的超声造影，进一步确定肿瘤范围，了解肿瘤血供特点，为术中治疗参数的选择提供参考，也为术后即刻评价疗效提供基础影像资料。

(6)超声消融治疗：一般选择病灶最大或较大层面作为起始治疗层面，通常选择点扫描方式，由深至浅逐点实施消融。采用高功率短时间组合治疗模式，术中根据治疗靶区及周围组织的超声图像变化，调整超声发射功率、辐照时间、辐照间隔时间等具体参数。术中实时监控超声图像，当出现团块状的灰度变化后，逐步扩大灰度变化的范围，使其覆盖整体目标病灶。如果未出现团块状灰度变化，可根据术中超声造影情况及病灶内能量沉积参数，完成靶病灶的治疗。计划为局部完全消融的病灶，消融靶区的体积与范围应当超过肿瘤的体积与范围。此外，HIFU 消融的治疗焦点与胃肠、胆囊、神经等周围正常且易损伤的组织器官应保持 10mm 以上的安全距离。

(7)停止治疗的标准：整个治疗区域出现稳定的、扩散性、团块状的灰度增加，可停止治疗；如果治疗后未出现整体灰度明显变化，可根据术后超声造影情况，或根据靶病灶能量累积情况(包括达到一定的功率强度及治疗时间)，判定停止治疗。如果术中患者出现不可耐受或严重不良反应倾向，需及时停止治疗。

2. 注意事项

(1)消融时注意呼吸对治疗靶区的影响：谨防 HIFU 消融焦点超出计划消融靶区，必要时可实施呼吸控制。

(2)消融术中可出现体温升高的现象：若体温过高，可通过输入低温的液体、降低耦合循环水的温度、增加冷却时间、降低超声发射功率进行控制。

(3)严密观察术区通道皮肤及皮下组织灰度的变化：对实时超声监控经验不丰富的操作者，应将超声监控、触诊和肉眼观察相结合，及时判断皮肤的变化情况，避免皮肤烧伤。

（4）须密切关注声通道上有无胆道内结石或血管壁钙化：必要时需调整投照方向或患者的体位，避免因声通道内结石或钙化灶的局部能量沉积，导致正常组织损伤。

（5）注意保护超声通道上的正常组织结构：例如皮肤、肋骨、胸膜、含气的肠道等，必要时采取人工胸水、人工腹水、水囊推挤等辅助方法，以及调整治疗参数等保护性措施。

（6）保证治疗区域声通道上的皮肤完全置于脱气耦合循环水中，超声治疗探头与皮肤之间无非必要性异物。

（7）控制 HIFU 消融时间：避免因治疗病灶范围过大、麻醉时间过长，引起的麻醉意外及增加严重并发症风险。

（三）疗效评价

1. 近期消融疗效的评价　消融后疗效的直接表现是肿瘤的原位坏死，短期内难以通过肿瘤大小的变化反映出来。因此，消融疗效的评估不能依靠单纯的解剖影像，必须依赖功能影像技术，目前主要应用的是反映组织灌注信息的增强影像和反映组织代谢变化的核医学影像。动态增强的磁共振影像是目前公认较为准确可靠的评估消融治疗疗效的影像技术，不适合做磁共振检查的患者可以考虑增强 CT 检查；必要时也可以选择能够反映组织代谢变化的 PET-CT 检查，但因其价格昂贵，一般不作为常规检查手段。此外，低机械指数微泡超声造影可以在消融治疗后的即刻评估中发挥重要作用。消融疗效的影像评估应该重视治疗前后的影像对照，治疗前后选用的影像技术和参数应该尽可能一致。消融治疗前后患者的症状、体征、肿瘤标志物等化验指标的变化，局部病灶的穿刺病理结果等，是评估消融治疗局部疗效的辅助指标。

通常在消融术后 4 周左右采用增强 MRI 或增强 CT 的影像学方法评估局部疗效。对于消融疗效的评价标准目前国际上分为两大类，一类是参照 mRECIST 标准，将消融后的局部疗效评价分为：完全缓解（complete response，CR）、部分缓解（partial response，PR）、稳定（stable disease，SD）、进展（progressive disease，PD），具体标准见表 5-2-1。另一类是将消融后的疗效仅评价为完全消融和不完全消融。目前国内的专家大多采用参照 mRECIST 标准的评价方法，可能与国内临床治疗的多为中晚期肿瘤患者有关。

表 5-2-1　消融的局部疗效评价

分类	影像学表现
CR	所有靶肿瘤治疗后于增强 MRI/CT 动脉期无造影剂灌注，即动脉期无强化
PR	存活肿瘤（增强 MRI/CT 动脉期强化）的直径总和至少减少 30%，以肿瘤直径的基线总和为参照
SD	指既不符合 PD 又不符合 PR 的任何情况
PD	存活肿瘤（增强 MRI/CT 动脉期强化）的直径总和至少增加 20%，以肿瘤直径的基线总和为参照

2. 治疗相关并发症的评价　根据并发症发生的时间分为：近期并发症，围手术期并发症，晚期并发症，其中近期并发症是指发生在术后 24 小时内的，围手术期并发症是指发生在术后 30 天内的，晚期并发症是指发生在术后 30 天以后的。并发症分级标准：参照 SIR 分类法（国际介入放射治疗协会推荐），将并发症分为以下 6 级，A：无需治疗，无不良后果；B：需简

单的治疗,观察,无不良后果;C:有必要住院治疗,住院时间不长(<48 小时);D:有重要的治疗,护理等级增加,住院时间延长(>48 小时);E:永久性后遗症;F:死亡。轻度:A 级、B 级;重度:C 级、D 级、E 级、F 级。

3. HIFU 远期疗效的评估包括生活质量评估及生存指标分析。生活质量评估方法包括:生活质量评定量表、疼痛评分、体力状况评分、症状改善评分等;生存指标评价指标通常包括:累计生存率、局部复发时间、肿瘤进展时间、中位生存时间等。

4. 随访 HIFU 消融术后 1 个月内完成增强 MRI/CT、肿瘤标志物等近期疗效评价及并发症评估。根据肿瘤治疗原则及规范,可联合其他治疗方法,参照具体肿瘤的诊疗指南及专家共识进行规范化随访。

(董 刚 杨威武 翟 博)

第三节 CT 引导下肝癌的消融治疗

一、射频消融治疗

(一)术前准备和治疗计划

1. CT 引导下射频消融对手术室的要求

(1)手术室基本条件及消毒:按介入手术室常规准备。室内温度 20~24℃,相对湿度 50%~60%,并配紫外线消毒灯。保持室内整洁、严格区分无菌区,清洁区及污染区。每周彻底消毒一次,每日紫外线空气消毒 30 分钟。

(2)手术室仪器及急救用品:相关设备主要包括引导设备如 CT、B 超,治疗设备如射频消融治疗仪,麻醉监护仪、氧气、负压吸引器,抢救治疗车等保证处于正常工作状态。常规急救专用器械及药品,麻醉药品等。

2. 术前准备及治疗计划

(1)常规检查:根据术前两周内的肝脏增强 CT 或 MRI 检查,明确肿瘤的数目、大小、部位及与周边脏器关系,初步制订治疗计划。患者需在术前一周内接受血、尿、粪便常规、肝肾功能、电解质、肿瘤标志物、凝血功能、心电图、胸片等检查,尤其要注意血小板、出凝血时间,有出血倾向者术前输血小板、凝血因子予以纠正。

(2)患者准备:对高血压、糖尿病、心脏病等行相应对症治疗。有慢性病史者,不应减量或中断用药。向患者充分解释术中和术后的反应,解除紧张情绪,术前休息良好,签署手术知情同意书,局部麻醉术前 4 小时禁食禁饮,全身麻醉术前 6~8 小时禁食禁饮。手术区常规备皮,建立静脉通道。

(二)操作步骤、方法、注意事项

1. 确定目标病灶 CT 引导下的消融治疗的病灶,一定是在 CT 下可见的病灶,就是说在常规平扫 CT 上病灶和周围正常肝组织有比较明显的密度差异对比,这样就可以在 CT 图像上明确识别出病灶的位置、大小、周围情况等(图 5-3-1)。临床工作中,也可以在消融前进行 TAE 或者传统经动脉化疗栓塞(conventional transarterial chemoembolization,cTACE)的碘油栓塞,通过让病灶沉积碘油,来提高病灶的对比度(图 5-3-2)。

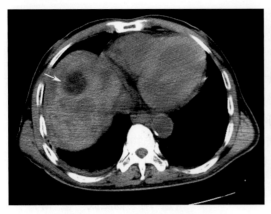

图 5-3-1 CT 平扫显示病灶
CT 平扫显示病灶位于肝顶部,与周围正常
肝组织分界清晰(箭)

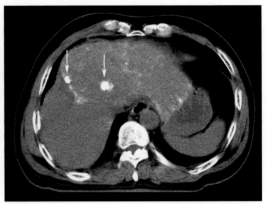

图 5-3-2 cTACE 后显示病灶
cTACE 后进行消融,CT 平扫可见两个清晰的
碘油沉积病灶(箭),为肝癌术后复发病灶

极少部分病灶 CT 平扫不能清晰地显示,且没有条件进行消融前 cTACE 碘油栓塞,或者碘油栓塞后沉积并不理想,这时候需要结合能够清晰显示病灶的增强 CT、增强 MRI 等图像进行对比识别,通过比对与一些容易辨识的组织标记(如骨骼、肝裂、门静脉等)的空间关系,最终确定病灶的位置。在有条件的医院,也可以结合超声、CT 增强扫描,或者采用图像融合来精确定位。

目标病灶和周围器官、组织的关系也需要在穿刺前明确,对于一些组织密度差异比较高的脏器、组织(如胆囊、肠道、骨骼等)是可以在平扫 CT 图像上明确与病灶之间的关系的,但还有一些密度差异不大的组织(如血管、胆管,没有充盈的肠道等)在 CT 平扫上很难识别,需要对照增强 CT 或者增强 MRI 的影像进行病灶周围结构和空间关系的识别,在消融计划的制订过程中,一定要避免对空腔脏器的直接穿刺或者近距离的热辐射损伤。

超声引导能发现绝大部分的肿瘤,特别是结合目前的超声造影检查,对普通超声不能发现或者显影不好的病灶有更好的显示效果。但同样对于肝顶部或者部分肝 VI、VII 段的肿瘤,由于可能受含气的肺组织干扰,在超声检查上不能清晰显示,而 CT 引导在这部分病灶的识别上有一定的优势。

2. 穿刺过程 CT 引导下消融的穿刺与 CT 引导下病灶活检的程序基本一致,对于有较为丰富 CT 引导下穿刺活检经验的医生,可以在熟练完成活检的基础上有计划有步骤地开展病灶的局部消融治疗。以下对 CT 引导下的肝肿瘤消融的方法和特点做一些简要的介绍。

(1)CT 引导穿刺的路径规划原则

1)垂直进针原则:垂直体表进针往往更容易掌握进针的方向,特别是对于初学者和穿刺经验并不丰富的医生,垂直穿刺可以最大程度减少穿刺针需要调整的次数,尽量减少穿刺过程中的损伤(图 5-3-3)。穿刺过程中在术者无法判断自己是否垂直进针时,可以请助手在CT 机床的远端,协助判断穿刺针是否垂直。另外,是否可以做到垂直穿刺,和患者的体位有一定关系,对于方便操作与术中镇痛麻醉而言,患者最合适的体位为仰卧位。但是,如果病灶在右后叶(肝 VI、VII 段),也可以为了安全穿刺选择俯卧位;在某些特殊情况下(如为了避免对血管的垂直穿刺损伤),也可以选择左侧卧位;采用放疗科常用的真空体模辅助,可以方便地将患者固定保持在任意体位,而不用担心手术过程中患者的体位移动。

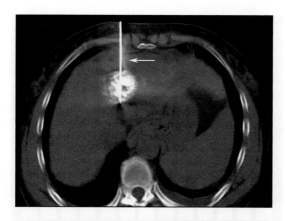

图 5-3-3　消融针垂直穿刺进入病灶(箭)

2)就近原则:在确保安全情况下,穿刺针尽量通过最短路径进入病灶,穿刺过程中通过尽可能少的正常组织,避免了穿刺过程中对正常肝脏组织或者肝脏血管、胆道系统的损伤。这也要求在穿刺路径设计中,要根据病灶的位置选择合适的体位。

3)同层原则:在去除了肋骨遮挡的因素外,尽量采用同层穿刺的原则,在穿刺针穿刺过程中,除了在左右方向的垂直外,也尽量保证在头尾方向上的垂直,这样在单一的横断位图像上可以看到病灶最大直径层面消融针的整体显影,也有利于对穿刺针的整体观察,避免斜行穿刺时,对针尖位置观察不到位造成的意外损伤。另外,在穿刺中要尽量克服患者呼吸运动的影响,避免呼吸运动造成的穿刺偏移。

以上的原则并非在穿刺路径设计上必须完全遵循,而是根据笔者的经验,执行这些原则可能会更加安全、快捷地穿刺到目标病灶。当然,对于一些特殊部位的病灶穿刺,穿刺路径设计中会有更多的考虑,在下面的章节会有详细的叙述。

另外,国内外近年来开发出一些智能化的机器人辅助定位穿刺系统,术中医生结合 CT 扫描数据规划出最安全的穿刺路径,并在路径实时智能引导下完成穿刺,可以不遵循以上穿刺原则。

(2)CT 引导的体表穿刺点定位:明确了病灶的位置,并设计了穿刺的路线,接下来就是在体表标记穿刺的进入点,以便于在 CT 引导下从这个点安全、快捷地穿刺到病灶。这种定位可以通过定位栅格、钢珠定位等外置式的方法进行,也可以通过目前多数 CT 机型上自带的"穿刺"序列进行。定位栅格需要在 CT 定位扫描前把它放置在体表靠近穿刺部位的相应位置,栅格线与人体长轴平行,然后进行 CT 扫描,通常以病灶的最大显示层面位置作为 y 轴,计划穿刺点位置显示的栅格标记点作为 X 点,进行穿刺体表进针点的标记(图 5-3-4)。

钢珠定位,把定位栅格可以换成微小钢珠,通过 CT 扫描后的定位线确定钢珠与体表穿刺点的空间关系,再结合体表测量确定穿刺点。这个方法通常用于 CT 模拟定位机引导下的穿刺。

目前多数 CT 机器带有"biopsy"(活检定位)程序,这个程序的设计可以不借助外带的定位器进行体表定位及穿刺,但需要备有一根直尺测量定位光标与目标穿刺点的距离,以便确定体表穿刺点。采用机器自带的引导线进行定位时,打开 CT 机激光定位灯,可以看到除了横断位的定位线以外,还有人体正中和两侧三根水平位的激光定位线,可以通过确定 CT 层面并测量 CT 扫描图像上体表穿刺点与这些定位线的距离,再通过体表尺子测量在人体上确定体表穿刺点。

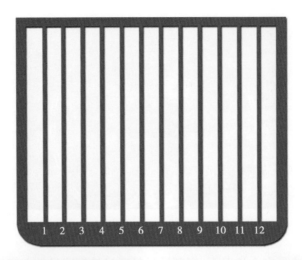

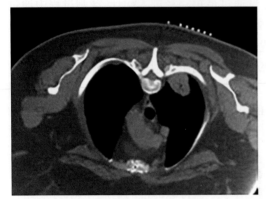
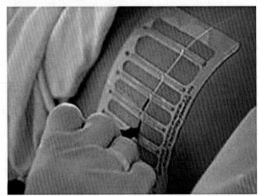

图 5-3-4 CT 定位栅格及其应用

完成体表穿刺点定位后,通常需要进行穿刺点的再次扫描验证,通常会采用 5ml 注射器,进行穿刺点局部麻醉的同时,保留注射器针头进行 CT 扫描验证(图 5-3-5),如果位置出现偏差,则需要再次修正,如果穿刺点位置确定良好,则可以进行下一步的消融电极穿刺和消融过程。如果需要多点多针穿刺,可以重复以上程序进行多针体表穿刺点定位。

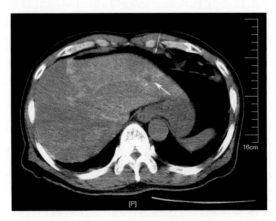

图 5-3-5 扫描验证麻醉针的方向
扫描验证麻醉针的方向(红箭示麻醉针,白箭示病灶)

(3)穿刺进针:确定穿刺路径及体表穿刺点后,下一步就是把消融电极插入病灶。用2%的利多卡因3~5ml做穿刺点局部麻醉后,用尖头刀片划开约1~2mm的皮肤切口,根据术前测量的角度、距离,插入消融针。请注意,不同的射频消融电极,因为设计的机制不同,消融电极进入体内的长度是不同的。单极射频消融电极(包括单极水冷射频消融电极),消融电极要穿刺过病灶,进入病灶远端0.5~1.0cm的正常组织内,这样可以保证向后辐射的热量能够完全覆盖病灶,并能形成周围0.5~1.0cm的安全消融带,使病灶周围的卫星癌灶也能被有效杀灭,降低消融术后的局部复发率。而多极射频消融,根据子针伸展的方式不同,需要进针的深度也不同,RITA扩展型射频电极是要把主针插入病灶近端边缘附近,再根据病灶的大小,在消融过程中逐级展开子针,最终子针也要超过病灶远端及周围0.5~1.0cm以期达到彻底的消融(图5-3-6)。所有消融进针的设计都是以彻底杀灭肿瘤组织为前提,所以都需要消融区域完全覆盖肿瘤并超过肿瘤边缘0.5~1.0cm,要达到这一目的,射频消融的病灶一般≤4cm,文献显示,各种射频消融手段的对4cm以下的病灶局部控制率和复发率没有显著差异。

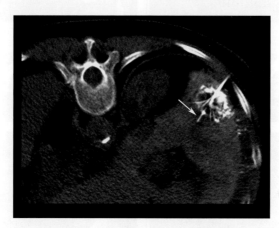

图5-3-6 伞形射频电极完全覆盖肿瘤
伞形射频电极完全覆盖肿瘤,且子针超过病灶约1cm(白箭)

对于呼吸移动造成定位困难,或者病灶位置特殊很难一次穿刺到位的病灶,可以使用平行穿刺技术,可以使用较细的穿刺针(如21G乙醇消融针)先行穿刺入病灶的中心,对于一次不能穿刺到位的可以多次在CT引导下调整细穿刺针的位置,然后将较粗的消融电极平行于乙醇针穿刺准确进入病灶的目标位置(图5-3-7)。使用21G针作为引导针是因为它足够细且刚性较高,使用过细的引导针,有可能穿刺损伤更小,但因为刚性不足,很可能在体内弯曲,从而出现引导偏差,而更粗的引导针有可能会加大损伤。对于使用较粗的伞形扩展型消融电极(13~14G)或者集簇电极进行消融,推荐在困难部位用此平行穿刺技术。对于比较细的消融电极,如<17G的单极射频消融电极一般穿刺损伤不大,可以直接穿刺。

(4)消融过程中的影像监测:消融过程中的密切影像学监测,是消融安全性的重要保证。CT引导下射频消融治疗,通过CT扫描进行监测是非常重要和关键的步骤。监测的主要目的是为了明确消融电极及消融过程中形成的热辐射范围与周围危险脏器之间的关系,以及是否存在出血、气胸等急性并发症的发生。对于应用单极冷循环射频电极的消融,通常在术前、术中和术后进行三次监测性CT扫描,扫描范围应涵盖病灶及病灶上下至少2cm左右的区域。消融开始前的扫描,是为了明确消融电极的位置,消融电极是否完全穿过病灶,穿刺是否经过或者紧邻危险组织或者器官。消融过程中的再次验证是为了通过消融过程中病灶内部及周围的低密度区域来粗略评估消融的有效性和安全性,即消融范围是否涵盖病灶,消融是否会对周围其他组织造成损伤等,并据此调整消融电极的位置或者消融参数。消融结束后的扫描验证更加重要,此时扫描范围要更扩大一些,包括整个肝脏和部分邻近脏器,扫描后要通过调整窗宽、窗位并和穿刺消融前的CT扫描图像进行仔细对比,来确定是否存在穿刺消融的并发症。

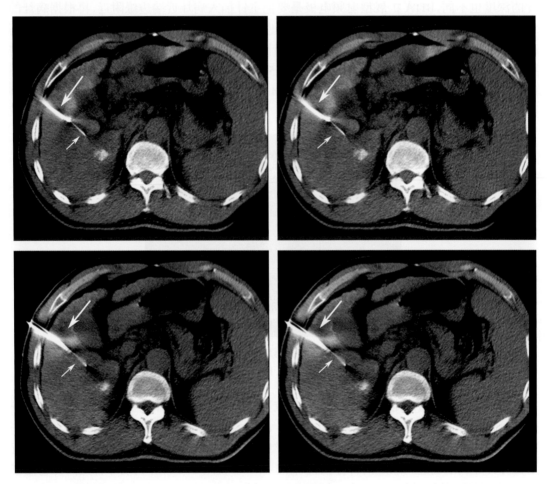

图 5-3-7 平行双针技术

较细的为 21G 穿刺针(细箭),明确指向目标病灶,然后用 14G 射频消融电极(粗箭)
平行 21G 针穿刺,这样可以尽量较少粗针穿刺带来的损伤

(三)疗效评价

消融术后的疗效评价包括以肿瘤指标为主的实验室检查指标的评价及影像学对比复查评价。

1. 肿瘤指标评价 对于原发性肝癌患者如果 AFP 在术前升高,通常采用 AFP 这一敏感指标进行评价。对于肝转移瘤患者可以采用原发性肿瘤敏感的指标如 CEA、CA19-9、

CA125 等进行消融前后的对比评价。同消融术前对比肿瘤指标明显降低说明消融治疗有效，如果肿瘤指标虽然明显降低但还未降至正常水平，可以结合影像学检查综合评价，如仍有部分活性肿瘤残留，可以考虑再次消融或结合其他治疗手段。对于转移性肿瘤，需要结合原发病灶及全身其他脏器的转移情况做综合肿瘤指标的评估。

2. 影像学评估 包括术中和术后的影像学评估。

(1)术中评估：在有条件的单位，在消融手术结束的即刻，可以进行增强 CT(CT 引导下消融)、增强 MRI(MRI 引导下消融)或者超声造影(超声引导下消融)的评估，可以对肿瘤是否按计划完全消融进行评估，如果发现有残留，可以进行即刻的补充消融。推荐在消融结束后进行全肝的 CT、MRI 平扫或超声检查，仔细观察是否存在出血、空腔脏器穿孔等消融并发症。

(2)术后评估：消融术后 1 个月、3 个月、6 个月、9 个月及 12 个月行影像学随访评估，1 年后每间隔 6 个月进行影像学随访评估。

1) MRI：是肝脏肿瘤消融术后评估首选的影像学手段，结合多个磁共振序列的检查评估，不仅可以观察病灶大小的改变(RECIST 标准评价)，同时磁共振弥散成像、动态增强成像等可以细致评估是否残存有活性的肿瘤病灶(mRECIST 标准评价)。MRI 扫描可以排除因为结合 TACE 治疗而造成病灶的碘化油沉积伪影，但对于植入心脏起搏器的患者无法接受 MRI 检查。

2) CT：是常用的肝脏影像学检查手段，结合 CT 多期增强扫描可以对大多数病灶的消融疗效进行有效的评估，优势是速度快、适用范围广，但对于曾行 TACE 的病灶，由于肿瘤局部沉积的碘化油高密度伪影的干扰，无法明确评估病灶的坏死情况。

3) 超声：是经济实用的影像学检查手段，超声多普勒成像结合超声造影可以明确肿瘤的血供及活性。

4) PET-CT：对于转移性肿瘤的全身评估比较有优势，但是对于原发性肝癌，阳性率仅有 50%~60%，所以并不适合于肝肿瘤消融术后的影像学评估。

5) DSA：对于肝癌病灶的评估敏感性非常高，但需要穿刺做动脉造影，是有创检查手段，不适合做常规的随访复查。

二、微波消融治疗

(一)术前准备及治疗计划

1. 病史采集和体检 消融治疗前应详细询问患者病史并进行全面体检。重点注意：既往肝炎、肝硬化情况；既往治疗情况；既往是否发生过与肝硬化有关的病变，如上消化道静脉破裂出血、黄疸、腹水等；有无合并高血压、冠心病、贫血、慢性阻塞性肺疾病、糖尿病、严重肾病等病史。

2. 术前检查

(1)血、尿、粪便常规检查、生化常规、止凝血实验等检查：重点关注白细胞、血小板、肝功能、肾功能、血糖、电解质、凝血酶原时间、乙型肝炎和丙型肝炎血清标志物。

(2)肿瘤标记物：如 AFP、CEA、CA19-9 等原发性肝癌和转移性肝癌的特异性指标。

(3)胸部 X 线摄片或 CT：了解有无肺部转移可能。必要时 PET-CT 检查了解全身其他脏器或组织有无转移。

(4)心电图：了解目前心脏状况。

(5)影像学检查:术者应在术前详细分析B超或CT/MRI等影像学资料,以了解肿瘤大小、数目和位置,尤应注意与肝内重要管道结构(尤其胆管)以及周围空腔脏器(尤其胆囊和肠管)间的关系。根据病灶部位,确认最佳进针路线,同时根据病灶大小和数目确定一次性消融还是分次消融,初步制订治疗计划。

(6)肝转移瘤必要时还须通过肠镜、胃镜、CT/MRI等方法判断原发灶部位状况。

总之,通过上述检查,正确评估者一般全身状况、肝脏局部状况、肝内肿瘤特征及手术耐受力。这对麻醉方式选择、消融范围控制和手术并发症预防等均有重要价值。

3. 纠正患者术前状态 根据术前检查情况,手术前予以短期针对性处理。重点包括:

(1)改善凝血机制:如PT明显延长,可给予维生素K_1,使之与正常对照相差<4秒。如血小板过低(一般低于$50×10^9/L$),原则上可通过输注血小板、脾动脉栓塞等使血小板尽量升高后再予消融,尽量预防可能发生的针道出血。

(2)提高肝脏储备功能:对于肝功能较差者应加强保肝治疗,使肝功能保持在Child-Pugh B级以上。

(3)对于伴有高胆红素血症患者:可根据黄疸类型给予保肝、利胆、胆管支架置入等措施加以控制,力争使治疗前总胆红素低于$50\mu mol/L$。

(4)如合并大量腹水,应弄清病因,通过保肝、输注白蛋白、应用利尿剂等措施使腹水消退后再予消融。

(5)如合并全身其他重要脏器病变,应良好控制后再根据具体情况予以消融。

(二)操作步骤、方法、注意事项

1. CT引导下肝脏肿瘤的微波消融操作步骤和方法 CT引导下肝脏肿瘤的微波消融术与射频消融术的操作步骤和方法基本相似,现简述如下:

(1)定位:根据病灶的位置,将定位标记平铺于患者身上,在平静呼吸状态下屏气完成扫描,确定病灶部位、数目、大小等,对于某些病灶显示不清时行增强扫描。

(2)穿刺:穿刺进针层面一定要与术前计划的层面一致,选择合理的穿刺路径,穿刺入路上至少经过1cm以上的正常肝实质,并在避开大血管、胆管、胃、肠管和胆囊的前提下以最短的路径穿刺肿瘤。

(3)固定:穿刺到位后固定消融天线,并记录消融天线的角度、深度,避免因患者自主运动,或术中疼痛致消融天线移位。

(4)消融:根据病灶大小设定消融时间、功率,消融范围超出病灶边缘0.5~1.0cm(图5-3-8),消融过程中注意观察患者的生命体征及临床反应。

(5)拔针:消融完毕后行针道消融后撤针,观察针道有无渗血、渗液。

(6)术后扫描:观察有无气胸、血气胸、腹腔出血等并发症的出现,并观察消融范围是否覆盖了整个肿瘤组织。

2. 注意事项

(1)动态监测生命体征:由于治疗过程中可能出现迷走神经反射,所以应实时动态监测患

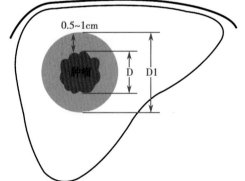

图5-3-8 微波消融治疗原则示意图

D:肿瘤直径,D1:完全消融达到的直径,消融安全边缘:0.5~1.0cm

者生命体征的变化。

（2）根据肿瘤与其他脏器结构关系及影像显示肿瘤血管状况决定消融顺序：先消融血管进入肿瘤的区域,然后消融剩余区域。

（3）在对肝门部、尾状叶、近胆囊、近膈顶、近肠管等特殊部位病灶的消融时：应掌握好消融功率和消融时间,避免造成严重的并发症。

（4）治疗结束,患者可予腹带胸腹部加压包扎,以防腹壁穿刺处出血。

（5）消融范围应力求包括 0.5~1.0cm 的癌旁组织,以获得"安全边缘",彻底杀灭肿瘤。对边界不清晰、形状不规则的浸润型癌或转移癌,在邻近肝组织及结构条件许可的情况下,建议扩大瘤周安全范围达 1.0cm 或以上(图 5-3-8)。

（6）术后密切监测呼吸、血压、脉搏和注意腹部体征变化。以防患者发生严重并发症。

（7）肿瘤较大、一次性消融肿瘤数目较多或肿瘤位于空腔脏器旁者,术后应至少 6 小时后少量进水或稀饭,必要时次日开始进食。

（8）对于合并肝硬化,尤其肿瘤较大或一次性消融肿瘤数目较多者：术后应给予制酸药物,预防因肝硬化门脉高压致上消化道静脉曲张破裂出血、术后应激性溃疡出血或门脉高压性胃黏膜出血等并发症。

（9）如一次性消融较大肿瘤或多发肿瘤：应根据持续热消融时间长短考虑予以水化、扩张肾血管等措施保护肾功能。

（三）疗效评价

1. 随访方案　治疗结束后行肝脏 CT/MR 检查、肿瘤标志物及肝功能检查等;一般可在微波消融后 1 个月复查。复查内容包括：①肝脏增强磁共振或 CT;②肿瘤血清学指标,即 AFP、CEA、CA19-9 等;③肝功能、血常规、HBV-DNA 等。复查的目的在于重点了解既往肿瘤有无彻底消融、有无新生肿瘤发生、肝内外脏器有无转移。

如果具备超声造影技术,建议微波消融后即时行造影检查,初步确认肿瘤消融彻底性,如存在残留可即时弥补。

第 3 个月复查若无残余肿瘤,于治疗后 6 个月、9 个月、12 个月分别复查一次 CT/MR。在接下来的 3 年中可延长至 6 个月复查一次肝脏超声和血清学指标,可疑者即刻复查肝脏磁共振或 CT,有条件者也可通过超声造影予以确认。另外,每 4~6 个月复查一次胸片。

如果肿瘤血清学指标上升,肝内未见异常,应通过胸部 CT、骨扫描甚至 PET-CT 等排除肝外转移等可能。肝转移瘤患者则相应检查原发灶肿瘤稳定性。

2. 影像学评价方法　影像学是目前微波消融后疗效评价最灵敏有效的方法。常用影像学评价项目包括：

（1）超声评价：超声及超声造影检查肝癌具有简便、快捷和实时的特点,能够判断肿瘤血管的分布及滋养血管的部位、管径和血流速度。

完全凝固性坏死灶灰阶超声表现为以针道为中心的强回声,周边伴有较宽的低回声带,随治疗后的时间延长,肿块逐渐缩小,呈不均质强回声,无血流信号,如果出现局部低回声或仍有动脉血流信号则考虑肿瘤残存或复发。

超声造影能增加对血流信号的敏感性。Wen 等应用造影剂 Levovist 与 CT 对消融治疗后 1 个月瘤内血流显示的比较研究发现,超声造影对血流显示的敏感度为 95.3%,特异性为 100%,准确率 98.1%。因此,超声造影可以作为判断消融治疗后肿瘤是否残存的有效的方法。

超声造影的优势在于能实时观察病灶和穿刺针的位置,利于指导消融治疗的过程。

(2) CT 评价:CT 增强扫描时,完全坏死的肝细胞肝癌病灶表现为无强化区的直径等于或大于要治疗的病灶大小。如果在动脉期病灶局部或周边出现不规则强化区,而门脉期和实质期为低或无强化,这说明有未完全消融的残存肿瘤或局部复发。但对于转移性肝癌的复发,增强 CT 扫描动脉期有的强化不明显,门静脉期反而强化明显。消融后一个月内,病灶周围出现的薄层厚度均匀的环形增强带,一般为消融后的反应性充血和炎性反应,该区域会随着治疗后时间的延长而逐渐减弱并消失。

目前国内外仍然以 CT 来复查肿瘤是否完全坏死。然而,仅从 CT 值变化和动脉增强后肿瘤区域是否有"快进、快出"表现来判定肿瘤是否完全坏死尚有不足。因为许多肿瘤消融后内部或边缘血管已闭塞,自肝动脉注入的增强剂并不能进入消融灶边缘或内部,因而即使存在活性组织,CT 也无法精确辨别,由此带来假阴性。微波消融前曾行 TACE 者更易受到碘油沉积的影响而干扰判断。如果肿瘤细胞已完全坏死,消融灶内部或边缘仍存在较粗而未被热消融导致闭塞的血管,造影剂仍可进入消融灶边缘或内部,也容易带来假阳性。

(3) MRI 评价:因热消融后组织脱水而凝固坏死,所以大多数的完全坏死在自旋回波序列的 T_2 加权图像上表现为均匀一致的低信号,但是,仍有少数患者肿瘤完全坏死为显著高信号,主要原因可能为出血或液化性坏死。对微波消融来讲,MRI 无疑是最灵敏、最准确的消融结局鉴别手段。未治疗前的肝癌在 MRI 的 T_1 加权上表现为低信号,T_2 加权上表现为相对高信号,动脉期显著强化。治疗后,如肿瘤完全坏死,在 T_1 加权上表现为高信号,在 T_2 加权上表现为等低信号,MRI 动态增强早期无强化。否则表明消融灶可能仍有活性肿瘤组织。另外,消融后肿瘤只是凝固性坏死,治疗后坏死灶并不明显缩小,更不会完全消失,而是逐渐纤维化;所以影像上仍将长期存在,尤其较大肿瘤。

3. 疗效评价标准　截至目前,国内外还没有统一的肝癌微波消融疗效评价标准。由于微波消融治疗的特殊性,其评价标准既不能完全套用外科切除,也不适合 WHO 实体瘤化疗疗效标准。目前常用且符合微波消融疗效的判定指标为:

(1) 完全消融(complete response, CR):肝脏 CT/MR 随访,肿瘤消融区无不规则强化病灶定义为"肿瘤完全消融"。

(2) 不完全消融(incomplete response, ICR):肝脏 CT/MR 随访,肿瘤消融区残留强化病灶,定义为"不完全消融"或"肿瘤残留",但须与消融灶周边水肿带反应相鉴别。

(3) 局部肿瘤进展(local tumor progression):首次复查 CT/MRI 提示完全消融,后续复查显示肝内消融灶体积明显增大并存在边缘或内部病理性强化,或血清肿瘤标记物下降后再次出现升高,则定义为"局部肿瘤进展"或"局部复发"。

三、冷冻消融治疗

(一)术前准备及治疗计划

1. 术前准备

(1)治疗前完善检查:血常规、生化常规、凝血功能、肿瘤标志物、心电图、胸片、超声检查,必要时进行心、肺功能检查。

(2)超声(有条件者尽量选择超声造影检查)、CT/MRI 三期(动脉期、门静脉期、静脉期)等评价肿瘤情况,选择合理的引导方式和消融治疗仪器。

(3)明确诊断,必要时行肝穿刺活组织病理学检查。

(4)手术区和穿刺部位备皮。

(5)消融仪器的准备:治疗前先检查消融治疗仪器是否处于工作状态、能否正常工作、电极或线路是否准备好等。

(6)签署手术知情同意书:手术治疗前每位患者签署知情同意书,告知手术过程、风险及预后可能,充分知情同意。

(7)术前禁食4小时,详细阅读影像资料,明确肝脏病灶情况,制订合理的进针路径和布针方案。

(8)麻醉方案:应视情况选择穿刺点局部麻醉、静脉镇痛、静脉麻醉、硬膜外麻醉和气管麻醉等镇痛麻醉方式。肝肿瘤的冷冻消融一般选择局部麻醉。

2. 治疗计划　氩氦刀消融肿瘤时,良好的引导和监控手段是确保术中对肿瘤细胞达到最大限度的杀灭,并尽量减少对正常组织损伤,提高疗效的关键。超声波、CT、磁共振等均可用于冷热消融过程中的引导和监控,各有优势和不足,应根据不同的临床需要进行选择。

(1)CT导引的优势与不足:CT具有较高的密度分辨率,氩氦刀消融治疗时冰冻区形成冰球,密度减低,平均CT值约1HU左右,而正常软组织的CT值约45HU,因此,冰球在CT图像上显示为边缘清晰的低密度区。CT显示的冰球大小形状与实际冰球完全一致,目前的CT机均有MPR功能,可实现一次扫描,任意方位观察冰球和病变之间的关系。CT图像上解剖关系显示清晰,便于对病变的观察和对比;定位精确,引导穿刺成功率高。不足之处是:①金属刀杆可形成伪影,影响局部结构和病变的显示;②引导穿刺步骤烦琐,时间较长;③扫描架孔径狭小,常无法实时监测消融全过程;④电离辐射。

(2)多针消融的布针计划:临床应用过程中,对于体积较大的病灶,需要多点多针消融。术前根据CT扫描定位,规划进针路径及布针数目与位置,可在术中节省布针时间,达到精准布针的目的。目前CT引导冷冻消融布针计划可参考北京大学肿瘤医院陈敏华教授提出的数学模型规划图。

(二)操作步骤、方法、注意事项

1. 根据病灶所在部位,患者可取仰卧位、俯卧位、侧卧位或右前斜位。

2. 接心电监护,给患者置好留置针,补液维持通道。

3. 常规CT扫描,确认消融病变位置和大小　CT扫描密度分辨率高,不受肠气影、骨组织、肺组织等密度差异较高的成像影响;可多方位成像,通过MPR瞬时多轴位及3D成像,清晰显示复杂解剖关系,便于对病变的观察和对比;定位精确,成像时间短,引导穿刺成功率高。CT引导下行冷冻消融治疗的病灶,一定是在CT扫描可见,在CT图像上明确识别出病灶的位置、大小、周围情况等(图5-3-9A)。如术前CT平扫不好辨认,可在消融前进行TACE的碘油栓塞,CT平扫可见高密度标记病灶,提高病灶的对比度(图5-3-9B)。极少部分病灶CT平扫不能清晰地显示,且没有条件进行消融前TACE碘油栓塞,或者碘油栓塞后沉积并不理想,这时候需要结合能够清晰显示病灶的增强CT、MRI等图像进行识别,通过比对与一些容易辨识的组织标记(如骨骼、肝裂、门静脉等)的空间关系,最终确定病灶的位置进行消融(图5-3-9C)。

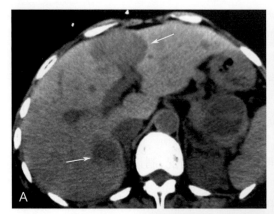
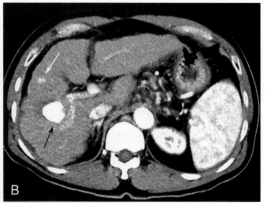
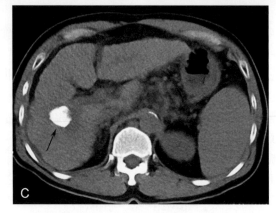

图 5-3-9 冷冻消融前定位图

A. 肝内低密度病灶(白箭);B. 碘油沉积高密度病灶(黑箭),动脉期强化子灶(白箭);C. 平扫后
对应 B 子灶未见低密度病灶显影,但可以通过肝裂或者碘油沉积病灶等解剖结构识别

4. 确定穿刺途径 穿刺途径的选择基本以安全为首要原则,具体细则如下:

(1)最短路径原则:取最短途径达到病灶,并使穿刺途径经过一段正常肝组织。

(2)损伤最小原则:尽量避免穿刺路径经过血管、肺组织、骨、胸膜腔、胃肠腔及胆囊等重要脏器。

(3)布针最少原则:尽量以最少布针形成冰球覆盖肿瘤范围。

(4)肝实质进针原则:进针路径经过肝实质再进肿瘤,避免直接穿刺肿瘤,引起出血。

对于穿刺部位困难,预计穿刺路径容易经过重要脏器,CT 引导下应采取逐步进式穿刺病灶,也可以使用 21G 微穿针先行穿刺至病灶附近,再根据近针端体表位置与角度引导消融针穿刺。微穿针被誉为无创穿刺针,既能起到体表指引作用,也对血管、胆囊、肠道等重要脏器无损伤作用,针管即使穿透器官,拔出即可,几乎无出血或者穿孔等反应。

5. 确定体表穿刺点 可以通过在皮肤贴标准定位栅格、钢丝等外置式的方法进行。定位栅格张贴与人体长轴平行、在体表靠近穿刺部位的相应位置,然后进行 CT 扫描,通常以病灶的最大显示层面位置作为 y 轴,计划穿刺点位置显示的栅格标记点作为 X 点,进行穿刺体表进针点的标记(图 5-3-10)。

6. 以穿刺点为中心,其周围 10~15cm 的范围为手术区域,常规消毒、铺巾。

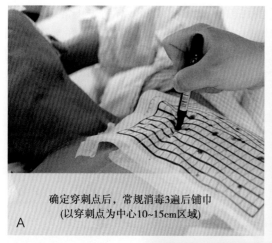
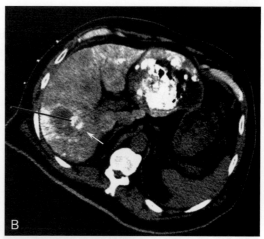
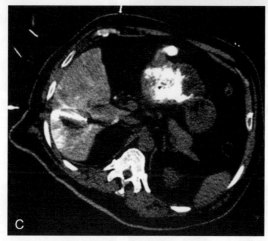

图 5-3-10　穿刺点定位图
A. 标准定位栅格贴于体表,黑色条纹为不透X线横条,红线为CT机横断位层面投射线,其与黑色条纹交界为体表穿刺点位置;B. 体表外可见标准定位栅格横条形成的定位点,白箭为消融目标病灶,红色线条为设计穿刺路径;C. 冷冻消融针按设计路径进针消融

　　7. 插入冷冻探针　将冷冻探针直接插入瘤体内,接上冷冻发生器(氩氦冷冻系统),开始冷冻-复温的消融过程。按肿瘤大小、位置冷冻探针布针需要遵循一定的原则。按我们的经验,同时插入多根小口径的探针进行冷冻,较之使用大口径探针冷冻,能更适形于肿瘤,消融效果会更好。临床上,一般采用两个轮回冷冻-复温。多针布针的基本原则目前主要根据 Littrup PJ 描述的方式实施,在同一层面内形成球形消融范围,每针距离肿瘤边缘 1cm,消融范围才能完全覆盖病灶;两根针之间距离 2.0cm,针间消融冰球才能融合;当肿瘤靠近大血管附近时,由于血流带走冷量,消融的功效降低出现冷沉降效应,为了提高消融的功效和消融范围,靠近血管侧布针每针距离肿瘤边缘 <0.4cm,消融范围才能完全覆盖病灶;两根针之间距离 1cm,消融冰球才能融合。

　　在治疗肝恶性肿瘤方面,冷冻消融较其他物理消融较大的优势在于可同时治疗多个肿瘤、一次性治疗较大体积的肿瘤,术中随时适形调整消融范围,更利于消融不规则形状病灶。

多针消融可融合消融范围,扩大冰球超低温范围,提高探针作用效率;对周边正常组织冷冻损伤更小,靶区更精准,更安全;冷冻温度分布均匀,细胞死亡率高,治疗效果更好。三针、四针及五针布针消融可根据上述布针原则,可更大程度利用冰球融合消融范围,更好覆盖肿瘤体积。图5-3-11~图5-3-13为实际操作中CT引导下冷冻消融一针至五针布针图,清楚显示消融针与冰球关系。

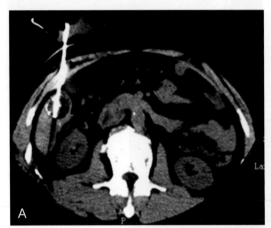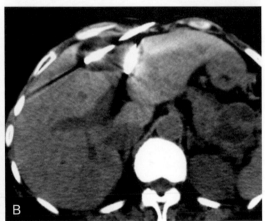

图5-3-11 一针、二针布针及冰球形成范围图
A.一针布针及冰球形成范围;B.二针布针及冰球形成范围

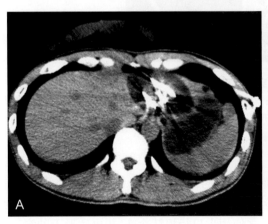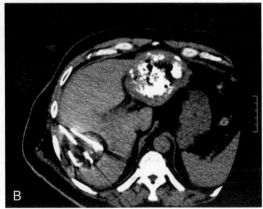

图5-3-12 三针、四针布针及冰球形成范围图
A.三针布针及冰球形成范围;B.四针布针及冰球形成范围

对邻近膈肌、胆囊和肝门部等特殊部位的病灶,由于邻近重要结构,要求穿刺更加精确,其路径的选择原则为:

(1)术前计划与术中导航相结合:实时调整进针点及路径。

(2)对于近膈顶的病灶:穿刺时在低于肿瘤平面的肋间或肋缘下避开胸膜腔进针、斜向上穿刺,针尖距离膈肌不少于5mm(图5-3-14)。

（3）对于胆囊旁、肝门大血管旁的肿瘤：平行于胆囊壁或血管壁进针以确保足够的进针深度和消融范围（图 5-3-15）。

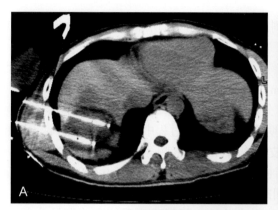
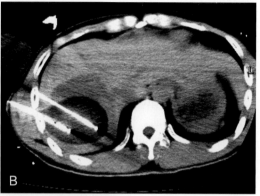
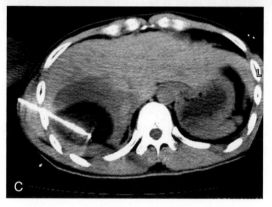

图 5-3-13　五针布针及冰球形成范围图

A~C. 分别为由头侧至足侧三层横断面扫描五针布针及冰球形成范围

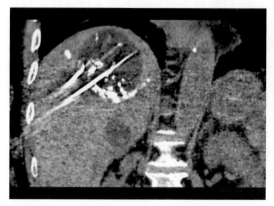

图 5-3-14　经肋间斜向上布针消融膈顶下病灶图

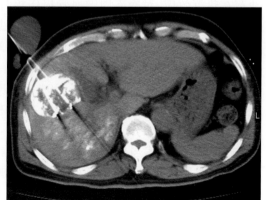

图 5-3-15　胆囊旁病灶消融

胆囊旁病灶消融，平行胆囊进针，预留安全边界

(4)对于突出于肝轮廓之外位于肝包膜下的肿瘤:探针应穿过一段正常肝组织后再穿入肿块,对于肝上部的肿瘤,可取经胸腔途径。

(5)尽量选择肋间进针,在超声或 CT 引导下,尽量选择先经过部分正常肝脏、再进入肿瘤的路径。

(6)穿刺应准确定位:避免反复多次穿刺导致肿瘤种植、损伤邻近组织或肿瘤破裂出血等。

(7)为确保消融治疗的效果:消融范围应该力求达到 0.5cm 的完全消融边界;但如果病灶贴近胆囊或肠壁等重要脏器时,应保留 >0.5cm 的边界,确保正常组织不被冻伤。

8. 冷冻过程监测 冷冻过程中设定 6~8 分钟 CT 扫描一次,密切监测消融范围,是消融安全性的重要保证。监测的主要目的是为了明确探针及冰球过程中形成的消融范围与病灶及周围危险脏器之间的关系,以及是否存在皮肤冻伤、出血、气胸等急性并发症的发生。一般冷冻时间需根据病灶范围,常为 10~15 分钟,复温,使靶区温度上升到 0~45℃,为一个循环,然后重复冷冻 – 复温。至少进行两个轮回冷冻 – 复温。

冷冻过程监控包括冷冻温度监控及冰球形成监控。氩氦冷冻系统冷冻探针头部设有温差电偶,开机后即显示温度,可进行动态监测整个冷、热循环治疗的过程,同时配备有 4 支外接温差电偶,长约 12cm,可插入肿瘤周边区,实时监控温度变化。要求靶区温度应低于 –40℃。冰球形成的监控在冷冻治疗开始后,CT 扫描表现为以探针为中心的向外逐渐扩大的低密度影。组织学显示,内部低密度反映为靶组织完全结冰,发生冷冻坏死。停止冷冻,自然复温或氦气复温时,随着整个冰球全部溶解,低密度范围由外向内逐渐缩小,形成一个小范围低密度的区域,其周围与正常组织之间有明显的边界。经过两个轮回冷冻 – 复温治疗后,肿瘤区外围与正常组织交界处的边界更大、更明显。

9. 术后监护 冷冻结束拔针后注意局部按压 10~15 分钟,皮肤有冻伤者,使用温水热敷,患者返回病房后监测生命体征。术后应适当补液、止吐治疗;术后注意肝、肾功能的变化,积极保肝、支持治疗;术后注意患者生命体征的变化,对疼痛明显者止痛处理;注意观察有无并发症的发生,并予积极处理。

10. 并发症预防与处理 在冷冻过程中,冰球大小可人为控制,并由于大血管血液流动存在热沉效应,对冷冻周围血管损伤相对较小,因此与手术切除等较大侵袭性治疗比较,肝冷冻治疗的并发症和不良反应相对较少。开放性冷冻治疗的不良反应与手术切除相似,诸如出血、胸腔渗液、胆瘘、肝脓肿、肝衰竭等。治疗相关死亡率与冷冻组织的大小、范围、冷冻 – 复温循环次数和冷冻探针数目有关。经皮肝冷冻治疗的不良反应总发生率为 15%~20%,低于肝切除后的 20%~30%。冷冻相关死亡率为 1.5%,与肝切除后相当,但接受肝肿瘤冷冻者常为不适宜作肝切除者,这些患者在冷冻前即已处于较严重的基础状态。其并发症如下:

(1)发热:于手术当日或次日出现发热,体温 38~39℃,持续 3~5 天。文献报道,冷冻消融术后发热是因肿瘤细胞缺血坏死,释放致热源,引起的反应;肿瘤大范围坏死后极易发生继发感染。

处理措施:密切观察患者体温变化,体温 ≤ 38.5℃可给予物理降温,如乙醇或温水擦浴、冰袋降温等;体温持续超过 38.5℃,可给予吲哚美辛栓 1/3 或 1/2 粒纳肛降温。如术后 7~10 天体温仍居高不下,则需检查血常规及腹部 CT,除外肝脓肿,并给予抗菌药物、退热等药物治疗。

如出现感染,主要表现为肝脓肿、腹腔内脓肿等。肝脓肿相对较多见,可或早或迟地发生于冷冻引起的肝坏死区,Siefert 等报道其发生率据约为 0.6%。治疗包括应用抗生素和脓肿穿刺引流。

(2)皮肤冻伤:冷冻消融治疗过程中超低温导致针道局部冻伤。术中使用温热盐水垫外敷穿刺周围皮肤,能较好地解决皮肤冻伤问题。护理时应注意保持创面干燥,无菌包扎,可定时换药,必要时使用抗感染药物。

处理措施:对于可能出现周围组织冻伤的患者,术中可用干纱布隔离周围组织,或温盐水纱布保护。术后密切观察局部皮肤颜色、温度、有无渗出及水疱形成。对较大水疱可在无菌操作下用注射器抽出水疱内液体,创面予磺胺嘧啶银等冻伤膏外涂;对红肿明显部位予以硫酸镁湿敷,避开水疱及破溃处。

(3)肝功能受损:冷冻消融治疗引起肿瘤及周围肝组织坏死,同时坏死组织吸收加重肝脏的负担;对肝功能较差患者,冷冻范围广可引起肝细胞性黄疸或腹水。文献报道,肝癌患者本身肝功能不全,而冷冻消融术后多有不同程度的肝功能损害,表现为转氨酶和黄疸升高,严重者可出现腹水。

处理措施:术前充分掌握患者病情,了解肝功能情况,防止因消融范围过大而加重肝功能损害。术后不宜过早下床活动,术后 3~5 天仍以卧床休息为主,保证充足睡眠。饮食指导:以高热量、富含维生素、易消化的营养饮食为宜。术后及 1 周内行肝功能、凝血功能及电解质的检测。注意观察患者有无腹胀、腹痛,下肢有无水肿,记录 24 小时尿量;可应用利尿剂,定期测量腹围,密切观察腹水的变化情况。对肝功能损伤严重者,应用保肝药物。保持大便通畅,对术后 3 天仍未排便者,给予乳果糖口服,或乳果糖、甘油栓剂等保留灌肠,避免血氨增高。

(4)胸腔积液:部分肝脏肿瘤邻近膈面,冷冻消融时刺激膈肌及胸膜,引起反应性胸腔积液。文献报道,冷冻消融术后 1 周左右患者如出现胸闷、胸痛、气促、心悸、发热、呼吸音减弱等,应警惕胸腔积液的发生。

处理措施:术后严密观察患者的呼吸情况,注意呼吸节律、频率、双肺呼吸音变化及血氧饱和度,注意有无呼吸困难、胸闷、气促等症状。根据病情予以低流量持续吸氧。必要时行 B 超或胸部 X 线检查,诊断明确后,大量胸水者可行胸腔闭式引流术。准确记录胸腔穿刺液量、性质,观察患者穿刺术后呼吸变化情况。必要时应用抗菌药物预防感染。

(5)血小板减少:肝冷冻术后外周血血小板水平值下降,术前血小板水平值在 $(100\sim150)\times10^9/L$ 范围内的患者术后发生凝血症的风险最高。血小板的变化趋势与肿瘤消融区直径无关。术后即下降,可降至原来一半,5 天后开始回升,10 天后恢复正常。发生原因可能与全身炎性反应或冷冻区域对血小板的聚集及隔离有关,也可能与冷冻后释放的炎性细胞因子直接激活血小板凋亡蛋白酶,导致血小板破碎及减少有关。

处理措施:相对轻微的凝血症常可在 1 周内自行缓解或经对症处理后缓解及消失,严重凝血症(血小板低于 $70\times10^9/L$)可通过白介素 –11(IL-11)治疗后恢复。

(6)肝破裂及腹腔出血:发生率在 1% 左右,系冰球在迅速解冻过程中会产生压力,冰球邻近肝表面发生破裂所致。肝破裂后血液、胆汁溢入腹腔,故腹痛和腹膜刺激征较为明显。

处理措施:CT 及 MR 引导下操作时,拔针后,常规腹部扫描,明确局部有无出血情况;较少量出血者应用止血药后,严密观察病情。大量出血者应在输血、抗休克处理同时,做好开腹手术止血或经皮穿刺肝动脉造影及出血动脉栓塞治疗的准备(图5-3-16)。

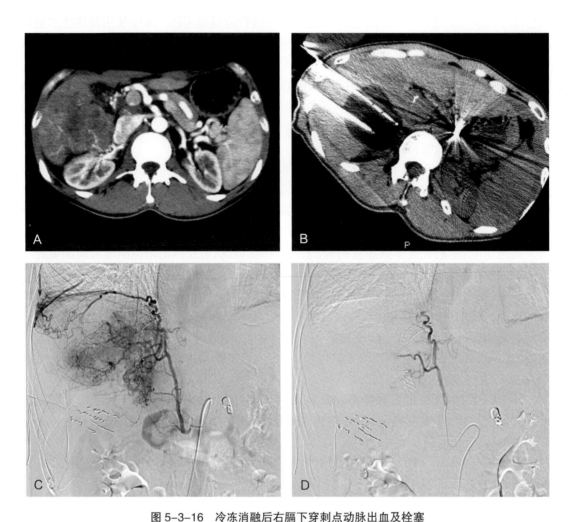

图5-3-16 冷冻消融后右膈下穿刺点动脉出血及栓塞
A. 术前肝S6病灶血供丰富;B. 术中布针及冰球形成;C. 术后出现血红蛋白下降,DSA造影可见右侧膈动脉出血(红箭);D. 使用PVA栓塞后出血点及病灶血供消失

(7)胆瘘:由于胆管、胆囊冷冻过程中被冻伤,管壁或腔壁破裂,造成胆汁渗漏。急性期出现腹痛、发热等症状,渗漏晚期感染性休克或脓肿形成。

处理措施:对邻近胆管胆囊的肿瘤进行冷冻治疗,尤其在合并远端胆管梗阻者,要特别注意预防胆管胆囊损伤。文献报告胆瘘发生率5%~10%。出现脓肿或渗漏患者,应行置管引流胆汁及抗感染治疗。

(8)肾功能损害:由于冷冻消融靶区较大,大量液化代谢产物释放到血液中,可在肾盂内弥漫性沉淀,导致肾内梗阻,引起肾功能损害,严重者可并发急性肾衰竭。少数患者于术后1~3天可出现酱油色尿。需及时复查肾功能、尿常规,予足量输液、利尿剂、碱化尿液等治疗,可预防肾功能严重受损情况的发生。

处理措施：术后 1~3 天密切观察患者尿量、颜色、比重、pH 值等，24 小时尿量保持在 2 000ml 以上；如患者出现酱油色尿，或尿量 <30ml/h，应立即予以利尿及检查肾功能相应处理。定期复查肾功能、尿常规、电解质、血气分析，及时了解肾功能状态，预防性给予 5% 碳酸氢钠静脉输注碱化尿液，并给予足量输液，并给予利尿处理。鼓励患者多饮水，以利于代谢产物排出，减少肾脏损害。

(9) 冷休克 (cryoshock)：是指冷冻治疗后的多器官功能衰竭，严重时出现弥散性血管内凝血 (DIC) 等一系列临床综合征。罕见 (<1%)，但后果严重，一旦发生，18.2%~29% 的死亡率。常表现为寒战、肢体温度低、脉搏细数、血压下降、呼吸困难等，严重者表现为多脏器衰竭 (ARDS、肝衰竭、肾衰竭、休克)、严重血凝固异常、DIC，与肿瘤溶解有关，主要见于大范围冷冻的病例。

冷休克的机制未明，可能是冷冻后 (特别是复温时) 组织中核因子 –κB (NF–κB) 的激活及依赖 NF–κB 的细胞因子释放增加，肝脏损伤后刺激库普弗细胞产生的炎性因子也直接参与炎症过程，而导致全身多器官损害。目前主要报道的有以下假设机制：

1) 心源性：肿瘤靠近大血管或心脏，肿瘤冷冻后吸热导致心脏功能异常，继而发生心动过缓及心律失常。

2) 神经源性：肿瘤冷冻部位大，易造成周围神经节损伤导致血管收缩舒张功能异常。

3) 血液的重新分布：肿瘤较大，虽行升温融化，但核心冷冻部位温度仍较低，肺内容量血管代偿性扩张，导致循环血量相对不足，继而血压下降发生休克。

4) 体液因子变化：大范围及长时间的冷冻治疗会使血液中的肿瘤坏死因子 TNF–a 和白介素 IL–6 水平明显增高，且血液中 TNF–a 和 IL–6 的水平与发生冷休克概率、严重程度及预后有明显的相关性，但具体机制尚不清楚。

处理措施：重在预防，治疗以保守综合治疗为主。采取以下方法可减少冷休克的发生：术前在足背建立静脉通道，以保障组织灌流；术中注意保暖，予持续低流量吸氧，心电监护，保持手术室温度不低于 25℃，严密监测生命体征和心电图的变化，注意观察四肢末梢循环；术前有腹水者应加强利尿脱水，严格掌握手术适应证。冷休克的预防关键在于术中及术后的保暖，术中使用温毯机，即使冷冻范围大一些，也可预防冷休克的发生。如无相应的保温措施，较大病灶应分次进行冷冻消融。

(三) 疗效评价

1. 随访评估　定期检查肿瘤标记物 (如 AFP、CEA) 和超声、CT，以了解有无肿瘤复发。肝癌冷冻后的 CT 表现可类似于肝脓肿或梗死，需仔细鉴别，以避免将治疗后正常的表现误认为并发症。在平扫 CT 或 MRI 上，冷冻区显示为较原肿瘤区稍大 (覆盖肿瘤区) 的低密度或低信号区域，增强扫描后局部无强化，提示肿瘤坏死。按 Kuszyk 等统计，经冷冻治疗的病变，CT 上主要表现为低密度，54% 呈楔形，29% 呈圆形，21% 呈泪滴形，36% 含有气体，93% 内有出血，静脉造影后 54% 的病灶显示外周性增强影。

治疗后 1 个月复查肝脏三期 CT/MRI，或者超声造影，以消融是否完全评价疗效，可分为以下两种。

(1) 完全消融 (complete response，CR)：肝脏三期 CT/MRI 或者超声造影随访，肿瘤所在区域为低密度 (超声表现为高回声)，动脉期未见强化。

（2）不完全消融（incomplete response，ICR）：肝脏三期 CT/MRI 或者超声造影随访，肿瘤病灶内局部动脉期有强化，提示有肿瘤残留。

对治疗后有肿瘤残留者，可以进行再次消融治疗，若两次消融后仍有肿瘤残留，则确定为消融治疗失败，应该联合或选用其他治疗手段。

术后第 1 个月及第 3 个月复查肝脏三期 CT/MRI，或者超声造影，以及肝功能、肿瘤标志物等，观察病灶坏死情况和肿瘤标志物的变化。之后每 3 个月复查肿瘤标志物与超声造影或者肝脏三期 CT/MRI（超声造影和 CT/MRI 相间隔）。1 年后每 6 个月复查肿瘤标志物，超声造影，或者肝脏三期 CT/MRI（超声造影和 CT/MRI 相间隔）。疗效采用 mRESCIST 标准评价。

2. 临床疗效　氩氦刀冷冻治疗的肝癌患者生存期与肿瘤大小及分期有关。Shimizu T 等报告 MR 引导下经皮穿刺治疗肝癌 1 年和 3 年生存率分别为 93.8% 和 79.3%。Chen HW 等报道经皮冷冻治疗不可切除性肝癌和复发性肝癌 1 年和 3 年生存率分别为 81.4%、60.3% 和 70.2%、28.8%；1 年和 3 年无疾病进展率分别为 67.6%、20.8% 和 53.8%、7.7%。Yang Y 等报道冷冻治疗肝细胞肝癌，患者局部复发率为 31%，患者早、中、晚期的平均生存时间分别为（45.7±3.8）个月、（28.4±1.2）个月和（17.7±0.6）个月。Xu 等报道经皮穿刺不可切除的肝细胞肝癌 1 年和 3 年生存率分别为 67.6% 和 20.8%。Mu 等报道两个月内的及时冷冻治疗比超过 3 个月后的延迟冷冻治疗能获得更长的生存时间，分别为 38.5 个月和 21 个月。Zhou 等报告冷冻后血清 AFP 下降率达 82.6%。同时，肝脏冷冻前后血清淀粉样蛋白 A、CRP、IL-6、IL-10、TNF-α 等血清细胞因子有改变。

此外，为提高肝癌治疗疗效，冷冻治疗通常和其他治疗手段联合进行。如冷冻与肝动脉化学栓塞联合治疗、冷冻与乙醇注射联合治疗、冷冻联合 ^{125}I 粒子植入治疗，都能进一步提高疗效。此外，冷冻联合物理疗法、化学疗法，血管阻断剂以及免疫调节剂等手段也能够最大限度地杀灭肿瘤。

氩氦刀治疗肝癌具有多项特点，可经皮、术中或经腔镜治疗，对附近有大血管的肿瘤可以消融，冰球形成可以监控，肿瘤消融范围明确，并发症发生率较低。同时，可激活抗肿瘤免疫，在一定程度上预防肿瘤的转移和复发等。

四、不可逆电穿孔治疗

（一）术前准备与治疗计划

1. 术前影像学评估　术前 2 周内行腹部 CT 或 MRI 增强扫描检查，详细了解病灶及其周围结构情况；必要时可行 PET-CT 或 PET-MRI 检查，以了解有无远处转移。根据术前肝脏影像学检查，明确肿瘤的数目、大小、部位及与周边脏器的关系，初步制订治疗计划。

2. 术前的实验室检查　术前 1 周内常规进行血常规、肝肾功能、电解质、肿瘤标志物的检查，术前 3 天内进行凝血常规检查。可以作为基线数据，术前进行常规心电图、超声心动图和肺功能检查，当病灶毗邻大血管时应进行配血准备。

3. 术前准备　术前 1 日禁食水，术前 1 周内禁止使用具有抗凝作用的药物；如患者术前有梗阻性黄疸，应经 ERCP 或 PTCD 行胆道引流，切忌植入金属支架；如病灶毗邻胃肠道，应在术前留置胃管。

4. 术前签署知情同意书。

(二)操作步骤、方法、注意事项

1. 麻醉和术中管理　行纳米刀肿瘤消融术需要全身麻醉,丙泊酚诱导,空气/氧气/七氟烷混合气体麻醉维持,芬太尼或瑞芬太尼术中镇痛,术中应同时行血压监测(一般为桡动脉)、心电、血氧饱和度监测,以实时动态了解患者的循环变化情况。不可逆电穿孔的消融过程虽然时间较短,但在此过程中,心率和血压可出现较明显波动,需及时调整药物的应用。由于高压脉冲电场会引起骨骼肌强烈的收缩,激烈的肌肉运动可能会导致电极和靶器官的相对位移,增加电极针对靶器官的创伤,甚至导致异位消融,因此需要术中联合应用非去极化型神经肌肉阻滞剂(维库溴铵、罗库溴铵等)。如果麻醉深度过浅或者镇痛不足,可能诱发很强的心血管应激,因此需要深度麻醉及充分镇痛。虽然不可逆电穿孔设备配备心电同步监测仪,同时术中也有实时动态心律和血压的监测,但仍有心律失常的病例出现,一旦发生应立即暂停消融。由于多数患者的心律失常为自限性的,可待心律恢复正常后再次消融。

2. 主要操作步骤

(1)穿刺引导方式:肝脏不可逆电穿孔消融的主要影像引导设备为超声和/或CT,但推荐采用超声和CT联合引导的方式。一方面,由于不可逆电穿孔消融的肝脏病灶多位于特殊部位,CT能够更好的显示电极针和血管、胆管结构的关系,超声则能够实时观察进针过程;另一方面,电极针之间需保持两两平行,通过CT多平面重建可较好地显示各电极针之间、电极针与病灶之间以及电极针与血管、胆管等重要结构的关系。

(2)穿刺路径的规划:根据CT增强图像明确病灶的大小、部位、与周围结构的关系,确定穿刺路径和布针数目,基本原则是:避免损伤主要血管、胆管和重要脏器的最短路径,同时能够避开骨性结构,使各电极针保持平行且针距保持在1.0~2.2cm之间(图5-3-17)。

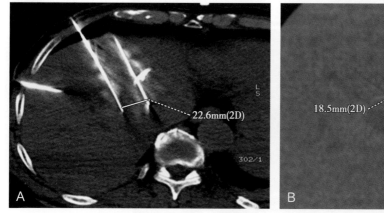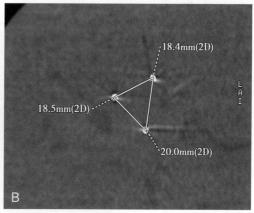

图 5-3-17　第一肝门病灶不可逆电穿孔治疗
A. 第一肝门病灶不可逆电穿孔治疗,电极针位于病灶两侧保持平行关系;B. 沿电极针长轴的垂直面重建图像显示电极针的间距在1.0~2.2cm之间

(3)电极针的布针原则:消融针为19G单极电极针,长度15cm,根据电极针平行度选择暴露长度,平行度较好则针尖暴露1.5~2cm,如平行度较差则针尖暴露1cm。针与针的间距

控制在 1.0~2.2cm 之间,使电极针的消融范围覆盖全部病灶,贴近血管布针时电极针应尽量沿血管长轴走行。

(4)消融参数选择:电极针位置确认完毕后利用不可逆电穿孔消融仪的消融计划系统调整适合的消融参数,以达到消融区涵盖全部瘤体,消融参数如下:电压 1 500V/cm,脉冲 2 组各 100 次,脉宽 70~90μs。以 20 个脉冲进行消融测试,评估组织的阻抗和电流的大小。当测试完成后,开始进行正式消融。1 组循环脉冲释放后,查看电流上升情况,术中可通过调整电极针位置使消融区域涵盖全部病灶。

(5)消融后图像评估:再次行腹部增强 CT 扫描或 CEUS,评估消融是否完全以及是否有重要结构损伤。消融区域肝组织密度减低,增强后强化程度低于周围肝组织,内可见大小不一的气泡影,该区域包含了不可逆电穿孔区和可逆电穿孔区,因而实际治疗范围小于低密度区域。周边肝组织在静脉期可见环状强化带,可能与周围组织的充血相关(图 5-3-18)。

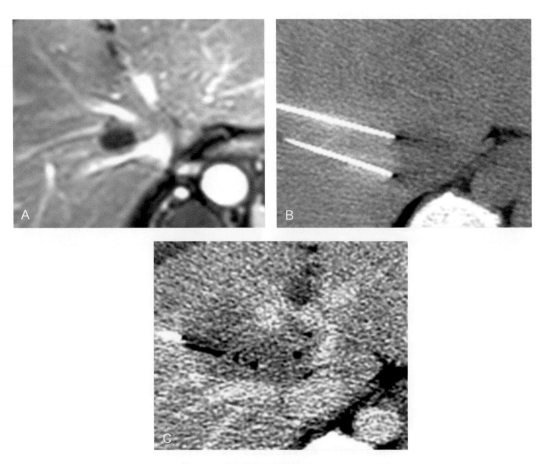

图 5-3-18 第二肝门病灶不可逆电穿孔治疗

A. 第二肝门病灶不可逆电穿孔治疗,病灶位于肝中、肝右静脉汇入下腔静脉处;B. 不可逆电穿孔电极针分别位于病灶的腹侧和背侧;C. 术后 CT 增强示消融区域呈低密度改变,内可见气泡影,周围可见环状强化带

3. 术后护理　患者麻醉苏醒后如无不适,由麻醉医师护送返回病房,行心电监护,根据患者情况酌情使用止痛药物。如病灶毗邻大血管,在排除出血风险后,术后当天即给予低分子肝素 5 000IU 皮下注射,预防血栓形成。

4. 并发症的治疗及预防　肝癌不可逆电穿孔消融主要并发症包括心律失常、恶心呕吐、腹胀、血栓形成、出血及胆道扩张等。

(1)静脉血栓形成:不可逆电穿孔消融过程中,虽不会对血管结构成不可逆破坏,但电脉冲释放可对血管内皮细胞造成损伤,术后可引起门静脉系统内血栓形成,尤其对于术前已有肿瘤侵犯门静脉系统的患者,管腔狭窄常导致局部血流速度减慢,使血栓更易形成。因此,不可逆电穿孔消融术后在排除出血的前提下,可使用抗凝药物,预防血栓形成,直至血管内皮修复。

(2)出血:不可逆电穿孔消融术后出血常见原因包括①与穿刺相关的出血。虽然纳米刀电极仅为 19G,直径远小于其他常规消融手段,但仍可能损伤管径较粗的血管而引起出血,表现为肝周血肿;多数情况下由穿刺损伤引起的出血为自限性,无需特别干预。②与消融相关的出血。虽然纳米刀是非温度相关的消融手段,但在消融过程中电极针周围的温度仍会有所升高,其中贴近电极针暴露端处温度最高,该温度与电极针暴露端长度、消融时间、电流强度有关。③与病灶相关的出血。术前病变侵犯血管壁全层,消融引起肿瘤细胞坏死和血管壁完整性破坏,引起术后出血,常于术后 1~3 天内出现;消融结束后于肿瘤侵犯血管处血管壁完整性遭到破坏,形成假性动脉瘤,常于术后 2~3 周出血。对于动脉血管结构破坏引起的出血应及时采取介入栓塞止血。

(3)心律失常:由于不可逆电穿孔消融时产生高压电脉冲,高压电场可引起区域内细胞跨膜电势增加,导致细胞膜通透性增高,形成大量离子转运通道,引起人体生物电紊乱,诱发患者心律失常,心律失常最常见的类型为室上性心动过速,多呈自限性,但为确保手术安全,术中应常规备有除颤装置。

(4)胆管损伤:由于不可逆电穿孔基本为常温物理消融方式,且消融过程不受热沉效应影响,故广泛应用于邻近血管或重要脏器的组织消融。但研究证明,由于不同组织存在不同阻抗,具有不同导电性,不可逆电穿孔在不同组织参数设定下仍会引起消融区域温度变化。消融过程中贴近电极针暴露端处温度最高,当电极针暴露段在胆管内时可能会引起胆管损伤,进而引起胆管狭窄,因而布针时应尽量避免电极针暴露端紧贴胆管。

(三)疗效评价

由于肝癌和肿瘤周围组织导电性、电极针的位置和分布均可能会对不可逆电穿孔的疗效产生影响,因而术后应行定期的随访明确疗效和早期发现病灶残留或复发。建议于治疗后 1 周、1 个月、3 个月和 6 个月和之后每 6 个月对血常规、尿常规、肝肾功能、肿瘤标记物进行随访,术后 1 个月、3 个月、6 个月和每年进行影像学随访,增强 MRI 应作为首选检测手段,有条件者可行 PET-CT 或 PET-MRI 检查了解病灶区域的细胞代谢水平。

（靳　勇　张彦舫　李家平　范文哲　王忠敏　丁晓毅　黄　蔚）

第四节 MRI 引导下肝癌的消融治疗

MRI 在肝肿瘤的诊断与鉴别诊断中具有重要的临床价值,且在肝肿瘤消融后的疗效评价中起着重要的作用。介入性磁共振成像(interventional magnetic resonance imaging,IMRI)是指在 MRI 导引和监控下采用 MRI 兼容性设备进行介入操作诊疗。MRI 引导下肝癌的消融治疗主要包括射频消融、微波消融及冷冻消融等。MRI 引导具有无电离辐射、软组织分辨率高、多参数及任意方位成像、对温度变化敏感、术后即刻疗效评价精准等优势,对于常规 MRI 平扫显示不清的小病灶,可尝试行 MRI 肝特异性造影剂(Gd-EOB-DTPA 或 Gd-BOPTA)增强引导能提高病灶显示率。Yu Nam C 等学者通过回顾性研究发现肝硬化患者中肝癌的 US、CT 及 MRI 检出敏感度分别为 46%、65%、72%,2cm 以下肝癌 US、CT 及 MRI 检出敏感性则分别为 21%、40%、47%,MRI 病灶检出率优于 US 及 CT。近年来,随着 IMRI 技术的发展和普及,MRI 引导下肝肿瘤消融治疗已在国内外逐步开展,日益显示出它的优势。

一、射频消融治疗

(一)术前准备及治疗计划

1. 术前准备

(1)患者评估及影像学检查:认真复习病史、体格检查及近期的影像学资料来评估患者的消融治疗适应证。所有患者术前 2 周内行肝脏 CT 或 MRI 平扫+增强,明确肿瘤部位、大小、数目,了解肿瘤与邻近重要脏器、血管及胆管的关系。完善相关检查(如骨 ECT、PET-CT 等)明确肿瘤分期。

(2)实验室检查:术前常规行相关实验室检查,包括血常规、凝血功能、血型、肝肾功能、血糖、肿瘤标志物及心电图等,排除消融禁忌证。

(3)病理检查:不符合我国《原发性肝癌诊疗规范》诊断标准的患者,需行肝穿刺活检明确诊断。当转移性病灶表现不典型时,建议消融治疗前对病灶进行活检明确诊断。

(4)药品及监护设备准备:术前应准备麻醉、镇痛、止血、扩血管、升压、降压等药物及抢救药品,配备 MRI 兼容性监护仪或简易的呼吸、心电门控设备。

(5)患者准备:患者及家属(被委托人)签署知情同意书。局麻患者术前禁食 4 小时,全麻患者术前 8 小时禁食,4 小时禁水。术前建立静脉通道。局麻患者术前 30 分钟常规肌注镇痛剂。进入 MRI 磁体间前移除患者身上所有金属物品。对于封闭式磁体,受磁体孔径限制,根据术前预估穿刺入路,尽量让患者身体移向穿刺对侧,增加穿刺侧空间利于进针。患者粘贴体表标记物(如鱼肝油、鱼肝油矩阵或 MRI 专用定位器),体表覆盖扫描线圈。双侧大腿粘贴皮肤电极备用(双极针除外)。

(6)设备准备:消融设备主机放置在磁体间外或磁体间 0.5mT 线(5 高斯线)以外。连接好导线或延长电缆,调试好设备,然后断开电源。未行屏蔽处理的消融设备在磁体间内时,每次扫描必须关闭设备电源,否则会干扰磁场产生明显伪影,严重影响 MRI 成像。连接 MR 兼容监护设备或呼吸、心电门控设备,监测患者生命征。应用合适的扫描线圈。

(7)患者术前训练:训练患者呼吸,嘱平静呼吸后屏气。利用呼吸门控装置观察患者屏气状态,判断屏气时相是否一致。选择快速扫描序列 fs-T$_2$WI(40~60秒,层厚 5mm)行全肝扫描。选择 3D-T$_1$WI(10~15秒,层厚 3mm)序列后行靶区域屏气扫描。

2. 治疗计划 术前治疗计划是保证消融是否成功的关键。

(1)确定肿瘤病变区域:确定肿瘤的位置、大小、数目、形态及与邻近组织的关系。肝肿瘤 T$_2$WI 上多呈稍高信号,T$_1$WI 上多呈低信号,DWI 上呈高信号。对于常规 MRI 平扫显示不清病灶,若患者术前曾行 MRI 肝特异性造影剂(Gd-EOB-DTPA 或 Gd-BOPTA)增强扫描并提示肝胆期可较清楚显示病灶,可予消融前 40~60 分钟静脉注射 MRI 肝特异性造影剂,行肝胆期 MRI 图像引导消融,提高病灶的显示率。

(2)根据术前扫描图像评估:选择合适的体位(仰卧、侧卧或俯卧位),嘱患者保持体位不动,必要时可使用真空垫固定体位。

(3)选择合适的穿刺路径及穿刺点体表定位:根据扫描 MRI 图像初步制订穿刺计划:①穿刺路径选择:尽量满足穿刺点到达病灶需经过部分正常肝实质,能穿刺到病灶的最大截面,无骨骼、大血管、大胆管、空腔脏器或其他重要组织结构阻挡;②穿刺点体表定位:经皮穿刺通过预估路径到达病灶的皮肤进针点,以记号笔标记;③分别测量进针角度以及深度,必要时还需测量穿刺路径上距重要组织结构的距离;④一般选取较大肋间隙进行操作,便于适当调整穿刺角度。

(4)初步制订消融参数。

(5)必要时可采用消融的辅助技术:人工腹水等。

(二)操作步骤、方法、注意事项

1. 操作步骤及方法 术前常规消毒、套线圈无菌罩、铺巾、局麻(部分特殊患者可行全身麻醉),尖刀片于穿刺点处做一皮肤小切口,进针时嘱患者屏气,可通过呼吸门控辅助判断患者屏气状态是否与扫描时一致。有条件者可使用光学导航技术模拟穿刺入路,利用 MRI 透视功能实时监控进针的过程。射频电极在 MRI 各序列上均呈低信号。对于少数常规序列显示不清的病灶可尝试行 DWI 引导及 MRI 特异性造影剂增强引导。采用步进式穿刺进针方法,穿刺过程中多次扫描以确保进针方向正确,扫描方向可采取与射频电极平行的斜冠状、斜矢状或斜横轴位,以显示射频电极全长。射频电极穿刺到位后,再次行 fs-T$_2$WI 及 3D-T$_1$WI 扫描确认针尖或子电极(伸展型)与靶病灶及周围重要组织结构的关系。确认射频电极布针满意后,连接射频电极与射频消融主机,根据不同设备所使用的消融参数(温度、功率、时间等)进行消融治疗。消融后再次扫描评估疗效,病灶较大者需调整射频电极位置,行多点、叠加消融来确保消融范围覆盖原病灶。射频消融完成后,行针道消融、撤针(图 5-4-1)。术后行全肝 fs-T$_2$WI 扫描观察是否有即刻并发症。在消融后如出现腹腔积血或积液、气胸等并发症应及时处理。

2. 注意事项

(1)封闭式磁体由于孔径较小,用于引导射频消融时,在进针深度许可下,尽量使用长度较短规格的射频电极利于进针。

(2)未做屏蔽处理的消融设备运行时干扰磁场,不能在消融的同时进行术中监测 MRI 扫描,且每次扫描必须关闭设备电源,否则会产生明显伪影,严重影响 MRI 成像。

(3)针道消融要避免损伤肋间神经、腹壁及皮肤。

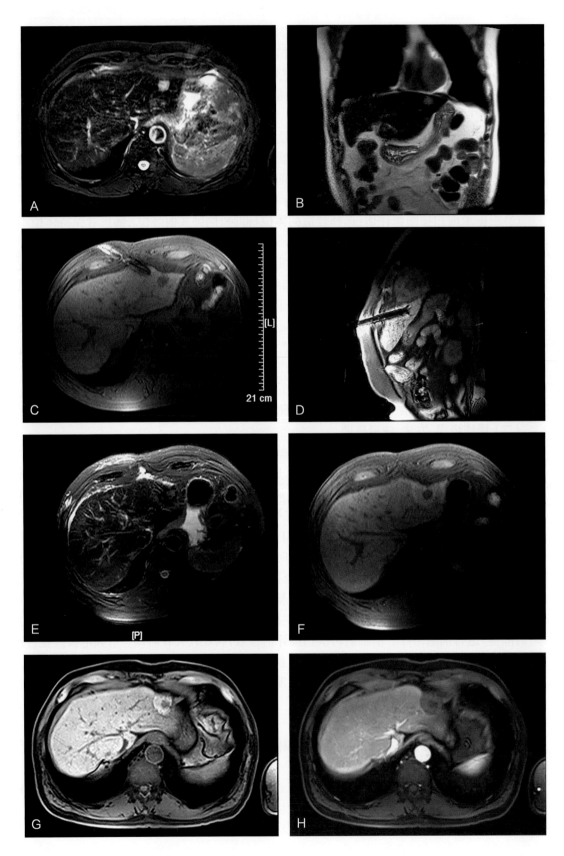

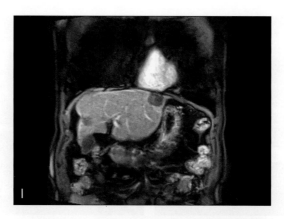

图 5-4-1　MRI 引导下肝左叶肝癌射频消融

A. 肝 S2 小肝癌,直径约 1.2cm,T$_2$WI 上呈高信号;B. 冠状位显示病灶位于左膈下、紧邻心脏;C. 横断位
3D-T$_1$WI 序列引导穿刺;D. 到位后展开子电极,斜矢状位扫描清楚显示射频电极全长、子电极与病灶及膈
肌、心脏的关系;E. RFA 后 T$_2$WI 上病灶信号减低仍呈稍高信号,周边见环状低信号影环绕,最外周见高信
号充血水肿带;F. T$_1$WI 上原病灶仍呈低信号,周边环状高信号影完全包绕低信号原病灶区,原病灶与消融
灶关系清楚显示,呈典型"靶征";G~I. 提示完全消融。

(三) 疗效评价

1. 即时疗效评价　MRI 引导下肝肿瘤消融治疗最大的优势在于术后准确的即时疗效
评价,可比 CT 及超声更早的发现存活的肿瘤组织。MRI 是目前唯一能清楚显示原病灶与消
融灶关系的影像引导手段。消融灶完全覆盖原病灶,范围超出病灶边缘 0.5~1.0cm 考虑完全
消融。如病灶残留,则补充消融。

(1)完全消融术后即刻典型 MRI 表现:T$_1$WI 上消融灶表现为特征性的"靶征",外周高信号环
(消融的正常肝组织)完全包绕中央低信号区(原病灶)并超出病灶边缘 0.5~1.0cm,外围见薄环状
低信号水肿带。部分消融灶在 T$_1$WI 上见周边高信号环随时间的延长而逐渐增高现象。T$_2$WI 序
列上消融灶呈低信号,周围可见薄层高信号炎症反应带环绕,原病灶则信号较为复杂,可为低、
等、稍高信号,但都低于消融前。DWI 上消融灶呈等或低信号,周围呈环状稍高信号(图 5-4-2)。

(2)不完全消融术后典型 MRI 表现:T$_1$WI 上周边高信号环未完全包绕低信号的原病灶,
可见低信号缺口,"靶征"不完整,T$_2$WI 及 DWI 序列上残留灶仍呈高信号(图 5-4-3)。

射频消融术后常规 MRI 平扫即可精准判断疗效,一般不需行即刻 MRI 增强扫描。对
于 MRI 特异性造影剂肝胆期引导消融患者,由于肝胆期正常肝实质信号普遍增高,消融灶
T$_1$WI 上可能失去特征性靶征,一定程度上影响精准疗效评价。

2. 随访及远期疗效评价　RFA 后 1 个月复查肝脏 MRI 平扫 + 增强,血常规、肝功能及
肿瘤血清学指标。若第 1 个月检查结果提示肿瘤完全消融,第 3 个月再行复查,以后第 1 年
则每隔 3 个月再次复查,此后每 3~6 个月复查肝脏 MRI 平扫 + 增强及肿瘤血清学指标。疗
效评价标准:完全消融:术后首次随访示消融灶内部或边缘无结节样强化考虑肿瘤完全消
融,完全消融 T$_1$WI 上一般呈高信号,T$_2$WI 上信号较复杂,可呈低、等或稍高信号,增强扫描
消融灶无明显强化。不完全消融:消融灶内部或边缘存在结节样强化考虑不完全消融,残留
灶 MRI T$_1$WI 上一般呈低信号,T$_2$WI 及 DWI 上呈高信号,增强扫描可见强化。原先判定为
完全消融的消融区内在其后任何一次随访中出现有活性肿瘤,考虑局部肿瘤进展。

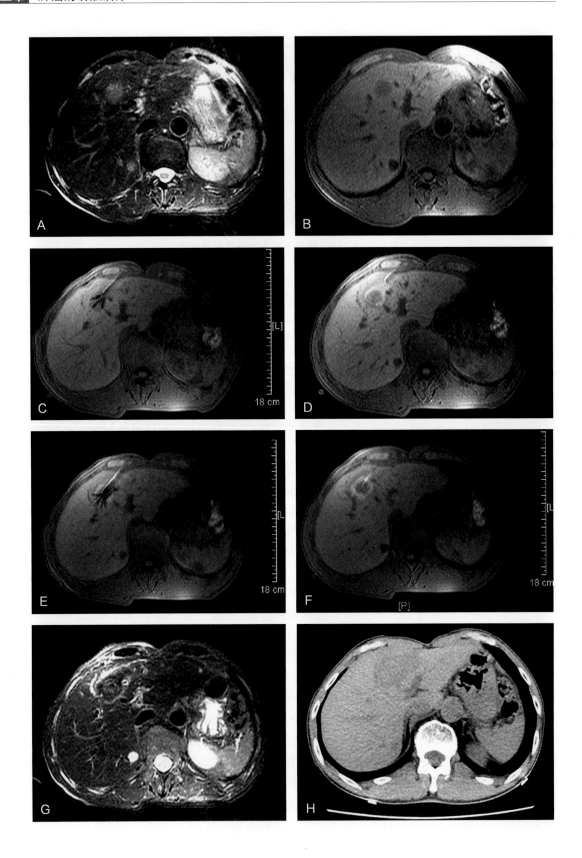

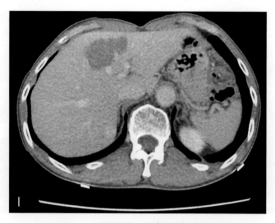

图 5-4-2　MRI 引导下肝癌射频消融

A. 肝 S4~8 交界区原发性肝癌,直径约 2.2cm,行 MRI 引导下射频消融术。术前扫描 T_2WI 上呈高信号;B. T_1WI 上呈低信号;C. MRI 引导下逐步进针穿刺到位后展开子电极,子电极分布满意,启动射频消融;D. RFA 后即刻评估疗效,T_1WI 上原病灶仍呈低信号,周边环状高信号影不完全包绕,病灶远端可见低信号缺口,提示消融不全;E. 调整子电极分布覆盖低信号缺口区行补充消融;F. 消融后见高信号环完全包绕低信号原病灶区,呈典型 "靶征",提示完全消融;G. RFA 后 T_2WI 上病灶信号减低,周边见环状低信号影环绕,最外周见高信号充血水肿带;H、I. RFA 术后 1 周复查肝脏 CT 平扫示消融灶呈等 / 低密度,边界欠清;增强扫描无强化

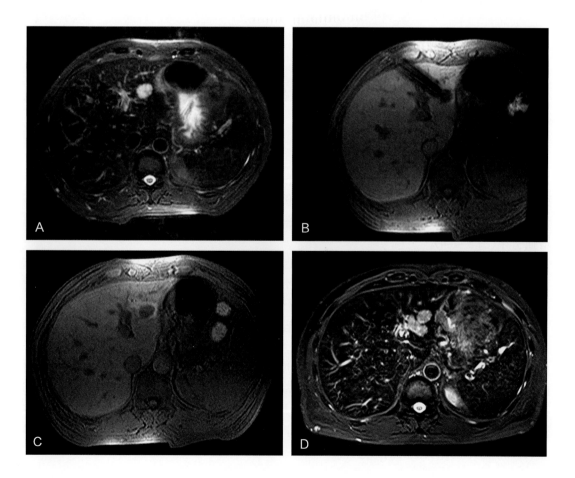

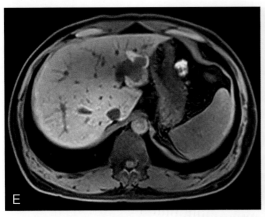
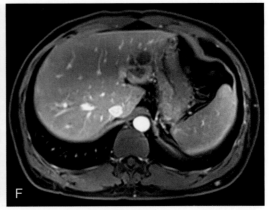

图 5-4-3 直肠癌术后肝转移行 MRI 引导下射频消融

A. 术前扫描示左肝外叶转移癌,直径约 1.8cm,T_2WI 呈高信号,病灶后部紧邻门脉左外叶分支;B. MRI 引导下射频电极穿刺到位并展开子电极包绕病灶;C. RFA 后即刻扫描 T_1WI 上原瘤灶仍呈低信号,瘤周见高信号消融灶环绕,高信号环不连续,瘤灶后部紧邻门脉左外叶分支处出现缺口;D. 术后 4 个月复查,T_2WI 上病灶仍呈高信号;E. 病灶后缘形态不规则,T_1WI 平扫示原瘤灶后部紧邻门脉左外叶分支(即原缺口)处呈不规则低信号;F. 增强扫描呈不均匀强化,考虑肿瘤残留,残留原因考虑肿瘤邻近血管产生"热沉效应"所致

二、微波消融治疗

(一)术前准备及治疗计划

MRI 引导下肝癌的微波消融治疗术前准备及治疗计划与 MRI 引导下肝癌的射频消融相仿。

(二)操作步骤、方法、注意事项

1. 操作步骤及方法

(1)微波天线穿刺操作步骤与 MRI 引导下肝癌的射频消融相仿:微波天线在 MRI 各序列上均呈低信号。病灶较大需多根微波天线联合消融时,需控制好微波天线之间的距离,尽量平行进针。对于少数常规序列显示不清的病灶可尝试行 DWI 引导及 MRI 特异性造影剂增强引导(图 5-4-4)。

(2)微波天线穿刺到位后:再次行 $fs-T_2WI$ 及 $3D-T_1WI$ 扫描确认针尖与靶病灶及周围重要组织结构的关系,确认微波天线布针满意后,连接内冷循环及传输电缆,根据不同厂家设备所使用的消融参数(功率、时间、温度等)进行微波消融治疗。

(3)微波消融术中监控:目前部分 MRI 兼容性微波消融系统经过屏蔽、扼流等处理后,可采用 $fs-T_2WI$(30~50s,层厚 5mm)行微波消融术中准实时动态扫描监控消融灶的 MRI 信号变化、消融范围及微波天线是否脱靶,避免过度消融,尤其适用与病灶邻近空腔脏器及肝门区大胆管等重要器官。微波消融术中准实时动态扫描 $fs-T_2WI$ 表现为低信号的热凝固性坏死区范围随时间进展逐渐从中央向外周扩大并覆盖高信号原病灶区,可根据术中监测调整消融时间(图 5-4-5)。消融后再次扫描评估疗效,消融不满意者需调整微波天线位置,行多点、叠加消融来确保安全的消融边界。

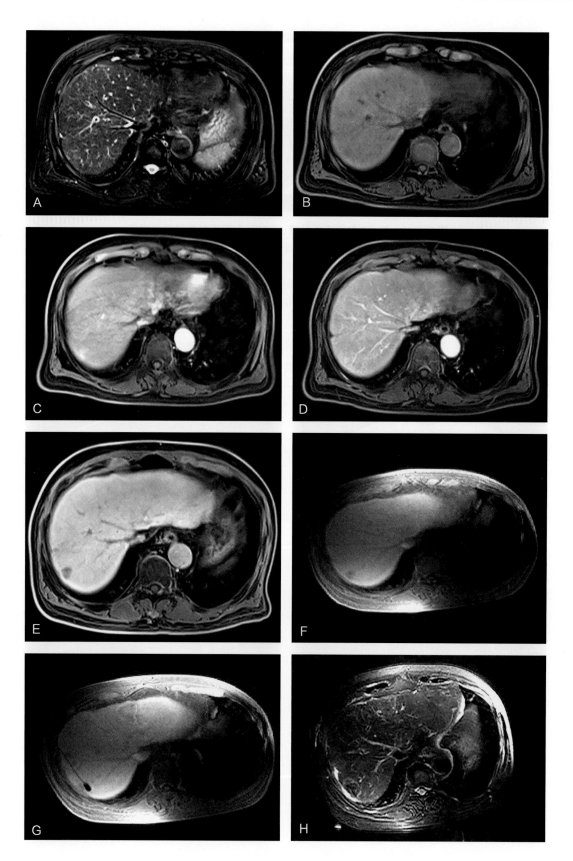

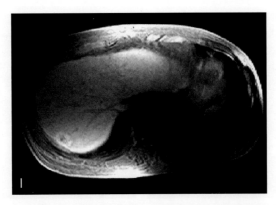

图 5-4-4 肝 S7 包膜下小肝癌，行 MRI 引导下肝癌微波消融术

A、B. 术前 MRI 扫描病灶呈稍长 T_1 等 T_2 信号；C. 病灶显示欠清，增强扫描动脉期强化呈高信号；D. 门脉期呈略高信号；E. 肝胆期呈明显低信号，病灶显示清楚；F. 采用肝胆期 T_1WI 序列引导微波消融；G. 微波天线在 MRI 引导下逐步进针并穿刺到位；H. 消融后扫描显示消融灶 T_2WI 上呈低信号，周边见薄环状高信号环绕；I. T_1WI 上仍呈"靶征"，高信号环完整，提示完全消融

　　(4) 微波消融完成后，行针道消融、撤针；术后行全肝 $fs-T_2WI$ 扫描观察是否有即刻并发症。在微波消融后如出现大量腹腔积血或积液、大量气胸等并发症应及时处理。

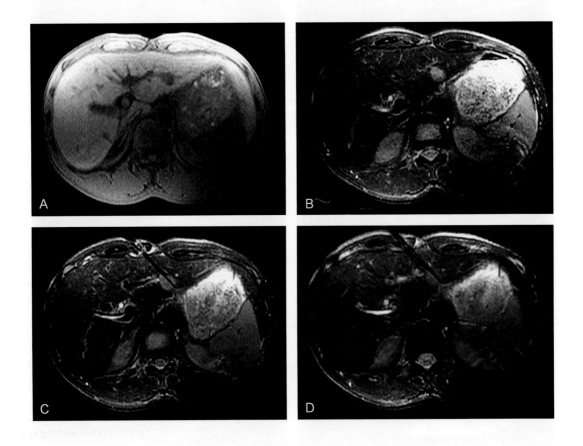

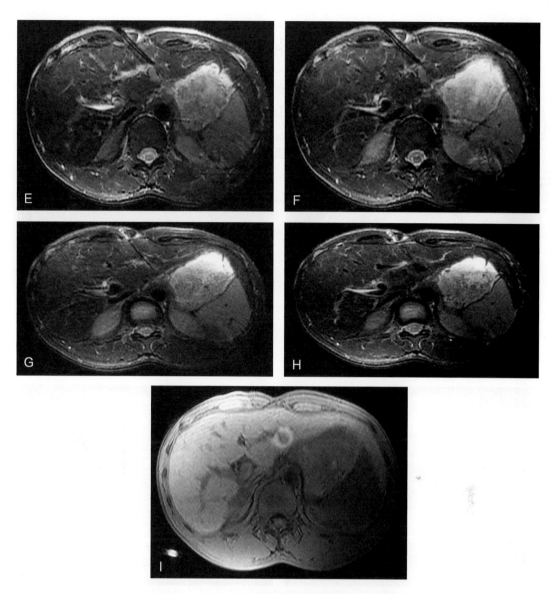

图 5-4-5　MRI 引导下肝左叶肝癌微波消融治疗

A、B. 肝 S2 小肝癌,直径约 2.0cm,呈稍长 T_1、稍长 T_2 信号,界清;C. MRI 引导下微波天线逐步进针到病灶前端;D~H. 行微波消融术中 fs-T_2WI 准实时动态扫描监控消融范围,见低信号的热凝固性坏死区范围随时间进展逐渐从中央向外周扩大并覆盖高信号病灶区,周边可见长 T_2 充血水肿区;I. 消融术后 3D-T_1WI 扫描清楚显示消融灶呈"靶征",高信号环完整,提示完全消融

2. 注意事项

(1) 与 MRI 引导肝癌射频消融一样,封闭式磁体引导肝癌微波消融时尽量使用长度较短规格的微波天线。

(2) 部分 MRI 兼容性微波天线伪影较小,微波天线针尖有时不易清晰显示,必要时需多序列、多方位扫描确认针尖的位置。

(3) 不同厂家 MRI 兼容性消融设备的消融参数所对应的消融范围、消融灶形态与非 MRI

兼容性的设备有较大差别,需注意调整。

(4)过长的连接电缆引起较明显的能量损耗,需适当提高消融参数。

（三）疗效评价

1. 即刻疗效评价 MRI 引导肝癌微波消融后中央长 T_1 的针道炭化区较射频消融更为明显,余 MRI 引导肝癌微波消融术后 MRI 表现及即刻疗效评价与射频消融大致相仿(图 5-4-6)。

2. 随访及远期疗效评价 与 MRI 引导下肝癌射频消融相仿。

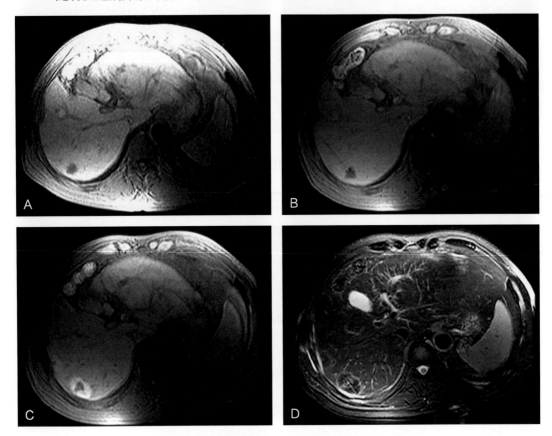

图 5-4-6 MRI 引导下肝右叶肝癌微波消融治疗

A.肝 S7 包膜下肝癌,呈稍长 T_1 信号;B.微波天线穿透病灶,天线伪影较细;C.微波消融后 3D-T_1WI 扫描清楚显示高信号消融灶完全包绕低信号病灶区,呈典型"靶征"改变;D. T_2WI 上消融灶呈低信号,周边见薄环状高信号影环绕,提示完全消融

三、冷冻消融治疗

（一）术前准备及治疗计划

1. 术前准备

(1)排除 MRI 禁忌证:患者行强化 CT 或 MRI 明确病灶与血管、周围重要组织器官的关系以及远处转移,评估治疗的可行性。

(2)完善各项检查:包括心电图、胸片、血常规检测、生化常规检测、凝血功能测试、血型检查、甲胎蛋白（AFP）检测等。患者如有凝血机制障碍及血小板显著减低,应及时纠正,必要时术前输血浆及血小板。

(3)口服抗凝药物患者:口服阿司匹林、氯吡格雷需停药 7 天;波立维、华法林停药后,可改为低分子肝素,7 天后停用低分子肝素,可改为肝素,穿刺前 4 小时停药。

(4)应用抗血管生成靶向药物患者:如贝伐单抗等,需停药 6 周。

(5)肝功能异常者:及时对症应用保肝药物纠正肝功能;有腹水的患者应对腹水进行处理。

(6)术前与患者家属谈话:说明患者的病情状况、治疗的必要性及术中、术后可能出现的危险性和并发症并签订手术协议书。并锻炼患者的配合呼吸能力,扫描时始终处于同一呼吸相(呼气末)。

(7)根据患者术前评估,给予必要的纠正凝血功能、抗感染及镇痛治疗。

(8)操作室紫外线空气消毒至少 2 小时。

(9)材料器械准备:MR 扫描仪消毒外罩;无菌一次性磁共振兼容多用途塑料罩;柔性多功能线圈;穿刺包;消毒持针板与光学反射球(采用光学导航系统时专用),磁共振兼容性氩氦靶向冷冻探针(直径 1.47mm、2mm、3mm);MR 兼容的生命体征监护系统。

(10)药物准备:1% 利多卡因、止血药物、镇静药物、止痛药物及必备的应急抢救药品。

2. 治疗计划

(1)根据病变的位置及大小,确定手术的实施方案:包括进针路径,选用冷冻探针的型号及数量。对于直径 3cm 以内的病灶多选用 1 根直径 3mm 的冷冻探针或 2~3 根直径 1.47mm 的冷冻探针,而对于直径 3cm 以上的病灶建议采用多针融合技术。对于位于膈顶部必要时行人工液胸或气胸术。

(2)根据病灶位置,选择患者合适的体位:肝右叶病变多采用仰卧位皮肤穿刺点多选为右侧肋间。肝左叶病变患者多取侧卧位,面向手术者。多发性肝肿瘤,无法在同体位下进行治疗者,应分次择期进行。

(3)根据患者的腰围选择不同型号的柔性表面线圈或介入磁共振专用线圈。

(4)选择适当的磁共振兼容设备及术中光学追踪系统(如果有配备的专用导航设备)。

(5)磁共振扫描技术人员与介入医师就扫描序列、扫描时机、扫描时间进行充分沟通。

(6)选择适当的病变定位像层面:如冠状位、矢状位、横断位或斜位;依据目的不同选择最佳的快速成像序列(磁共振透视成像使穿刺过程近乎实时显示);必要时静脉注射磁共振造影剂增强扫描。

(二)操作步骤、方法、注意事项

1. 操作步骤、方法

(1)启动开放式 MR 机:常规主磁场匀场及线性补偿(主要用于低场常导或永磁型磁共振扫描仪)。

(2)配备空间定位导航系统的磁共振介入系统:开启光学追踪导引系统,调整红外线立体相机方向,使其接受来自扫描机架及示踪器上反光球的信号进行自动校正。将穿刺针固定在光学引导持针板上,针尖置于示踪器上方的测针点上,将红外线立体相机对准示踪器及光学引导持针板上的反光球,启动软件测针,并将测得的针长数值与消毒钢尺人工测量值核对,误差≤ 3mm 即可使用。

(3)冷冻系统准备:保证充分的冷冻及解冻气体(氩气 >3 500kPa,氦气 >2 500kPa)、开启操作系统的冷冻和解冻模式,探针进入靶定病变组织前,预先测试冷冻解冻系统功能及探针的可用性及安全性,需预先设定探针刺入过程应维持的温度(−20℃)。根据治疗计划选择导入的冷冻探针数量及型号。

(4)患者选择合适的体位卧于治疗床:随及 MR 预扫描,采用 T_1 加权梯度回波序列(T_1-TFE)或快速 T_2 加权自旋回波序列(T_2-TSE),通过横断位、矢状位或冠状位找到病变,并标定靶点,同时进一步估计肿瘤之间的关系和重要结构。

(5)应用光学导引系统的虚拟针技术、设计出穿刺路径及体表的皮肤穿刺点并标记:高场强磁共振介入系统推荐采用快速扫描序列如磁共振透视扫描作为实时导引技术或定位标记进行空间规划路径引导。

(6)常规消毒、铺巾:并以 1% 的利多卡因进行局部麻醉,麻醉深度达到壁腹膜。

(7)行氩氦靶向探针测试(TEST):查看系统运行是否正常。

(8)在光学导引系统或采用磁共振透视序列实时导引下以单支或多支氩氦靶向探针准确穿刺至病灶内:并行快速 T_1 或 T_2 加权序列扫描确定穿刺针处于理想位置。

(9)开启氩气进行冷冻治疗:冰球迅速形成,每隔 1.5 分钟获得横断位和冠状位 T_2 加权扫描图像,以监测形成的冰球及冰球与目标肿瘤及邻近重要器官之间的关系。当冰球达到足够体积覆盖肿瘤全部并超出边缘大于或等于 1cm,并完全执行两个周期时,冷冻探针被移除。术后于套管针内填塞吸收性明胶海绵能够预防冷冻穿刺针道出血。

(10)术后采用脂肪抑制 T_2W-turbo 自旋回波(TSE)序列轴位和冠状位扫描确认冷冻消融区域的大小和是否有消融后肝周出血。

(11)所有患者均住院观察:冷冻消融手术后,对患者进行 48~72 小时的观察,严密观察生命体征,观察是否出现冷冻消融术后并发症。

2. 注意事项

(1)预扫描后设计进针路径:应注意避开肋骨、胃、肠及胆囊等结构。

(2)术前锻炼患者配合呼吸:每次扫描时憋气幅度一致,处于同一呼吸相(呼气末)。

(3)包膜下肝癌:穿刺路径设计应经过部分正常的肝组织,减少癌肿破裂大出血及腹腔内播散的机会。

(4)邻近膈顶的肝癌:应利用磁共振多方位成像的优势及光学导引系统的虚拟针技术、磁共振透视技术引导尽可能避免冷冻探针经过肋膈角,损伤肺组织,且冷冻过程中注意控制冰球大小,勿伤及膈肌。

(5)靠近腹壁的病灶进行冷冻治疗:应在体表穿刺点敷温水囊,避免冷冻伤及腹壁和皮肤。在多针冷冻同一病灶时注意皮肤进针点的间距为 1~2cm,避免多枚探针沿同位点进针造成能量叠加,皮肤冻伤加重。

(6)靠近胆囊及胃肠道的病变冷冻治疗时:术中监控病变使冷冻冰球外缘勿达到胆囊和胃肠。

(7)靠近大血管的病变进行手术:需应用较多数目的冷冻探针(冷冻探针离大血管至少 1cm 间距),因大血管能够迅速带走冷冻能量,使冷冻冰球形成较小,影响治疗疗效。

(8)设计穿刺路径时,严禁直接穿过胆囊、胃及肠道等空腔脏器:避免术中冷冻能量沿探针传递损伤空腔脏器,导致胆瘘及肠瘘。

(9)穿刺部位加压包扎、保温、绝对卧床 24 小时；必要时静脉应用广谱抗生素 3 天预防感染。

(10)严密监测并发症并及时处理。

（三）疗效评价

1. 近期疗效评价　在肝肿瘤冷冻消融术后 2~3 天，常规进行 MRI 常规检查及增强扫描、弥散加权成像等，多模态成像评估有无残存肿瘤，对残存肿瘤给予再程冷冻术或其他干预方式。

2. 远期疗效评价　冷冻手术后 1 个月、3 个月时行腹部对比增强 CT 或 MRI 检查，如果病情稳定，以后每隔 3~6 个月进行影像学评估。

（四）典型病例

患者男性，60 岁。乙肝病史 6 年余，查体发现肝脏占位，实验室检查示甲胎蛋白 80.66mg/L（图 5-4-7）。

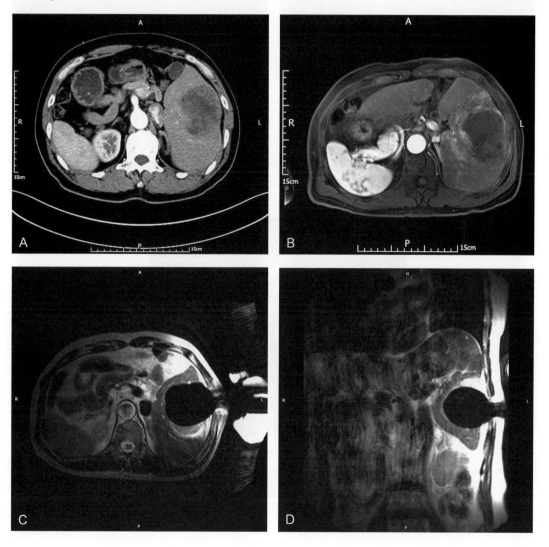

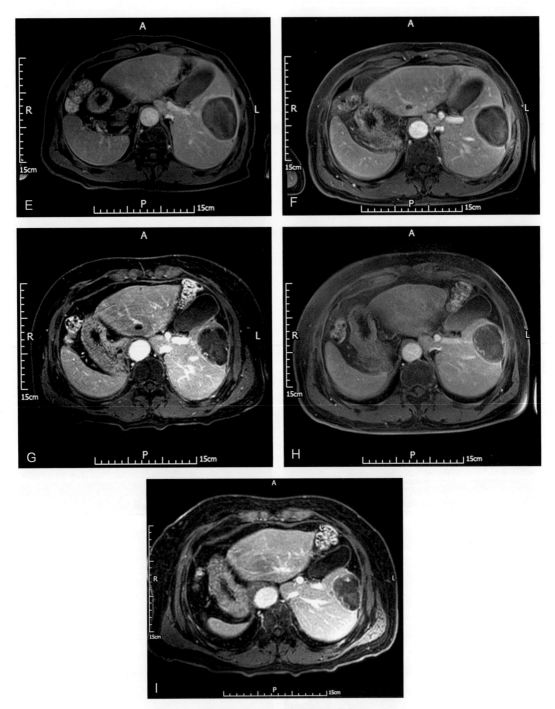

图 5-4-7　肝癌冷冻消融治疗

A、B. 术前强化 CT、MRI 示患者内脏异位，肝癌；C、D. 术中实时扫描显示冷冻冰球完全覆盖病灶；E~I. 术后
1 个月、3 个月、9 个月、1 年、2 年复查图像，甲胎蛋白降至 1.71μg/L

（林征宇　李成利　陈　锦　许玉军）

第五节　腹腔镜辅助下肝癌的消融治疗

目前射频消融治疗(radiofrequency ablation,RFA)、微波消融治疗作为肝脏肿瘤局部治疗的标准方法,已被证明在疗效、并发症发生率等方面具有明显优势。经皮穿刺肿瘤消融是最为常用的治疗方法,但对于特殊部位的肿瘤,经皮消融存在穿刺困难、误穿、伤及邻近脏器等风险。腹腔镜下射频消融(1aparoscopic radiofrequency ablation,LRFA)是腹腔镜与射频这两项微创技术相结合的一种治疗手段。目前临床实践显示 LRFA 治疗肝癌具有微创、准确、对机体功能影响小、患者术后恢复快、痛苦少、可重复应用等优点,值得临床推广应用。LRFA弥补了经皮 RFA 治疗肝癌技术的不足,对一些特殊部位肝肿瘤的治疗具有明显的优越性。它融合了腹腔镜和射频技术二者的优点,可有效地提高射频消融治疗的效果,扩大了 RFA治疗的适应证,避免和减少了并发症的发生。

一、术前准备及治疗计划

(一) 适应证与禁忌证

1. 适应证

(1)肿瘤位于肝脏表面:经皮穿刺无法经过一段肝组织的患者。

(2)位于肝顶部(如Ⅷ段)肿瘤:体外超声无法探及或显示欠佳者。

(3)肿瘤毗邻膈肌或心脏:预计经皮消融可导致膈肌或心包热损伤或穿刺损伤患者。

(4)肿瘤位于肝脏面:毗邻胃、十二指肠、结肠等,经皮射频易损伤周边脏器者。

(5)肿瘤位于胆囊旁:易损伤胆囊,可腔镜下牵开胆囊,或联合胆囊切除术。

(6)对邻近肝门部肿瘤:腔镜直视精确穿刺,避免误伤肝门部血管及胆管者。

(7)多发的肝脏肿瘤:便于发现经皮超声可能遗漏的肝表面或较小肿瘤。

(8)行腹腔镜下其他部位肿瘤切除术的患者:可同时行腹腔镜下射频治疗肝脏转移灶。

(9)凝血功能差:血小板显著降低有出血倾向患者,腹腔镜下射频可直视观察和处理针道出血,提高安全性。

(10)对大肿瘤:可腹腔镜辅助肝门阻断,可缩短射频治疗时间及扩大效应范围。

2. 禁忌证

(1)严重心肺功能障碍:全身状况差,无法耐受麻醉者。

(2)难以纠正的凝血功能障碍。

(3)严重肝功能受损:终末期肝病,存在内科治疗难以控制的黄疸、腹水者。

(4)有上腹部手术史:腹腔内严重粘连的患者,预估腹腔镜下难以分离者。

(5)肿瘤肝内外广泛转移者。

(6)梗阻性黄疸:可能导致术后出血和胆汁性腹膜炎者。

(7)其他情况:不适合行全身麻醉或人工气腹患者。

(二) 术前准备

1. 详细地询问病史及查体　明确是否符合腹腔镜射频消融手术的适应证及禁忌证。

2. 常规术前准备　同常规肝切除手术,包括 2 周内的血、尿、粪常规,肝、肾功能,电解质检查,凝血功能,肿瘤标记物,血型检查,术前感染筛查(HIV,乙肝,丙肝,梅毒等),胸片,心电图。对年纪较大患者,需检查超声心动图,肺功能情况。术前戒烟,如有糖尿病,高血压,心、肺等基础疾病,术前需进行相应评估及处理(包括相关科室的会诊)。

3. 影像学检查 术前需有2周内的肝脏超声或超声造影,肝脏CT增强扫描及肝脏MRI增强扫描。对转移性肝脏肿瘤,必要时行PET-CT扫描评估肿瘤分期。术前影像学检查观察肿瘤位置,大小,数目,形状,与大血管、胆管、肝门部及周围脏器的关系,以设计穿刺路径。

4. 肝脏功能评估及术前护肝治疗 对严重肝硬化患者,除上述常规肝功能评估外,还需进行肝功能储备试验(如ICG清除试验),并对患者肝功能进行Child-Pugh分级。对肝功能较差患者,术前需加强护肝治疗,补充白蛋白;对有腹水患者,需利尿治疗以减少腹水;对凝血功能较差患者,需输注新鲜血浆或凝血酶原复合物、纤维蛋白原等改善凝血功能;对严重血小板减低者,术前可输注血小板。

5. 术前常规准备 每位患者需签署知情同意书,充分告知手术过程、风险及预后,充分知情同意。术前12小时禁食,4小时禁水;术前常规备皮,必要时备血,麻醉科术前会诊。

(三)治疗计划

1. 麻醉方式选择 对采用腹腔镜下射频消融的患者,均采用全身麻醉,气管插管。麻醉前评估可参照美国麻醉医师协会(American Society of Anesthesiologists, ASA)分级标准。

2. 消融方案制订 根据患者体型、肿瘤的具体情况等预先设计患者体位,操作孔位置,消融次数,范围,穿刺点,进针路径,导针类型,布针方案,预估消融时间及功率。

(1)患者体位:患者体位主要取决于肿瘤位置,通常多采用平卧位,如肿瘤位于右后叶位置,可右侧抬高(角度可以在30°~90°内选择),右臂悬挂的体位。术中根据情况可调整体位,如头高脚低位、右高左低位。

(2)布孔设计:腹腔镜消融一般需要3个孔,即观察孔、操作孔及腹腔镜探头孔,也可根据需要增减为两孔或四孔等。观察孔(10mm Trocar)多在脐上缘,如患者肋弓较高,肿瘤位于肝顶部预计距离较长者,观察孔可设定在右上腹。主操作孔(10mm Trocar)位于剑突下,辅助操作孔(5mm Trocar)多位于右肋缘下。当然,如何布孔应根据肿瘤的位置及医生操作习惯,是否需游离肝脏及肝切除等做综合考虑。

(3)仪器设备的选择:术前准备好腔镜器械,超声机,射频仪器等,导针类型可根据肿瘤大小及肿瘤与重要结构的毗邻关系,选择合适的射频消融电极(单针或集束针)。

二、操作步骤、方法、注意事项

(一)操作步骤及方法

1. 麻醉及气腹建立 麻醉选择全麻,气管插管。术中严密监测患者生命体征、血氧饱和度等,并可根据射频治疗需要,暂停呼吸或降低潮气量减少呼吸幅度以利于穿刺。按照术前规划摆好患者体位并妥善固定,术中根据情况可调整体位,如头高脚低位、右高左低位。常规消毒、铺巾。连接好腔镜器械,超声机,射频仪器等。

按照术前规划,设定Trocar位置,通常采用三孔法,也可根据需要增减为两孔或四孔等。第一孔采用气腹针或Hasson法入腹,对于既往腹部手术史的患者,开放法更为安全。第一孔置入后,连接气腹管,建立CO_2气腹后(压力10~13mmHg),后续的操作孔置入均在腹腔镜直视下进入,避免损伤腹腔内脏器。如腹腔内存在粘连不利于后续操作孔的置入,可先分离粘连,充分暴露术区,评估安全后置入后续操作孔。

2. 腹腔镜探查　腹腔镜进入腹腔,探查整个腹腔情况,了解腹腔内是否存在腹水、腹腔内粘连情况、是否存在转移灶等,观察是否存在肝硬化及程度、肝脏肿瘤位置、大小及数量等。

3. 腹腔镜超声探头(laparoscopic ultrasound, Lap-US)的使用　从主操作孔伸入 Lap-US 对整个肝脏扫描,明确肿瘤深部情况,与血管、胆管的毗邻关系,探查经皮超声无法探查的肿瘤,并初步设计肿瘤穿刺路径,布针方案等。还可对可疑病灶予引导穿刺活检或切除活检。Lap-US 探查时可间断注入生理盐水,可增加探头显示的清晰性。Lap-US 可用于扫查隐匿性肝癌,发现肝脏深部 <5mm 的微小病灶。多项研究显示 Lap-US 比体外 B 超、CT、MRI 等术前影像检查更敏感。

4. 肝脏游离　对肿瘤无法直接观察到,或无有效穿刺路径时,可对肝脏进行游离,可应用超声刀、电凝勾等对肝周韧带进行离断,游离左肝或右肝,或分离肿瘤周边粘连(图 5-5-1)。

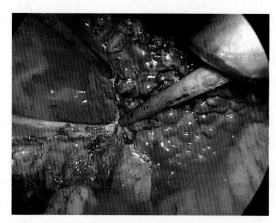

图 5-5-1　腹腔镜下对肝周韧带进行离断,游离肝脏

5. 肿瘤周边邻近脏器的保护　对邻近胆囊的肿瘤,可牵开胆囊,方便穿刺;或先行胆囊切除术(见本节典型病例一)。对毗邻胃肠道的肿瘤,可腔镜下对胃肠道进行牵开,避免损伤或放置盐水纱布予保护,或注水冷却保护(见本节典型病例二)。

6. 射频导针穿刺　导针穿刺可经皮或经 Trocar 进入腹腔,腹腔镜直视下引导至肝脏表面,Lap US 引导下进行穿刺。

(1)最好经过部分正常肝组织,避免直接穿刺病灶。

(2)Lap-US 引导下避免穿刺损伤大血管及胆管。

(3)沿肿瘤长轴穿刺进针。

(4)对直径 ≤ 3cm 肿瘤,射频导针需穿刺肿瘤中央。

(5)对直径 >3cm 肿瘤,需采用多点叠加穿刺射频,一般原则是"先深后浅,由远及近",避免浅部肿瘤射频后,深部肿瘤无法评估、穿刺。

(6)消融范围延至肿瘤周边约 1cm 正常肝组织。

(7)视具体情况,可于肿瘤内置入一根或从不同方向置入多根射频导针。

7. 吸引器的使用　腹腔镜直视下可观察肿瘤的局部汽化及塌陷,操作过程中吸引器需置于消融区域,对气化及渗出的液体予及时吸引,减少消融过程中肿瘤的播散风险。

8. 消融完毕后,腹腔镜直视下灼烧针道及退针,降低针道出血及转移风险。如拔出射频电极后有出血,可腹腔镜直视下电凝止血。

9. 按照上述步骤,对肝脏其他肿瘤进行消融。对较大肿瘤可从不同方向置入多根射频导针,以扩大消融范围。

10. 对直径 >5cm 大肿瘤,或分布于肝脏不同部位的多个肿瘤,可根据患者肝功能及体质决定单次或分次消融。

11. 消融治疗结束后,腹腔镜再次全面检查术野,有无胆瘘及出血,周围脏器有无损伤等,退出 Lap-US,撤气腹,根据术中情况放置引流,结束手术,术后患者送复苏室。

(二)术后处理

患者返回病房后,心电监护至少24小时。术后予预防感染、护肝、补液、止痛、止吐等治疗,对原有高血压、糖尿病等基础疾病患者术后进行相应监测及处理。术后当天常规禁食,术后第一天根据情况开放饮食(半流饮食)。如肿瘤邻近胃肠道,必要时延迟进食。术后第一天,常规监测血常规、肝肾功能、电解质、凝血功能等,根据指标进行治疗调整,必要时复查。

(三)注意事项

1. 由于腹腔镜需要造气腹和全麻,对患者的全身状况尤其是心肺情况要求相对较高,因此,术前需对患者进行详细的评估。

2. 腹腔镜超声引导消融导针穿刺较经皮超声引导及开腹超声引导穿刺难度明显增大,需要操作医师有丰富的经验。一般而言,消融导针应尽量平行于腔镜超声探头,以全程显示导针。

3. 对于既往有上腹部手术史的患者,考虑肝区粘连较难分离者,可在非手术区域(如下腹部)置入 Trocar,行粘连分离后再在腔镜直视下行术区 Trocar 的置入。但对于近期手术,预估腹腔粘连致密,无法腔镜分离的患者,选择腹腔镜消融需慎重。

4. 对于肿瘤位于肝脏深部、肝门部及肝 S1、S7 等难以暴露的部位,即使结合腔镜超声,定位及穿刺也较为困难,因此需严格把握适应证及患者选择,并对操作难度进行预估。

5. 腹腔镜直视下穿刺,对肿瘤周边的胃肠道,应予牵开,避免穿刺损伤,为预防热损伤,可周边注水或覆盖冷盐水纱布以保护。对存在肝脏与胃肠道粘连者,先分离粘连后再射频治疗。

6. 在气腹状态下,肿瘤消融产生的汽化可能携带肿瘤细胞造成肿瘤种植,因此,操作过程中避免肿瘤爆裂,同时腔镜下吸引器常规将肿瘤消融时产生的汽化及时吸引,以减少气腹状态肿瘤的种植。对于外生性肿瘤,应避免直接穿刺入肿瘤,以防止肿瘤热膨胀爆裂导致出血及肿瘤种植。

7. 对于邻近血管的肿瘤,为减少热沉效应或减少肿瘤消融过程中的出血,术中可临时阻断第一肝门(Pringle's 法)或切断肿瘤供应血管(见本节典型病例三),可降低肿瘤血供,降低热沉效应,并减少出血。

8. 腹腔镜消融具有诸多优势 ①及时发现经皮消融存在的出血,腔镜下可直视出血点,并可靠止血(见本节典型病例四);②发现经皮消融导致的周围脏器损伤,并可做相应处理(见本节典型病例五);③发现术前影像学检查未发现的病灶,如肝外病灶(见本节典型病例六)。

9. 并发症的防治 同经皮消融一样存在出血、胆瘘、感染等风险;但因腹腔镜直视,可以清晰看到出血及胆瘘,可予以及时处理。但腹腔镜消融需建立气腹,由此带来皮下气肿、下肢静脉血栓形成等并发症发生风险。

三、疗效评价

(一)疗效评价

肝脏增强 CT 或增强 MRI 是目前评价消融效果的标准方法,以增强 MRI 更为准确。有条件者可联合使用 PET-CT 评估。超声造影可用于术中射频消融效果的实时评估及术后早期疗效评价。消融效果分为:①完全消融:包括原肿瘤在内的消融区呈无强化表现,消融边缘充分(0.5~1.0cm),消融区周边伴或不伴同心、匀称、光滑的环形强化带;②不完全消融:增强扫描肿瘤部分区域表现为散在、结节状、不规则偏心强化,即无强化的消融区未完全覆盖病灶;③肿瘤新发:距原肿瘤 1.0cm 之外的肝实质内出现新的强化病灶;④肿瘤残余或复发:距原肿瘤 1.0cm 之内的肝实质内出现活性肿瘤成分(表现为散在、结节状、不规则偏心强化)或出现新的强化病灶。

(二)随访

术后 1 个月常规随访,复查肝脏增强 MRI 扫描、肿瘤标记物及肝功能,根据检查、检验结果,决定再次射频或继续随访观察。如肿瘤残余或复发,需再次进行射频消融;对有计划分次消融的患者,全身情况许可时,尽早再次射频治疗。术后一年内每隔 3 个月复查超声,肝脏 CT 或 MRI 增强扫描,复查肝功能,肿瘤标记物等。如无残留、复发或转移等,1 年后每半年复查 1 次。

四、典型病例

1. 病例一　患者女性,63 岁,肝硬化,肝 S5 肝癌,外生性(图 5-5-2)。

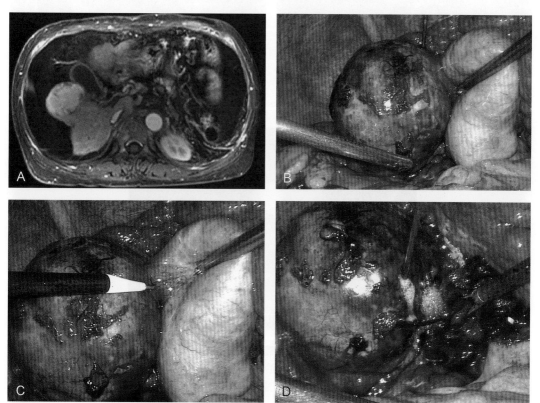

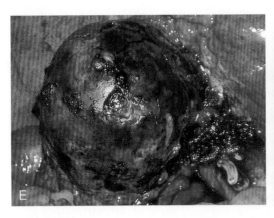
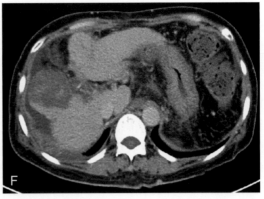

图 5-5-2　肝 S5 肝癌腹腔镜下消融治疗

A. 肿瘤紧邻并部分压迫胆囊,患者拒绝行肝移植;B. 腹腔镜下将胆囊牵拉;C. 后续发现肿瘤侵犯部分胆囊壁,遂行胆囊切除;D. 腹腔镜下保护第一肝门及周围脏器,行肿瘤消融;E. 显示病灶消融效果满意;F. 术后 1个月影像学检查提示肿瘤消融完全

2. **病例二**　患者男性,44 岁,肝内多发癌灶(图 5-5-3)。

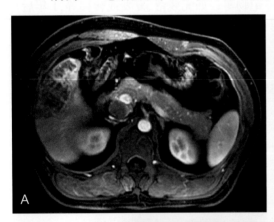
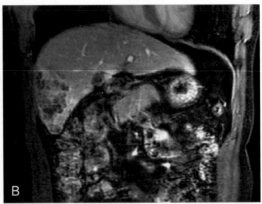
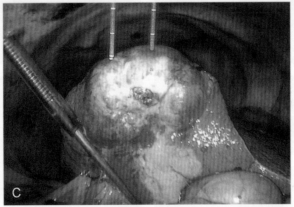

图 5-5-3　肝内多发癌灶腹腔镜下微波消融

A、B. 较大病灶位于肝 S5、S6,邻近结肠,肿瘤 TACE 治疗效果不佳;C. 遂行经皮联合腹腔镜微波消融:先经皮消融肿瘤深部,然后腹腔镜直视下,将肿瘤抬起,远离结肠,胆囊等脏器,予微波消融

3. 病例三　患者男性,70岁,乙肝肝硬化,肝 S4 肿瘤,位于包膜下(图 5-5-4)。

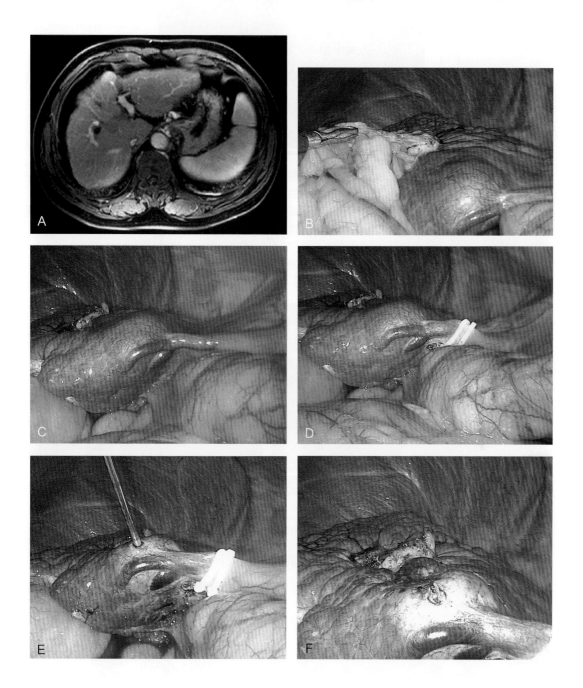

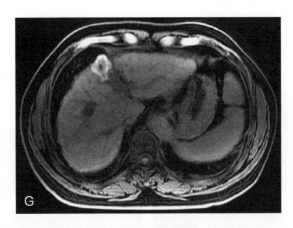

图 5-5-4 肝 S4 包膜下肿瘤消融治疗

A. 上腹部 MRI 检查: 肝 S4 病灶, 直径约 3.1cm, 肿瘤表面突出于肝包膜; B~F. 腹腔镜探查可见腹腔内粘连, 分离后暴露肿瘤, 可见肿瘤供应血管, 予夹闭后消融; G. 术后 1 个月显示病灶完全消融优势 (腹腔镜可阻断肿瘤血供, 减少热沉效应, 增加完全消融率)

4. 病例四 经皮消融术后, 腹腔镜探查, 发现活动性出血, 予可靠电凝止血。优势: 腹腔镜可及时发现经皮消融存在的出血, 并直视下止血 (图 5-5-5)。

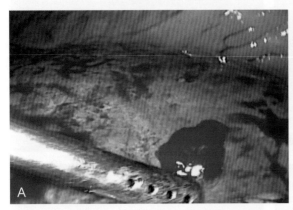
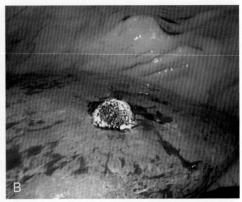

图 5-5-5 电凝止血

A. 腹腔镜探查示经皮消融术后, 肝表面活动性出血; B. 直视下电凝止血后, 肝脏表面止血成功

5. 病例五 患者男性, 47 岁, 肝细胞肝癌, 肿瘤位于左肝外侧叶脏面, 紧邻胃壁 (图 5-5-6)。

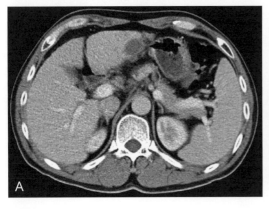
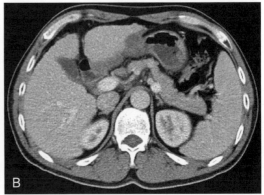

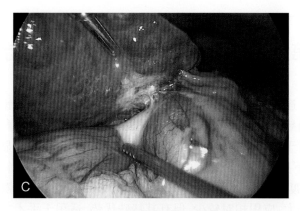

图 5-5-6　腹腔镜观察胃壁热灼伤

A.上腹部CT:肝S3病灶,大小约3.9cm,病灶紧邻胃壁;B.经皮消融术后,消融灶边缘与胃壁黏连、分界不清;
C.经皮消融后,腹腔镜观察胃壁热灼伤(优势:腹腔镜可观察到是否存在邻近脏器损伤)

6. 病例六　患者男性,69 岁,肝癌射频消融术后 5 年(图 5-5-7)。

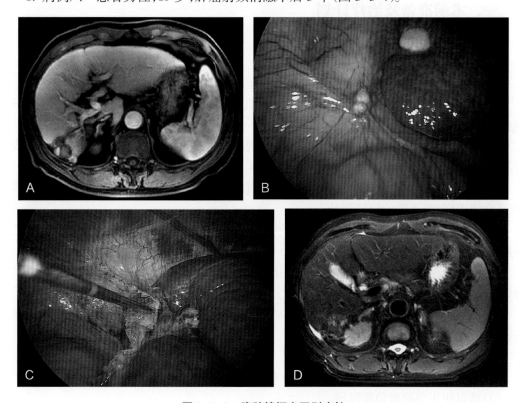

图 5-5-7　腹腔镜探查区别病灶

A. 上腹部 MRI 显示右肝 S6 结节灶,直径大小约 1.8cm,考虑原发性肝细胞肝癌;B、C.腹腔镜探查显示病灶
位于肝外,予腔镜下切除。D. 术后上腹部 MRI,未见明显活性灶(优势:腹腔镜可发现意外情况,区别肝内
外病灶)

(唐　喆)

第六节　开腹途径下肝癌的消融治疗

　　肝肿瘤消融治疗途径包括经皮影像引导(超声、CT 或 MRI)、腹腔镜辅助消融及开腹肿瘤消融。经皮超声引导下消融适用于超声能够探测到的肝内所有肿瘤,尤其适用于肿瘤位于肝实质深处时。对于位于膈顶的肿瘤,可通过人工胸水或人工腹水显现穿刺路径以协助治疗。CT/MRI 引导下射频消融与超声引导下消融适应证基本相同,当超声不能检测时,可选择 CT/MRI 引导。腹腔镜辅助消融适用于肿瘤位于表面或边缘,腹腔粘连不严重的患者。开腹肿瘤消融因创伤大,应用相对较少,但有其特殊优势,适用于手术之后肿瘤复发和在处理原发肿瘤的同时对肝脏转移病灶进行消融以及肝内多个肿瘤时切除较大肿瘤后对余下的较小肿瘤进行消融。肝癌手术联合术中消融可以做到两种治疗手段优势互补,扩大了肝癌治疗的适应证范围。

一、术前准备及治疗计划

(一)适应证与禁忌证

1. 适应证

(1)特殊部位肿瘤:经皮超声无法探查到或准确定位者。

(2)肿瘤邻近周围脏器:如胃肠道,胆囊,膈肌等,经皮穿刺消融可能造成损伤,腔镜下射频亦不适宜者。

(3)肝脏多发肿瘤(包括开腹手术中偶然发现的多个病灶):大范围切除病灶,可能造成残肝不足及肝功能衰竭,可开腹切除较大病灶,再采用射频消融治疗小病灶/子灶等。

(4)肝转移瘤且原发病灶可切除患者(如结直肠肿瘤肝转移):在根治性切除术时,可采用(或联合使用)射频消融治疗转移灶。

(5)肝硬化、凝血功能低、血小板低、有明显出血倾向者:可采用开腹射频消融,容易处理穿刺消融引起的出血。

(6)拟行肝癌切除患者:术中发现肝硬化严重,不适合做大范围肝切除患者,或肿瘤术中评估后无法切除者,可采用术中射频消融。

(7)射频辅助肝切除术中:可采用射频消融处理肿瘤周围后,切除肿瘤,减少术中出血并获得良好切缘。

2. 禁忌证

(1)严重心、肺、脑、肾等器官功能障碍:全身状况差,无法耐受麻醉及手术者。

(2)难以纠正的凝血功能障碍。

(3)严重肝功能受损:终末期肝病,存在内科治疗难以控制的黄疸、腹水者。

(4)肝脏弥漫性肿瘤:预计射频治疗效果不理想者(相对禁忌)。

(5)其他:存在的不适合全身麻醉或开腹手术的患者。

(二)术前准备

1. 详细的病史询问及查体　明确是否符合开腹射频消融手术的适应证及禁忌证;每位患者需签署知情同意书,充分告知手术过程,风险及预后,充分知情同意。术前常规备皮,备血,麻醉科术前会诊。术前晚肠道准备,必要时术晨留置胃管。

2. 术前准备　术前行常规检验,尤其注意患者肝功能及凝血功能。行肝功能储备试验(如 ICG 清除试验),并对患者肝功能进行 Child-Pugh 分级。对肝功能较差患者,术前需加强护肝治疗,补充白蛋白;对有腹水患者,需利尿治疗以减少腹水;对凝血功能较差患者,需输注新鲜血浆或凝血酶原复合物、纤维蛋白原等改善凝血功能;对严重血小板减低者,术前可输注血小板;对年纪较大患者,需检查超声心动图,肺功能,胸部 CT 等情况。术前戒烟戒酒,如有糖尿病,高血压等基础疾病,术前需进行相应评估及调整。

3. 影像学检查　术前影像学检查观察肿瘤位置、大小、数目、形状,与大血管、胆管、肝门部及周围脏器的关系,以设计穿刺路径及治疗计划。

（三）治疗计划

1. 麻醉方式选择　同腹腔镜辅助消融,开腹肿瘤消融也采用全身麻醉,气管插管。

2. 消融方案制订　根据患者病情及肿瘤的具体情况等制订手术计划。如患者肝内有多枚肿瘤,应根据肿瘤大小、部位进行治疗规划,原则上较大肿瘤考虑手术切除,深部较小肿瘤行消融。如原发灶切除与肝转移灶消融同期进行,则可规划手术顺利,是否需阻断肝门等。消融导针的选择可根据肿瘤位置、大小及毗邻关系综合考虑。

3. 体位的选择　开腹肿瘤消融一般选择平卧位,如患者为结直肠肿瘤肝转移同期手术的,可考虑截石位利于下腹部手术。

4. 切口设计　单纯肝脏消融,可取上腹部反"L"形切口、右侧肋缘下斜切口、双侧肋缘下切口或奔驰切口等,离断肝圆韧带及镰状韧带,显露肝脏。如病灶位于左肝,有时可考虑行直切口。对原发灶与肝转移灶同时处理的情况下,选择既适合原发灶切除又适合肝脏开腹射频的切口。

二、操作步骤、方法、注意事项

（一）操作步骤及方法

1. 麻醉及开腹　按照术前规划,摆好体位,全麻后常规消毒铺巾,并安预先设计的切口逐层入腹。

2. 术中探查　入腹后详细观察腹腔内有无转移,腹水多少,观察位于肝脏表面肿瘤的位置、大小、毗邻关系等,观察是否存在术前影像学检查未探查到的微小病灶。

3. 术中超声扫查　应用术中超声探头(IOUS)对肝脏进行系统性、全面扫描,观察位于肝脏表面、肝脏内部的肿瘤数量、大小、形状及与大血管、胆管及肝门部之间的联系。根据扫查结果,设计穿刺路径,选择消融导针,制订射频方案。

4. 肝脏的游离　对术中 B 超无法完全探查到的肿瘤或因肋弓、皮肤阻碍无法选择合适穿刺路径时,可对肝脏进行游离,包括游离左肝、右肝或打开小网膜囊显露肝尾叶。

5. 周边脏器的游离与保护　如肿瘤位于肝脏面,与胃、十二指肠、结肠、肾脏等脏器毗邻,可对相应脏器进行游离(如游离、下拉结肠肝曲,离断肝肾韧带等),并牵开保护,必要时予纱布隔离,避免穿刺损伤或热灼伤。

6. 肿瘤消融　术中超声探头定位引导下对肝表面或深部的肿瘤准确穿刺,消融导针一般直接经肝脏穿刺;而对于肝脏膈面,特别是膈顶部肿瘤,由于空间局限,无法在较短距离范围内穿刺,可考虑在空间较大区,距肿瘤较远的区域穿刺,经过较多正常肝脏组织后穿刺入肿瘤,或预估肿瘤在体外投射点,采用经皮穿刺入腹腔,直视及超声探头引导下穿刺入肿瘤,进行消融。

7. 胆囊的处理 如肿瘤非常靠近胆囊,为避免穿刺及消融损伤,并为后期肿瘤复发再次消融排除胆囊干扰问题,可在患者知情同意下切除胆囊。

8. 消融完毕后,直视下灼烧针道及退针,降低针道出血及转移风险。如拔出射频电极后有出血,可直视下电凝止血。

9. 按照上述步骤,对肝脏其他肿瘤进行消融。对较大肿瘤可从不同方向置入多根消融导针,以扩大消融范围。

10. 消融治疗结束后,再次全面检查术野,确认有无胆瘘及出血、周围脏器有无损伤等,根据术中情况放置引流,结束手术,术后患者送复苏室。

(二) 注意事项

1. 开腹肿瘤消融术中可根据肿瘤大小及其与血管的关系,暂时阻断肝脏血运,Pringle策略可暂时阻断门静脉及肝动脉,从而降低靶肿瘤及邻近肝组织的血供,减少热沉效应,扩大消融范围。

2. 开腹肿瘤消融的超声引导依赖于术中超声探头(IOUS) 术中超声探头较小巧,可以用手指夹持探查,操作灵活,具有较深的穿透力和宽视野,同时具有彩色多普勒功能及实时超声造影功能,可以灵活的发现肝内小病灶。因此,熟练掌握IOUS对开腹肿瘤消融尤其重要。

3. 开腹肿瘤消融穿刺角度较为灵活,穿刺准确性高 穿刺针可与超声扫查平面平行或垂直等;对位于肝右后叶或膈顶部等处肿瘤,超声可见,但由于空间狭小,容易造成穿刺角度受限。对该种情况,必要时扩大切口,游离肝脏,并将肝脏下拉,以扩大空间并调整消融针穿刺角度。

4. 消融的原则 对直径 >3cm 肿瘤,需采用多点叠加穿刺射频,一般原则是"先深后浅,由远及近",避免浅部肿瘤射频后,深部肿瘤无法评估、穿刺。

三、疗效评价

(一) 疗效评价

肝脏增强 CT 或增强 MRI 是目前评价消融效果的标准方法,以增强 MRI 更为准确。有条件者可联合使用 PET-CT 评估。超声造影可用于术中射频消融效果的实时评估及术后早期疗效评价。消融效果分为①完全消融:包括原肿瘤在内的消融区呈无强化表现,消融边缘充分(0.5~1.0cm),消融区周边伴或不伴同心、匀称、光滑的环形强化带;②不完全消融:增强扫描肿瘤部分区域表现为散在、结节状、不规则偏心强化,即无强化的消融区未完全覆盖病灶;③肿瘤新发:距原肿瘤 1.0cm 之外的肝实质内出现新的强化病灶;④肿瘤残余或复发:距原肿瘤 1.0cm 之内的肝实质内出现活性肿瘤成分(表现为散在、结节状、不规则偏心强化)或出现新的强化病灶。

(二) 随访

术后 1 个月常规来院随访,复查肝脏增强 MRI 扫描、肿瘤标记物及肝功能,根据检查、检验结果,决定再次射频或继续随访观察。如肿瘤残余或复发,需再次进行射频消融;对有计划分次消融的患者,全身情况许可时,尽早再次射频治疗。术后一年内每隔 3 个月复查超声,肝脏 CT 或 MRI 增强扫描,复查肝功能,肿瘤标记物等。如无残留,复发或转移等,1 年后每半年复查 1 次。

四、典型病例

患者男性,57 岁,直肠癌术后肝转移(图 5-6-1)。

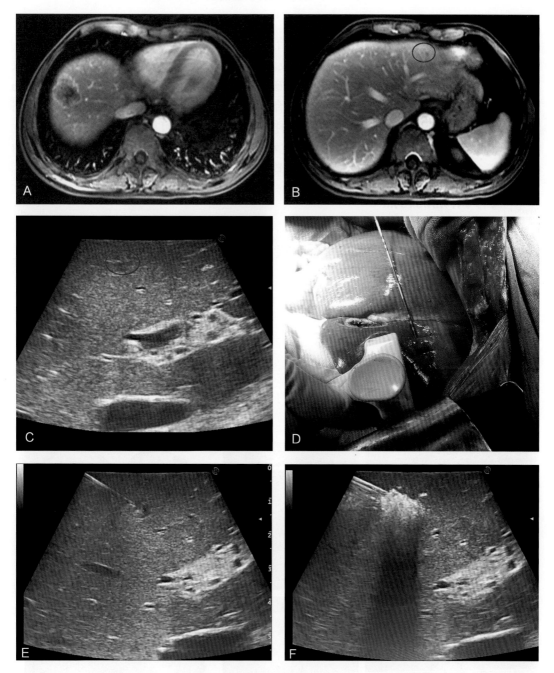

图 5-6-1 直肠癌术后肝转移瘤手术切除联合射频消融治疗

A. MRI 显示肝 S8 大病灶;B. 肝 S3 小病灶(经皮超声无法显示);C~F. 较大肿瘤予手术切除,小转移灶术中
超声探头定位下射频消融

(唐 喆)

第七节　大肝癌消融治疗策略

近年来影像引导下局部消融技术在肝癌治疗中发挥着重要作用。其中,以射频消融(RFA)和微波消融(MWA)为代表的肿瘤消融治疗技术因创伤小、易操作、疗效显著等优点,可有效局部凝固灭活肿瘤,使肝癌治疗效果取得了突破性进展,已被国际肝癌治疗指南列为直径 3cm 以下小肝癌的首选治疗方式之一。尽管消融治疗没有被指南推荐用于大肝癌,但已有不少临床研究和文献、论著等介绍大肝癌消融治疗的技术可行性和疗效可靠性。本节从大肝癌的生物学特性出发,主要介绍大肝癌消融治疗的技术发展、适应证选择、围消融期管理以及笔者的临床实践。本节所讨论的大肝癌的消融治疗,均是基于原发性肝细胞肝癌。

一、大肝癌的特点

(一) 临床特点

1. 临床症状明显　患者表现为疼痛、腹胀、消瘦等。

2. 肿瘤体积大,肝功能差。

3. 恶性程度高,易发生肝内转移。

4. 手术难度大,预后差。

(二) 病理特点(图 5-7-1)

1. 肿瘤多结节生长,有纤维分隔。

2. 常伴有中心坏死。

3. 脉管癌栓多见。

4. 常发生血管侵犯和肝内转移。

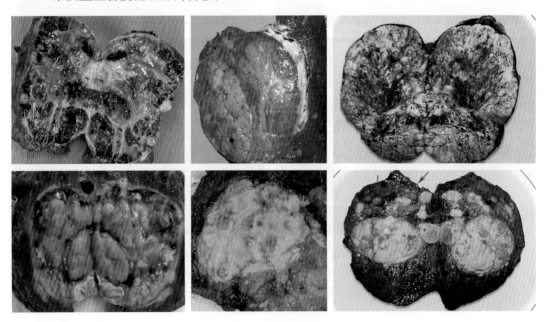

图 5-7-1　大肝癌大体病理

（三）影像特点

1. 瘤体征象

(1)肝内见巨大肿块。

(2)生长方式:浸润性生长,包膜完整或不完整。

(3)瘤内可见坏死,纤维分隔,结节。

(4)较常见血管侵犯。

(5)增强扫描可见动静脉瘘。

2. 伴随征象

(1)癌栓:门静脉、肠系膜上静脉、肝静脉、下腔静脉、右心房。

(2)常见瘤周浸润、肝内子灶及肝外转移。

（四）血管造影特点

1. 血管丰富　供血动脉粗大,引流静脉粗大。

2. 多支供血,侧支供血。

3. 可见动静脉漏。

4. 可见门脉癌栓(侧支、主干、肠系膜),肝静脉癌栓(分支、心房),胆管癌栓。

二、大肝癌消融模式的选择

根据肿瘤消融规范化术语标准,肿瘤消融的常用方式分为能量消融和非能量消融(图5-7-2)。

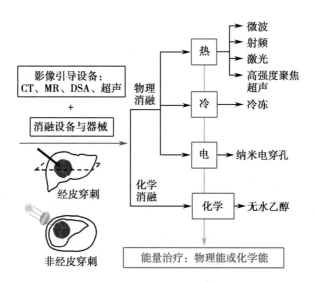

图 5-7-2　消融技术类型

非能量消融即化学消融,通过向肿瘤内注射化学制剂,依靠液体的弥散灭活肝癌组织,最常用的三种注射剂是无水乙醇、醋酸和稀盐酸。能量消融指各种通过物理能量灭活肿瘤组织的消融方式,其中又包括热能消融,即射频消融(RFA)、微波消融(MWA)、冷冻消融(Cryo-A)、激光消融(Laser)和高强度聚焦超声消融(HIFU),以及非热能消融,即不可逆电穿孔消融(IRE)(图5-7-3)。

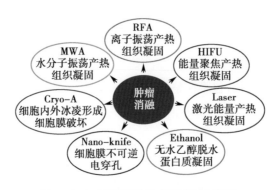

图 5-7-3 不同消融技术类型及其原理

以上各种消融模式中,化学消融、激光消融、高强度聚焦超声消融,以及不可逆电穿孔消融因组织消融范围小,且扩大消融范围的技术难以实现,适用于体积小,或危险部位的肿瘤,而不用于大肿瘤消融。尽管冷冻消融可以通过多针联合同步消融扩大组织消融范围,但由于冷冻消融的机制是通过液氮急速降温形成细胞内冰晶和微血管血栓,再由氦气复温产生渗透压变化进而破坏细胞膜和血管壁,最终导致细胞及组织坏死,不是通过高温灭活肿瘤,因而存在以下局限性:氦气复温过程可被比作将温水加入冰块中,导致微血管受损,引发出血,在拔出冷冻探针的过程中,管腔内出血的情况相对常见。其次,冷冻消融特有的局部感染、脓肿形成、血小板严重降低导致凝血功能障碍、肌红蛋白尿、急性肾功能损伤、电解质紊乱及心律不齐等问题,导致大范围冷冻消融的患者需要额外监护,以及术后住院时间延长。

氩气制冷,针尖温度降至 –40℃ 以下,细胞内外迅速结成冰晶;氦气制热,使温度升至 20~40℃;复温时温差使细胞破裂。冷冻消融可以通过多针排列组合形成多源冷冻冰球,扩大组织消融范围。

基于射频消融和微波消融是通过电流或热辐射使组织内粒子急剧振荡、产生高温灭活肿瘤的机制,且这两种消融模式可通过改进电极、多针联用等方式有效扩大组织消融范围,并通过动物实验及临床验证其安全性,被用于大肝癌消融的临床实践。目前常用的单针射频电极或微波天线对组织的最大消融范围在 3~4cm 之间,3~5cm 时完全消融率只有 71%,超过 5cm 时完全消融率仅有 25%。随着肿瘤直径增加,消融灭活率越低、肿瘤复发率越高、生存期越短(图 5-7-4、图 5-7-5)。

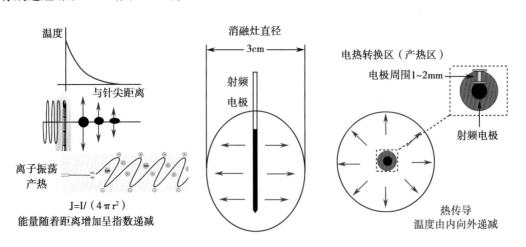

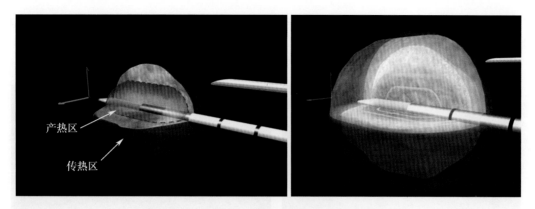

图 5-7-4　单针射频消融产热 – 传热过程模拟

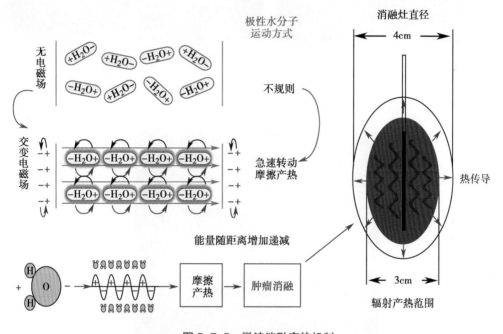

图 5-7-5　微波消融产热机制

因此,采用能扩大组织消融范围的新技术,对提高大肝癌的完全消融率灭活率、减少肿瘤复发率、延长患者的生存期有着极其重要的临床价值和社会意义。

(一)盐酸增强射频消融

灌注型射频消融可以通过电极头端灌注孔,向消融电极周边按不同速度注入不同液体,改变消融电极周围组织的电导性,从而控制消融范围,常规使用的灌注液包括生理盐水、无水乙醇等。盐酸增强射频消融(hydrochloric-acid infused radiofrequency ablation,HCl-RFA)是一种针对灌注型射频消融电极进行的改进,从而扩大消融范围的技术,由黄金华等于 2009 年最早提出,同时对盐酸增强射频消融的有效性、安全性、最佳消融条件和扩大消融范围机制等方面进行了深入的探索。在功率 30W 消融 15 分钟的消融条件下,稀盐酸增强射频消融,消融灶短径由原来的 3.2cm 扩大到 5.5cm;在 30W、30min 的消融条件下,消融灶短径可继续扩大到 7cm(图 5-7-6),表明稀盐酸电导率高,将稀盐酸作为灌注液,具有显著的射频消融增强效果。

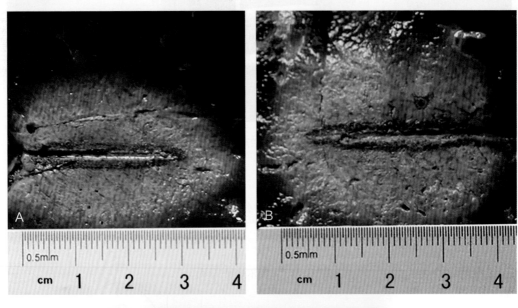

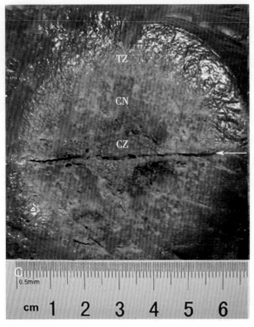

图 5-7-6 不同消融技术在功率 30W 消融 15min 时的离体猪肝组织消融范围

A. 单针 RFA,大小约 2.7cm×3.8cm;B. 38.5% NaCl-RFA,大小约 3.2cm×4.1cm,A、B 消融区域呈椭圆形,沿着电极分布有细长深棕色炭化带;C. 10% HCl-RFA,大小约 5.5cm×5.8cm,消融区域类圆形,电极附近存在中央"泥样"区,考虑为球体电极盐酸最佳灌注浓度和安全性研究表明:HCl浓度为5%、10%、15%和20%时,HCl-RFA用于活体兔肝消融均是安全的。离体猪肝实验证明10%HCl用于HCl-RFA可以获得较5%、15%、20%HCl-RFA更大的消融范围,提示10%HCl可能是最合适用于HCl-RFA的盐酸浓度。HCl-RFA消融功率实验表明,在80W、100W、120W设定功率时,设定功率为100W时可在100W的满功率状态中对组织消融,消融范围最大。

HCl-RFA扩大组织消融范围的机制研究:采用红外热成像技术测定消融灶中心层面温度场,观察单针RFA、盐水增强射频消融(NS-RFA)及HCl-RFA三种消融灶中心60℃区范围大小。结果表明,相比单针RFA和NS-RFA,HCl-RFA消融灶中心区60℃区范围更大,即可以在消融灶中心形成更大的产热热场。由此探讨HCl-RFA扩大组织消融范围的可能机制是:①稀盐酸溶液显著增加局部组织的导电性;②稀盐酸溶液可在射频电极裸露端周围组织中弥散形成"液态球体电极",显著增加射频电极的电热转换面积;③稀盐酸溶液能延缓消融电极周围组织的炭化,延长有效消融时间,增加射频能量在组织内的沉积(图5-7-7)。

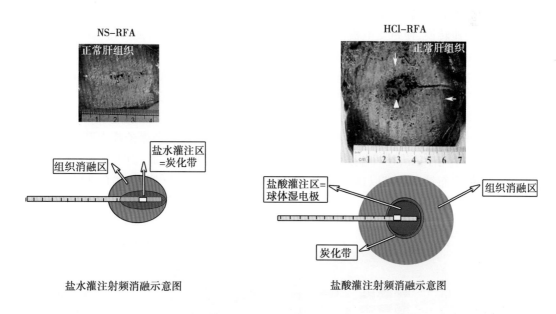

图5-7-7 HCl-RFA扩大组织消融范围的机制液态球体电极形成

临床应用方面,在机构临床伦理委员会批准下,采用HCl-RFA消融技术对68例中、大肝癌患者实施了消融治疗,证明其安全性和有效性(见本节典型病例)。

尽管HCl-RFA能产生较以往射频技术更大的组织消融范围,但由于射频消融产热效率较低,消融耗时长;其次,大肝癌多数呈多结节起源融合生长,肿瘤内有许多纤维分隔,纤维分隔导致消融热量传导受阻,易造成分隔外的肿瘤结节不能被消融灭活、消融漏空、肿瘤残留复发。因此,多源消融技术扩大组织消融范围的新技术、新方法,既能减少单源反复消融的布针次数,缩短消融时间,还有助于同时损毁被纤维组织分隔开的肝癌结节,提高消融治疗效果。

（二）转换器介导多电极射频消融

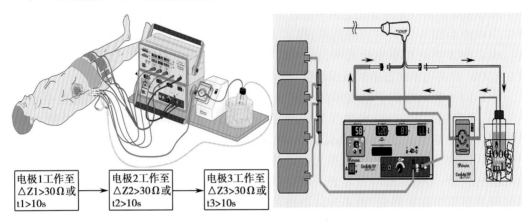

图 5-7-8　转换器介导多电极射频消融装置

扩大射频消融组织范围的技术除改进电极外，还有针对射频发射端的改进，即转换控制器介导的多电极射频消融（图 5-7-8）。这种消融方式可以使射频能量在最多三根冷循环射频电极之间快速转换，使每支电极由以往连续工作 12 分钟的方式转换为每 30 秒或根据组织阻抗升高而轮流工作的方式，减缓组织炭化，扩大组织消融范围，可以针对一个较大病灶一次性消融，也可以针对 2~3 个小病灶同时消融。黄金华教授团队的研究结果表明：转换控制器介导的三电极射频 16 分钟可产生接近 6cm 消融灶，消融 24 分钟可产生直径 6.5cm 消融灶（图 5-7-9）。此后电极周围组织发生炭化，继续延长消融时间并不能进一步扩大组织消融范围。黄金华教授团队还采用转换器介导下的三电极射频技术消融治疗大肝癌 20 例，31 个病灶平均大小约 10cm，16 个病灶单次消融肿瘤呈完全坏死。然而，由于转换器介导下的三电极射频一次布针消融难以达到 7cm，对 7~10cm 甚至更大的肝癌，仍然存在肿瘤灭活率低、残留复发的问题。

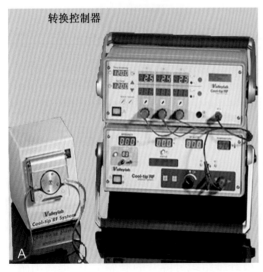

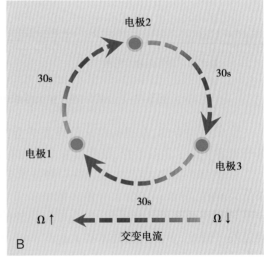

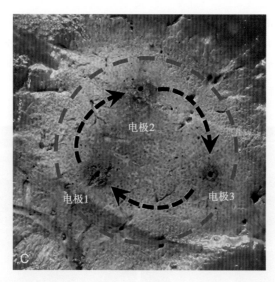

图 5-7-9　转换器介导下的三电极射频消融

转换器介导下的三电极射频消融：电流每 30 秒转换一次电极通路，
每支电极轮流工作，24 分钟产生直径 6.5cm 消融灶

（三）多源微波同步消融

微波消融是另一种通过使肿瘤组织内极性分子高速振荡、摩擦产热，使局部组织产生高温杀灭肿瘤的治疗方法。我们将射频和微波消融产热机制、传热方式、回流电路、多针联合工作、单针消融范围等方面加以对比（表 5-7-1），可以看出微波在扩大组织消融范围方面有着更多优势：①微波为一种内源性、均匀性热辐射，可较 RFA 产生更大的消融范围；②微波不需回路电流，多源微波同时应用不会出现相互干扰现象，通过消融源协同作用，可产生更大范围消融灶；③微波消融较少受热沉效应影响，可更均匀彻底的灭活肿瘤。

表 5-7-1　射频与微波消融特点的比较

对比项目	消融类型	
	射频消融	微波消融
产热机制	离子振荡	水分子振荡
传热方式	被动、非均匀性热传导	内源性、均匀性热辐射
能量发射位点	电极前端非绝缘段	微波发射端子
回流电路	需要	不需要
多针同步工作	产生短路	互不干扰
热沉影响	大	小
单针消融最大短径 /cm	2~3	3~4
最新一代设备	转换器控制的三电极 射频消融仪	列阵式四~六源微波 发射器

已有研究表明微波消融可以多针同步工作：三源微波消融活体猪肝，消融针间距 2cm，50W/5min 序贯和同步消融，同步消融内切径显著大于序贯消融内切径（3.3cm vs 2.6cm）。另有研究表明：在 45W/10min 条件下三源微波消融离体牛肝，当天线的间距 2cm 时，消融灶最接近圆形，直径约 4.2cm。（图 5-7-10）

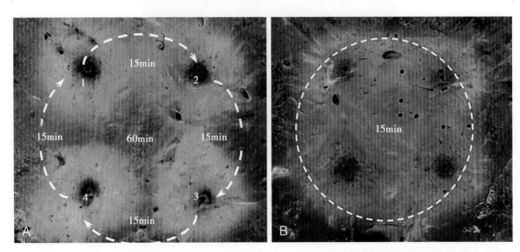

图 5-7-10　单针序贯消融与多针同步消融对比

A. 单针 – 序贯消融，条件 60W/15min，消融 4 次；消融灶形态特点：独立热场，消融范围小；周边凹陷、中间漏空；时间长，低效率；临床实施困难；B. 多针 – 同步消融，条件 60W/15min，消融 1 次；消融灶形态特点：热场融合，消融范围大；周边无凹陷，中间无漏空；时间短、高效率；临床实施容易

Simon 等采用开腹下三源微波同步消融治疗肝癌及肝转移瘤共 10 例，肿瘤平均直径 4.4cm，微波天线间距 1.5~2cm，采用 45W/10min，平均消融范围达 5.5 cm，消融后手术切除病灶的病理检查确认所有病灶均彻底消融，无肿瘤残留。黄金华等采用 60W/15min 条件，每根针间距 4cm 进行三源微波同步消融离体牛肝实验，消融灶内切径达到 6cm；同样条件下行 4 源微波、5 源微波同步消融离体牛肝，消融灶内切径可分别达到 7cm 和 9cm，为直径 7cm 以上大肝癌消融毁损提供了非常有价值的实验依据。

临床应用方面，黄金华等在伦理委员会批准下，将多源微波同步消融应用于大肝癌的治疗，结果显示仅有少数患者胆红素在消融后一过性轻度升高，一周后恢复正常水平，其他肝酶、肾功能指标均保持正常，且没有增加肝内胆管、血管以及胆囊、胃肠等周围空腔脏器损伤的风险（见本节典型病例）。

三、大肝癌消融的适应证与禁忌证

（一）适应证

1. 单发肿瘤直径 5~15cm 的大肝癌或巨块型肝癌，或多发肿瘤，肿瘤数目 ≤ 3 个，子灶最大直径 ≤ 3cm。

2. 肝功能 Child-Pugh 评分 ≤ 7 分。

3. 无门静脉主干或下腔静脉癌栓。

4. 因各种原因（肝硬化、多病灶、高龄、合并基础疾病等）不能耐受手术治疗患者。

5. 手术后复发的肝癌,肝移植前控制肿瘤生长以及移植后复发的肿瘤。

6. 对邻近心脏、膈肌、胆囊、胃、肠管、肝内大血管区域的肿瘤,可通过人工腹水技术辅助消融。

7. 晚期肿瘤合并门脉主干至二级分支或肝静脉癌栓,需消融联合放疗。

(二)禁忌证

1. 弥漫性肝癌,肝内多发无法消融者。

2. 肝功能 Child-Pugh 评分 >7 分,明显的肝功能衰竭者。

3. 动静脉瘘或动门脉瘘经介入栓塞治疗后无改善者。

4. 有严重的凝血功能障碍,血小板 $<30 \times 10^9/L$,凝血酶原时间 >30 秒,凝血酶原活动度 <40%,经输血、给予止血药等治疗仍无改善。

5. ECOG 体能状况评分 ≥ 2 分。

6. 有全身任何部位的急性或活动性的感染病变者。

7. 3 个月内发生过食管胃底静脉曲张破裂出血且未进行硬化治疗者。

8. 急性或严重的慢性肾衰竭,肺功能不全或心脏功能不全。

四、大肝癌介入治疗现行模式的思考与革新

目前常用于大肝癌介入治疗的模式是 TACE 序贯联合消融,在临床实际工作中,我们发现这种治疗模式可能存在如下问题:① TACE 治疗虽可取得一定疗效,但 TACE 单次碘油用量一般限于 30ml 以内,过量的使用碘化油会使肝癌细胞产生大量的坏死崩解,坏死物质的大量释放产生大量的毒性物质,严重损害全身重要组织器官(心/肝/肾/脑等)功能,导致器官功能衰竭,甚至危及患者生命,因此需进行多次重复 TACE 治疗;②大肝癌通常都需要多次 TACE 治疗,所用化疗药物剂量增多,增加患者累积毒副作用;③大肝癌通常伴有肝内动静脉瘘或动门脉瘘,注入到肿瘤组织内的碘油/化疗药物混合乳剂难以在瘤体内滞留,不能起到化疗栓塞的作用;④目前普遍使用的单源重叠消融模式,需要多次穿刺调整消融针位置,增加并发症概率,而且耗时长,安全性低;⑤如果肿瘤不能在短期内得到有效控制,会迅速增长、增加肝内播散和远处转移的机会,可能对 TACE 的疗效和患者生存期产生较大的影响。

为了提高大肝癌患者介入疗效、延长患者生存期,就有必要在患者首次治疗时使肿瘤病灶最大程度地灭活,采用 TAE 同期联合多源同步热消融是一个非常有效的方法。TAE 同期联合多源同步热消融去掉化疗药物的使用,是一种纯"物理模式"的联合治疗,具有以下优势:① TAE 通过碘化油等栓塞剂闭塞肿瘤血管显著增强热消融作用,减少热消融时的"热沉降效应",有望通过一次消融,达到完全或大部分灭活肿瘤的目的;② TAE 后碘油沉积不但可标记大肝癌病灶边界,对肝内微小子灶也可进行精确定位标记,使得消融的靶向更明确,安全性更高,治疗更彻底;③采用 TAE 治疗,完全去除化疗药物带来的毒性副反应,避免患者对于化疗药物耐受的不均一性而影响同步消融治疗的进行;④ TAE 后同期联合消融,是指在 TAE 后即刻到两周内联合消融治疗,使肿瘤活性在短期内得到有效控制,避免肿瘤负荷大导致的肿瘤迅速增长、肝内播散增加和远处转移的可能;⑤消融技术采用多源同步消融,相比于单源重叠消融,也具有消融范围更大;消融灶周边无凹陷,中间无漏空;时间短、效

率高;临床实施容易等特点(图 5-7-11)。

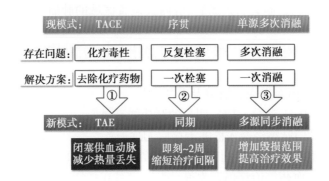

图 5-7-11　大肝癌介入治疗现模式的思考与革新

五、大肝癌围消融期管理规范化流程

(一) 消融术前

做好大肝癌消融前的准备工作,包括消融前评估、消融方案的制订、知情同意签署和消融前准备等,可为提高大肝癌消融的有效性和安全性保驾护航。大肝癌消融前流程具体内容包括:

1. 完善术前检查

(1)实验室检查:血常规、生化常规(电解质、肝肾功能)、尿常规、粪便常规、止血凝血(CB4)、血型、传染病指标、肿瘤标志物。

(2)影像学检查:胸部正侧位、病灶所在部位的 MRI/CT 平扫 + 增强影像或 PET-CT 检查。如患者存在心肺疾病风险,需完善超声心动图、平板运动试验、胸部 CT、肺功能等检查项目。

2. 评估治疗适应证及禁忌证

(1)根据患者现病史、既往史、一般状况及相应检验及检查结果:明确术前诊断,评估是否符合大肝癌消融的适应证、有无禁忌证以及拟行消融治疗的预期效果。

(2)如患者各项检查存在异常结果:需评估是否可以纠正并是否影响消融治疗。

(3)分析影像检查图片:评估拟消融病灶是否有合理安全进针路径及能否通过人工腹水、人工胸水等技术创造安全进针路线。

(4)评估患者心脑肺肾等合并症是否影响消融治疗:包括相应麻醉风险评估,需请相关科室会诊协助诊治或调整。

3. 合并症的处理　我国肝癌患者 90% 都有乙肝、肝硬化背景,因此如果术前检查提示肝功能受损,务必在术前进行护肝的对症处理。肝癌患者肝功能差主要表现为低蛋白、黄疸、凝血功能差、腹水以及胸水等。对于低蛋白的患者,可以给予白蛋白输注;对于黄疸,可给予退黄、保肝等药物对症处理;凝血功能差可通过输注维生素 K、输冷沉淀等方法纠正;胸腔、腹腔积液的患者,除给予适当引流外,同时也要补充白蛋白等营养支持治疗。

4. 制订消融方案　在完善检查、全面评估把握适应证、对于异常指标对症处理的基础上,重建肝癌及肝脏形态结构的三维可视化模型制订消融方案,包括消融肿瘤的大小及形态是否规则,采用的消融方式(多源微波、转换器介导多电极射频、盐酸增强射频)及相应参数(功率、时间、电极裸露端长度等)选择;布针方式,穿刺点和穿刺路径选择;辅助措施的应用,包括三维消融规划、人工腹水、碘油标记技术等;术前是否进行肠道准备、保肝、抑酸、降压、降糖、抗感染等药物使用;以及采用静脉全身麻醉,或局部浸润麻醉的麻醉方式选择。

(1)三维可视化技术在大肝癌消融规划中的应用:医学图像三维可视化是基于DICOM格式的连续二维影像图像,如CT、MRI等,运用计算机图像处理软件,对感兴趣区进行分割和三维重建并直观定量显示为不同色彩和透明度的图像处理技术。三维可视化技术应用于CT导引下大肝癌消融规划,一方面可直观定量显示肿瘤及空间位置和参数信息,如肿瘤形态及体积、肿瘤距重要组织结构的距离等;另一方面可结合大范围消融技术热场信息进行交互式术前规划,预测消融范围及形态、能否覆盖肿瘤区域、皮肤进针点、进针路径、所需消融针数、周围需要保护的重要结构等(图5-7-12)。消融术后通过配准术前与术后影像并进行三维可视化定量显示,根据消融区覆盖肿瘤及周边安全边界的情况进行消融疗效的客观定量评估,并指导下一步治疗方案的制订。三维可视化技术用于规划CT导引下大肝癌消融,相比于传统二维规划提高规划的合理性,使得规划方案更直观,便于术中能够还原术前规划,提高消融治疗的科学性及有效性。(图5-7-13、图5-7-14)

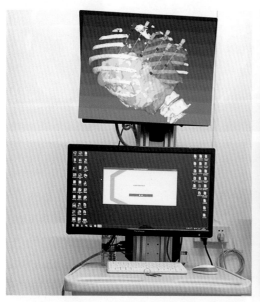 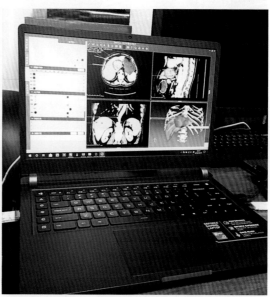

图5-7-12　肝癌消融规划三维软件系统

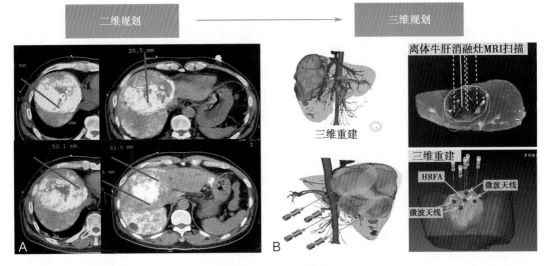

图 5-7-13 规划布针

从二维规划到三维规划及其特点,A.二维规划特点:①术中规划时间长;②难以判断血管、胆管等位置;③缺乏整体观,布针准确度差;④热场范围不直观、欠精准;B.三维规划特点:①提前布针计划,缩短规划时间;②重建周围血管、胆管等位置;③视野全面,布针客观;④热场范围直观、精准

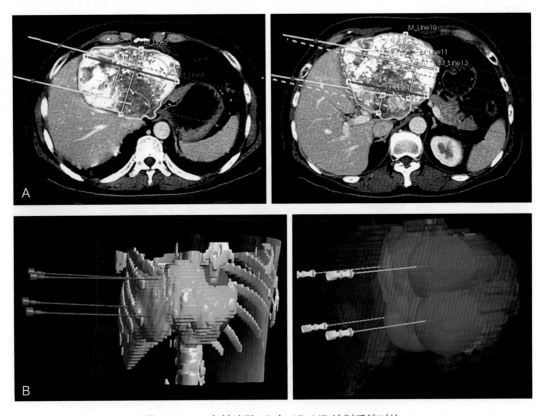

图 5-7-14 多针消融 2D 与 3D-VR 计划系统对比

A. 2D 规划,平面图,不直观,不精准,效率低;B. 3D-VR 规划,立体图,更直观,更精准,效率高

（2）大肝癌三维可视化消融规划步骤（图 5-7-15）

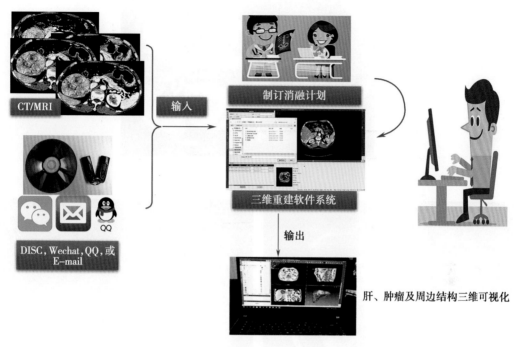

图 5-7-15　大肝癌三维可视化消融规划步骤

1）获取影像资料：CT（1cm 等间距）/MRI（3cm 等间距）平扫及增强（门脉期、动脉期）；

2）分析肿瘤病灶与邻近结构以及周围脏器关系：①肿瘤部位、大小及内部结构等；②周围结构：肝动脉、肝静脉、IVC、胆管等；③周围脏器：膈顶、心脏、胸腹壁、胆囊、胃肠道、肾脏、胰腺等。（图 5-7-16）

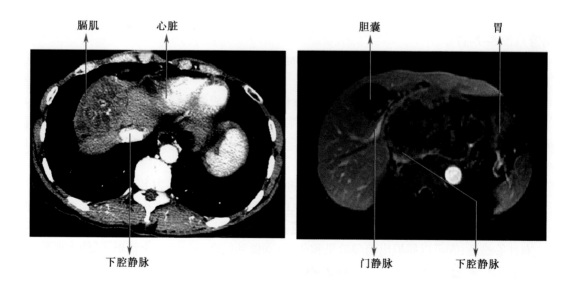

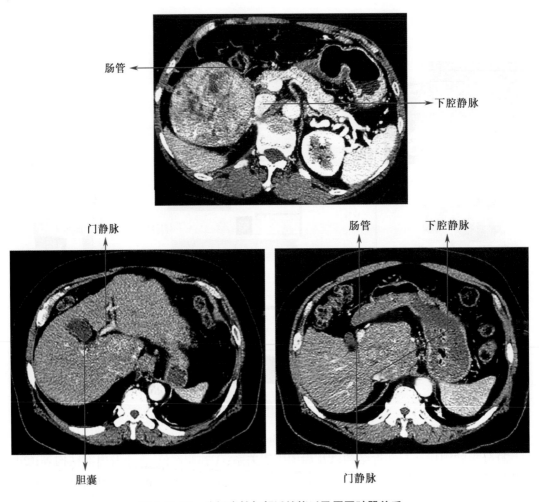

图 5-7-16　分析病灶与邻近结构以及周围脏器关系

3）制订肿瘤消融计划：对消融病灶的分析、布针规划（进针／退针／调针、距离、针距、热场等）（图 5-7-17）。

4）布针规划导入三维软件工作站：DICOM 格式影像资料导入三维软件中，在二维图像上勾画病灶、肝脏、周围脏器（图 5-7-18）。

5）二维布针转化为三维立体图像：三维立体呈现及形成消融规划方案（图 5-7-19）。

6）将规划设计内容呈现在三维消融计划书中，形成消融处方（图 5-7-20）：一份完整的消融处方应至少包含①肿瘤大小；②肿瘤特点；③毗邻组织和结构；④消融源数及源间距；⑤消融时间和功率；⑥保障安全的措施。

7）实施消融治疗：CT 引导下依据规划图进行布针消融（图 5-7-21）。

8）大肝癌 3D 消融规划系统的临床意义：①直观显示肿瘤形态、大小径线；②全面显示肿瘤与肝脏及周围组织的关系；③设计进针针道、角度与深度、针间距；④解决了大肝癌消融定位、布针等难题；⑤可以模拟出消融效果和范围；⑥做到精准、量化、安全消融；⑦使大肝癌消融走向科学、规范。

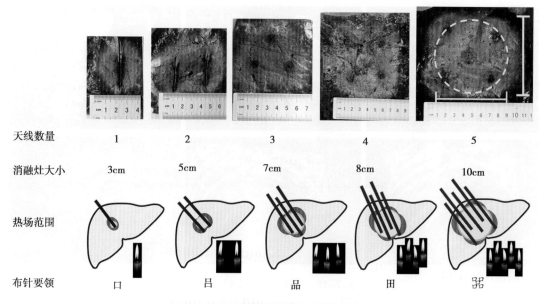

天线数量	1	2	3	4	5
消融灶大小	3cm	5cm	7cm	8cm	10cm
热场范围					
布针要领	口	吕	品	田	器

图 5-7-17　多源微波同步消融布针要领

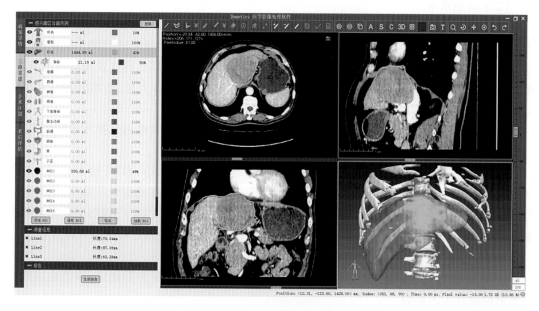

图 5-7-18　三维软件操作界面

5. 签署知情同意书　消融前需与患者及家属充分沟通,了解患者及家属对病情认知程度、对消融存在风险的认知及接受程度、对消融效果的心理预期。需向患者家属及患者充分交代患者病情、病灶情况、可选择的消融方法及优劣、操作方法、治疗费用、可能发生意外及对风险意外采取的防治措施等。在患者家属充分了解上述情况后签署治疗知情同意书。

6. 开术前医嘱　消融前至少1天须开术前医嘱,并向手术室申请手术,包括拟行手术名称、建立静脉通道以及中心静脉置管、留置尿管、肠道的准备、术前禁食水、营养补液、消融进针部位皮肤的准备等。

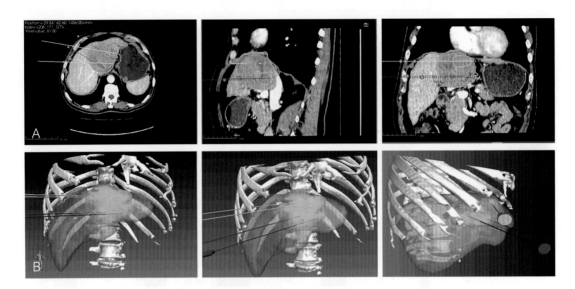

图 5-7-19　二维与三维布针规划对比

A. 二维布针规划(横断面、矢状面、冠状面);B. 三维布针规划(正面观、前侧面观、侧面观)

(二) 消融术中

1. 麻醉　大肝癌体积大,肿瘤边界往往靠近甚至压迫肝包膜、膈肌、胆囊窝、Glisson 系统等有神经分布区域,在受热刺激时引发不同程度的疼痛,因此大肝癌的消融尤其需要麻醉支持。麻醉方式通常选用局部麻醉 + 静脉麻醉,消融布针时在穿刺点行皮肤局部浸润麻醉;布针到位后实施消融前开始静脉麻醉。静脉输液泵持续输注瑞芬太尼,开始的输注速率为 $0.05\mu g/(kg \cdot min)$,随后以 $0.01\mu g/(kg \cdot min)$ 的增减量调整输注速率。

消融过程中可以使用硬膜外麻醉,有条件或患者有强烈意愿时也可选择气管插管全麻,但均需由麻醉医生负责麻醉全程管理。

2. 实施消融治疗　常规 CT 扫描肿瘤部位,确定肿瘤部位、大小、形态、边界和周边毗邻情况,必要时可行 CT 增强扫描再次评估肿瘤大小、边界和周边毗邻的血管等情况,选择最佳穿刺路径,避开大血管、神经、胃肠、胆囊等重要结构,可以从肋间或肋下进针,必要时训练患者呼吸、屏气配合穿刺操作。消融按照计划方案进行,注意以下穿刺过程中的规范及细节。

3. 技术要点

(1)大肝癌血供非常丰富,在消融前应先进行肝动脉栓塞,减少肿瘤血供,降低血流带走热量对消融效果的影响。

(2)根据进针位置决定患者采用仰卧位、俯卧位或侧卧位,将双侧上肢置于头顶固定,使腹部尤其肋间充分展开。

(3)微波天线头端不锋利,穿刺皮肤前需做皮肤切口,通过皮肤切口引入穿刺针到达病灶。

(4)穿刺需在平静呼吸时进行,须在穿刺前对患者呼吸配合进行指导训练,必要时嘱患者屏气配合调整进针位置。

(5)进针时不宜直接穿刺到计划深度,防止角度和层面偏差导致的重要组织穿刺损伤;也不宜穿刺过浅,如针尖恰好停留在胸膜 – 膈肌 – 肝包膜这一段区域,极有可能因患者呼吸运动造成气胸、大出血等严重并发症。

大肝癌消融计划书

姓名：×××× 　年龄： 　住院号：1234567 　单位：中山大学××××××医院 　消融日期：2018-×-×-××

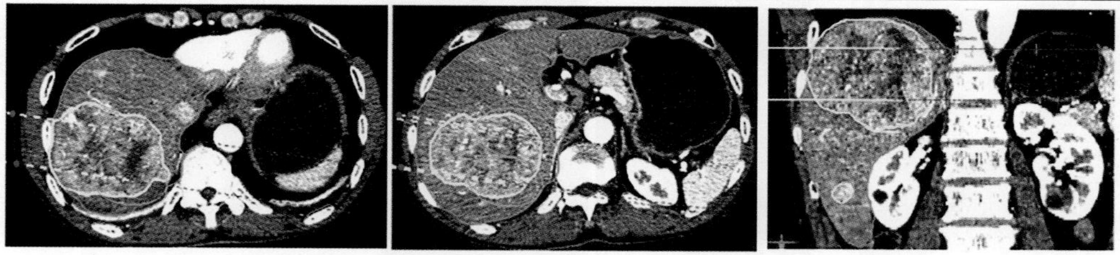

肿瘤大小：9.5cm×9cm×9cm （长×宽×高）

术前：导尿、颈静脉置管、12小时禁饮禁食

术中：静脉麻醉、人工腹水

术后：心电监测12小时

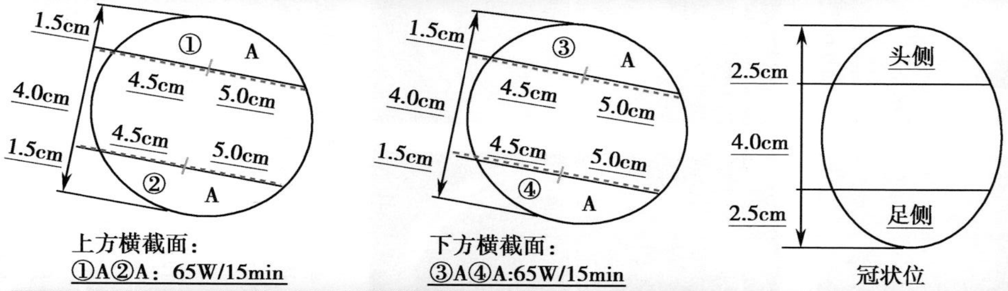

设备器材：××××微波消融仪及天线

		①	②	③	④
前半部	功率/W	70	70	70	70
	时间/min	15	15	15	15
后半部退针4.5cm	功率/W	65	65	65	65
	时间/min	12	12	12	12

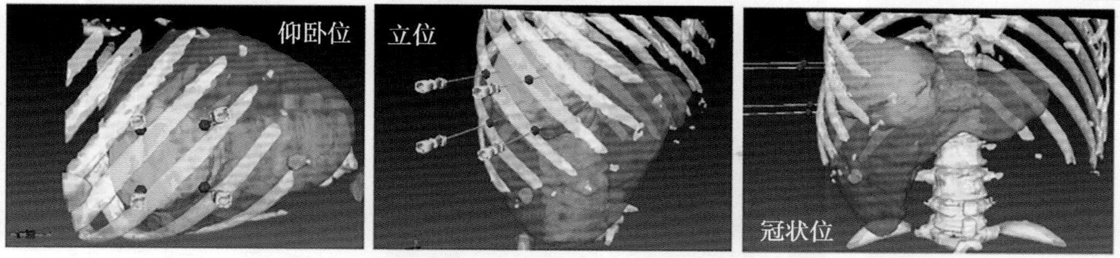

肿瘤特征①：顶端靠近膈顶／外侧缘靠胸腹壁

　　建议：人工腹水

肿瘤特征②：肝内小子灶

　　建议：另行消融

冠状位

上方横截面：
①A②A：65W/15min

下方横截面：
③A④A:65W/15min

仰卧位　　立位　　冠状位

图 5-7-20　大肝癌消融计划书

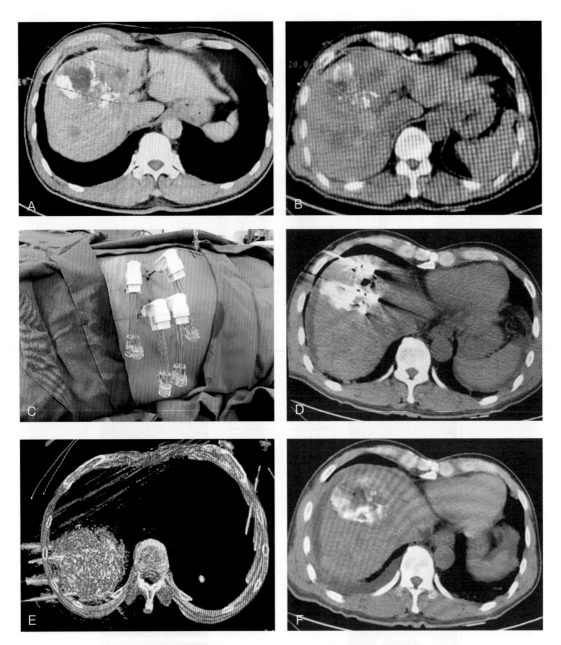

图 5-7-21　CT 引导下依据规划图进行布针消融

A、B. 穿刺消融针前,在二维 CT 图像上,还原三维规划方案,设计实际进针路线;C. 按进针规划穿刺消融针;
D. 开启消融设备进行消融;E. 术中实时三维重建验证三维规划可靠性;F. 消融术后即刻复查

　　(6)穿刺过程中遇到阻力较大的部位,勿强行突破,需行 CT 扫描确认没有遇到肝内血管或胆管再继续穿刺。

　　(7)穿刺过程中密切观察患者生命体征及面色、表情等状态:关注有无出血、迷走反射等并发症及副作用出现,及时对症处理。

　　(8)消融范围需根据肿瘤和患者综合情况决定:如肿瘤边界清楚,包膜完整,直径 <10cm,患者身体能够耐受,尽量做到扩大根治性消融,如果肿瘤直径 ≥ 10cm,或患者体力较差,以

肿瘤适形消融为原则。

(9)大肝癌体积较大,位于肝脏边缘时,往往压迫周围毗邻组织:如向上推压膈顶,向左挤压胃或十二指肠,向下挤压胆囊或被肠道包绕。这时,需要对这些毗邻的正常组织进行保护,通常采用人工腹水技术隔离肿瘤与被压迫的毗邻组织,降低或避免热损伤的发生。

(10)消融开始后应密切关注患者生命体征、疼痛等状态:一旦发现异常应及时对症处理,必要时可中断消融,待情况稳定后再行消融。

(11)消融过程中每隔3~5分钟进行CT扫描,动态观察消融灶范围及形态:消融灶是否影响周边毗邻组织,胸腔、腹腔内是否出现积气、积液、出血等表现,并根据消融灶范围判断是否需要调整消融位点。直径 >8cm 的大肝癌通常需要分深部和浅部两次消融,在深部消融结束后,可由术前三维可视化规划大肝癌消融方案结合术中 CT 扫描,确定微波天线后退的距离,实施浅部肿瘤消融。

(12)消融结束,应电凝针道直到肝脏边缘,再拔出微波天线,防止针道出血以及种植转移。

(三)消融术后

1. 患者转运 消融后拆除心电监护、麻醉连接管,包扎伤口需由一名医生护送患者返回病房,观察途中患者各项情况,避免监护缺失造成意外。患者转运病床时,可使用转运板,减少患者活动幅度,避免消融后短期内因体位变化造成出血,尤其是消融术中观察到胸腔或腹腔有出血征象的患者。

2. 消融后支持治疗 消融后常规护肝、护胃补液支持,术后补液 1 500ml 左右(1~2 种护肝 +1 种护胃);心电监测 + 血氧饱和度监测 + 低流量给氧 24 小时;观察患者生命体征、症状(如血压下降、心率加快、腹胀,如怀疑出血,行床旁超声)。

消融后第一天常规复查血常规、肝功能、肾功能、电解质、止血凝血等指标,针道经胸腔者需拍胸片排除气胸可能。如果消融术后无明显疼痛和发热等不适,观察 2~3 日即可出院,继续口服一周护肝药物;但如果出现任何并发症,需及时对症处理,必要时相关科室会诊。

消融治疗当日患者会出现不同程度的腹痛,以治疗区附近为主,也可以放射至中上腹或右肩,疼痛会随时间减轻,根据疼痛评分给予对应级别的止痛药物;根据疼痛级别由低到高分别使用 NSAIDS 类药物、曲马多、吗啡针等,术后出现爆发痛时,可给予吗啡 10mg 静推或皮下注射。

术中或术后考虑出血的患者,需严密观察生命体征,并给予以胶体为主的补液、静脉止血药物输注,以及输血等治疗,考虑有活动性出血时需立即请外科会诊能否予以腹腔镜或剖腹探查止血。

消融术后如果出现胸闷、呼吸不畅等症状,需及时行胸部正侧位平片检查,明确胸腔积液或积气情况,必要时可予以引流。消融灶如果靠近肠道,消融后如出现剧烈腹痛、腹肌紧张等表现,尤以进食后明显,需考虑是否有肠道损伤,应行立位腹平片进行排查,并给予进食补液等支持治疗;如确认肠道穿孔,应立即行外科切除病变肠管。大肝癌消融术后当日可能会排茶色、酱油色尿液,需及时予以水化、碱化尿液并密切观察。

3. 消融疗效评价及随访 大肝癌消融效果评价主要依赖影像学检查,通常在消融后 1 个月进行,如完全消融,之后1年内每两个月复查,消融1年以后视病情每3~6个月进行一次复查,肿瘤消融评估可以采用mRECIST标准。MRI平扫＋增强较CT平扫＋增强可以显示更多信息,有助于精确判断大肝癌消融疗效,观察消融灶周边和肝内其他部位是否有残余活性病灶,决定是否需要补充消融治疗。

六、典型病例

1. 病例一　患者男性,44岁,2012年5月CT发现肝S7/8巨大肿块;AFP>121 000μg/L;肝功能Child-Pugh A级,盐酸增强射频消融治疗大肝癌(图5-7-22)。

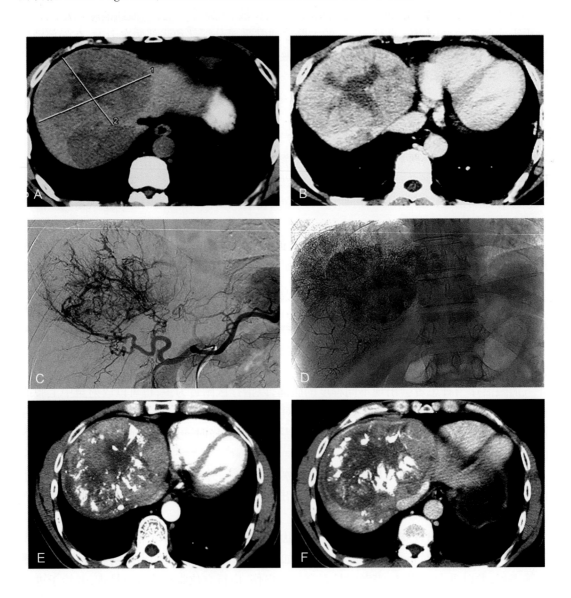

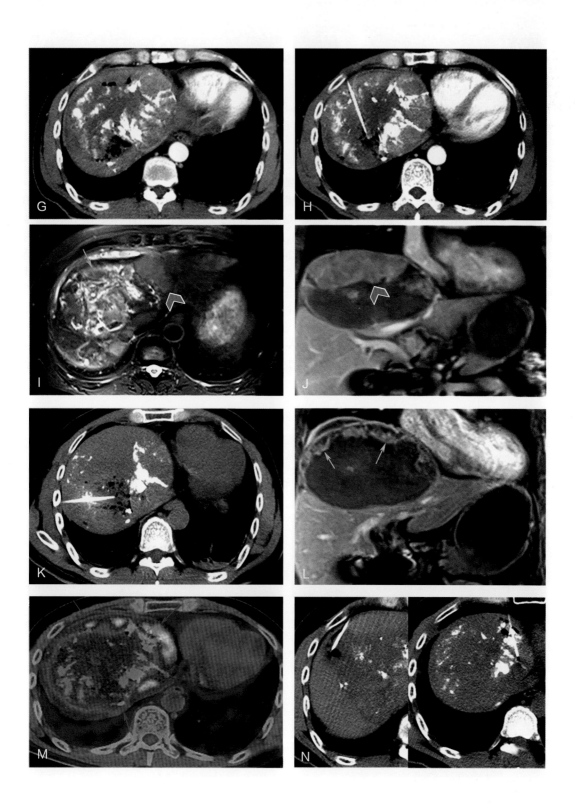

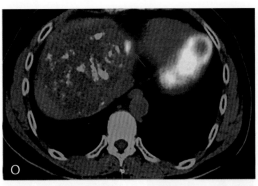 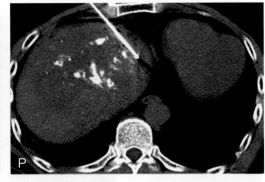

图 5-7-22 盐酸增强射频消融治疗大肝癌

A、B. 肝右叶见一巨块型肿物,大小 11.0cm×13.0cm,包膜完整,边界清楚;C、D. TACE,使用药物:THP 50mg+ 洛铂 50mg+ 碘油 23ml(2012-05);E、F. 5 次 TACE+1 次微波消融复查,肝内仍可见大量肿瘤活性区域(2012-12);G、H. 盐酸增强射频消融(HCl-RFA)第一次治疗(2012-12-14);I、J. 盐酸增强射频消融(HCl-RFA)治疗半年后 MRI,肝内见大量凝固性坏死区域,肿瘤上半部分仍见活性(2012-12-31);K. 第 2 次 HCl-RFA 治疗(2013-01-05);L. 消融半个月后复查,仅少量活性残留;M. PET-CT 复查提示周边少量活性残留(2013-01-30);N. 针对残余病灶的 RFA 治疗;O. PET-CT 复查提示一个位点活性残留(2014-07-29);P. 对残留活性单针 RFA 消融,初次诊断后共治疗 28 个月(2014-08-13)

2. 病例二　患者女性,60 岁,肝尾状叶肿瘤,大小约 5.7cm×6.3cm;AFP 0.7μg/L,穿刺活检病理证实为肝细胞肝癌。盐酸增强射频消融(HCl-RFA)治疗尾状叶大肝癌(图 5-7-23)。

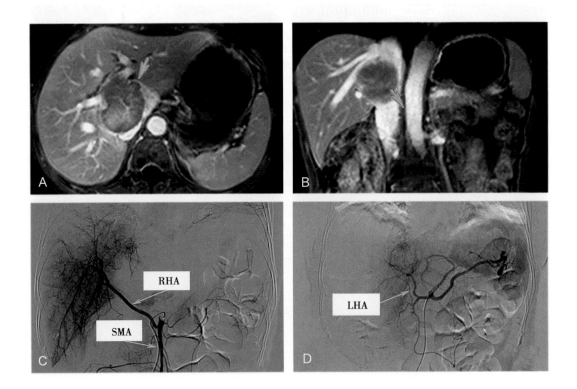

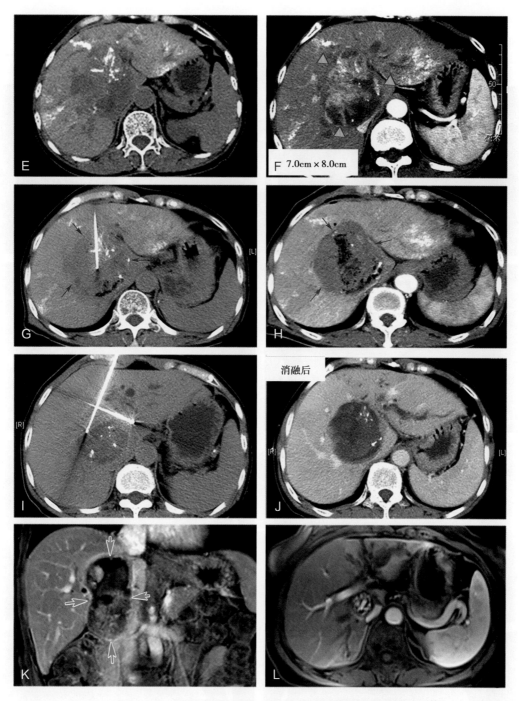

图 5-7-23　盐酸增强射频消融（HRFA）治疗尾状叶大肝癌

A、B. 肿块被下腔静脉、门静脉、肝内胆管包绕，毗邻主动脉、十二指肠；C、D. 肝动脉栓塞化疗治疗（2013-08）；
E、F. TACE 治疗 1 个月后，肿瘤内碘油沉积少，见少量坏死区，肿瘤继续增大；G. 单针电极盐酸增强射频消融；H. 术后即刻示肿瘤消融毁损，范围达 7.2cm×8.2 cm；I、J. cool-tip 双针消融（2013-12）；K. MRI 显示坏死范围 6.5cm×11.6cm（2014-01）；L. 肿瘤完全灭活缩小，周围结构无损伤，初诊后随访 5 年余（2018-07）

3. 病例三 患者男性,60岁,大肝癌破裂出血,HCl–RFA 消融止血 + 肿瘤灭活(图 5–7–24)。

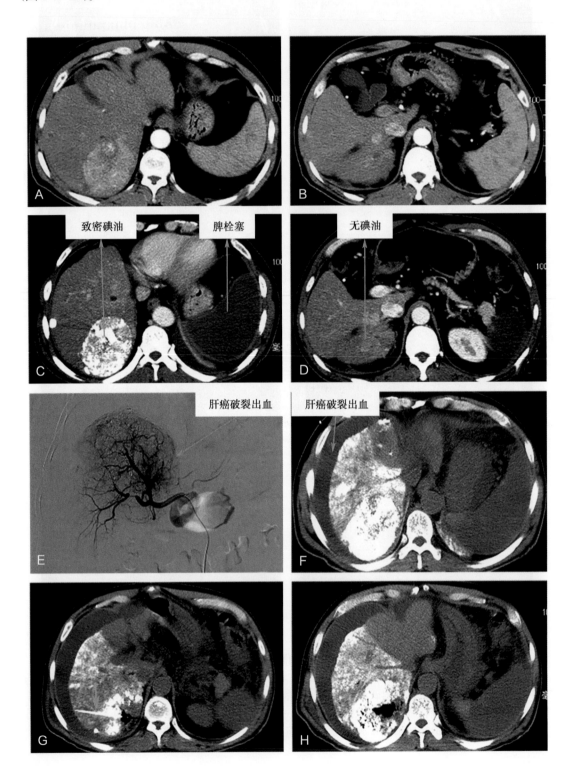

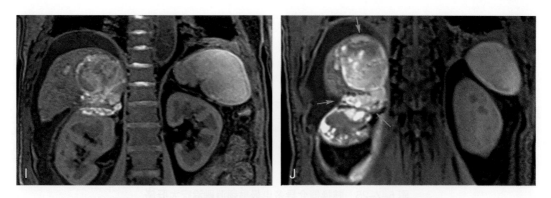

图 5-7-24 盐酸增强射频消融（HCl-RFA）治疗大肝癌破裂出血

A、B.初诊:肝右叶大肝癌,大小 6.0cm×8.0cm;C、D.TACE 6 周后复查,肿瘤上半部分碘油沉积满意,下半部分无碘油沉积;E、F.第二次 TACE 治疗前突发破裂出血,行急诊 TAE,出血未能控制;G、H.采用盐酸增强射频消融治疗:止血+肿瘤消融;I、J.HCl-RFA 后随访共 18 个月:肿瘤凝固坏死,体积缩小

4. 病例四 患者男性,75 岁,因右上腹隐痛检查发现肝占位,确诊为肝右叶大肝癌,采用转换器介导多电极射频消融治疗(图 5-7-25)。

5. 病例五 患者男性,60 岁,因右上腹胀痛就诊,确诊为肝右叶肝癌,肿瘤大小为 9.6cm×8.5cm×8.4cm,形态为圆形,包膜完整;肿瘤为外身形,下半部分为悬空状态;肿瘤上方邻近肠管,左侧靠近下腔静脉,下方靠近肾脏。大肝癌 TAE 后复查见图 5-7-26。

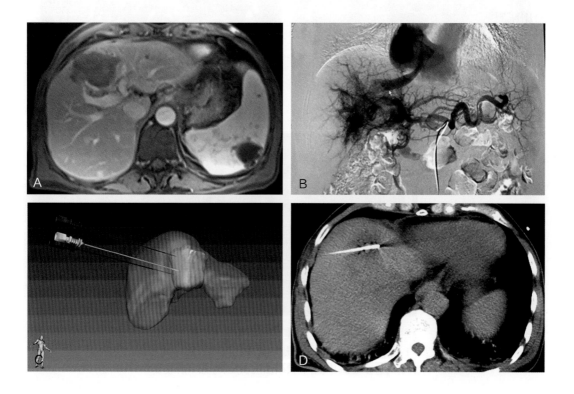

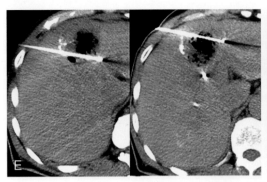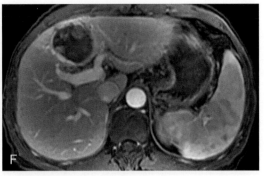

图 5-7-25　转换器介导多电极射频消融治疗大肝癌

A. 增强 MRI 显示肝右叶肝癌，大小约 7.0cm×7.6cm；B. 肝动脉造影显示巨大肝动静脉瘘，未进行栓塞治疗，改行消融治疗；C. 转换器介导三电极射频消融治疗大肝癌规划的三维图像，显示肿瘤及其邻近组织的重建，用于消融的可视化和精确热场设计，包括肝脏（粉色）、大肝癌（红色）、射频电极（灰色针体和黄色针头）以及多电极射频消融的消融区域（绿色）；D、E. 使用 160W 设置功率持续 24 分钟进行三电极射频消融；F. 联合治疗后 1 个月的增强 MRI 显示肿瘤完全坏死

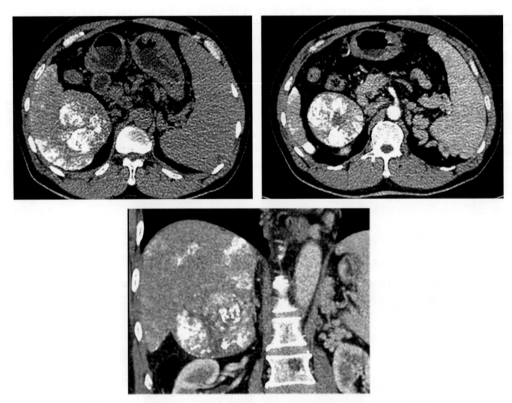

图 5-7-26　大肝癌 TAE 后复查 CT 图

TAE 后 4 天 CT 扫描：肝右叶内见一不规则团块状病灶，大小约 8.6cm×8.3cm，
病变周边多发斑片、结节状碘油沉积灶，考虑术后改变

（1）使用三维可视化规划系统制订大肝癌消融规划书（消融处方）（图 5-7-27）。

	①	②	③	④
前半部 功率/W	60	60	60	60
时间/min	10	10	10	10
后半部 退针 功率/W 4cm	60	60	60	60
时间/min	10	10	10	10

术前：导尿、颈静脉置管、12小时禁饮禁食

术中：人工腹水

术后：心电监测12小时

设备器材：微波消融仪及天线

肿瘤特征分析：

1. 病灶上方外缘为正常肝，内缘紧邻胃及肠管，下腔静脉及门静脉，下半部悬空，外侧源邻近肝，内侧为肠管，下腔静脉及门静脉，最低端靠肾

解决方案：人工腹水

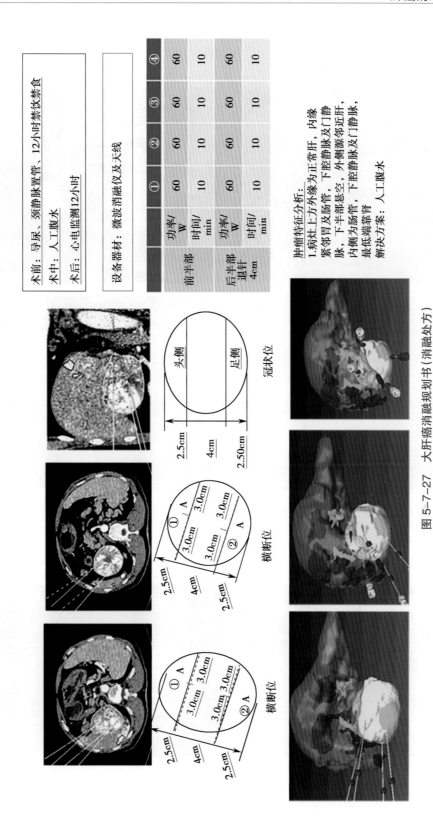

图 5-7-27 大肝癌消融规划书（消融处方）

221

（2）体表定位，入路设计（图5-7-28）。

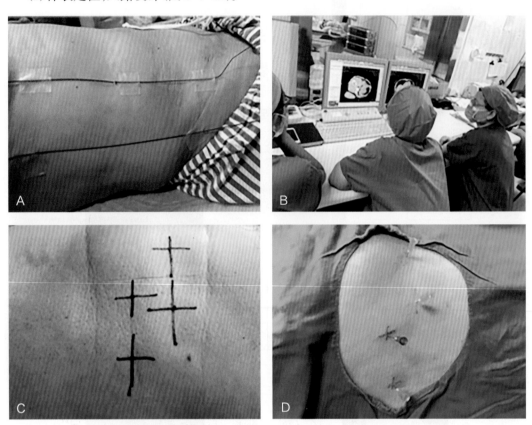

图5-7-28 体表标记定位图
A.体表定位；B.规划设计；C.标记布针位点；D.确定标记布针

（3）消融布针（图5-7-29）

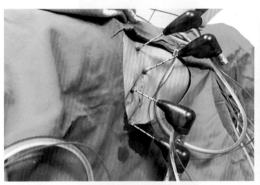
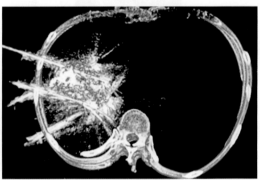

图5-7-29 实施消融图

1）麻醉实施：布针到位后实施消融前开始静脉麻醉，麻醉用药：静脉输液泵持续输注瑞芬太尼，开始的输注速率为 0.05μg/（kg·min），随后以 0.01μg/（kg·min）的增减量调整输注速率。

2）多针同步消融（图 5-7-30）

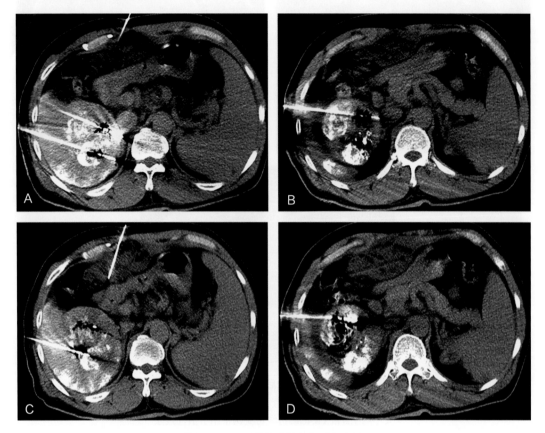

图 5-7-30　消融后术中实时复查图

A. 上半部分肿瘤布针经过正常肝组织进针消融；B. 下半部分肿瘤布针未经正常肝组织进针消融；
C. 上半部分肿瘤退针 4cm 行第二循环消融；D. 下半部分肿瘤退针 2.5cm 行第二循环消融

大肝癌消融手术用时见表 5-7-2。

表 5-7-2　大肝癌消融手术用时总结

总手术时间 （开始到结束扫描时间）	消融过程时间 （穿刺到拔针的时间）	消融总时间 /min （有效能量毁损时间）
14：18-16：12	15：10-16：12	第一次：12 退针后：12
1 小时 54 分	1 小时 2 分	24

3）多针同步消融后影像学复查（图 5-7-31、图 5-7-32）

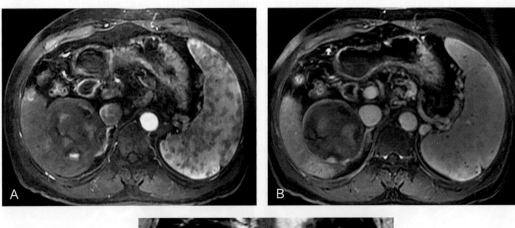

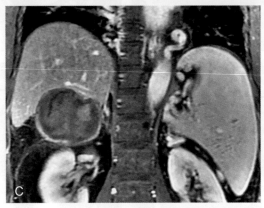

图 5-7-31　消融后 1 个月复查 MRI

2018-6-20 消融后 1 个月复查 MRI 示:病灶几乎完全坏死,
大小约 7.2cm×8.4cm,边缘可疑两个结节活性残余

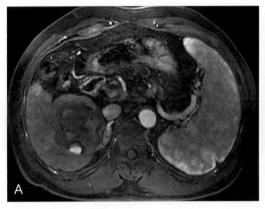

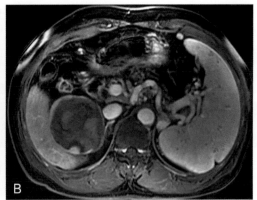

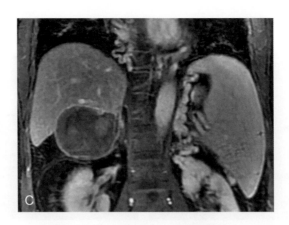

图 5-7-32　消融 3 个月后复查 MRI

2018-8-17 消融 3 个月后复查 MRI,病灶较前稍缩小,大部分未见活性,周边残留活性灶较前增大

4）多针同步消融后复发病灶补充治疗（图 5-7-33）

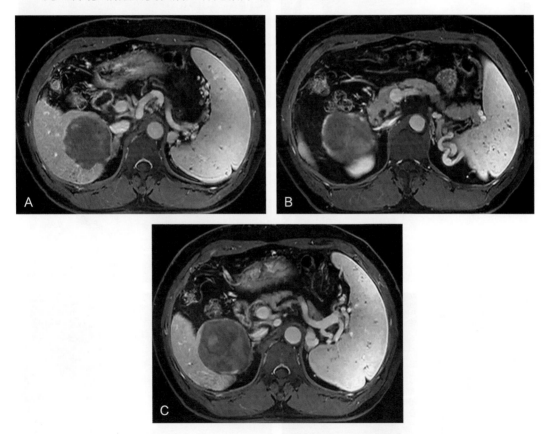

图 5-7-33　射频消融对边缘结节进行补充消融灭活

2018-10-18 采用射频消融对边缘结节进行补充消融灭活,补充消融后 1 个月复查,
大肝癌完全坏死,较前缩小,大小约 7.0cm × 7.9cm

6. 病例六　肝右叶巨块型肝癌,大小约 12.0cm × 11.0cm,多源微波 +HCl-RFA(图 5-7-34)。

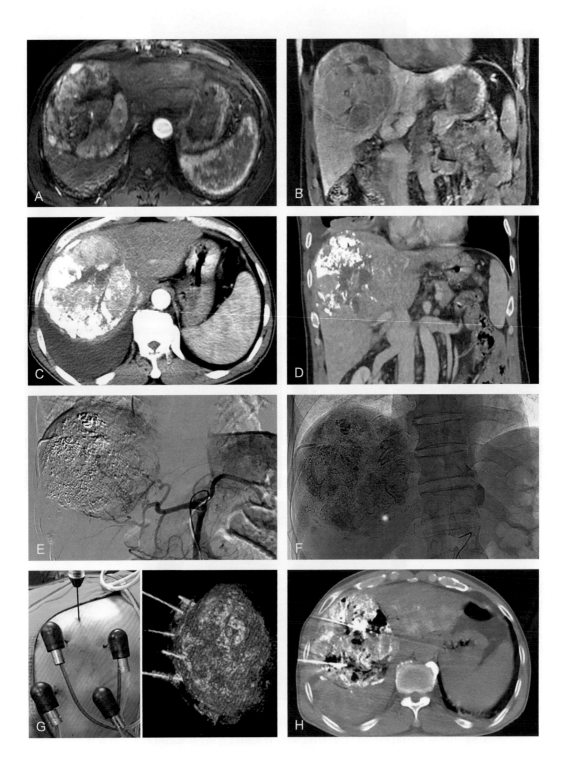

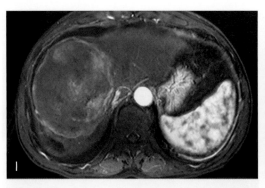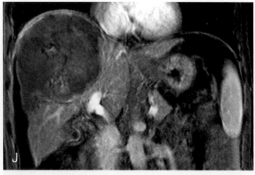

图 5-7-34 肝右叶巨块型肝癌多源微波 +HCl-RFA

A、B. 2016-04 MRI 提示肝右叶巨大肝癌;C、D. 2016-05-27 TACE 后 1 个月复查:肝内仍有大量肿瘤活性;
E、F. 2016-06-06 行 TAE 闭塞肿瘤血供;G、H. TAE 后即刻行多源热消融;I、J. 术后 1 年 MRI 复查,肿瘤完全
灭活

7. 病例七 患者男性,61 岁,确诊为肝右叶大肝癌采用 TAE 同步多源热消融治疗
(图 5-7-35)。

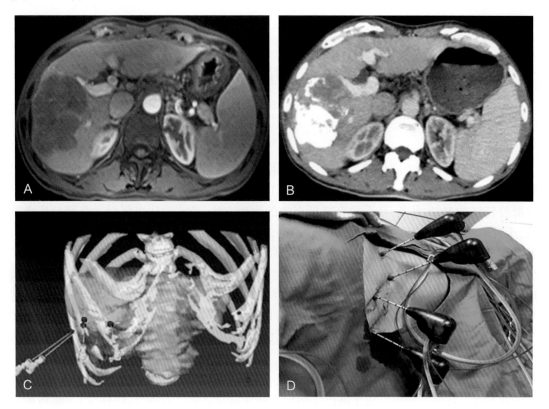

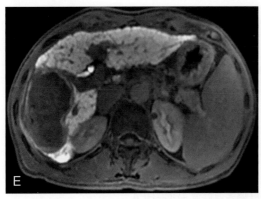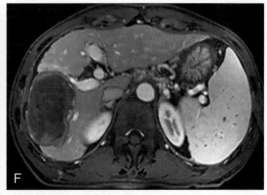

图 5-7-35　TAE 同步多源热消融治疗大肝癌

A. 增强 MRI 显示肝右叶肝癌,大小约 6.1cm×8.7cm;B. TAE 治疗后增强 CT 显示肿瘤碘油不均匀沉积,仍有部分活性;C. 大肝癌四源微波消融规划的三维图像,显示肿瘤及其邻近组织的重建,用于消融的可视化和精确设计热场覆盖,包括肝脏(橙色),大肝癌(黄色),MWA 天线(灰色针体和黄色针头),以及多源微波的消融区域(绿色);D. 使用 60W 设置功率和每个天线持续 15 分钟进行四源微波消融,分深部和浅部两个周期,总消融时间 30 分钟;E. 联合治疗后 3 个月的增强 MRI 显示肿瘤完全坏死;F. 联合治疗后 6 个月的增强 MRI 显示肿瘤完全坏死,体积较前缩小

(黄金华　张天奇)

第八节　肝癌肝门区及门腔间隙淋巴结转移的消融治疗

一、概述

随着多学科治疗方式的发展,包括切除、移植、消融、经导管动脉化疗栓塞(TACE)和口服索拉非尼或最新的免疫疗法,肝细胞肝癌(HCC)的总体预后逐渐得到改善。然而,对于具有肝外转移的 HCC 患者,几乎没有特别有效的治疗方法,系统治疗也仅对一小部分患者有效,患者的预后仍然很差。淋巴结(lymph node,LN)是继肺部之后第二个最常见的转移器官,其发生率为 0.75% ~7.5%,通常发生在肝门区或门腔间隙。未经治疗的 HCC 发生 LN 转移后总生存期(overall survival,OS)3 个月左右。索拉非尼是目前晚期 HCC 的标准治疗方法,LN 转移患者口服索拉非尼的中位 OS 为 5.6~8.9 个月。在部分高选择的 HCC 并 LN 寡转移灶患者中(转移灶的数量和位置有限),淋巴结切除术和放射治疗的预期 OS 分别为 8.0~14.0 个月和 7.0~13.0 个月,但是常会发生治疗相关的主要并发症,例如淋巴结切除术相关的难治性腹水和放射治疗后的胃肠道出血。

经皮计算机断层扫描(CT)引导射频消融术(RFA)已被广泛应用于治疗肝、肺和其他器官的原发性和转移性肿瘤。由于淋巴结结构特殊性以及乏血供的特点,转移性 LN 也可能适用于 RFA 手术。在肾细胞癌、前列腺癌和平滑肌肉瘤淋巴结转移均有成功应用 RFA 进行局部毁损的报道,并且在随访期间在所有 LN 中观察到完全肿瘤坏死。本节将对肝细胞肝癌肝门部或门腔间隙淋巴结消融治疗进行详细阐述。

二、适应证和禁忌证

(一)适应证

根据 BCLC 分期,一旦肝癌出现肝外转移或肝癌术后的淋巴结转移,就属于 C 期患者,治疗原则上首选全身系统性治疗。近年来寡转移灶(通常指转移部位 ≤ 2 个,总转移病灶数目 ≤ 5)的积极治疗在很多不同肿瘤的临床实践中已经证明在系统性治疗中联合局部治疗仍能进一步改善患者预后。结合文献资料推荐肝癌淋巴结转移消融治疗适应证如下:

1. 肝癌原发灶经手术、TACE 或消融治疗达到完全缓解或控制稳定。

2. 影像学证实肝门部或门腔间隙淋巴结是唯一转移部位,病灶直径 ≤ 5cm,经肝癌 MDT 团队讨论可以通过消融进行局部毁损。

3. 如合并其他部位转移,仍属于寡转移范畴且其他转移病灶也能通过局部治疗进行控制。

4. ECOG 评分 0~2 分。

5. 肝功能 Child-Pugh A 或 B。

(二)禁忌证

1. 重度肝硬化或肝功能不全。

2. 严重的心、肺、肾疾病或明显的活动性感染。

3. 难以控制或纠正的凝血功能障碍。

4. 精神障碍无法配合完成手术者。

三、术前准备

(一)一般准备

1. 全面的病史采集、体格检查　尤应注意高血压、心脏病、糖尿病、上消化道出血病史及药物控制情况。

2. 常规术前检查　包括三大常规、出凝血功能、心电图及肿瘤标记物;必要时进行超声心动图及肺功能检查。

3. 影像学资料　距离消融日期 ≤ 2 周。

(二)术前相关异常结果的干预性治疗或特殊准备

1. 凝血功能轻度异常　可术前给予维生素 K_1,使得凝血酶原时间延长 ≤ 4 秒。

2. 合并少量腹腔积液患者　应在术前加强护肝,输注白蛋白和 / 或使用利尿剂,消除腹腔积液。

3. 对于脾功能亢进造成的血小板减少患者　通过应用促血小板生成药物或输注血小板使得血小板计数至少在 50×10^9/L 以上。穿刺路径需经胃肠道者,术前应禁食、清洁肠道,术前口服抗生素如庆大霉素或喹诺酮类,必要时预先使用生长抑素类药物,减少消化液的分泌。

4. 需要术中准确判断淋巴结和空腔脏器相对位置关系时　术前也可口服少量造影剂使肠道在 CT 扫描下显示得更加清楚。

四、消融器械的选择

目前,常用的消融器械仍是射频、微波及氩氦冷冻,其原理及各自优缺点已在第三章作

了详细的阐述,此处不再赘述。但对于肝癌肝门部淋巴结转移,首推射频消融,原因如下:

1. 肝门部或门腔间隙转移淋巴结周围毗邻复杂,射频消融缓慢升温的特点不容易伤及周围重要脏器。

2. 针对病灶大小,射频消融有相应裸露电极长度规格的电极供选择,进一步提高消融安全性。

3. 射频消融电极不需像微波那样,针尖需穿刺超出病灶(微波后发射特点决定),对于肝门部复杂的解剖毗邻及较小的操作调整空间,射频更能是更好的选择。

五、影像引导及消融操作过程

(一)影像引导

肝癌肝门部或门腔间隙淋巴结转移,病灶位置往往较深,且有时还需经过胃肠道,超声应用受到限制,通常 CT 引导应用的更为普遍,当然,对于超声能清晰引导穿刺的淋巴结,可以将超声引导穿刺和 CT 扫描确认针的最终位置及周围毗邻结合起来更为合理,发挥两种影像的各自优势。

(二)消融操作过程

1. 体位　根据转移淋巴结的具体毗邻,决定患者采取仰卧位或俯卧位。因为肝门部或门腔间隙淋巴结的位置关系,通常仰卧位更为常用。

2. 增强 CT 扫描　清晰显示病灶周边大血管,避免穿刺过程中损伤大血管。

3. 确定穿刺进针点和进针路线　对于肝癌的肝门淋巴结或门腔间隙淋巴结转移,合理规划进针路线尤为重要,可以大大减少穿刺及消融相关并发症。穿刺路径设计的原则需避开重要脏器和主要大血管,最大限度减少损伤,把最小损伤作为选择进针路径的重要依据。

4. 常规皮肤消毒　铺无菌洞巾,进针点部位皮肤局麻,按上述规划的进针路线、角度,分步进针,直至靶病灶。分步进针的核心思想就是"摸着石头过河",避免因进针方向偏离导致的误损伤。

5. 启动消融过程　根据病灶大小,选择合适的消融功率和时间进行热消融。通常的功率选择 30~50W,消融时间 5~10 分钟。对于较大转移淋巴结,可调针进行叠加消融以使热损伤范围能完整覆盖病灶又不伤及周围重要脏器。

6. 消融完毕　进针路径没有经过胃肠道可进行针道消融,避免穿刺针道的出血和种植转移。

7. 拔针后需再次增强 CT 扫描　一是明确有无出血,二是确认消融范围是否足够,增强扫描明确或高度怀疑有残留时,可补充消融。

8. 术后卧床休息,严密生命体征监护,并常规给予止血和预防性使用抗生素(尤其是经胃肠道穿刺者)。通常术后 1~3 天可出院。

六、疗效评价

术后 1 个月、3 个月、6 个月及 12 个月行影像学增强扫描(CT 或 MRI),根据 mRECIST 标准进行疗效评价。完全坏死:转移淋巴结在增强影像学扫描上无强化;部分缓解:病灶最大扫描层面消融后坏死不增强区域长度至少超过 30%;稳定:病灶坏死不增强部分 ≤ 30% 或病灶增大 ≤ 20%;进展:病灶最大扫描层面强化部分径线增大超过 20%。

七、典型病例

1. 病例一　患者男性,68 岁,原发性肝癌术后 30 个月肝门区淋巴结转移(图 5-8-1)。

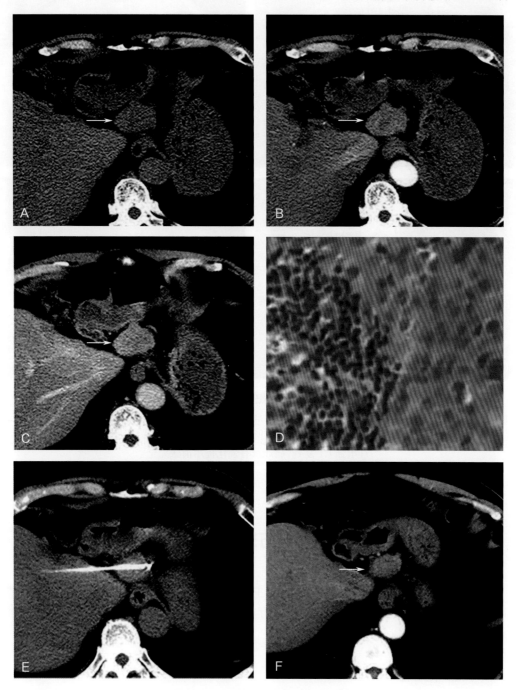

图 5-8-1　肝门区淋巴结转移瘤消融治疗

A~C. 显示肝门区淋巴结增大,直径为 4.4cm,增强扫描显示病灶强化;D. 淋巴结穿刺的病理图片,提示为肝癌淋巴结转移;E. 显示患者取仰卧位,消融针经肝脏右叶穿刺到达病灶内行消融治疗;F. 消融后 24 个月复查的增强 CT 影像,病灶较消融前缩小且增强扫描没有强化

2. 病例二　患者男性,52岁,原发性肝癌术后1年门腔间隙淋巴结转移(图5-8-2)。

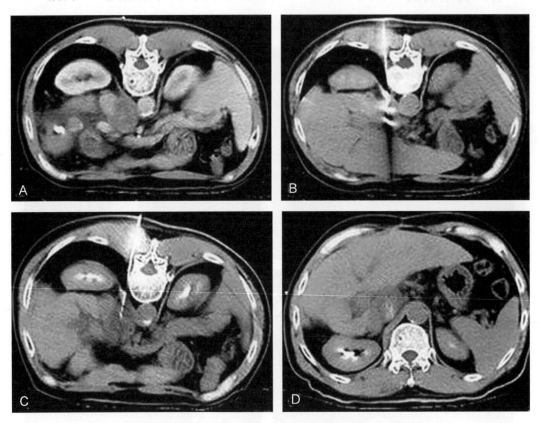

图 5-8-2　门腔间隙淋巴结转移瘤射频消融治疗

A. 病灶位于门静脉、下腔静脉及主动脉之间,增强后病灶轻至中度强化;B. 患者取俯卧位,射频消融电极经脊柱旁近乎垂直位进针穿刺入病灶内消融;C. 经调针行叠加消融后即刻扫描病灶明显坏死;D. 消融后两个月增强CT复查,病灶没有强化提示消融完全

(顾仰葵)

第九节　不同引导方式的选择及优势对比

目前国内外肝肿瘤消融治疗的引导方式主要为超声、CT、MRI、腹腔镜及开腹下,其中以超声或CT引导最为常见。各种引导方式均存在各自的优势及不足。

一、超声

(一)超声成像基本原理

超声成像基本原理是利用超声声束扫描人体,通过对反射声波的接收、处理,以获得体内器官的图像。

超声引导肝肿瘤消融治疗适用于超声扫查可见的肝内肿瘤,尤其是深部肿瘤,但近膈顶肿瘤由于肺部气体干扰常显示不清,必要时需行人工胸水或人工腹水辅助技术。

(二) 超声引导肝肿瘤消融的优势

1. 操作简便、移动方便、价格低廉、手术耗时短。

2. 无 X 线电离辐射。

3. 超声能实时引导消融针穿刺,彩色多普勒可清楚显示肿瘤血供、肿瘤与肝内血管及胆道关系,术中能实时监测消融情况,根据消融后高温产生的气泡高回声区估计消融灶的范围。

4. 术后可行超声造影评估消融疗效,必要时行补充消融。

(三) 超声引导肝肿瘤消融的不足

1. 易受气体、骨骼等因素干扰、遮挡,肝脏超声扫查存在盲区,对膈顶、邻近肠道及肋骨的病灶有时显示不清,有时需借助人工胸水或腹水辅助技术提高显示率及安全性;主要观察局部病灶,整体性差。

2. 分辨率相对低,部分病灶呈等回声,对小病灶尤其合并明显肝硬化结节患者常显示困难,必要时需采用图像融合技术辅助。

3. 对消融针显示不直观,尤其对伸展型射频电极的多个子电极有时显示欠清。

4. 消融时因高温产生气泡高回声区只能粗略估计消融灶的范围,无法清楚显示消融灶与原病灶的关系,消融时产生的微气泡可能会影响对深部的观察,再次补充消融时,有时候难以判断残留病灶。

二、CT

(一) CT 成像基本原理

CT 成像基本原理是用 X 线束对人体检查部位一定厚度的层面进行扫描,由探测器接收透过该层面的 X 线,转变为可见光后,由光电转换器转变为电信号,再经模拟 / 数字转换器转为数字信号,输入计算机处理,处理后转化为 CT 图像。

CT 引导下肝肿瘤消融治疗适用于 CT 扫描可显示的肝内任何部位的肿瘤,相对于超声引导,尤其适用于肝肿瘤 TACE 后碘油沉积良好的病灶、邻近膈肌、胆囊及胃肠道的肿瘤的消融,必要时可行术中 CT 增强扫描提高病灶显示率及与邻近血管关系。

(二) CT 引导肝肿瘤消融的优势

1. CT 引导肝肿瘤消融无盲区,尤其能清楚显示 TACE 后碘油沉积病灶、含气组织如肺部、胃肠道及骨骼等。

2. CT 引导对消融针显示清晰,尤其对于伸展型射频电极的多个子电极能清楚显示。

3. CT 引导对冷冻消融产生的冰球在 CT 图像上显示清楚,易于判断冷冻消融的边界。

4. 消融后的混杂密度消融灶可大概估计消融范围,评价消融疗效,必要时可行增强扫描。

(三) CT 引导肝肿瘤消融的不足

1. CT 平扫软组织分辨率相对差,部分病灶平扫呈等密度,小病灶常显示欠清,有时需先行 TACE 碘油标记后再行消融。

2. 存在 X 线电离辐射。

3. 不能实时引导穿刺,且仅能横轴位扫描,穿刺过程中需多次扫描调整针道;消融针金属伪影较大,易遮盖病灶。

4. CT 平扫术后消融灶边界欠清,无法清楚显示原病灶与消融灶的关系,仅能粗略估计消融灶的范围。

三、MRI

(一) MRI 成像基本原理

MRI 成像基本原理是 MRI 通过对静磁场中的人体施加某种特定频率的射频脉冲,使人体中的氢质子受到激励而发生磁共振现象。停止脉冲后,质子在弛豫过程中产生 MR 信号。通过对 MR 信号的接收、空间编码和图像重建等处理过程,即产生 MR 图像。

MRI 引导下肝肿瘤消融治疗适合于 MRI 扫描可见的肝内任何肿瘤,尤其适用于 CT、超声无法显示或显示不清的病灶及经治疗后残留的活性病灶。

(二) MRI 引导下肝肿瘤消融治疗的优势

1. MRI 无电离辐射,与超声一样,对患者和术者均无放射性损伤;部分开放性 MRI 设备能实时引导穿刺。

2. MRI 软组织分辨率高,且无骨骼和气体伪影,对肝脏病灶尤其是特殊部位如膈顶、胃肠道旁、肝门区病灶和小病灶的显示能力优于超声和 CT。

3. MRI 可行多参数、多序列扫描,肝肿瘤在不同序列上显示不同信号,某些病灶只能在某些特殊序列(如 DWI)或 MRI 特异性造影剂增强上显示,可行 DWI 或 MRI 特异性对比增强引导。

4. MRI 无需造影剂即可清楚显示血管,便于引导穿刺时避开血管,明确病灶与血管关系,还有助于提前预判热沉效应的发生。

5. MRI 可行任意方位、任意平面成像,可清晰显示消融针全长及其与病灶三维空间关系,尤其对膈顶等特殊部位肿瘤引导消融有明显优势。

6. 即时疗效评价 MRI 引导下肝肿瘤消融治疗最大的优势在于术后准确的即时疗效评价,可比 CT 及超声更早的发现存活的肿瘤组织。热消融后 T_1WI 序列上的"靶征"具有特征性,能清楚显示原瘤灶与消融灶的关系,T_2WI 及 DWI 也能准确显示残留灶与消融区域,因此能准确指导残留灶的补充消融。

7. MRI 具有多种温度敏感成像技术,能够有效、无创地监控人体内的温度分布,也能显示组织形态结构。

(三) MRI 引导肝肿瘤消融的不足

1. 设备不足

(1) MRI 设备:目前国内专用于 MRI 介入的设备较少,以影像诊断为主的 MRI 设备用于介入治疗多数存在孔径较小影响操作、无专用的介入手术线圈等问题。

(2) MRI 兼容消融设备及附属设备:普及率较低、价格较高,未做屏蔽、扼流等特殊处理的消融设备干扰 MR 磁场,不能行消融术中监控扫描。

2. 操作较复杂 封闭式 MRI 设备不能实时引导穿刺,总体手术时间较超声和 CT 长。

3. 部分 MR 兼容性消融针伪影较大,导致术中消融针易遮盖病灶,有时影响消融针与病灶间的关系判断,影响消融疗效。

4. 装有心脏起搏器、金属植入物及眼球内金属异物的患者不宜行 MRI 引导。

四、腹腔镜

腹腔镜引导适合于肝包膜下、外生性、邻近膈肌、胆囊及胃肠道的肝肿瘤,以及同时行腹腔镜下肝肿瘤切除术的患者,还能与腔镜超声配合使用,提高引导效果。

(一)腹腔镜引导肝肿瘤消融优势

1. 对于肝表面肿瘤定位直观、准确,腔镜下可实时监控消融术中情况、术后即刻观察、评估肿瘤消融疗效,同时可发现术前影像学无法发现的微小病灶。

2. 对于邻近膈肌、胆囊及胃肠道的肿瘤可行腔镜下隔离以减少邻近器官热损伤,术后即刻观察是否有出血等并发症,出现并发症可即刻处理。

(二)腹腔镜引导肝肿瘤消融不足

1. 患者需全麻,有时对位于肝实质深部肿瘤难以定位。

2. 既往有腹腔手术史,存在较明显腹腔粘连患者不适合行腹腔镜引导。

(林征宇　陈　锦)

参 考 文 献

[1] N'KONTCHOU G,MAHAMOUDI A,AOUT M,et al.Radiofrequency ablation of hepatocellular carcinoma: long-term results and prognostic factors in 235 Western patients with cirrhosis.Hepatology.2009,50(5):1475-1483.

[2] LEE DH,LEE JM,LEE JY,et al.Radiofrequency ablation of hepatocellular carcinoma as first-line treatment: long-term results and prognostic factors in 162 patients with cirrhosis.Radiology.2014,270(3):900-909.

[3] GUGLIELMI A,RUZZENENTE A,BATTOCCHIA A,et al.Radiofrequency ablation of hepatocellular carcinoma in cirrhotic patients.Hepatogastroenterology.2003,50(50):480-484.

[4] SEROR O,N'KONTCHOU G,IBRAHEEM M,et al.Large(>or=5.0 cm) HCCs:multipolar RF ablation with three internally cooled bipolar electrodes—initial experience in 26 patients.Radiology.2008,248(1):288-296.

[5] LIN CC,CHENG YT,CHEN M WT,et al.The effectiveness of multiple electrode radiofrequency ablation in patients with hepatocellular carcinoma with lesions more than 3 cm in size and Barcelona Clinic Liver Cancer stage A to B2.Liver Cancer.2016,5(1):8-20.

[6] KIM KR,THOMAS S.Complications of image-guided thermal ablation of liver and kidney neoplasms.Semin Intervent Radiol.2014,31(2):138-148.

[7] SATO M,WATANABE Y,UEDA S,et al.Microwave coagulation therapy for hepatocellular carcinoma. Gastroenterology.1996,110(5):1507-1514.

[8] FACCIORUSSO A,MARIANI L,SPOSITO C,et al.Drug-eluting beads versus conventional chemoembolization for the treatment of unresectable hepatocellular carcinoma.J Gastroenterol Hepatol.2016,31(3):645-653.

[9] SANTAMBROGIO R,CHIANG J,BARABINO M,et al.Comparison of laparoscopic microwave to radiofrequency ablation of small hepatocellular carcinoma(≤ 3 cm).Ann Surg Oncol.2017,24(1):257-263.

[10] SEIFERT JK,JUNGINGER T,MORRIS DL.A collective review of the world literature on hepatic cryotherapy. J R Coll SurgEdinb.1998,43(3):141-154.

[11] N'KONTCHOU G,MAHAMOUDI A,AOUT M,et al.Radiofrequency ablation of hepatocellular carcinoma: long-term results and prognostic factors in 235 Western patients with cirrhosis.Hepatology.2009,50(5): 1475-1483.

[12] GUGLIELMI A,RUZZENENTE A,BATTOCCHIA A,et al.Radiofrequency ablation of hepatocellular carcinoma in cirrhotic patients.Hepatogastroenterology.2003,50(50):480-484.

［13］ LIN CC,CHENG YT,CHEN M WT,et al.The effectiveness of multiple electrode radiofrequency ablation in patients with hepatocellular carcinoma with lesions more than 3 cm in size and Barcelona Clinic Liver Cancer stage A to B2.Liver Cancer.2016,5(1):8–20.

［14］ CHINNARATHA MA,CHUANG MY,FRASER RJ,et al.Percutaneous thermal ablation for primary hepatocellular carcinoma:a systematic review and meta–analysis.J Gastroenterol Hepatol.2016,31(2):294–301.

［15］ ZHOU XD,TANG ZY.Cryotherapy for primary liver cancer.Semin Surg Oncol.1998,14(2):171–174.

［16］ NIU LZ,LI JL,XU KC.Percutaneous cryoablation for liver cancer.J Clin Transl Hepatol.2014,2(3):182–188.

［17］ CRISSIEN AM,FRENETTE C.Current management of hepatocellular carcinoma.Gastroenterol Hepatol(N Y).2014,10(3):153–161.

［18］ MA S,DING M,LI J,et al.Ultrasound–guided percutaneous microwave ablation for hepatocellular carcinoma:clinical outcomes and prognostic factors.J Cancer Res Clin Oncol.2017,143(1):131–142.

［19］ CHEN MH,WU W,YANG W,et al.The use of contrast–enhanced ultrasonography in the selection of patients with hepatocellular carcinoma for radio frequency ablation therapy.J Ultrasound Med.2007,26(8):1055–1063.

［20］ CHEN MH,YANG W,YAN K,et al.Large liver tumors:protocol for radiofrequency ablation and its clinical application in 110 patients—mathematic model,overlapping mode,and electrode placement process.Radiology.2004,232(1):260–271.

［21］ LIANG P,YU J,LU MD,et al.Practice guidelines for ultrasound–guided percutaneous microwave ablation for hepatic malignancy.World J Gastroenterol.2013,19(33):5430–5438.

［22］ 陈敏华,杨薇,严昆,等.应用射频消融法对肝肿瘤患者进行规范化治疗.中华医学杂志.2005,85(25):1741–1746.

［23］ Bhagavatula SK,Chick JF,Chauhan NR,et al.Artificial ascites and pneumoperitoneum to facilitate thermal ablation of liver tumors:a pictorial essay.Abdom Radiol(NY).2017,42(2):620–630.

［24］ YANG W,YAN K,WU GX,et al.Radiofrequency ablation of hepatocellular carcinoma in difficult locations:Strategies and long–term outcomes.World J Gastroenterol.2015,21(5):1554–1566.

［25］ 孙璐璐,董刚,吴洁,等.超声引导下胆囊浆膜层下注射生理盐水辅助微波消融胆囊旁肝肿瘤.中国介入影像与治疗学.2018,15(9):536–539.

［26］ 符亮,温春阳,王爱平,等.射频消融术联合无水酒精注射术治疗对老年肝癌的疗效及对肝功能和免疫功能的影响.中国老年学杂志.2018,38(20):4895–4897.

［27］ 陈敏山,陈敏华.肝癌局部消融治疗规范的专家共识.肝脏.2011,16(03):242–244.

［28］ IMAI Y,HIROOKA M,OCHI H,et al.A case of hepatocellular carcinoma treated by radiofrequency ablation confirming the adjacent major bile duct under hybrid contrast mode through a biliary drainage catheter.Clin J Gastroenterol.2015,8(5):318–322.

［29］ KONG S,YUE X,KONG S,et al.Application of contrast–enhanced ultrasound and enhanced CT in diagnosis of liver cancer and evaluation of radiofrequency ablation.Oncol Lett.2018,16(2):2434–2438.

［30］ LLOVET JM.Updated treatment approach to hepatocellular carcinoma.J Gastroenterol.2005,40(3):225–235.

［31］ WU F,WANG ZB,ZHU H,et al.Feasibility of US–guided high intensity focused ultrasound treatment in patients with advanced pancreatic cancer initial experience.Radiology.2005,236(3):1034–1039.

［32］ YOUNG SK,HYUNCHUL R,MIN JC,et al.High–intensity focused ultrasound therapy:an overview for radiologists.Korean J Radiol.2008,9:291–302.

［33］ WU F,WANG ZB,CHEN WZ,et al.Extracorporeal high intensity focused ultrasound ablation in the treatment of 1038 patients with solid carcinomas in China:an overview.Ultrason Sonochem.2004,11:149,154.

［34］ STEWART EA,GOSTOUT B,RABINOVICI J,et al.Sustained relief of leiomyoma symptoms by using focused ultrasound surgery.Obstet Gynecol.2007,110：279–287.

［35］ WU F.High intensity focused ultrasound ablation and antitumor immune response.J Acoust Soc Am.2013,134 (2)：1695–1701.

［36］ SHEN HP,GONG JP,ZUO GQ.Role of high–intensity focused ultrasound in treatment of hepatocellular carcinoma.Am Surg.2011,77(11)：1496–1501.

［37］ WU F,WANG ZB,CHEN WZ,et al.Advanced hepatocelluar carcinoma：treatment with high intensity focused ultrasound ablation combined with transcatheter arterial embolization.Radiology.2005,235(2)：659–667.

［38］ NG KK,POON RT,CHAN SC,et al.High–intensity focused ultrasound for hepatocelluar carcinoma：a single–center experience.Ann Surg.2011,253(5)：981–987.

［39］ HUTCHINSON L.Treatment modalities：HIFU is effective for unresectable HCC.Nat Rev Clin Oncol.2011,8 (7)：385.

［40］ CHEUNG TT,FAN ST,CHAN SC,et al.High–intensity focused ultrasound ablation：an effective bridging therapy for hepatocellular carcinoma patients.World J Gastroenterol.2013,19(20)：3083–3089.

［41］ MEARINI L.High intensity focused ultrasound,liver disease and bridging therapy.World J Gastroenterol.2013,19 (43)：7494–7499.

［42］ CHEUNG TT,FAN ST,CHU FS,et al.Survival analysis of high–intensity focused ultrasound ablation in patients with small hepatocellular carcinoma.HPB (Oxford).2013,15(8)：567–573.

［43］ CHAN AC,CHEUNG TT,FAN ST,et al.Survival analysis of high–intensity focused ultrasound therapy versus radiofrequency ablation in the treatment of recurrent hepatocellular carcinoma.Ann Surg.2013,257(4)：686–692.

［44］ ZHANG L,FAN WJ,HUANG JH,et al.Comprehensive sequential interventional therapy for hepatocellular carcinoma.Chin Med J(Engl).2009,122：2292–2298.

［45］ JIN CB,ZHU H,WANG ZB,et al.High–intensity focused ultrasound combined with transarterial chemoembolization for unresectable hepatocellular carcinoma：Long–term follow–up and clinical analysis.Eur J Radiol.2011,80：662–669.

［46］ 祝宝让,李静,杨武威,等.聚焦超声消融联合TACE治疗10cm以上大肝癌的临床效果分析,中华介入放射学电子杂志.2016,4(2)：86–90.

［47］ LI CX,ZHANG WD,ZHANG R,et al.Therapeutic effects and prognostic factors in high–Intensity focused ultrasound combined with chemoembolization for larger hepatocellular carcinoma.Eur J Cancer.2010,46：2513–2521.

［48］ CUI L,LIU XX,JIANG Y,et al.Comparative study on transcatheter arterial chemoembolization,portal vein embolization and high intensity focused ultrasound sequential therapy for patients.Asian Pac J Cancer Prev.2012,13(12)：6257,6261.

［49］ LIAO M,HUANG J,ZHANG T,et al.Transarterial chemoembolization in combination with local therapies for hepatocellular carcinoma：a meta–analysis.PLoS One.2013,8(7)：e68453.

［50］ CAO H,XU Z,LONG H,et al.Transcatheter arterial chemoembolization in combination with high–intensity focused ultrasound for unresectable hepatocellular carcinoma：a systematic review and meta–analysis of the Chinese literature.Ultrasound Med Biol.2011,37(7)：1009–1016.

［51］ ORSI F,ZHANG L,ARNONE P,et al.High–intensity focused ultrasound ablation：effective and safe therapy for solid tumors in difficult locations.AJR Am J Roentgenol.2010,195(3)：W245–252.

［52］ ZHANG L,ZHU H,JIN C,et al.High–intensity focused ultrasound（HIFU）：effective and safe therapy for hepatocellular carcinoma adjacent to major hepatic veins.Eur J Radiol.2009,19：437–445.

［53］ CHAN AK,HEGARTY C,KLASS D,et al.The Role of Contrast–enhanced Ultrasound in Guiding Radiofrequency Ablation of Hepatocellular Carcinoma：A Retrospective Study.Can Assoc Radiol J.2015,66 (2)：171–178.

［54］ LIN SM，LIN CC，CHEN MT，et al.Radiofrequency ablation for hepatocellular carcinoma：a prospective comparison of four radiofrequency devices.J Vasc Interv Radiol.2007,18（9）：1118-1125.

［55］ KIM SW，RHIM H，PARK M，et al.Percutaneous radiofrequency ablation of hepatocellular carcinomas adjacent to the gallbladder with internally cooled electrodes：assessment of safety and therapeutic efficacy. Korean J Radiol.2009,10（4）：366-376.

［56］ HUANG H，LIANG P，YU XL，et al.Safety assessment and therapeutic efficacy of percutaneous microwave ablation therapy combined with percutaneous ethanol injection for hepatocellular carcinoma adjacent to the gallbladder.Int J Hyperthermia.2015,31（1）：40-47.

［57］ HUANG S，YU J，LIANG P，et al.Percutaneous microwave ablation for hepatocellular carcinoma adjacent to large vessels：a long-term follow-up.Eur J Radiol.2014,83（3）：552-558.

［58］ SMOLOCK AR，LUBNER MG，ZIEMLEWICZ TJ，et al.Microwave ablation of hepatic tumors abutting the diaphragm is safe and effective.AJR Am J Roentgenol.2015,204（1）：197-203.

［59］ HEAD HW，DODD GD 3rd，DALRYMPLE NC，et al.Percutaneous radiofrequency ablation of hepatic tumors against the diaphragm：frequency of diaphragmatic injury.Radiology.2007,243（3）：877-884.

［60］ 范卫君,叶欣.肿瘤微波消融治疗学.北京：人民卫生出版社,2012.

［61］ 翟博.肝脏肿瘤局部消融治疗学.上海：第二军医大学出版社,2016.

［62］ ZHANG XG，ZHANG ZL，HU SY，et al Ultrasound-guided ablative therapy for hepatic malignancies：a comparison of the therapeutic effects of microwave and radiofrequency ablation.Acta Chir Belg.2014,114：40-45.

［63］ LIANG P，WANG Y，YU X，et al.Malignant liver tumors：treatment with percutaneous microwave ablation-complications among cohort of 1136 patients.Radiology.2009,251（3）：933-940.

［64］ 范卫君.射频、微波、冷冻消融在原发性肝癌治疗中的选择性应用.肝癌电子杂志,2015,2：9-12.

［65］ 张亮,王立刚,范卫君.微波消融联合无水乙醇瘤体内注射治疗原发性肝癌.中山大学学报.2009,30（3s）：101-103.

［66］ LIANG P，DONG B，YU X，et al.Prognostic factors for survival in patients with hepatocellular carcinoma after percutaneous microwave ablation.Radiology.2005,235：2910-2307.

［67］ 吴沛宏.肿瘤微创治疗展望.介入放射学杂志.2005,14（6）：561-562.

［68］ GROESCHL RT，PILGRIM CH，HANNA EM，et al.Microwave ablation for hepatic malignancies：a multi institutional analysis.Ann Surg.2014,259：1195-1200.

［69］ MARTIN RC，SCOGGINS CR，MC M ASTERS KM.Safety and efficacy of microwave ablation of hepatic tumors：a prospective review of a 5-year experience.Ann Surg Oncol.2010,17（1）：171-178.

［70］ LIANG P，YU J，YU XL，et al.Percutaneous cooled-tip microwave ablation under ultrasound guidance for primary liver cancer：a multicentre analysis of 1363 treatmentnaive lesions in 1007 patients in China. Gut.2012,61：1100-1101.

［71］ HINES-PERALTA AU，PIRANI N，CLEGG P，et al.Microwave ablation：results with a 2.45-GHz applicator in ex vivo bovine and in vivo porcine liver.Radiology.2006,239：94-102.

［72］ 吕明德,谢晓燕,陈俊伟,等.超声引导消融治疗肝癌-微波与射频的比较.中华超声影像学杂志.2002,11：7-9.

［73］ PARKIN DM，BRAY F，FERLAY J，et al.Global cancer statistics 2002.CA Cancer J Clin.2005,55：74-108.

［74］ LAU WY，LAI EC.The current role of radiofrequency ablation in the management of hepatocellular carcinoma：a systematic review.Ann Surg.2009,249（1）：20-25.

［75］ JIN Y，CAI YC，CAO Y，et al.Radiofrequency ablation combined with systemic chemotherapy in nasopharyngeal carcinoma liver metastases improves response to treatment and survival outcomes.J Surg Oncol.2012,106（3）：322-326.

［76］ DEEADT B，SIRIWARDENA AK.Radiofrequeney ablation of liver tumors systematic review.Lancet Oncol,

2004,5(9):550-560.

[77] HINSHAW JL,LEE JR FT.Cryoablation for liver cancer.Tech Vasc Interv Radiol.2007,10(1):47-57.

[78] SPREAFICO C,NICOLAI N,LANOCITA R,et al.CT-guided percutaneous cryoablation of renal masses in selected patients.Radiol Med.2012,117(4):593-605.

[79] MORIN J,TRAORE A,DIONNE G,et al.Magnetic resonance-guided percutaneous cryosurgery of breast carcinoma:technique and early clinical results.Can J Surg.2004,47:347-351.

[80] LI J,CHEN J,ZHOU L,et al.Comparison of dual-and triple-freeze protocols for hepatic cryoablation in a Tibet pig model.Cryobiology.2012,65:68-71.

[81] SARANTOU T BA,RAMMING KP.Complications of hepatic cryosurgery.Semin Surg Oncol.1998,14:156-162.

[82] 肖越勇,田锦林.氩氦刀肿瘤消融治疗技术.北京:人民军医出版社,2010.

[83] SHI J,NIU L,HUANG Z,et al.Diagnosis and treatment of coagulopathy following percutaneous cryoablation of liver tumors:Experience in 372 patients.Cryobiology.2013,67:146-150.

[84] CHEN HW,LAI EC,ZHEN ZJ,et al.Ultrasound-guided percutaneous cryotherapy of hepatocellular carcinoma.Int J Surg.2011,9:188-191.

[85] SHIMIZU T,SAKUHARA Y,ABO D,et al.Outcome of MR-guided percutaneous cryoablation for hepatocellular carcinoma.J Hepatobiliary Pancreat Surg.2009,16:816-823.

[86] NG KM,CHUA TC,SAXENA A,et al.Two decades of experience with hepatic cryotherapy for advanced colorectal metastases.Ann Surg Oncol.2012,19:1276-1283.

[87] MU F,NIU L,LI H,et al.Percutaneous comprehensive cryoablation for metastatic hepatocellular cancer.Cryobiology.2013,66:76-80.

[88] ZHOU L,YANG YP,FENG YY,et al.Efficacy of argon-helium cryosurgical ablation on primary hepatocellular carcinoma:a pilot clinical study.Ai Zheng.2009,28:45-48.

[89] OSADA S,IMAI H,TOMITA H,et al.Serum cytokine levels in response to hepatic cryoablation.J Surg Oncol.2007,95:491-498.

[90] CLAVIEN PA,KANG KJ,SELZNER N,et al.Cryosurgery after chemoembolization for hepatocellular carcinoma in patients with cirrhosis.J Gastrointest Surg.2002,6:95-101.

[91] QIAN GJ,CHEN H,WU MC.Percutaneous cryoablation after chemoembolization of liver carcinoma:report of 34 cases.Hepatobiliary Pancreat Dis Int.20032:520-524.

[92] XU KC,NIU LZ,ZHOU Q,et al.Sequential use of transarterial chemoembolization and percutaneous cryosurgery for hepatocellular carcinoma.World J Gastroenterol.2009,15:3664-3669.

[93] CROCETTI L.Radiofrequency Ablation versus Resection for Small Hepatocellular Carcinoma:Are Randomized Controlled Trials Still Needed? Radiology.2018,287(2):473-475.

[94] YU NC,RAMAN SS,KIM YJ,et al.Microwave liver ablation:influence of hepatic vein size on heat-sink effect in a porcine model.J Vasc Interv Radiol.2008,19(7):1087-1092.

[95] VAN TILBORG AA,SCHEFFER HJ,DE JONG MC,et al.MWA Versus RFA for Perivascular and Peribiliary CRLM:A Retrospective Patient-and Lesion-Based Analysis of Two Historical Cohorts.Cardiovasc Intervent Radiol.2016,39(10):1438-1446.

[96] RUBINSKY B,ONIK G,MIKUS P.Irreversible electroporation:a new ablation modality—clinical implications.Technol Cancer Res Treat.2007,6(1):37-48.

[97] ZUPANIC A,KOS B,MIKLAVCIC D.Treatment planning of electroporation-based medical interventions:electrochemotherapy,gene electrotransfer and irreversible electroporation.Phys Med Biol.2012,57(17):5425-5440.

[98] VOGEL JA,VAN VELDHUISEN E,AGNASS P,et al.Time-Dependent Impact of Irreversible Electroporation on Pancreas,Liver,Blood Vessels and Nerves:A Systematic Review of Experimental Studies.PLoS One,

2016,11(11):e0166987.

[99] COHEN EI,FIELD D,LYNSKEY GE,et al.Technology of irreversible electroporation and review of its clinical data on liver cancers.Expert Rev Med Devices.2018,15(2):99-106.

[100] SALATI U,BARRY A,CHOU FY,et al.State of the ablation nation:a review of ablative therapies for cure in the treatment of hepatocellular carcinoma.Future Oncol.2017,13(16):1437-1448.

[101] LYU T,WANG X,SU Z,et al.Irreversible electroporation in primary and metastatic hepatic malignancies:A review.Medicine(Baltimore).2017,96(17):e6386.

[102] YEUNG ES,CHUNG MW,WONG K,et al.An update on irreversible electroporation of liver tumours.Hong Kong Med J.2014,20(4):313-316.

[103] SOMMER CM,FRITZ S,WACHTER MF,et al.Irreversible electroporation of the pig kidney with involvement of the renal pelvis:technical aspects,clinical outcome,and three-dimensional CT rendering for assessment of the treatment zone.J Vasc Interv Radiol.2013,24(12):1888-1897.

[104] DUNKI-JACOBS EM,PHILIPS P,MARTIN RC 2nd.Evaluation of thermal injury to liver,pancreas and kidney during irreversible electroporation in an in vivo experimental model.Br J Surg.2014,101(9):1113-1121.

[105] YU,NAM C,CHAUDHARI,VINIKA.CT and MRI Improve Detection of Hepatocellular Carcinoma,Compared With Ultrasound Alone,in Patients With Cirrhosis.Clinical Gastroenterology and Hepatology.2011,9(2):161-167.

[106] LEE YJ,LEE JM,LEE J S,et al.Hepatocellular Carcinoma:Diagnostic Performance of Multidetector CT and MR Imaging—A Systematic Review and Meta-Analysis.Radiology.2015,275(1):97-109.

[107] FISCHBACH F,LOHFINK K,GAFFKE G,et al.Magnetic resonance-guided freehand radiofrequency ablation of malignant liver lesions:a new simplified and time-efficient approach using an interactive open magnetic resonance scan platform and hepatocyte-specific contrast agent.Investigative Radiology.2013,48(6):422-428.

[108] 中华人民共和国卫生和计划生育委员会医政医管局.原发性肝癌诊疗规范(2017年版).中华消化外科杂志.2017,16(7):705-720.

[109] 林征宇,张涛,胡建平,等.1.5 T MR导向下肝脏恶性肿瘤射频消融治疗技术初探.中华放射学杂志.2010,44(12):1304-1307.

[110] 陈锦,陈群林,林征宇,等.射频消融治疗肝脏恶性肿瘤急性热损伤的MRI表现及疗效判定.中国介入影像与治疗学.2013,10(12):713-716.

[111] LIN ZY,CHEN J,DENG XF.Treatment of hepatocellular carcinoma adjacent to large blood vessels using 1.5T MRI-guided percutaneous radiofrequency ablation combined with iodine-125 radioactive seed implantation.Eur J Radiol.2012,81(11):3079-3083.

[112] KHANKANAA,MURAKAMI T,ONISHI H,et al.Hepatocellular carcinoma treated with radio frequency ablation:an early evaluation with magnetic resonance imaging.J Magnetic Resonance Imaging.2008,27:546-551.

[113] RÜDIGER HOFFMANN,HANSJÖRG REMPP,DAVID-EMANUEL KEßLER.MR-guided microwave ablation in hepatic tumours initial results in clinical routine.Eur Radiol.2016,27(4):1467-1476.

[114] 李成利,武乐斌,吕玉波.磁共振导引微创诊疗学.北京:人民卫生出版社,2009.

[115] 肖越勇,田锦林.氩氦刀肿瘤消融治疗技术.北京:人民军医出版社,2010.9.

[116] 李成利,武乐斌,宋吉清,等.MR实时导引监测下冷冻消融治疗肝肿瘤16例.中华放射学杂志.2007.41:90-92.

[117] LUFKIN RB.Interventional MR imaging.Radiology.1995,197:16-18.

[118] SLIVERMAN SG,TUNCALI K,ADAMS DF,et al.MR imaging-guided percutaneous cryotherapy of liver tumours:initial experience.Radiology.2000,217:657-664.

［119］ NAIR RT，SILVERMAN SG，TUNCALI K，et al.Biochemical and hematologic alterations following percutaneous cryoablation in liver tumors：experience in 48 procedures.Radiology.2008，248（1）：303-311.

［120］ HINSHAW JL，LEE FT JR.Cryoablation for liver cancer.Tech Vasc Interv Radiol.2007，10（1）：47-57.

［121］ YAN TD，NUNN DR，MORRIS DL.Recurrence after complete cryoablation of colorectal liver metastases：analysis of prognostic features.Am Surg.2006，72（5）：382-390.

［122］ HELLING TS.Realistic expectations for cryoablation of liver tumors.J Hepatobiliary Pancreat Surg.2000，7（5）：510-515.

［123］ 张传臣，李成利.氩氦刀靶向治疗的机制及在肿瘤消融治疗中的应用进展.医学影像学杂志.2006，16：990-992.

［124］ EUN HS，LEE BS，KWON IS，et al.Advantages of Laparoscopic Radiofrequency Ablation Over Percutaneous Radiofrequency Ablation in Hepatocellular Carcinoma.Dig Dis Sci.2017，62（9）：2586-2600.

［125］ HERBOLD T，WAHBA R，BANGARD C，et al.The laparoscopic approach for radiofrequency ablation of hepatocellular carcinoma—indication，technique and results.Langenbecks Arch Surg.2013，398（1）：47-53.

［126］ CASACCIA M1，ANDORNO E，NARDI I，Et al.Laparoscopic US-guided radiofrequency ablation of unresectable hepatocellular carcinoma in liver cirrhosis：feasibility and clinical outcome.J Laparoendosc Adv Surg Tech A.2008，18（6）：797-801.

［127］ TANG Z，ZHU Y，TANG K et al.Laparoscopic combined with percutaneous ablation for hepatocellular carcinoma under liver capsule：A single Chinese center experience of thirty patients.J Cancer Res Ther.2016，12（Supplement）：C143-C147.

［128］ 唐喆，马宽生.消融技术在肝癌外科治疗中的规范化应用.中华医学杂志.2017，97（31）2407-2410.

［129］ ZIEMLEWICZ TJ，WELLS SA，LUBNER MG，et al.Hepatic Tumor Ablation.Surg Clin North Am.2016，96（2）：315-339.

［130］ BOUDA D，LAGADEC M，ALBA CG，et al.Imaging review of hepatocellular carcinoma after thermal ablation：The good，the bad，and the ugly.J Magn Reson Imaging.2016，44（5）：1070-1090.

［131］ PUIJK RS，RUARUS AH，SCHEFFER HJ，et al.Percutaneous Liver Tumour Ablation：Image Guidance，Endpoint Assessment，and Quality Control.Can Assoc Radiol J.2018，69（1）：51-62.

［132］ BERGER NG，HERREN JL，LIU C，et al.Ablation approach for primary liver tumors：Peri-operative outcomes.J Surg Oncol.2018，117（7）：1493-1499.

［133］ HOU YF，WEI YG，YANG JY，et al.Combined hepatectomy and radiofrequency ablation versus TACE in improving survival of patients with unresectable BCLC stage B HCC.Hepatobiliary Pancreat Dis Int.2016，15（4）：378-385.

［134］ CHEUNG TT，NG KK，CHOK KS，et al.Combined resection and radiofrequency ablation for multifocal hepatocellular carcinoma：prognosis and outcomes.World J Gastroenterol.2010，16（24）：3056-3062.

［135］ BARABINO M，GATTI A，SANTAMBROGIO R，et al.Intraoperative Local Ablative Therapies Combined with Surgery for the Treatment of Bilobar Colorectal Liver Metastases.Anticancer Res.2017，37（5）：2743-2750.

［136］ 梁萍，于晓玲，张晶著.介入超声学科建设与规范.北京：人民卫生出版社，2018.

［137］ 陈敏华，梁萍，王金锐.中华介入超声学.北京：人民卫生出版社，2017.

［138］ HU H，CHEN GF，YUAN W，et al.Microwave ablation with chemoembolization for large hepatocellular carcinoma in patients with cirrhosis.International journal of hyperthermia.2018，34（8）：1351-1358.

［139］ SI ZM，WANG GZ，QIAN S，et al.Combination Therapies in the Management of Large（>/= 5 cm）Hepatocellular Carcinoma：Microwave Ablation Immediately Followed by Transarterial Chemoembolization.Journal of vascular and interventional radiology.2016，27（10）：1577-1583.

［140］ ZHENG L，LI HL，GUO CY，et al.Comparison of the Efficacy and Prognostic Factors of Transarterial Chemoembolization Plus Microwave Ablation versus Transarterial Chemoembolization Alone in Patients with a Large Solitary or Multinodular Hepatocellular Carcinomas.Korean journal of radiology.2018,19（2）：237–246.

［141］DE COBELLI F,MARRA P,RATTI F,et al.Microwave ablation of liver malignancies：comparison of effects and early outcomes of percutaneous and intraoperative approaches with different liver conditions：New advances in interventional oncology：state of the art.Medical oncology.2017,34（4）：49.

［142］XU Y,SHEN Q,WANG N,et al.Percutaneous microwave ablation of 5–6 cm unresectable hepatocellular carcinoma：local efficacy and long–term outcomes.International journal of hyperthermia.2016：1–8.

［143］IEZZI R,POMPILI M,POSA A,et al.Combined locoregional treatment of patients with hepatocellular carcinoma：State of the art.World journal of gastroenterology.2016,22（6）：1935–1942.

［144］KANG TW,RHIM H.Recent Advances in Tumor Ablation for Hepatocellular Carcinoma.Liver cancer.2015,4（3）：176–187.

［145］MEDHAT E,ABDEL AZIZ A,NABEEL M,et al.Value of microwave ablation in treatment of large lesions of hepatocellular carcinoma.Journal of digestive diseases.2015,16（8）：456–463.

［146］LIANG PC,LAI HS,SHIH TT,et al.Initial institutional experience of uncooled single–antenna microwave ablation for large hepatocellular carcinoma.Clinical radiology.2015,70（5）：e35–40.

［147］彼得 R.米勒,安德烈亚斯亚当.肿瘤介入学——介入放射医生临床应用指南.天津：天津科技翻译出版公司,2016.

［148］陈敏华,S.N.Goldberg.肝癌射频消融——基础与临床.北京：人民卫生出版社,2009.

［149］吴沛宏,黄金华,罗鹏飞,等.肿瘤介入诊疗学.北京：科学出版社,2005.

［150］王培军,左长京,田建明,等.腹膜后或腹腔转移性淋巴结CT引导下经皮穿刺酒精消融治疗.临床放射学杂志,2001（12）：941–943.

［151］BUTROSSELIMR,DELCARMEN MARCELA G,UPPOT RAUL N,et al.Image–guided percutaneous thermal ablation of metastatic pelvic tumor from gynecologic malignancies.Obstetrics and gynecology.2014,123（3）.

［152］MOUYUN,ZHAOQIYU,ZHONGLIYUN,et al.Preliminary results of ultrasound–guided laser ablation for unresectable metastases to retroperitoneal and hepatic portal lymph nodes.World journal of surgical oncology,2016：14（1）.

［153］唐田,古善智,李国文,等.经皮肝穿刺胆道引流联合CT引导下微波消融治疗肝门区胆管癌的疗效分析.介入放射学杂志.2015,24（09）：811–814.

［154］ZUO CJ,WANG PJ,SHAO CW,et al.CT–guided percutaneous ethanol injection with disposable curved needle for treatment of malignant liver neoplasms and their metastases in retroperitoneal lymph nodes.World J Gastroenterol.2004,10（1）：58–61.

［155］CHENG AL,KANG YK,CHEN,Z,et al.Efficacy and safety of sorafenib in patients in the Asia–Pacific region with advanced hepatocellular carcinoma：a phase Ⅲ randomised,double–blind,placebo–controlled trial.The Lancet Oncology.2009,10,25–34.

［156］NAZANIN H ASVADI,ARASH ANVARI,RAUL N,et al.CT–Guided Percutaneous Microwave Ablation of Tumors in the Hepatic Dome：Assessment of Efficacy and Safety.J Vasc Interv Radiol.2016,27（4）：496–502.

［157］PING LIANG,JIE YU,XIAO–LING YU,et al.Percutaneous cooled–tip microwave ablation under ultrasound guidance for primary liver cancer：a multicentre analysis of 1363 treatment–naive lesions in 1007 patients in China.Gut.2012,61（7）：1100–1101.

［158］RAJESH S,MUKUND A,ARORA A,et al.Contrast–enhanced US–guided radiofrequency ablation of hepatocellular carcinoma.J Vasc Interv Radiol.2013,24（8）：1235–1240.

［159］张曼,李凯,苏中振,等.融合成像技术辅助普通超声显示困难的肝恶性肿瘤射频消融的应用价值.中华超声影像学杂志.2016,25（8）：691–695.

［160］吴斌,肖越勇,张肖,等.肝癌冷冻消融治疗中CT和MRI引导效果对照研究.中华放射学杂志.2010,

44(8):856-862.

［161］ CLASEN S,REMPP H,HOFFMANN R,et al.Image-guided radiofrequency ablation of hepatocellular carcinoma(HCC):is MR guidance more effective than CT guidance？ Eur J Radiol.2014,83(1):111-116.

［162］ 黎鹏,梁惠宏,陈敏山,等.4种方法引导射频消融治疗肝癌537例报告.实用癌症杂志.2007,22(5):495-498.

［163］ SHIGEHIRO MORIKAWA,TOSHIRO INUBUSHI,YOSHIMASA KURUMIET AL.MR-guided microwave thermocoagulation therapy of liver tumors:Initial clinical experiences using a 0.5 T open MR system.Journal of magnetic resonance imaging.2002,16(5):576-583.

［164］ 王征征,周进学,李庆军,等.腹腔镜辅助射频消融治疗特殊部位肝硬化肝癌的临床疗效.中华普通外科杂志.2017,32(10):835-838.

［165］ 张瑞奎,任贵兵,毛中鹏,等.肝转移癌腹腔镜射频消融与直肠癌开腹切除序贯治疗的应用.腹腔镜外科杂志.2011,16(3):181-183.

第六章

肝癌消融与多学科综合治疗

第一节　消融与 TACE 联合治疗

一、理论基础

近年来,随着各种消融技术的不断发展成熟,消融治疗在肝脏肿瘤的治疗中应用愈加广泛。局部消融在小肝癌方面疗效确切,可作为与外科手术切除、肝移植等同的根治性治疗。然而,因消融治疗肝癌中对于以下情况可能出现消融不全,影响疗效:①肿瘤较大或不规则,尽管应用单针多点或多针组合叠加技术治疗也容易使肿瘤残留,导致消融不全;②肿瘤距离大血管近,由于"热沉降效应",难以达到有效的消融温度,导致消融不彻底;③肿瘤靠近重要器官或组织结构时,为避免损伤器官导致消融治疗后肿瘤残留。为提高疗效,降低复发率,延长无瘤生存期,现多采用消融联合其他微创方法来治疗肝癌,其中,消融治疗与 TACE 联合应用的治疗方案是目前常用的一种联合治疗模式。

(一) TACE 治疗肝癌的机制

TACE 自 1978 年提出以来得到了非常广泛的应用并显示出良好疗效,已被公认为不能手术的中晚期肝癌首选疗法。TACE 可显著提高肿瘤组织的药物浓度及阻断肿瘤的血供,两者协同作用达到最有效的治疗效果。TACE 治疗肝癌的机制是基于肝癌主要由肝动脉供血,而正常肝组织则由门静脉和肝动脉共同供血。

1. 正常肝脏血供特点　正常肝脏接受肝动脉和门静脉的双重供血,肝动脉供血量为 20%~25%,供氧量占 50%;门静脉供血 75%~80%,供氧 50%。肝动脉和门静脉的末梢分支终于肝窦,两者之间存在广泛的吻合,因此,当动脉和门静脉任何一方受阻,另一方的血流便会代偿性的增加。如果这种代偿机制完好,单纯阻塞两者中的任何一支的近端,所供血的肝组织都不会坏死。所以,常规肝动脉栓塞后门静脉足以维持肝脏的正常功能。

2. 肝癌的血供特点　肝癌 90%~95% 的血供来自肝动脉,主要由其所在的肝叶动脉供血。但肿瘤血供丰富、跨叶或多发时,常常接受多支肝叶动脉的血供,并可通过侧支吻合或变异途径,获取多支来源的供血。

由于肝脏双重血供的解剖特点,栓塞肝动脉可减少肿瘤血流量的 90% 以上,而正常肝组织血流量仅减少 30%~40%。同时栓塞后正常肝脏的网状内皮系统可吞噬及清除碘油,而肝癌组织缺乏单核细胞系统和淋巴回流通路,不能清除碘油。TACE 其理论基础为栓塞剂经导管注入肝动脉主干、分支、末梢,可使其毛细血管床、小动脉和动脉主干被栓塞或三者同时被栓塞;化疗药物和碘油混合制成乳剂注入肿瘤的供养血管和新生血管,阻断了肿瘤的血液供给,导致肿瘤缺血性坏死和诱导肿瘤细胞凋亡。但肝动脉主干栓塞后,远端末梢动脉压降低,大量吻合支重新开放,肿瘤侧支循环很快建立,所以疗效短暂。即使反复多次肝动脉化疗栓塞治疗,仍然无法提高患者的长期生存率。因此 TACE 术近期疗效较好,1 年生存率为72%~88%,3 年生存率可达 28%~38%。

(二) 单纯 TACE 的缺点

1. TACE 不能完全栓塞肿瘤及其周边的血管,特别是有门静脉参与供血者,由于存在双重血供,所以肿瘤坏死率较低,很难达到完全坏死;仅栓塞肿瘤血管不能抑制肿瘤周边新生血管形成,栓塞后易形成侧支循环,从而增加了治疗次数却仍不能完全阻断肿瘤血供;除肝动脉外,胃左动脉、膈下动脉、肠系膜上动脉、肾上腺动脉、胃网膜动脉、胆囊动脉、肋间动脉、胸廓内动脉等都有可能参与供血。故由于对这些动脉参与供血的认识不足或因为栓塞这些动脉会造成严重并发症而放弃栓塞治疗,从而造成栓塞不完全,影响临床疗效。

2. 单次 TACE 术化疗药作用时间较短。而多次 TACE 术的累积化疗会损害肝功能,加重肝硬化及门脉高压,进一步可引起上消化道出血,危及生命。当肝硬化门脉高压出现时,肝脏的血供来自肝动脉的比例增加,在此基础上行肝动脉栓塞治疗,肝衰竭的可能性也会加大。

3. 如果肝癌合并有动静脉瘘、食管胃底静脉曲张、门脉癌栓等并发症,增加了 TACE 术的难度,影响栓塞的质量,从而影响临床疗效。

4. 多次 TACE 时,化疗药、造影剂、栓塞剂和导管、导丝对靶血管壁的反复刺激容易使血管内膜损伤、增生、硬化,导致血管扭曲、狭窄、甚至闭塞,使得下一次进行 TACE 时导管不能顺利地进入靶血管对残留癌灶进行栓塞。

5. TACE 治疗对那些肿瘤供血较少,或肿瘤供血较多且较细,或多次肝动脉化疗栓塞后,肝动脉闭塞或变异,或肿瘤由起源不同的多侧支供血的肝癌患者多数情况下,TACE 无法达到较佳疗效,而且肝外供血动脉栓塞术的相关并发症也较高。

(三) 消融联合 TACE 的优势

消融与 TACE 均存在各自的不足,联合应用有望提高临床疗效。治疗中晚期肝癌可弥补上述不足,有利于发挥各自优点,增加治疗效果:①在对肿瘤热消融时,因肝癌的丰富血流会带走较多的热量,瘤内及瘤周的血液循环可起到"热沉降效应",导致热能流失,影响消融范围的增大。而 TACE 治疗可封闭肿瘤血管床,减缓肿瘤边缘血流从而减少"热沉降效应"的影响,同时栓塞剂还可以通过大量的动脉－门静脉交通支到达肿瘤周边的门静脉,暂时性地减少了肿瘤周边门静脉血流,这样也减少了门静脉所致的血流吸热效应,而且 TACE 术后肿瘤及周围组织水肿使组织阻抗下降,从而使凝固范围扩大,这都会增加热消融的坏死体积。②TACE 术前行 DSA 造影可以发现 B 超、CT 等未能发现的肝内更小的潜在病灶,以避免直接用消融治疗、遗漏了肿瘤病灶;而且碘油栓塞后起到示踪的作用,便于后续的治疗,使消融更彻底。③消融的热效应可增加肝肿瘤组织对化疗药物的敏感性,进而更促进肿瘤组织对化疗药物的摄取,对 TACE 治疗有增效作用。④TACE 后常出现白细胞下降,T 细胞亚群改变,对机体免疫功能又有一定的抑制作用,而消融恰可增强机体局部和全身免疫功能。⑤两者联合治疗可减少 TACE 治疗的次数,从而降低多次反复对正常肝组织的损害等副作用。故 TACE 联合消融治疗中晚期肝癌的应用价值前景广阔(图 6-1-1)。

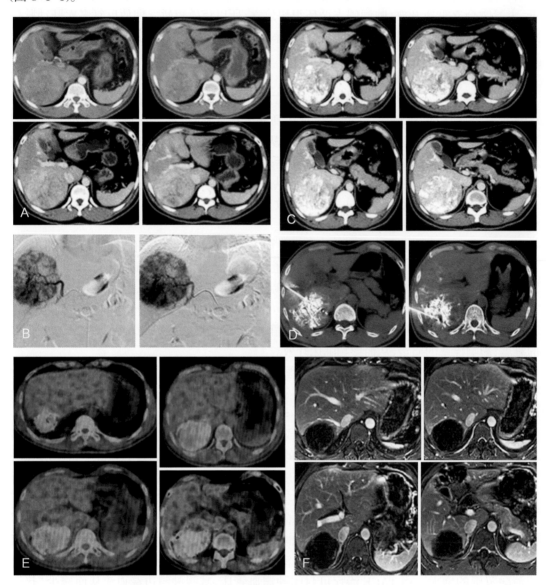

图 6-1-1 肝右后叶肝癌 TACE 联合多位点微波消融治疗

A. 肝右后叶肝癌,大小约 9.7cm×8.5cm;B. DSA 造影病灶呈典型肝癌表现,肿瘤染色明显;C. TACE 三个疗程后复查 CT 示碘油沉积欠佳,肿瘤内部仍有强化区域;D. CT 引导下对肿瘤行多位点微波消融治疗;E. 微波消融术后 3 个月 PET-CT 示肿瘤完全无活性;F. 微波消融术后 15 个月复查 MRI 示肿瘤无活性及复发

二、消融联合 TACE 序贯治疗的方法

消融与 TACE 的联合治疗,并非简单的"1+1",不同操作方法,疗效不同。消融与

TACE联合的形式包括：①TACE后2~4周内消融；②先消融后再TACE；③消融同步联合TACE等治疗方式。尽管现阶段还没有达成统一的针对肝癌联合治疗的具体方案指南，从以往的回顾性和前瞻性研究结果提示，目前采用先TACE后2~4周内消融的序贯治疗方式最常用。特别是对于肿瘤直径>5cm且血供丰富的原发性肝癌，需要在充分TACE治疗基础上，即通过2~3次TACE，肿瘤缩小后再行消融治疗，二者的序贯应用将有助于提高肿瘤的完全坏死率和临床根治率、改善术后的无瘤生存状况，进而提高患者的生存率。

（一）TACE后2~4周内消融序贯治疗方式的优势

1. 较大原发性肝癌的治疗　原发性肝癌多为多血供，丰富的瘤内和瘤周的动脉血流可以将消融产生的热量带走，影响了瘤组织局部的温度上升，从而影响了热凝范围的扩大。多点叠加消融容易出现热凝的漏空。另外，由于肝癌的浸润性生长，实际肿瘤的边缘往往超过影像学显示的边缘，所以较大的肝癌(>5cm)瘤周边易出现热凝漏空，术后易复发。对于这些单发的大肝癌甚至巨块型肝癌，消融术前多次行TACE治疗(2~3次TACE)不仅可以使肿瘤体积缩小，也降低了血流的热沉降效应；而且可以针对性的对碘油沉积不全的区域进行消融治疗，从而使肿瘤最大程度的得到坏死，可达根治的效果（图6-1-2）。

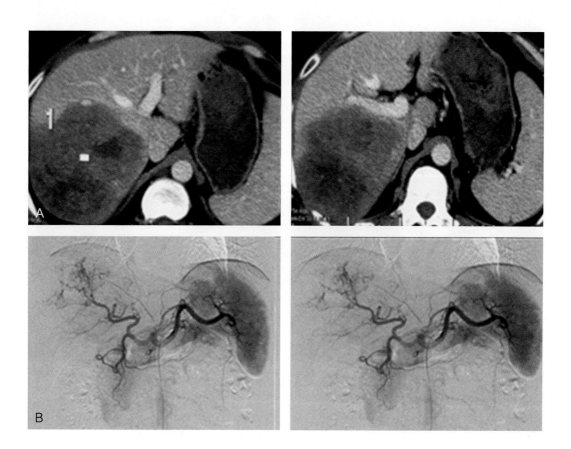

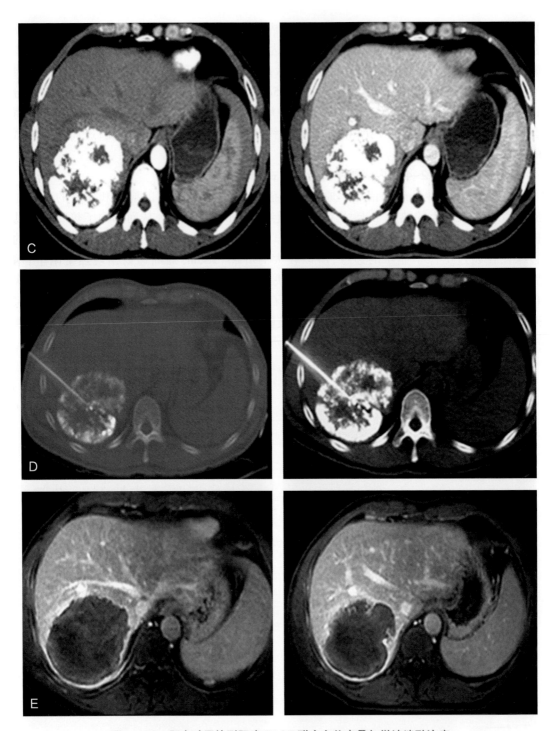

图 6-1-2　肝右叶巨块型肝癌 TACE 联合多位点叠加微波消融治疗

A. 肝右叶巨块型肝癌,大小约 11.6cm×10.3cm;B. DSA 造影呈典型肝癌表现,肿瘤呈不规则染色;C. 3 个疗程 TACE 术后复查 CT 示碘油沉积尚可,但肿瘤内部仍有强化区域;D. CT 引导下对病灶行多位点微波消融治疗;E. 微波消融术后 3 个月 MRI 扫描示肿瘤无强化

2. 第一肝门区小肝癌的治疗　对于第一肝门区的小肝癌,热凝范围过大,容易损伤胆

管,范围过小又不易完全热凝肿瘤。而且,该部位血管丰富,热量散失快,更加不易完全毁损肿瘤。对该部位的小肝癌先期给予 TACE 治疗,阻断瘤内和瘤周动脉血供,减少血流,从而减少了局部热量的散失,有助于肿瘤的热凝。对位于贴近腔静脉(第二、三肝门区)的小肝癌,由于腔静脉血流使热量易散失再加上肿瘤本身的动脉血流作用,贴近腔静脉处的癌组织不易完全坏死,先期给予 TACE 治疗增加了肿瘤完全坏死的可能。

3. 先行 TACE　对于发现微小子灶及治疗价值先行 TACE 的另一有意义的作用是可以发现 B 超、CT 和 MRI 尚未发现的微小子灶,对治疗方法的选择提供有价值的依据。对于有多个子灶的肝癌患者,如果肝功能良好,治疗应是以 TACE 为主,局部治疗如乙醇消融、射频、微波为辅并结合其他免疫、中药治疗的综合治疗。对于影像学发现有两个以上瘤灶的患者,如肝功能尚好,更应先行 TACE。对于肝功能欠佳、白细胞较低者可以少用化疗药物,而主要以动脉栓塞为主,以阻断肿瘤动脉血供为目的;对于 DSA 明确肿瘤部位者,尽可能超选至肿瘤部位给药,减少 TACE 对肝功能的损害。另外对于伴有上消化道静脉曲张尤其是重度上消化道静脉曲张,给予 TACE 或 TAE 应慎重,并预防因 TACE 或肝动脉栓塞(transarterial embolization,TAE)加重门脉压力而可能诱发的上消化道静脉曲张破裂出血。然而,并非所有这些拟行消融者均需先行 TACE,肝功能不能耐受 TACE 者,不宜采用该方法。

(二) 其他联合治疗策略

1. 先行射频消融(RFA)后,再行载药微球 TACE(DEB-TACE)　DEB-TACE 治疗是随着 RFA 治疗后实施,而不是在 RFA 术前,这样治疗方案基于如下的不同机制。在常规 RFA 治疗过程中,能够产生足够高的温度(>50℃)导致治疗肿瘤凝固性坏死,但是,在电极针周围尚存在大量的亚致死温度区域,它们不能产生稳定的治疗效应。在肿瘤动物模型的实验研究中,证实了亚致死温度和化疗药物对肿瘤细胞的协调作用能够使细胞坏死,通过降低细胞死亡的温度阈值方式来提高肿瘤坏死,这种现象在组织被加热至 45~50℃时明显发生。对出现上述结果的假设如下:由于 DEB 释放高浓度的阿霉素进入少量的残留活性肿瘤内并且通过亚致死性加热作用降低了肿瘤细胞对药物的耐受性,由此,对于 RFA 尚没有完全杀死的肿瘤,DEB 的应用能够提高抗癌效果。

一个前瞻性的临床研究显示,RFA 术后 24 小时行 DEB-TACE 治疗,主要利用 RFA 能够使肿瘤组织产生充血,这样微球更容易进入肿瘤内。事实上,血管造影研究发现在消融区边缘出现血管增生。对于标准 RFA 难以治疗的大肿瘤,应用 DEB 能够增强肿瘤组织破坏,20 例患者中 12 例(60%)肿瘤病变完全坏死(CR)。患者能够耐受 DEB- 增强的 RFA 治疗,且无严重并发症。尽管如此,初步评估此项的有效性和安全性以后,必须还要进一步临床研究来提高它的临床效应。

2. 消融同步联合 TACE 的治疗方式　近期国内有研究采用微波消融(MWA)同步联合 TACE 的方式治疗大肝癌(直径 ≥ 5cm)和巨块型肝癌(直径 ≥ 10cm),即先行 MWA 治疗后再行 TACE 治疗,结果显示该方法安全、有效,与单一治疗相比并没有增加不良反应及严重并发症。同步治疗先行 MWA 灭活大部分肿瘤,明显减少了 TACE 时碘油和颗粒型栓塞剂及化疗药物的用量,减轻不良反应和肝肾功能的损伤;MWA 后行同步 TACE 所做 DSA 造影,可进一步明确消融后残留肿瘤染色情况,靶向超选择性插管于残留肿瘤的供养动脉分支行进一步治疗。但该方法为回顾性临床研究资料,样本量较少、且随访时间短,无法准确评估长期疗效。另外,有学者认为如果先行 MWA 再行 TACE,则有可能因热凝闭塞了肿瘤动脉血供的主要分支而影响了通过肝动脉进入肿瘤的栓塞剂和化疗药物的 TACE 作用,降低疗效。因此此方法尚需要多中心随机对照研究进一步来证实。

三、不同类型消融联合 TACE 的疗效

(一)射频消融联合 TACE

射频消融作为根治性治疗措施之一,在早期肝癌的治疗中与外科手术疗效相当。然而当肿瘤直径 >5cm 时,往往难以达到完全消融。如肿瘤残余或复发,联合 TACE 为有效的治疗手段。一项 meta 分析显示,在米兰标准内的肝癌,射频消融联合 TACE 的 1 年生存率高于外科手术,两者的 3 年、5 年生存率及 1 年、3 年、5 年无复发生存率相当,然而前者的并发症及住院天数均少于后者。Peng 等报道了一项随机对照研究,纳入 189 例肿瘤直径 <7cm 的肝癌患者,联合治疗组及单纯消融组的 1 年、3 年、4 年生存率分别为 92.6%、66.6%、61.8% 与 85.3%、59%、45.0%,无复发生存率分别为 79.4%、60.6%、54.8% 与 66.7%、44.2%、38.9%,差异具有统计学意义。Wang 等的一项 meta 分析纳入了 21 项研究共 3073 例患者,结果显示射频消融联合 TACE 的 1 年、3 年、5 年的生存率、无复发生存率及局部肿瘤复发率均优于单纯射频消融,1 年、3 年、5 年的生存率亦优于单纯 TACE 治疗,且不增加并发症的发生率。

(二)微波消融联合 TACE

相较于射频消融,微波消融在消融时间、消融范围及可达的最高温度等方面有一定优势,其较少受周围组织及结构热沉降效应的影响。近年来微波消融在临床上的应用逐渐增多,联合 TACE 治疗肝癌的研究也逐渐增多,但多为回顾性研究。微波消融联合 TACE 疗效与射频消融联合 TACE 疗效相当。微波消融联合 TACE 治疗早期肝癌的完全反应率为 82.5%~92.1%。在不能手术的肝癌治疗中,微波消融联合 TACE 的疗效优于单纯的微波消融或 TACE。Yi 等的一项随机对照研究纳入了肿瘤 <7cm 的 94 例肝癌患者,微波消融联合 TACE 较单纯微波消融可明显延长患者生存期。Zhang 等回顾性分析了 150 例巴塞罗那分期 B 期的肝癌患者,微波消融联合 TACE 在反应率、无进展生存期及生存期上均优于单纯 TACE 治疗患者。Zheng 等回顾性分析了 258 例肝癌患者(单个肿瘤 >5cm 或 2~3 个肿瘤 >3cm),微波消融联合 TACE 治疗,生存期长于单纯 TACE 治疗。然而,Veltri 等对比了 19 例肿瘤 >3cm 的肝癌患者,联合治疗的疗效与单纯微波消融相当。相比于射频消融,微波消融联合 TACE 的研究多来自于回顾性研究,尚需更多的前瞻性研究进一步阐明。

(三)冷冻消融联合 TACE

冷冻消融为不能外科切除肝癌的另一个治疗措施。相比于射频及微波消融,冷冻消融可获得更加清楚的消融边缘、疼痛少及具有免疫协同作用。然而冷冻消融后存在病灶出血及较高的肿瘤复发风险,联合 TACE 有望提高疗效。然而,相关研究的数量少、证据等级较低。Zeng 等报道了 60 例无法手术的肝癌患者,随机分组行冷冻消融联合 TACE 及单纯冷冻消融患者的生存期及无进展生存期分别为 16.8 个月 vs 13.4 个月及 8.1 个月 vs 6.0 个月,显示联合治疗的疗效优于单纯冷冻消融。Huang 等对比了冷冻消融联合 TACE(41 例)、单纯 TACE(36 例)及冷冻消融(32 例)治疗肝癌的疗效,联合治疗组的 1 年生存率明显提高,并不增加并发症发生率。且 CD4+、CD4+/CD8+ 及 NK 等免疫细胞比例升高,具有增强患者免疫功能的作用。然而,限于临床报道多为回顾性研究,且病例数均不大,联合的疗效亟待更高等级的研究证据证实。

（四）其他消融联合 TACE

其他消融（如高强度聚焦超声及无水乙醇消融）与 TACE 联合的研究结果显示,联合治疗的效果较单一 TACE 治疗可提高患者的生存期,并不增加并发症发生率。如无水乙醇注射操作简单、价格低廉,但肿瘤可能存在分隔,肿瘤 >3cm 时无水乙醇很难完全渗透整个瘤体,联合 TACE 有望提高疗效。Cao 等的一项 meta 分析纳入 9 项对照研究的 736 例不可切除的肝癌患者,结果显示高强度聚焦超声联合 TACE 较单纯 TACE 可提高肿瘤反应率及患者生存期。一项 meta 分析显示,无水乙醇消融联合 TACE 较单纯 TACE 可提高肿瘤完全坏死的比例及患者生存期。此外,不可逆电穿孔为近年新兴的消融技术,联合 TACE 的动物实验结果显示可增加碘油及化疗药物在消融区的沉积。但尚未见与 TACE 联合的临床报道,疗效有待进一步研究。

（张彦舫　范卫君　李　肖　杨　坡）

第二节　消融与外科治疗

随着设备的改进及操作方式的不断革新,以射频消融为代表的局部消融术应用已远远超出了其原来作为肝细胞肝癌治疗方法的初衷,并逐渐扩展于肝癌外科如肝切除、腹腔镜肝切除及肝移植的治疗及辅助治疗领域,给许多患者带来益处。本节以 RFA 为中心,简述该技术在肝癌外科治疗领域的应用情况。

一、消融与肝移植

肝癌是可以通过肝脏移植而得到彻底根治的肝脏恶性实体肿瘤,因为移植术可以在治愈肿瘤的同时置换掉硬化的肝脏,从而最大可能的减少了肿瘤复发,并且此过程不受肝脏功能损害程度的影响。Mazzaferro 等报道:单发肿瘤直径不 >5cm,或 ≤ 3 个肿瘤、直径 <3cm 的肝癌患者,在行肝脏移植术后的四年生存率为 75%,而复发率仅为 15%。这个里程碑式的研究成果与因肝硬化而行肝移植的效果相当,并由此揭开了使用肝移植治疗早期肝癌的序幕。该入选标准后来被称为米兰标准并在美国及欧洲被作为肝移植的基准条件。2001 年,加利福尼亚大学的学者们呼吁对此标准进行扩大以使更多的肝癌患者得到治愈的机会。他们的研究表明符合下述标准的患者:单个肿瘤直径 ≤ 6.5cm,或 ≤ 3 个肿瘤、最大直径 ≤ 4.5cm,行肝脏移植术后的疗效与米兰标准相当(1 年及 5 年生存率分别为 90% 和 75.2%)。采用上述两标准行肝脏移植术的疗效被随后的研究所证实。随着活体肝移植技术的出现,病例选择标准被进一步扩大,并取得了良好的治疗效果。

然而,上述这些良好的疗效却由于供体器官的短缺严重阻碍了在世界范围内的应用。肝癌患者往往需要面临漫长的等待,而在这段时间内,肿瘤持续进展并最终阻碍了肝脏移植的实施。如果等待时间超过 6 个月,则需要采取措施延缓肿瘤的进展(如:RFA,TACE)。相比于 TACE,RFA 具有较好的局部肿瘤控制效果,尤其是对于直径 <3cm 的肿瘤,因此更多的被用于肝移植前肿瘤的控制。早在 2001 年,有学者尝试使用 RFA 在患者移植术前延缓肿瘤的进展并取得良好效果,并认为对于 <3.5cm 的肿瘤,适合使用 RFA 作为桥接治疗(bridging treatment)以延长患者等待期。此后许多学者报道了 RFA 作为移植术前桥接治疗的疗效,但

是结果并不相同。与肝脏移植的平均等待时间相比，术前 RFA 可使患者平均等待时间延长 4.5~8.2 个月而并不增加病例脱落及患者死亡的危险。然而，对于术前接受 RFA 治疗移植患者外植体的研究中，Schroeder 发现，38% 患者的肿瘤并未被有效的抑制。在另外一项研究中，术后影像学（3 周后）检查发现肿瘤的完全毁损率为 82.6%，而对术后外植体的病理学检查则发现仅有 74% 的肿瘤被完全毁损。Brillet PY 报道：在经历了平均 11.6 个月的等待期后，有 76% 的术前 RFA 患者获得肝脏移植的机会，移植术后病理学检查显示 75% 的肿瘤被完全消融。但是在 44% 标本中发现了卫星病灶。上述研究提示：被广泛采用的米兰标准主要是基于术前影像学检查而确定患者能否接受肝脏移植，而由于肝癌的异质性，许多患者在具有相同影像学表现的同时已经发生了远处转移。此类患者即使接受肝脏移植也预后很差。因此，为了节约宝贵的供体资源，有学者致力于寻找可与肝移植后疗效相媲美的治疗手段。Kontchou 对比了首选 RFA 后再行挽救性肝移植的患者与首选肝移植患者的疗效，发现两组预后无明显差异，因此提出了：适合肝移植患者治疗方案分两步的策略，即首选 RFA，复发后行挽救性肝脏移植。虽然该研究在设计与分析中存在缺陷，但是它给我们提出了一个崭新的概念 – 筛选期（test of time）。该概念的假说来源于加州大学的两项研究。研究者针对超过米兰标准的肝癌患者在移植术前使用 RFA 和 / 或 TACE 进行减瘤和降期（down staging）处理，约 30% 患者因肿瘤进展而未能接受肝脏移植。其余患者在经过平均长达 8.2 月的等待期后成功进行了肝脏移植，并获得了 4 年生存率高达 69.3%（意向性分析）的满意疗效。这些研究提示我们"消融和等待"策略可能会有利于确定那些恶性程度较高的肝癌患者，因为他们即使接受了肝脏移植也不能获益。这种策略会在一定程度上弥补过分依赖影像学检查的米兰及加州标准的不足。

毫无疑问的，术前使用 RFA 减瘤效果的优劣是和肿瘤的完全毁损率密切相关的。现代 RFA 技术的发展已可以使直径 <5cm 的肿瘤一次性完全消融率达到 90% 以上。因此，目前的主要问题在于特殊位置的肿瘤及术前影像学检查未能发现的微小病灶。钆塞酸二钠增强的肝肿瘤特异性 MRI 的发展大大提高了直径 <1cm 病灶的发现率。

二、射频消融辅助的肝切除

RFA 产生的热能可以使肝组织发生凝固性坏死，并封闭其中的小血管及胆管。因此，2002 年 Habib 教授创造性的将射频消融应用于肝切除手术中，结果发现手术失血明显减少，并减少了肝门阻断次数，切肝时间明显缩短，取得了满意的疗效。此后，许多学者在肝切除术中采用这一技术，并由此引申出"无血肝切除术"的概念。首先在切除线两侧使用 bipolar RF 电极烧灼出宽 1.5~2cm 的连续消融带，使消融带内肝组织发生凝固性坏死，局部小血管栓塞，然后离断肝实质。由于凝固带内小血管已栓塞，局部组织内血流量明显减少，在切除过程中出血量明显下降，也明显缩短了肝切除的时间。最近有报道发现由于局部坏死组织释放的细胞因子存在，刺激了局部免疫功能和全身的免疫调节功能，使射频辅助肝切除的肝癌患者术后复发率明显降低。然而，这种方式也会破坏较多有功能的肝实质细胞，尤其是对合并严重硬化的肝脏来说，发生肝功能衰竭的概率可能会增加。因此有学者建议，对于合并严重肝硬化的肝癌患者，应"轻烧留薄"，避免产生较多的坏死组织并将断面留下的凝固肝组织降到最小（保留 1~2mm）；也可将两条消融带减为一条，并尽可能靠近肿瘤病灶以减少牺牲肝实质细胞而造成的术后肝功能不全的发生率。

三、射频消融辅助的 ALPPS

联合肝脏离断和门静脉结扎的二步肝切除术(associating liver partition and portal vein ligation for staged hepatectomy, ALPPS)是近年来新兴的肝癌肝切除手术方法,在一期手术时对于预留肝脏体积(future liver remnant, FLR)不足的肝癌患者将病灶侧门静脉结扎,病灶和保留侧中间肝脏劈开从而完全阻断两侧的侧支循环。由于患侧门脉血流阻断,及来自消化道的肝细胞生长因子等明显减少,患者肝脏会明显萎缩,而预留侧肝脏血流量及肝细胞生长因子明显增多,会快速增生。术后定期观察(CT)预留肝体积,达目标值后再次手术切除病灶侧肝脏。ALPPS 为 FLR 不足(正常肝脏 <30%;肝硬化、肝损伤者 <40%)的肝癌患者提供了根治性切除的机会。但临床研究发现 ALPPS 的并发症发生率及手术死亡率较高,其主要原因在于:①一期手术时离断肝脏组织形成两个较大的创面,胆瘘的发生率成倍增加,容易继发腹腔感染,导致二期手术成为污染型手术,而对于合并肝硬化的肝癌患者,肝切除术后感染往往是致命性并发症;②经典的 ALPPS 一期手术包括肝脏游离及肝脏离断,术后腹腔粘连极为广泛、严重,对二期手术造成很大困难,有早期报道于一期术中在患侧肝周包裹塑料薄膜,以减少二期术中的粘连,但如果患者不能进行二期切除手术,则仍需手术取出塑料薄膜;③一期术中离断肝脏,可能有大量出血或者需要肝门反复阻断,这对患者的肝功能及术后身体恢复会造成较大影响,有研究证明对 FLR 的增长亦有影响。专家们认为:降低经典 ALPPS 手术并发症及死亡率的关键在于,在达到相同目的的前提下,一期手术中尽量减小手术创伤,减少手术创面及对腹腔的扰动,以利于二期肝切除手术的实施。有学者报道,部分离断肝组织(50%~80%)也可达到与完全离断同样的促进肝脏快速增生的效果。而且有动物实验证明,除肝脏外,在脾、肾、肺等受到损伤刺激后机体也会产生触发肝脏增生的细胞因子,结合门脉结扎可起到和肝脏离断同样的促进肝脏快速增生的效果。因此,从理论和实践上讲,ALPPS 一期手术术中将肝脏劈开保留两个大的创面对于 FLR 的增生并不是必需的。因此,国内外学者利用微波及 RFA 独特的热封闭效应对经典 ALPPS 进行改进,在一期手术中替代肝脏离断,使病健两侧肝叶间形成一条无血带,达到相同的隔断两侧肝脏侧支循环的目的,避免了肝脏劈离创面的形成,杜绝了胆瘘的发生,减轻了腹腔粘连,降低了肝功能损害,减少出血量,最大限度地为二期肝切除术创造了良好的基础。这一手术被称为射频辅助的 ALPPS。射频辅助的 ALPPS 明显缩短手术时间和减少了出血量,这主要是通过以下方面实现的:①在一期手术中,利用 RFA 代替肝脏离断,此过程简单、操作容易,所费时间短,几乎没有出血;②在二期手术中,利用一期手术中 RFA 形成的无血带切除载瘤肝叶,此过程中出血量很少,无需肝门阻断;③由于一期术中腹腔创面极小,二期术中腹腔粘连很轻,并且一期术中将右肝管及右肝动脉用可吸收线标识,为二期手术节约了大量时间。

四、肝切除联合消融术

多中心发生的肿瘤病灶是一直制约肝癌手术疗效的关键问题。由于硬化肝脏的功能储备受损,无法手术切除所有肿瘤病灶,尤其是位于肝实质内,位置深在的小肝癌。早在 2000 年 Elias D 就尝试在肝切除术中联合应用 RFA 消融主病灶之外的微小病灶,并取得了良好的疗效。Choi 报道 RFA 联合手术切除治疗多发病灶肝癌的 1 年、3 年、5 年生存率分别为 87%、80% 和 55%,和单纯手术切除的效果相当。令人感兴趣是,他同时发现被切除的主病灶的直径是与术后疗效相关的独立危险因素。Cheung 报道联合手术组 1 年与 3 年生存率分别为 88.8% 和 62.6%，单纯手术组为 88.9% 和 51.8%，术后复发率联合组则高于单纯手术组（63.2% vs 50%）但无统计学差异。由于选取肝功能贮备较好的患者入选，上述两研究均无手术死亡。但是应该注意的是，虽然 RFA 相对于扩大的肝切除术引起肝脏衰竭的可能性小的多，但是多发的肿瘤结节被消融后仍会有发生手术死亡的可能，因此应慎重选择合适的患者。目前认为 <10% 的肝叶切除或 ICG-15<10% 是合适的选择。

另外一种最常使用的联合治疗方式是切除术后复发的再治疗。过去，无法耐受再次肝切除的复发患者的主要治疗方式是 TACE 和无水乙醇注射。然而，由于 RFA 出色的局部肿瘤控制能力而逐渐被越来越多的使用。再次肝切除治疗复发性肝癌的 3 年和 5 年生存率分别为 56%~83% 和 40%~52%。经皮 RFA 治疗复发肝癌的 3 年生存率为 44%。最近的一个报道的 3 年及 5 年生存率达到了令人满意的 65.7% 和 51.6%，且已完全可以和再次切除的疗效相媲美。这种疗效的进步应该是和射频消融设备及手术方式的革新密切相关的。

五、小结

由于射频消融技术的良好微创效果，几乎不引起腹腔内粘连，这为随后的肝脏移植创造了有利的条件。而处于肝移植等待期的患者可以通过延长的筛选期而得到最适合的治疗，该策略不仅使患者真正的从治疗中获益，而且节约了宝贵的供体资源。RFA 与肝部分切除术一系列的相互作用，扩大了肝癌患者的手术指征，提高了疗效。射频辅助的肝脏切除及射频辅助的 ALPPS 的新策略提高了肝癌肝切除的效率，扩大了适应证。以 RFA 为代表的消融技术在肝癌外科中将起着越来越重要的作用。

（马宽生　冯　凯）

第三节　消融与靶向药物治疗

一、概述

分子靶向治疗在 2000 年以后逐渐在各种肿瘤的治疗中展现其有效性，和传统化疗相比，靶向治疗针对肿瘤特异性的靶点，有效性得到提高，毒性较小。靶向和消融的联合治疗研究较少，本节以肝癌为例简要介绍二者联合的概况。

二、肝癌的靶向治疗

自索拉非尼第一个被证实在晚期肝细胞肝癌的治疗中有效后，目前，已有多种靶向治疗药物在肝细胞肝癌治疗的临床试验中获得成功。

（一）多靶点抑制剂

索拉非尼是一种多激酶抑制剂，可以通过抑制 RAF/MEK/ERK/VEGFR/PDGFR 介导的多种信号通路和肿瘤新生血管形成发挥双重抗肿瘤活性。索拉非尼是全球第一个用于治疗肝癌的靶向药物。

瑞戈非尼也是一种多靶点抑制剂，可通过抑制 PDGFR-α/β、VEGFR1/2/3、KIT、FGFR1/2、

RET、B/C-Raf等介导的信号通路发挥抗肿瘤作用,被批准用于既往接受索拉非尼治疗肝癌患者,是肝癌二线治疗药物。

仑伐替尼目前已知主要通过作用于PDGFR-α、VEGFR1/2/3、FGFR1/2/3/4、KIT、RET等靶点发挥其多靶点抗肿瘤作用,在和索拉非尼的非劣效研究中证明一线治疗有效,是第二个在中国被批准作为肝细胞肝癌一线系统治疗的药物。

卡博替尼通过作用于VEGFR1/2/3、TYRO3、ROS、UFO、TIE2、c-Met/HGFR、KIT、NTRK2、RET等靶点发挥作用。中国目前还未获批上市,用于晚期肝癌的二线治疗,即经过索拉非尼治疗后进展的晚期肝细胞肝癌患者,接受卡博替尼较安慰剂显著改善总生存期。

(二)抗血管生成单抗

贝伐单抗是重组的人源化单克隆抗体,通过和VEGF-A结合,抑制其活性,促进肿瘤血管正常化,改善肿瘤乏氧,减轻肿瘤组织间隙压力。贝伐单抗是美国第一个获得批准上市的抑制肿瘤血管生成的药。目前相关临床试验的结果显示贝伐单抗治疗不能手术的肝癌疗效甚微,出血是其最主要的并发症。与免疫检查点抑制剂联合应用,疗效大幅提高,相关临床研究正在进行中。

(三)针对EGFR靶点

针对上皮生长因子受体(epidermal growth factor receptor,EGFR)为靶点的抗肿瘤药的研究已成为热点,在肺癌中大获成功。主要包括小分子酪氨酸激酶抑制剂(厄洛替尼和吉非替尼等)和单克隆抗体(西妥昔单抗)。已有体外研究证实西妥昔单抗和厄洛替尼均对肝细胞肝癌细胞有抑制活性。但目前抗EGFR产品还没有临床试验证实在肝癌治疗中有效。

(四)其他靶向治疗药物

雷帕霉素是mTOR酶抑制剂,具有抑制肿瘤细胞增殖和抗血管生成的作用,有早期的研究表明雷帕霉素及其衍生物在肝癌的治疗见到初步疗效。

AZD6244(astrazeneca)是一种新型的口服MEK抑制剂,AZD6244单药治疗晚期肝癌并没有获得明显的疗效,但是体外模型试验证实AZD6244却能增加索拉非尼的疗效。

三、消融联合分子靶向药物治疗在肝癌中的应用

(一)冷冻消融联合靶向治疗

冷冻消融对于原发性肝癌及肝转移瘤均具有良好的疗效,但术后局部复发和疾病进展极大限制了其疗效,研究报道冷冻消融联合索拉非尼可以有效预防消融治疗后的局部复发,二者联合应用能够较索拉非尼单药提高晚期肝癌的疗效。

(二)射频消融联合靶向治疗

射频消融后联合索拉非尼治疗被证实可改善晚期肝癌患者的预后,其主要表现在较索拉非尼单药治疗,联合可以显著降低消融术后局部复发率同时延长患者生存期,且无严重不良事件发生,同时越早使用联合治疗,疗效越好。此外有研究报道,消融治疗前使用索拉非尼,可以实现肿瘤降级作用,有利于实现肿瘤的完全消融,但还缺少相关的大样本临床研究。

(三)微波消融联合靶向治疗

微波消融联合索拉非尼较单纯微波消融能够显著提高晚期肝癌治疗的有效率(73% vs 46%)及局部控制率(91% vs 62%),可能是由于微波消融可增加肿瘤细胞的通透性,促进药物更有效进入肿瘤内部,维持较高的药物浓度,进而增强药物的抗肿瘤作用有关。同时索拉非尼可

抑制肿瘤细胞内蛋白质、核酸等合成,抑制肿瘤细胞的增殖,诱导其凋亡,还可通过抑制肿瘤组织血管形成,从而防止其发生远处转移。

(四)其他消融治疗联合靶向治疗

对于 HIFU、激光消融及纳米刀及化学消融,目前仅有个案研究报道其与分子靶向药联合应用可以改善患者预后,但由于其样本量太少,尚且需要更多的试验来验证。

四、展望

消融治疗已成为早期肝癌继传统外科治疗后的最重要治疗手段,随着技术的迅速发展,消融治疗的适应证也在不断扩大。如何和系统治疗有效联合,提高生存率,尤其是对于大肿瘤的消融。但需要我们在循证医学的指导下不断探索求证,使得联合治疗能够更加科学、规范。

(孟志强 解婧)

第四节 消融与免疫治疗

一、概述

近年来随着抗 PD-1/PD-L1 等免疫检查点抑制剂及嵌合抗原受体 T 细胞治疗等免疫治疗的成功,肿瘤的传统治疗模式发生了改变。由于消融过程损毁肿瘤、促进肿瘤抗原的释放,可提高免疫治疗有效性。而免疫治疗的联合应用能够进一步消灭残留的亚临床病灶,以巩固消融治疗的疗效。二者有可能成为重要的联合治疗模式。

二、免疫逃逸与肿瘤发生发展

机体抗肿瘤免疫应答的机制主要包括细胞免疫、体液免疫及细胞因子的抗肿瘤免疫。这三种机制相互协作共同杀伤肿瘤细胞。

固有免疫是在长期种系进化过程中逐渐形成的,其作用范围广泛,是一种非特异性免疫,主要通过巨噬细胞、自然杀伤细胞、自然杀伤 T 细胞、T 细胞及粒细胞等发挥作用。

适应性免疫是机体特异性识别和选择性清除外来病原物的免疫反应,为个体所特有,具有特异性、多样性、记忆性及排他性的特点,其主要通过特异性抗肿瘤细胞免疫及体液免疫发挥作用。

细胞因子指由免疫细胞和某些非免疫细胞(如内皮细胞、表皮细胞、成纤维细胞等)经刺激而合成、分泌的一类具有广泛生物学活性的小分子蛋白质,根据其功能主要分为白细胞介素、干扰素、肿瘤坏死因子、集落刺激因子、生长因子和趋化因子几类,其可作为细胞间信号传递分子,参与调控机体的免疫应答、免疫细胞分化发育、组织修复等过程而发挥作用。

Burnet 等认为机体的免疫系统可以发挥监视的作用,识别表达新抗原的"非己"突变细胞,并通过细胞免疫机制特异性的将其清除、以保持机体内环境的稳定,但当突变的细胞逃脱机体免疫系统监视时即认为发生了肿瘤的免疫逃逸。肿瘤免疫是由多个因素共同介导的:首先,可通过抗原的低表达、封闭与遮盖、抗原调变、低表达抗原提呈分子(MHC 分子)及共刺激因子缺乏等方式直接逃逸免疫监控。其次,肿瘤可通过调控肿瘤相关免疫抑制性因子(转化生长因子、白介素 -10、前列腺素 E2、趋化因子、代谢酶等)、肿瘤相关免疫抑制细胞(调节性 T 细胞、肿瘤相关巨噬细胞、树突状细胞等)及肿瘤相关促炎性反应(炎性髓细胞、肿瘤相关粒细胞及炎性 T 淋巴细胞等)重塑肿瘤微环境,最终形成一个有利于肿瘤免疫逃逸的抑制性网络。

三、肿瘤免疫治疗

(一)免疫治疗机制

肿瘤患者体内存在着能够被宿主免疫系统识别的肿瘤特异性抗原,其能够作为外源性抗原被加工、提呈与识别,进而诱导机体的免疫应答。肿瘤一般分为肿瘤特异性抗原和肿瘤相关抗原。

肿瘤特异性抗原是指肿瘤细胞特有的或者只在某种肿瘤细胞表达而不在人体正常组织细胞表达的蛋白或者寡肽。包括化学致癌剂或者物理因素诱发的肿瘤抗原(又称为突变抗原)、病毒抗原及自发抗原。

肿瘤相关抗原不仅存在于肿瘤细胞或组织中,也可存在于正常细胞或组织中,仅有表达量的变化,而无严格的肿瘤特异性,因此也被称为共同肿瘤抗原。包括癌胚抗原、癌基因过表达抗原、过表达糖脂或糖蛋白抗原、肿瘤睾丸抗原及分化抗原等。这些肿瘤抗原可由树突状细胞、巨噬细胞、B 细胞等抗原提呈细胞经过外源性或者内源性抗原提呈途径诱导机体免疫应答,进而杀死肿瘤细胞。

(二)免疫治疗的方式

肿瘤的免疫治疗主要包括肿瘤疫苗、免疫调节剂、过继性细胞免疫治疗及免疫检查点阻断治疗等四大类。尤其是免疫检查点抑制剂的上市,为大部分肿瘤治疗疗效带来了普遍的提高,使肿瘤进入了"免疫治疗时代"。

1. 肿瘤疫苗　肿瘤疫苗属于主动免疫的范畴,包括特异性肿瘤疫苗和非特异性肿瘤疫苗,但特异性肿瘤疫苗是主要的。根据其抗原组分和性质的不同,肿瘤疫苗又可分为细胞疫苗、病毒疫苗、蛋白 / 多肽疫苗、DNA 疫苗及抗独特型疫苗和糖类疫苗。

2. 免疫调节剂　免疫调节剂是指增强及调节免疫功能的非特异性生物制品,根据免疫调节剂对机体免疫功能的作用不同可将其分为免疫增强剂、免疫抑制剂及双向免疫调节剂。目前常用的免疫调节剂包括:①非特异免疫刺激因子,包括:卡介苗,短小棒状杆菌,多糖类及 TOLL 样受体等;②细胞因子,包括白细胞介素 -2(IL-2),干扰素(interferon,IFN),肿瘤坏死因子(TNF),集落刺激因子(CSF)等。

3. 过继性细胞免疫治疗　过继性细胞免疫治疗,又称体细胞免疫治疗,是指从患者外周血中分离的单个核细胞经过体外诱导、激活、扩增后输入患者体内,诱导或直接杀伤肿瘤细胞,或调节增强机体免疫功能从而达到治疗肿瘤的目的,目前用于肿瘤过继性治疗的免疫活性细胞主要包括:细胞因子激活的杀伤细胞、肿瘤浸润淋巴细胞、细胞因子诱导的杀伤细胞及自然杀伤细胞、细胞毒性 T 细胞等。

4. 免疫检查点阻断治疗　免疫检查点阻断治疗,其在多种肿瘤治疗中取得的疗效已经得到广泛认可,主要包括单克隆抗体及限制免疫反应小分子。

单克隆抗体主要通过活化补体,构成复合物于细胞膜接触产生补体以来性细胞毒作用,引起靶细胞溶解和破坏而发挥其抗肿瘤作用。目前常见的药物包括曲妥珠单抗、利妥昔单抗等。

免疫检查点抑制剂是主要的限制免疫反应的制剂之一,作为目前最主要的免疫治疗方式,其可以通过抑制免疫检查点活性,重新激活 T 细胞对肿瘤的免疫应答效应,从而达到抗肿瘤的作用。目前常见的免疫检查点抑制剂主要包括针对 T 淋巴细胞抗原 4(CTLA-4)抗体及针对 CD8$^+$T 细胞程序性死亡因子 PD-1/PD-L1 的抗体和抗吲哚胺 2,3- 双加氧酶(indoleamine 2,3 dioxygenase,IDO)活性药物。

(1)CTLA-4 抗体:CTLA-4 是调控 T 细胞活化与增殖的重要的负性检查点分子,当 CTLA-4 与 APC 表面 CD80/CD86 结合时,则抑制 T 细胞的活化,导致肿瘤免疫逃逸。而 CTLA-4 抑制剂可阻断 CTLA-4 与 CD80/CD86 结合,恢复 CD80/CD86 共刺激作用进而恢复 T 细胞的活性,提高机体抗肿瘤能力。目前 CTLA-4 抑制剂主要有 ipilimumab 和 tremelimumab 两种。

(2)PD-1/PD-L1 的抗体:PD-1 主要表达于活化的 CD4 和 CD8T 细胞,它有两个配体 PDL-1 和 PDL-2。其中,PD-L1 是 PD-1 的主要配体。PD-L1 通过与 PD-1 结合,负性调节 T 细胞功能,抑制 T 细胞增殖,抑制细胞毒性 T 淋巴细胞的活性,同时抑制细胞因子如白细胞介素 -2、干扰素 -γ 等的产生,从而促进肿瘤的免疫逃逸。此外,PD-1 在 treg 的分化及其抑制功能的维持中还起着关键作用,如 PD-1/PD-L1 的相互作用可以促进 CD4$^+$ T 细胞分化为 FOXP3+Treg,进一步抑制免疫系统,加重癌症患者的外周免疫耐受。近几年来,已开发了多个抗 PD-1 和 PD-L1 单抗类的免疫检查点抑制剂,如已经上市纳武利尤单抗(nivolumab)、帕博利珠单抗(pembrolizumab)是 PD-1 抑制剂,而阿特朱单抗(ateolizumab)、度伐单抗(durvalumab)、阿利库单抗(avelumab)则作用于 PD-L1,这些药物有力地促进了肿瘤免疫治疗的进步。我国多家药企也开发了多种 PD-1 和 PD-L1 抗体,未来我国患者将有多种药物可以选择。

(3)IDO 抑制剂:IDO 抑制剂可通过激活 T 细胞、NK 细胞,上调 γ 干扰素(interferon-γ,IFN-γ)的表达,逆转 IDO 诱导的 DC 细胞凋亡。此外 IDO 可介导包括肝细胞肝癌在内的多种肿瘤的免疫逃逸,但是目前 IDO 抑制剂尚处于药物研发的初期,关于其与肝癌治疗的研究甚少。其中 Epacadostat,GDC-0919,indoximod 是目前主要在研的 IDO 抑制剂。

目前免疫检查点抑制剂已用于超过 20 个不同的肿瘤治疗中,并取得一定的疗效,其中纳武单抗已在美国上市,并获批用于晚期肝癌一线治疗及索拉非尼治疗后疾病进展的晚期肝癌患者的二线治疗。但单药治疗的疗效仍然有限,目前报道的数据仅 20% 左右的患者可以从中获益,因此联合治疗将成为提高其疗效的主要方式之一。

四、消融与免疫的联合治疗

免疫检查点抑制剂上市以后,针对不同肿瘤的联合治疗大量开展,如:联合化疗、联合靶向、联合放疗等。在很多肿瘤中都显示联合治疗提高了疗效,例如 PD-1 抗体和抗血管生成的靶向治疗将肝细胞肝癌的有效率提高了一倍。

肿瘤免疫治疗的过程包括了抗原释放、抗原递呈、T 细胞活化、运输、浸润肿瘤、识别、杀伤肿瘤 7 个阶段,目前上市的免疫检查点抑制剂作用在 T 细胞活化和杀伤肿瘤两个阶段。而抗原释放是免疫治疗的启动点,已经有研究证明肿瘤突变负荷(TMB)的高低与疗效有关。

因此如何提高抗原释放是联合治疗的有效途径,而肿瘤消融治疗是解决抗原释放的最有效的手段。

(一)消融提高患者免疫水平

肝癌患者外周血中和肿瘤局部,特别是癌组织内的免疫状态明显低于正常人。其中肿瘤患者自然杀伤细胞(NK),淋巴因子活化的杀伤细胞(LAK),白介素-2,CD3⁺、CD4⁺的T细胞,CD4⁺/CD8⁺T细胞的比值等免疫相关因子均较正常人明显降低。此外肿瘤局部虽然有少量免疫细胞浸润,但局限于肝癌的被膜下及癌周肝组织,癌组织内明显低下。

1. 消融促进免疫相关抗原的释放 肿瘤相关抗原是肿瘤免疫治疗启动的先决条件。迄今为止已经鉴定出的以T细胞为靶点的肿瘤相关抗原主要包括甲胎蛋白、NY-ESO-1、SSX-1、glypican-3、端粒酶逆转录酶等,局部消融治疗可促进肿瘤相关抗原的暴露与释放,进而可加强机体的抗肿瘤免疫效应。

2. 消融治疗提高了淋巴细胞的免疫功能 外周血淋巴细胞亚群分析表明,消融术后肝癌患者外周血中CD3⁺、CD4⁺的T细胞,活化的NK细胞及LAK细胞均较术前明显升高,而抑制性的CD8⁺T细胞则明显下降。同时肿瘤组织CD4⁺/CD8⁺T细胞的比值升高,且持续时间超过30天。此外对同一个患者不同部位两个肝癌结节的消融治疗对照研究表明,治疗其中一个结节后,另一个未治疗结节内部免疫细胞浸润数增加,体积增大,且与受治疗结节内浸润的免疫细胞表型相同,说明治疗结节和未治疗结节内有相同抗原,免疫细胞被激活,产生同样的免疫应答反应。

3. 消融治疗减少机体的免疫抑制 可溶性IL-2受体是由肿瘤细胞分泌的免疫抑制因子,其可通过中和淋巴细胞分泌的IL-2,降低机体IL-2水平,进而一定程度上抑制机体免疫功能,局部消融治疗后可溶性IL-2受体较治疗前显著降低。同时转化生长因子β1也是肿瘤分泌的免疫抑制因子之一,能抑制多种抗肿瘤免疫效应,研究发现其局部消融治疗后一周明显降低。此外消融治疗还可以通过降低VEGF及TGF-β2等免疫抑制因子的水平减少肿瘤相关免疫抑制作用。

4. 消融治疗提高红细胞的免疫功能 Siegel等于1981年发现红细胞具有免疫功能,C3b作为常见的补体受体之一,90%分布在红细胞膜上,使得红细胞清除抗原-抗体-补体免疫复合物的能力明显高于白细胞。肝肿瘤患者存在继发性红细胞功能障碍,其C3b表达明显低于正常人。研究发现局部消融治疗后C3b表达明显升高,人血管中免疫复合物清除率较治疗前显著升高,这表明消融治疗一定程度上可以改善红细胞的免疫功能。

(二)消融联合免疫治疗的应用

1. 冷冻消融联合免疫治疗 早在20世纪70年代早期,冷冻消融就被认为对远处的肿瘤具有免疫调节作用,即存在远隔效应。近来研究发现,在小鼠中冷冻消融后大约有四分之三的细胞凋亡是由于促炎因子水平的上升,且这些因子的升高降低了肿瘤增长的速度。其中Lizhi Niu等的一项回顾性研究发现,冷冻消融联合DC-CIK治疗较单治疗组可有效延长晚期肝癌患者生存期(冷冻消融联合免疫治疗 vs 单纯消融:32个月 vs 17.5个月)。

2. 射频消融联合免疫治疗 射频消融后坏死的肿瘤细胞可以释放信号调控因子,进而引起肿瘤细胞表面热休克蛋白表达升高,树突状细胞被激活,抗肿瘤效应增强。此外消融后血清促炎因子水平的升高也与射频消融后的免疫调节作用密切相关。Duffy AG 等 2017 年研究报道消融联合 CTLA-4 对于晚期肝癌患者疗效显著,其 6 个月和 12 个月无进展生存率分别为 57.1% 和 33.1%。中位总生存期可达到 12.3 个月。另外一项研究发现射频联合细胞免疫较射频单治疗组,其无进展生存期明显延长($p<0.000\ 1$),且一年生存率(100% vs 92.6%)及两年生存率(100% vs 76.6%)也均较单消融治疗组显著提高。目前消融联合 PD-1 在肝癌中的 Ⅱ 期临床实验也已经展开(NCT03753659)。

3. 微波消融联合免疫治疗　微波消融联合树突状细胞(DC)、细胞因子诱导的杀伤细胞(CIK)、细胞毒性 T 淋巴细胞等过继性免疫治疗对于肝癌的治疗安全有效。Zhou P 等 2011 年的前临床实验报道微波消融联合细胞免疫对于晚期肝癌的患者安全有效,无 Ⅲ/Ⅳ 级副作用发生,且治疗后 CD8$^+$ 效应 T 细胞较治疗前明显升高。微波消融联合过继性免疫治疗的 Ⅱ/Ⅲ 期临床实验在进行中(NCT02851784)。

4. 高强度聚焦超声(HIFU)联合免疫治疗　HIFU 可以通过提高调节热休克蛋白及促炎因子的表达,降低 VEGF、TGF-β1 及 TGF-β2 等的免疫抑制因子的抗原特异性免疫调节作用。有临床试验报道 HIFU 术后肿瘤治疗边缘树突状细胞、巨噬细胞及 T 细胞等免疫细胞的浸润及活化均明显增加。

5. 其他消融治疗联合免疫治疗　溶瘤病毒联合免疫治疗也可以使肿瘤患者获益,其中溶瘤病毒(talimogene laherparepvec,T-VEC)作为一种通过基因工程改造的 Ⅰ 型单纯疱疹病毒(HSV-1),可通过在肿瘤细胞内分泌细胞因子 GM-CSF 导致细胞溶解。2017 年 *Cell* 发表的一项研究数据提示联合使用 T-VEC 和 PD-1 单抗帕博利珠单抗(pembrolizumab)治疗转移性黑色素瘤,患者总缓解率为 62%,其中 33% 为完全缓解,这一联合疗法的缓解率高于比单独使用帕博利珠单抗(pembrolizumab)或 T-VEC 治疗的预期缓解率(通常为 35%~40%)。

五、展望

免疫检查点抑制剂的出现,使肿瘤进入"免疫治疗时代"。如何通过联合治疗提高免疫治疗有效率是下一步的重点研究领域。消融治疗由于可以快速有效的破坏肿瘤,提高抗原释放和暴露,将有利于联合免疫治疗的疗效。二者的联合从理论和初步的临床研究显示了良好的前景。免疫治疗通过联合消融提高了疗效,消融通过联合免疫治疗扩大了适应范围,但这种联合模式有待临床研究的结果证实。

(孟志强　解　婧)

第五节　消融前后抗病毒和保肝支持治疗

原发性肝癌以肝细胞肝癌(hepatocellular carcinoma,HCC)最为常见,亚洲人群中 80%~90% 的 HCC 与乙型肝炎病毒(hepatitis B virus,HBV)、丙型肝炎病毒(hepatitis C virus,HCV)的慢性感染相关。HBV、HCV 感染会促进肝硬化的发生,而一旦发展为肝硬化,HCC 5 年的累计发生率显著提高,差异与病因、地区或种族、肝硬化的阶段等有关。全球和我国的 HCC 患者中,由 HBV 感染引起的比例分别为 45% 和 80%;非肝硬化 HBV 感染者的 HCC 年发生率 0.5%~1.0%,肝硬化患者 HCC 年发生率为 3%~6%。HCV 相关 HCC 发生率在感染 30 年后为 1%~3%,主要见于肝硬化和进展期肝纤维化患者;一旦发展成为肝硬化,HCC 的年发生率为 2%~4%。仅 2015 年全球死于病毒性肝炎相关 HCC 的人数就多达 47 万。由于绝大多数 HCC 是在慢性病毒性肝炎、肝硬化的基础上发生的,因此肝癌消融治疗前后必然涉及到抗病毒和内科保肝支持治疗的问题。

一、乙肝病毒、丙肝病毒感染与肝细胞肝癌的相关性

一项系统综述估计,东亚国家 HBV 慢性感染者每百人年 HCC 的发生率在非活动性携带者为 0.2,无肝硬化的慢性乙型肝炎(chronic hepatitis B,CHB)患者为 0.6,代偿期肝硬化患者为 3.7。西方国家 HBV 慢性感染者每百人年 HCC 的发生率在非活动性携带者为 0.02,无肝硬化的 CHB 患者为 0.3,代偿期肝硬化患者为 2.2。Yang 等在中国台湾追踪随访了 11 893 名 30~65 岁无 HCC 病史的男性 8.5 年,共有 111 例新出现了 HCC,根据基线时 HBV 的状态,发现 HBsAg(−)和 HBeAg(−)、HBsAg(+)和 HBeAg(−)、HBsAg(+)和 HBeAg(+)三组人群发生 HCC 的校正相对危险性分别是 1.0(参考组)、10.0、60.0。在中国台湾进行的另一项社区为基础的前瞻性研究(the risk evaluation of viral load elevation and associated liver disease/cancer-hepatitis B virus,REVEAL-HBV)发现,基线 HBV DNA 水平与 HCC 发生风险显著相关。

HCV 感染与 HCC 的关系同样密切,横断面和病例对照研究显示,与 HCV 阴性的人群相比,HCV 感染发生 HCC 的风险增加 15~20 倍。影响 HCV 相关 HCC 发生的影响因素很多,病毒因素是其中最重要的因素之一,HCV RNA 水平与 HCC 发生风险显著相关。

二、抗病毒治疗的重要性

(一)抗病毒治疗可减少病毒性肝炎相关 HCC 的发生

中国 2015 版慢性乙型肝炎防治指南指出,CHB 抗病毒治疗的目标是最大限度地长期抑制 HBV 复制,减轻肝细胞炎性坏死及肝纤维化,延缓和减少肝功能衰竭、肝硬化失代偿、HCC 及其他并发症的发生。在中国 2015 版丙型肝炎防治指南也指出,慢性丙型肝炎(chronic hepatitis C,CHC)抗病毒治疗的目标是清除 HCV,获得治愈,清除或减轻 HCV 相关肝损害,逆转肝纤维化,阻止进展为肝硬化、失代偿期肝硬化、肝衰竭或 HCC。因此减少 HCC 的发生是 CHB、CHC 抗病毒治疗的重要目标,国内外已有大量的临床研究确认这一点。

一项前瞻对照研究总结了中国台湾 3 个医学中心随访 1.1~16.5 年的结果,治疗组为 233 例 HBeAg 阳性 CHB 患者,接受干扰素 α(interferon-α,IFNα)治疗,对照组为 233 例未治疗的患者。在 15 年随访结束时,治疗组与对照组 HCC 发生率分别为 2.7% 和 12.5%,治疗组 HCC 发生率显著低于对照组。亚组分析显示,肝硬化组中 IFNα 治疗者和未治疗者肝癌的累计发生率分别为 19.7% 和 58.9%(p = 0.008 6),提示即使进展为肝硬化,IFNα 治疗仍可以显著降低肝癌的发生率。一项 meta 分析纳入了 12 项研究的 2 742 例 CHB 患者,分为 IFNα 治疗组和对照组,IFNα 治疗导致 HCC 的发生率下降 34%,其中早期肝硬化患者比没有肝硬化的患者受益更加明显;另有 5 项研究的 2 289 例 CHB 患者,分为核苷(酸)类似物(nucleotide analogue,NA)治疗组和对照组,NA 治疗组 HCC 发生率下降 78%,证实 IFNα 和 NA 的抗病

毒治疗可以显著减少 CHB 患者 HCC 发生率。

对于 CHC，有同样结论。日本进行的一项大规模、前瞻性、多中心研究，纳入 1 013 例 CHC 患者(非肝硬化者 863 例、肝硬化 150 例)，以 PegIFNα-2b 联合利巴韦林(ribavirin，RBV) 治疗，自治疗结束起平均随访 3.6 年，结果发现非肝硬化患者，持久病毒学应答(sustained virological response，SVR)组、暂时病毒学应答(transient VR，TVR)组 5 年 HCC 累计发生率 均低于无应答(non-VR，NVR)组(分别是 1.7%、3.2%、7.6%，与后者比分别是 $p = 0.003$ 和 $p = 0.03$)；肝硬化患者，SVR 组、TVR 组 5 年 HCC 累计发生率同样低于 NVR 组(分别是 18.9%、20.8%、39.4%，与后者比分别是 $p = 0.03$ 和 $p = 0.04$)。另一项研究纳入了 605 例 HCV 感染者，其中直接抗病毒药物(direct antiviral agents，DAAs)组 77 例，PegIFN/RBV 组 528 例，随访 4 年后，DAAs 组和 PegIFN/RBV 组 HCC 的发生率分别为 2.6% 和 2.2%，无统计学差异，进一步分析在肝硬化的情况下，两组的 3 年和 5 年累计 HCC 发生率也无统计学差异，因此 作者认为 DAAs 与 IFN 相似，均可以显著地降低 HCV 相关 HCC 的发生率。

(二) 抗 HBV 治疗可以减少乙肝相关 HCC 根治术后的复发

如前所述，HBV 的慢性感染与 HCC 的发生密切相关，抗 HBV 治疗可以减少乙型肝炎相 关 HCC 的发生，如果已经发生 HCC，抗 HBV 治疗意义何在呢？

Yang 等对 631 例 HBV DNA 阳性、并根治性切除的 HCC 患者进行了前瞻性队列研究， 结果显示，术前高病毒载量(HBV DNA ≥ 10 000copies/ml)是影响 HCC 患者总体生存率的 独立危险因素，术前抗病毒治疗是改善无复发生存率的独立因素。一项 meta 分析显示，根 治性处理(肝部分切除或消融)的 HCC 患者，抗病毒治疗能减少 HCC 短期、长期的复发率和 死亡率，估计 1、2、3、5 年复发的风险比分别是 0.54、0.42、0.37、0.32 ; 1、2、3、5、7 年死亡的风 险比是 0.23、0.31、0.43、0.42 和 0.28，进而推测抗病毒治疗通过清除致癌土壤预防 HCC 复发、通过抑制 HBV 复制和抗炎作用降低新发肿瘤形成的可能性。Wu 等报道了 HBV 相关 性 HCC 根治术后 NA 应用的大样本队列研究，收集了 2003—2010 年中国台湾的 100 938 例 HCC，其中 4 569 例 HBV 相关性 HCC 进行了根治性肝切除术，对照组 4 051 例未予 NA，518 例术后予以 NA 治疗，经过长达 6 年的随访观察，NA 组复发率为 20.5%、对照组为 43.6% ($p<0.001$)；NA 组总体病死率为 10.6%、对照组为 28.3% ($p<0.001$)，Cox 回归分析提示 NA 应 用是降低 HCC 复发的独立重要因素 (HR 为 0.67 ; 95% 置信区间为 0.55~0.81，$p<0.001$)。

射频消融是一种 HCC 局部消融治疗方法，广泛用于不适合手术治疗的早期 HCC。射频 消融有激活 HBV 的可能；射频消融联合抗病毒治疗的患者，肝脏损伤的程度明显降低，复发 率降低，对患者的预后更为有利，研究发现口服抗病毒治疗显著降低射频消融术后肿瘤复发 和死亡的风险。

(三) 抗 HCV 治疗可以减少丙肝相关 HCC 根治术后的复发

Huang 等进行了一项前瞻性、多中心的病例对照研究，82 例经根治处理(手术切除、射频 消融或乙醇消融)的 HCV 相关 HCC 患者和 87 例性别 / 年龄相配的丙肝肝硬化患者(所有 患者均为 Child-Pugh A 级)，按照指南推荐的方法予 PegIFNα-2a 联合 RBV，结果显示，HCC 组较肝硬化组 SVR 低(48.8% vs 64.4%，$p = 0.04$)，这种差异在 1 型显著(33.3% vs 60.7%， $p = 0.005$)，在 2、3 型没有统计学差异(70.6% vs 71.0%，$p = 0.88$)。获得 80/80/80 依从性的患者， 两组间 SVR 无差异(50.7% vs 64.2%，$p = 0.12$)，提示 PegIFNα-2a 联合 RBV 可以治疗根治术 后的 HCV 相关 HCC 患者。

目前,丙型肝炎的抗病毒治疗已经进入 DAAs 时代,由于 DAAs 不良反应少、口服方便、无绝对禁忌证、适用范围广、疗程短、很高的持久病毒学应答率,大有取代传统 PegIFNα 联合 RBV 的方案。但 DAAs 抗 HCV 治疗能否预防肝细胞肝癌术后复发尚存在争议,Conti 等纳入了 59 例 HCV 相关肝癌治愈的患者,DAAs 治疗后随访 24 周,有 17 例复发(28.81%),多因素分析提示 DAAs 治疗、年龄、肝纤维化程度与肝癌的复发密切相关。有类似结果的研究还有不少,但同时有很多学者持相反观点,认为 DAAs 治疗不仅不会引起肝癌复发,反而可以降低肝癌的复发率,例如 Petta 等进行的回顾性研究发现,对于根治性切除或消融治疗的 HCC 患者,DAAs 或普通 IFN 治疗均显著降低了 HCV 相关肝癌的复发率,无 IFN 的 DAAs 方案和 IFN 为基础的抗 HCV 方案在降低 HCC 复发率方面并无显著性差异。

三、抗病毒治疗方案

目前的 HCC 指南、CHB、CHC 防治指南均没有提到对消融治疗的 HCC 患者如何进行抗病毒治疗,特殊人群中提到肝硬化和肝移植患者的抗病毒治疗。消融治疗对肝功能的影响相对小,安全性好。治疗方案可参考相关指南、结合患者具体的肝脏状态而定。

(一)抗病毒治疗药物

目前用于 CHB 抗病毒治疗的药物包括两大类:IFNα 类(普通 IFN、Peg IFNα-2a 和 α-2b),核苷(酸)类似物(拉米夫定、阿德福韦酯、恩替卡韦、替比夫定、替诺福韦酯和替诺福韦艾拉酚胺富马酸)。由于 HBV 相关 HCC 患者多有肝硬化基础,IFNα 类慎用,在失代偿期为禁忌证;NA 由于服药方便、不良反应少得到广泛使用,但由于服药时间长甚至终生服药,国内外指南均推荐首选强效低耐药的药物即恩替卡韦、替诺福韦酯或替诺福韦艾拉酚胺富马酸。CHB 抗病毒治疗适应证考虑到 ALT 和 HBV DNA 水平,但对于 HBV 相关 HCC 患者而言,不管 ALT 如何,只要能检测到 HBV DNA,就应该及时选择合适的药物抗病毒治疗。

针对 CHC 的抗病毒治疗,国内可以采用的方案是 PegIFNα 联合 RBV。由于绝大多数 HCV 相关 HCC 患者为肝硬化基础,而 PegIFNα 联合 RBV 副作用多,患者往往难以耐受,大大限制了这一方案在 HCV 相关 HCC 患者中的应用。如前所述,DAAs 在临床上得到广泛应用,根据作用于 HCV 复制的环节和机制分为:NS3/4A 蛋白酶抑制剂、NS5B 聚合酶抑制剂、NS5A 蛋白酶抑制剂、HCV 入胞抑制剂等。2011 年美国 FDA 批准的 telaprevir 和 boceprevir 均属于 NS3/4A 蛋白酶抑制剂,标志丙型肝炎治疗史的又一次飞跃,2017 年以来陆续有多个 DAAs 治疗方案在我国被批准用于治疗 CHC,包括泛基因型治疗方案如固定剂量的索磷布韦/维帕他韦等,对 HCV 相关肝硬化包括失代偿期肝硬化患者同样可以获得很高的 SVR 率。

(二)射频消融前后抗病毒治疗方案的选择

1. HBV 相关 HCC 患者消融前后的抗病毒治疗

(1)基础肝病为 CHB 者:疗程可根据患者的应答及耐受性等因素进行调整。①恩替卡韦 0.5mg,每日 1 次口服,建议长期服用;②替诺福韦酯 300mg,每日 1 次口服,建议长期服用;③替诺福韦艾拉酚胺富马酸 25mg,每日 1 次口服,建议长期服用;④ Peg IFNα-2a 180μg,每周 1 次,皮下注射,疗程 1 年,具体剂量和疗程可根据患者的应答及耐受性等因素进行调整;⑤ Peg IFNα-2b 1.0~1.5μg/kg,每周 1 次,皮下注射,疗程 1 年。具体剂量和疗程可根据患者的应答及耐受性等因素进行调整。

(2)基础肝病为肝硬化者:首选恩替卡韦或替诺福韦酯或替诺福韦艾拉酚胺富马酸,剂量同前,建议终生用药。

2. HCV 相关 HCC 患者消融前后的抗病毒治疗

(1)基础肝病为 CHC 或代偿期肝硬化者:

1)中国已经批准的 DAAs 治疗方案包括①固定剂量索磷布韦/维帕他韦:400mg/100mg,1 次/d,泛基因型药物,适用于 1~6 型,12 周;②固定剂量索磷布韦/雷迪帕韦:400mg/90mg,1 次/d,适用于 1、4、5 和 6 型(其中除 1b 型初治和经治患者均适用外,其他基因型仅适用于初治患者),12 周;③奥比帕利+达塞布韦:奥比帕利含 75mg 帕立瑞韦、12.5mg 奥比他韦和 50mg 利托那韦,2 片,1 次/d;达塞布韦 250mg,每天两次,适用于 1b 型,12 周;④艾尔巴韦格拉瑞韦(择必达):100mg/50mg,适用于 1、4 型且 HCV RNA<800,000IU/ml 的患者,12 周。

2)除了 DAAs 方案外,还可以选择经典的 Peg IFN α 联合利巴韦林的治疗方案,包括① Peg IFNα-2a:180μg,皮下注射,每周一次,疗程为 48 周。联合利巴韦林:<75kg 1 000mg/d;≥75kg 1 200mg/d,口服。② Peg IFNα-2b:1.5μg/kg 体重,皮下注射,每周一次,疗程为 48 周。联合利巴韦林:<75kg 1 000mg/d;≥75kg 1 200mg/d,口服。

以上方案适用于基因 1 型 HCV 感染者,基线 HCV RNA 低于 400 000IU/ml 且获得快速病毒学应答(RVR)者,可以治疗 24 周;获得完全早期病毒学应答(cEVR)者,治疗 48 周;对于延迟应答者,推荐延长治疗至 72 周。4~6 型 HCV 感染者可参考 1 型的治疗方案。对于 2、3 型 HCV 感染者,推荐治疗 24 周;利巴韦林为 800mg/d,基线指标提示可能应答不佳者,可以按照 15mg/(kg·d)。具体剂量和疗程随应答情况、不良反应程度调整。

(2)基础肝病为丙肝肝硬化失代偿期患者:欧洲肝病学会 2018 年指南,对于失代偿肝硬化患者,包括发生 HCC 者,推荐 DAAs 方案如下:

1)如果能耐受利巴韦林,推荐:①固定剂量索磷布韦/雷迪帕韦,1 次/d,+ RBV(根据体重或 600mg 起始,渐加量),12 周;②固定剂量索磷布韦/维帕他韦,1 次/d,+ RBV(根据体重或 600mg 起始,渐加量),12 周。

2)不耐受利巴韦林者,推荐:①固定剂量索磷布韦/雷迪帕韦,1 次/d,24 周;②固定剂量索磷布韦/维帕他韦,1 次/d,24 周。

四、肝细胞肝癌消融前后的内科支持治疗

《原发性肝癌局部消融治疗的专家共识》适应证里提到,肝功能分级为 Child-Pugh A 或 B,或经内科护肝治疗达到该标准者可以进行消融治疗。禁忌证中提到肝功能分级为 Child-Pugh C,经内科护肝治疗无法改善者;治疗前 1 个月内有食管(胃底)静脉曲张破裂出血;不可纠正的凝血功能障碍和明显的血象异常,具有明显出血倾向者;顽固性大量腹水,恶病质者。因此,消融治疗前应该评价肝功能状态,积极进行内科保肝、支持、对症等治疗。即使对于没有发展至肝硬化的慢性肝炎,如果存在明显的肝功能异常,也建议进行保肝治疗。局部消融的安全性高,对肝脏的损伤较小,但术后均会出现程度不等的 ALT 升高,针对此,建议必要时进行保肝治疗。

(一)常用的保肝等辅助治疗药物

抗氧化剂如还原型谷胱甘肽、N- 乙酰半胱氨酸、硫普罗宁等,在体内起到活化氧化还原系统、激活 SH 酶、保护肝脏的合成和解毒等作用。甘草酸类药物具有保护肝细胞膜、促肝细胞再生作用,同时可抑制肝脏纤维组织的增生;甘草酸保护肝细胞膜的机制是通过抑制磷脂

酶 A 的活性,阻断花生四烯酸起始阶段的代谢水平,使得前列腺素、白三烯等炎性介质无法产生,从而达到抗炎作用。水飞蓟宾的主要机制为清除自由基、抗脂质过氧化作用,此外还有抗炎及免疫调节作用。多烯磷脂酰胆碱在化学结构上与重要的内源性磷脂一致,能以完整的分子与肝细胞膜、细胞器膜结合,对已破坏的膜结构进行修复。熊去氧胆酸和 S- 腺苷蛋氨酸可以治疗肝内胆汁淤积,其中 S- 腺苷蛋氨酸可以影响到肝细胞膜的稳定性,胆汁的流动及肝解毒功能,能有效降低患者血中胆酸及转氨酶水平。

(二)营养支持治疗

对于肝硬化基础上发生 HCC 的患者,应注意营养支持。根据患者能量的消耗确定能量物质的需要量,一般认为 1 200~2 000kcal/d 能满足大多数患者的需求,必要时建议夜间加餐。肝硬化患者手术后主要依靠 ATP 维持肝脏功能并且刺激肝脏再生,现在认为高血糖可抑制内生脂肪的氧化和减少肝脏能量的生成,葡萄糖输注量应小于 150g/d。脂肪摄入量应控制在 1g/(kg·d)范围内,中长链脂肪乳剂对肝硬化患者更为理想。应注意优质高蛋白饮食,每天供给 100~120g 蛋白质,晚期肝硬化如出现血氨升高,每天摄入量应限制在 25~40g。其他如维生素、相关电解质和微量元素等的补充,同样有助于维持肝功能并促进肝脏损伤的修复。

（封 波）

参 考 文 献

［1］范卫君,叶欣.肿瘤微波消融治疗学.北京:人民卫生出版社,2012.

［2］FU C,LIU N,DENG Q,et al.Radiofrequency ablation vs.surgical resection on the treatment of patients with small hepatocellular carcinoma:a system review and meta-analysis of five randomized controlled trials. hepatogastroenterology.2014,61(134):1722-1729.

［3］CHEN QW,YING HF,GAO S,et al.Radiofrequency ablation plus chemoembolization versus radiofrequency ablation alone for hepatocellular carcinoma:a systematic review and meta-analysis.Clin Res Hepatol Gastroenterol.2016,40(3):309-314.

［4］KIM JH,WON HJ,SHIN YM,et al.Medium-sized(3.1-5.0cm)hepatocellular carcinoma:transarterial chemoembolization plus radiofrequency ablation versus radiofrequency ablation alone.Ann SurgOncol. 2011, 18(6):1624-1629.

［5］LEE H,YOON CJ,SEONG NJ,et al.Comparison of Combined Therapy Using Conventional Chemoembolization and Radiofrequency Ablation Versus Conventional Chemoembolization for Ultrasound-Invisible Early-Stage Hepatocellular Carcinoma(Barcelona Clinic Liver Cancer Stage 0 or A).Korean J Radiol.2018,19:1130-1139.

［6］WANG WD,ZHANG LH,NI JY,et al.Radiofrequency Ablation Combined with Transcatheter Arterial Chemoembolization Therapy Versus Surgical Resection for Hepatocellular Carcinoma within the Milan Criteria:A Meta-Analysis.Korean J Radiol.2018,19:613-622.

［7］ABDELAZIZ AO,ABDELMAKSOUD AH,NABEEL MM,et al.Transarterial Chemoembolization Combined with Either Radiofrequency or Microwave Ablation in Management of Hepatocellular Carcinoma.Asian Pac J Cancer Prev.2017,18:189-194.

［8］SI ZM,WANG GZ,QIAN S,et al.Combination Therapies in the Management of Large(≥5cm)Hepatocellular Carcinoma:Microwave Ablation Immediately Followed by Transarterial Chemoembolization.J Vasc Interv Radiol.2016,27:1577-1583.

［9］ GINSBURG M,ZIVIN SP,WROBLEWSKI K,et al.Comparison of combination therapies in the management of hepatocellular carcinoma:transarterial chemoembolization with radiofrequency ablation versus microwave ablation.J Vasc Interv Radiol.2015,26:330–341.

［10］ BIEDERMAN DM,TITANO JJ,BISHAY VL,et al.Radiation Segmentectomy versus TACE Combined with Microwave Ablation for Unresectable Solitary Hepatocellular Carcinoma Up to 3cm:A Propensity Score Matching Study.Radiology.2017,283:895–905.

［11］ CHEN QF,JIA ZY,YANG ZQ,et al.Transarterial Chemoembolization Monotherapy Versus Combined Transarterial Chemoembolization–Microwave Ablation Therapy for Hepatocellular Carcinoma Tumors</=5cm:A Propensity Analysis at a Single Center.Cardiovasc Intervent Radiol.2017,40:1748–1755.

［12］ ZENG JY,PIAO XH,ZOU ZY,et al.Cryoablation with drug–loaded bead embolization in the treatment of unresectable hepatocellular carcinoma:safety and efficacy analysis.Oncotarget.2018,9:7557–7566.

［13］ HUANG M,WANG X,BIN H.Effect of Transcatheter Arterial Chemoembolization Combined with Argon–Helium Cryosurgery System on the Changes of NK Cells and T Cell Subsets in Peripheral Blood of Hepatocellular Carcinoma Patients.Cell Biochem Biophys.2015,73:787–792.

［14］ KIM J,CHUNG DJ,JUNG SE,et al.Therapeutic effect of high–intensity focused ultrasound combined with transarterial chemoembolisation for hepatocellular carcinoma<5cm:comparison with transarterial chemoembolisation monotherapy—preliminary observations.Br J Radiol.2012,85:e940–946.

［15］ VOLLHERBST D,BERTHEAU RC,FRITZ S,et al.Electrochemical Effects after Transarterial Chemoembolization in Combination with Percutaneous Irreversible Electroporation:Observations in an Acute Porcine Liver Model.J Vasc Interv Radiol.2016,27:913–21 e2.

［16］ GUO Y,ZHANG Y,JIN N,et al.Electroporation–mediated transcatheter arterial chemoembolization in the rabbit VX2 liver tumor model.Invest Radiol.2012,47:116–120.

［17］ SALATI U,BARRY A,CHOU FY,et al.State of the ablation nation:a review of ablative therapies for cure in the treatment of hepatocellular carcinoma.Future Oncol.2017,13(16):1437–1448.

［18］ MAZZAFERRO V,REGALIA E,DOCI R,et al.Liver transplantation for the treatment of small hepatocellular carcinomas in patients with cirrhosis.N Engl J Med.1996,334:693–699.

［19］ KOLLMANN D,SELZNER N,SELZNER M.Bridging to liver transplantation in HCC patients.Langenbecks Arch Surg.2017,402(6):863–871.

［20］ SCHROEDER T,SOTIROPOULOS GC,MOLMENTI EP,et al.Changes in staging for hepatocellular carcinoma after radiofrequency ablation prior to liver transplantation as found in the explanted liver.Hepatogastroenterology.2011,58:2029–2031.

［21］ BRILLET PY,PARADIS V,BRANCATELLI G,et al.Percutaneous radiofrequency ablation for hepatocellular carcinoma before liver transplantation:a prospective study with histopathologic comparison.AJR Am J Roentgenol.2006,186:S296–305.

［22］ N'KONTCHOU G,AOUT M,LAURENT A,et al.Survival after radiofrequency ablation and salvage transplantation in patients with hepatocellular carcinoma and Child–Pugh A cirrhosis.J Hepatol.2012,56:160–166.

［23］ RECCIA I,KUMAR J,KUSANO T,et al.A systematic review on radiofrequency assisted laparoscopic liver resection:Challenges and window to excel.Surg Oncol.2017,26(3):296–304.

［24］ ZHANG F,YAN J,FENG XB,et al.Efficiency and safety of radiofrequency–assisted hepatectomy for hepatocellular carcinoma with cirrhosis:A single–center retrospective cohort study.World J Gastroenterol.2015,21(35):10159–10165.

［25］ HUANG KW,LEE PH,KUSANO T,et al.impact of cavitron ultrasonic surgical aspirator(CUSA)and bipolar radiofrequency device(Habib–4X)based hepatectomy for hepatocellular carcinoma on tumour recurrence and disease–free survival.Oncotarget.2017,8(55):93644–93654.

［26］DE SANTIBAÑES M,BOCCALATTE L,DE SANTIBAÑES E.A literature review of associating liver partition and portal vein ligation for staged hepatectomy（ALPPS）：so far,so good.Updates Surg.2017,69（1）：9-19.

［27］SUN Z,TANG W,SAKAMOTO Y,et al.A systematic review and meta-analysis of feasibility,safety and efficacy of associating liver partition and portal vein ligation for staged hepatectomy（ALPPS）versus two-stage hepatectomy（TSH）.Biosci Trends.2015,9（5）：284-288.

［28］LAU WY,LAI EC.Modifications of ALPPS-from complex to more complex or from complex to less complex operations.Hepatobiliary Pancreat Dis Int.2017,16（4）：346-352.

［29］WANG Q,YAN J,FENG X,et al.Safety and efficacy of radiofrequency-assisted ALPPS（RALPPS）in patients with cirrhosis-related hepatocellular carcinoma.Int J Hyperthermia.2017,33（7）：846-852.

［30］ELIAS D,GOHARIN A,EL OTMANY A,et al.associated or not with hepatectomy.Eur J Surg Oncol.2000,26：763-769.

［31］CHOI D,LIM HK,JOH JW,et al. Combined hepatectomy and radiofrequency ablation for multifocal hepatocellular carcinomas：long-term follow-up results and prognostic factors.Ann Surg Oncol.2007,14：3510-3518.

［32］Cheung TT,Ng KK,Chok KS,et al.Combined resection and radiofrequency ablation for multifocal hepatocellular carcinoma：prognosis and outcomes.World J Gastroenterol.2010 28：3056-3062.

［33］LU MD,YIN XY,XIE XY,et al.Percutaneous thermal ablation for recurrent hepatocellular carcinoma after hepatectomy.Br J Surg.2005；92：1393-1398.

［34］FENG K,MA KS.Value of radiofrequency ablation in the treatment of hepatocellular carcinoma.World J Gastroenterol.2014,20（20）：5987-5998.

［35］JOHNSON PJ,QIN S,PARK JW,et al.Brivanib versus sorafenib as first-line therapy in patients with unresectable,advanced hepatocellular carcinoma：results from the randomized phase Ⅲ BRISK-FL study.Journal of Clinical Oncology.2013,31（28）：3517.

［36］SCHWARTZ J D,SCHWARTZ M,LEHRER D,et al.Bevacizumab in hepatocellular carcinoma（HCC）in patients without metastasis and without invasion of the portal vein.Journal of Clinical Oncology.2006,24（14_suppl）：4088.

［37］BREOUS E,THIMME R.Potential of immunotherapy for hepatocellular carcinoma.Journal of Hepatology.2011,54（4）：830-834.

［38］KUANG M,LIU S Q,SAIJO K,et al.Microwave tumour coagulation plus in situ treatment with cytokine-microparticles：induction of potent anti-residual tumour immunity.International Journal of Hyperthermia the Official Journal of European Society for Hyperthermic Oncology North American Hyperthermia Group.2005,21（3）：247-257.

［39］HAMANO N,NEGISHI Y,TAKATORI K,et al.Combination of bubble liposomes and high-intensity focused ultrasound（HIFU）enhanced antitumor effect by tumor ablation.Biological & Pharmaceutical Bulletin.2014,37（1）：174.

［40］VOGL T J,ECKERT R,NAGUIB N N N,et al.Thermal Ablation of Colorectal Lung Metastases：Retrospective Comparison Among Laser-Induced Thermotherapy,Radiofrequency Ablation,and Microwave Ablation.American Journal of Roentgenology.2016：1-10.

［41］SHI L,CHEN L,WU C,et al.PD-1 Blockade Boosts Radiofrequency Ablation-Elicited Adaptive Immune Responses against Tumor.Clinical Cancer Research An Official Journal of the American Association for Cancer Research.2016,22（5）：1173.

［42］YU MA,LIANG P,YU XL,et al.Multiple courses of immunotherapy with different immune cell types for patients with hepatocellular carcinoma after microwave ablation.Exp Ther Med.2015,10：1460-1466.

［43］KALLIO R,SEQUEIROS R,SURCEL H M,et al.Early cytokine responses after percutaneous magnetic resonance imaging guided laser thermoablation of malignant liver tumors.Cytokine.2006,34（5-6）：0-283.

［44］ YUSUKE，TAKAHASHI，NORIYUKI，et al.Immunological effect of local ablation combined with immunotherapy on solid malignancies.Chinese Journal of Cancer.2017，36（6）：49.

［45］ WANG FS，FAN JG，ZHANG Z，et al.The global burden of liver disease：The major impact of China. Hepatology.2014，60（6）：2099-2108.

［46］ 中华医学会肝病学分会 中华医学会感染病学分会 . 慢性乙型肝炎防治指南（2015 更新版）. 中华肝脏病杂志 .2015，23（12）：888-905.

［47］ 中华医学会肝病学分会 中华医学会感染病学分会 . 丙型肝炎防治指南（2015 更新版）. 中华肝脏病杂志 .2015，23（12）：906-922.

［48］ FATTOVICH G，BORTOLOTTI F，DONATO F.Natural history of chronic hepatitis B：special emphasis on disease progression and prognostic factors.J Hepatol.2008，48（2）：335-352.

［49］ YANG HI，LU SN，LIAW YF，et al.Hepatitis Be antigen and the risk of hepatocellular carcinoma.N Engl J Med.2002，347（3）：168-174.

［50］ LIN SM，YU ML，LEE CM，et al.Interferon therapy in HBeAg positive chronic hepatitis reduces progression to cirrhosis and hepatocellular carcinoma.J Hepatol.2007，46（1）：45-52.

［51］ OGAWA E，FURUSYO N，KAJIWARA E，et al.Efficacy of pegylated interferon alpha-2b and ribavirin treatment on the risk of hepatocellular carcinoma in patients with chronic hepatitis C：a prospective， multicenter study.J Hepatol.2013，58 ：495-501.

［52］ WU CY，CHEN YJ，HO HJ，et al.Association between nucleoside analogues and risk of hepatitis B virus-related hepatocellular carcinoma recurrence following liver resection.JAMA.2012，308（18）：1906-1913.

［53］ HUANG JF，YU ML，HUANG CF，et al.The efficacy and safety of pegylated interferon plus ribavirin combination therapy in chronic hepatitis c patients with hepatocellular carcinoma post curative therapies-A multicenter prospective trial.J Hepatol.2011，54（2）：219-226.

［54］ CONTI F，BUONFGLIOLI F，SCUTERI A，et al.Early occurrence and recurrence of hepatocellular carcinoma in HCV-related cirrhosis treated with direct acting antvirals.J Hepatol.2016，65（4）：727-733.

［55］ European Association for the Study of the Liver.EASL 2017 Clinical Practice Guidelines on the management of hepatitis B virus infection.J Hepatol.2017，67 ：370-398.

［56］ European Association for the Study of the Liver.EASL recommendations on treatment of hepatitis C virus 2018.J Hepatol.2018，69（2）.

［57］ 中国抗癌协会肝癌专业委员会，中国抗癌协会临床肿瘤学协作专业委员会，中华医学会肝病学分会肝癌学组 . 原发性肝癌局部消融治疗的专家共识 . 临床肿瘤杂志 .2011，16（1）：70-73.

第七章

肝转移瘤的消融治疗

　　肝脏是恶性肿瘤转移最常见的靶器官之一,由于门脉循环,消化道肿瘤发生肝转移的比例较高,既往报道约 25% 的结直肠癌患者在整个病程中发生肝转移,对于其他常见肿瘤如胃癌、乳腺癌、卵巢癌,文献报道的肝转移发生率分别为 14%、50%、50%。出现肝转移后患者生存率大幅下降,消融治疗具有微创、对正常组织影响小和可以反复消融的优点,是肝脏寡转移的理想治疗手段。

第一节　适应证与禁忌证

一、适应证

(一) 最佳适应证

　　结直肠癌肝转移,目前多采用中国结直肠癌诊疗规范建议:肝脏转移灶最大径 ≤ 3cm,病灶个数 ≤ 3 个转移灶。2018 年 ESMO 结直肠癌指南推荐,对于直肠癌肝脏寡转移灶(转移 ≤ 2 个部位,≤ 5 个病灶),推荐进行消融治疗。最佳适应证患者消融以根治性治疗为目的。

(二) 相对适应证

　　主要包括原发结直肠癌以外脏器肝转移,同时肝脏病灶符合完全消融的标准:即肝脏转移灶最大径 ≤ 3cm,病灶个数 ≤ 3 个转移灶。相对适应证患者原发病灶已经得到有效控制、无肝外及其他部位转移或肝外转移灶稳定、肝内病灶预期能完全消融。

(三) 潜在适应证

　　主要包括:①肝脏转移灶最大径 >3cm,病灶个数 >3 个转移灶,原发病灶已经得到有效控制、无肝外及其他部位转移,肝脏病灶可通过分次消融达到完全消融;②肝脏病灶符合完全消融的标准:即肝脏转移灶最大径 ≤ 3cm,病灶个数 ≤ 3 个转移灶,但原发灶尚未得到有效控制,可在积极全身治疗以控制原发灶基础上配合肝脏消融治疗以达到肝脏无瘤状态;③肝脏病灶负荷较大,无法实现完全消融,可通过姑息性消融与免疫治疗(主要是免疫检查点抑制剂)联合以期提高免疫治疗疗效。

二、禁忌证

主要包括：①肝功能 Child-Pugh C 级；②无法纠正的凝血功能障碍；③合并活动性感染，尤其是胆道系感染等；④顽固性大量腹水、恶病质；⑤心、脑、肺、肾等重要器官功能衰竭；⑥ ECOG 分级 >2 级；⑦意识障碍或不能配合治疗。

第二节 不同肿瘤肝转移消融治疗的策略

一、结直肠癌肝转移的消融治疗

(一) 概述

结直肠癌是全球肿瘤发病数前十的肿瘤，转移是结直肠癌致死的重要原因。既往文献对结直肠癌肝转移的发生率的报道不尽相同，Landreau 等对 1985—2000 年 4 584 例进行了结直肠癌根治术的患者进行了一项回顾性研究，602 例患者发生了异时性肝转移。Engstrand 等对 2008 年诊断为结直肠癌的 1 026 例患者进行了回顾性队列分析，共 272 例（26.5%）患者出现肝转移，其中 166 例为同时性肝转移，106 例为异时性肝转移。Hackl 等对 2002—2007 年之间诊断为结直肠癌的 5 772 例患者进行了回顾性分析，共 1 426 例（24.7%）患者在整个病程中发生肝转移，其中 1 019 例患者为同时性肝转移，407 例为异时性肝转移。

(二) 指南推荐

根据 2018 版 NCCN 结肠癌和直肠癌指南，对于孤立的同时性和异时性肝转移，同时适用于肝切除术和消融手术的患者，可以单独或在术中进行消融手术，不适于进行肝切除术或已经进行过肝切除的患者，推荐进行射频消融，消融的目标是将转移灶完全消融。

2018 年 ESMO 结直肠癌指南推荐对于可切除的结直肠癌肝转移，肝切除术中可以联合消融治疗以达到 R0 切除；对于直肠癌肝脏寡转移灶，推荐进行消融治疗。中国结直肠癌诊疗规范规定的结直肠癌肝转移射频消融的适应证为：转移灶最大径 ≤ 3cm，且每次最多消融 3 个转移灶。对于肝转移切除术中预计残余肝脏体积过小时，也建议对剩余最大径 ≤ 3cm 的转移灶行射频消融治疗。

2017 年我国影像引导肝脏肿瘤热消融治疗技术临床规范化应用专家共识中对肝转移瘤完全消融的适应证规定为：原发病灶已经得到有效控制、无肝外及其他部位转移或肝外转移灶稳定、肝内病灶预期能完全消融；肝转移灶姑息性消融的适应证为：存在肝外其他部位转移时可在全身治疗的同时进行肝内病灶消融；肝肿瘤热消融的禁忌证为：①肿瘤弥漫分布；②侵犯邻近空腔脏器；③肝功能 Child-Pugh C 级；④无法纠正的凝血功能障碍；⑤合并活动性感染，尤其是胆道系感染等；⑥顽固性大量腹水、恶病质；⑦心、脑、肺、肾等重要器官功能衰竭；⑧ ECOG 评分 >2 分；⑨意识障碍或不能配合治疗。

(三) 既往研究

对于不可切除的结肠癌肝转移，一项 2017 年针对不可切除的结肠癌肝转移的 II 期随机对照试验称，化疗联合射频消融组较系统性化疗组 OS 明显延长（HR 0.58，95% 置信区间

0.38~0.88，p=0.01），联合组 3、5、8 年生存率分别为 56.9%、43.1% 和 35.9%，化疗组 3、5、8 年生存率分别为 55.2%、30.3% 和 8.9%。既往研究认为对于可切除的结肠癌肝转移瘤，手术切除的复发率更低，OS 更长。最近的研究显示在孤立、较小的转移灶中，手术和消融治疗可能会取得相似的 OS，而且消融治疗的创伤更小，但是还没有随机对照试验来比较消融与肝切除术的疗效。一项 2008 年的回顾性研究对消融手术效果劣于肝切除术的原因提出了质疑，该研究纳入了 258 例进行了肝切除术、射频消融或者肝切除术联合射频消融术的结直肠癌肝转移的患者，结果显示进行射频消融或肝切除术联合射频消融的患者 1 年内发生肝外转移的风险显著高于肝切除术的患者，射频消融或肝切除术联合射频消融的患者的 DFS 和 OS 也更低，倾向性评分结果显示，肝切除联合射频消融与肝切除术的临床危险因素分布显著不同，这表明无法用统计学方法对比 RFA 的治疗效果。2004 年一项研究探索了结直肠癌肝转移仅进行肝切除术、射频消融术或肝切除联合射频消融术的复发率和存活率，该研究共纳入 418 例患者，其中 190 例（45%）仅进行了肝切除术，101 例（24%）进行了肝切除联合射频消融术，57 例（14%）仅进行了射频消融术，70 例（17%）进行了开腹活检或动脉化疗泵置入。单用射频消融全身复发率最高（射频消融、射频消融 + 肝切除术、单独肝切除术分别为 84%、64% 和 52%，p<0.001）。仅进行肝消融术后的肝内复发率是肝切除术的 4 倍（44% vs 11%，p<0.001），真正局部复发了也是单用射频消融组最高（射频消融、射频消融 + 肝切除术、单独肝切除术分别为 9%、5%、2%，p=0.02）。虽然肝切除术后的患者的总生存率最高，但是在无法进行肝切除术的患者中，单用射频消融术和肝切除联合射频消融术的生存率都高于单用化疗组。一项Ⅲ期单盲临床试验（colorectal liver metastases：surgery vs thermal ablation，COLLISION）在 2017 年注册，该临床试验计划入组 618 人，目的在于证实对于存在至少一个可进行切除或消融治疗（转移灶直径 ≤ 3cm）的肝转移灶的患者，消融手术非劣于肝切除术。该临床试验计划于 2022 年完成，届时消融有望成为与肝切除术并列的治疗可消融的结直肠癌肝转移的首选治疗手段。

射频消融是最早出现，也是目前研究最多的消融方式。射频消融与微波消融同属于热消融，最近关于微波消融的研究显示微波消融可能比射频消融效果更好。2018 年的一项回顾性研究对比了射频消融和微波消融对结直肠癌肝转移的局部无进展生存（local tumor progression-free survival，LTPFS）。该研究对 110 例进行了肝消融术的结直肠癌肝转移患者进行了分析，该研究发现，射频消融和微波消融术的技术有效率（完全消融）分别为 93% 和 97%，差异不具有统计学意义。此外还有研究显示微波消融局部复发率更低，可以一次对多个肿瘤进行消融。但也有研究显示微波消融后可能会引起消融组织周围炎症，大功率快速消融可能会减轻这种炎症。冷冻消融治疗（cryoablation therapy），目前主要指的是氩氦刀。既往对冷冻消融治疗结直肠癌肝转移的 2 年生存率报告约 50%，局部复发率约为 44%。冷冻治疗不仅直接对肿瘤细胞起到杀伤作用，还可以激活机体对肿瘤的体液免疫和细胞免疫。但是相比于热消融，冷冻消融的副反应较小，但是冷冻消融容易出现术后出血，其在治疗结肠癌肝转移中安全性和有效性还有待于研究。

二、胰腺癌肝转移的消融治疗

（一）概述

胰腺癌是一种恶性程度极高的肿瘤，患者的五年生存率不足 5%。虽然手术治疗是现在唯一的治愈手段,但由于 50% 的胰腺癌患者在确诊之时就已经发生了远处转移,大部分患者并不具备手术指征。目前,化疗是胰腺癌发生转移患者的标准治疗方法,但实际上接受化疗的患者的 1 年生存率也仅为 17%~23%。

(二) 既往研究

复旦大学附属肿瘤医院肿瘤微创中心对 102 个胰腺癌肝转移患者进行 RFA 联合化疗治疗,1 个月后通过 CT 或 MRI 对 RFA 的疗效进行评估。数据表明,RFA 联合化疗可使患者的 1 年生存率达 47.1%,OS 为 11.4 个月。此外,还发现肝转移灶的大小与预后相关。≤ 3cm 的肝转移的预后好于转移灶为 3~5cm 大小的患者,两组的 1 年生存率分别为 54.7% 和 24.6%。该研究提示对于胰腺癌肝转移患者,RFA 治疗是有效的改善患者预后的疗法。也就在近期,Oweira 等发现胰腺癌伴肝转移的患者的预后比只发生肺转移、远处淋巴结转移的患者更差,提示针对肝脏转移灶局部治疗的必要性。

三、乳腺癌肝转移的消融治疗

(一) 概述

乳腺癌,作为女性癌相关死亡的主要原因之一,有 50% 的患者会发生肝脏转移,且 8.1% 的患者仅发生肝转移。尽管随着医学的发展,局限性乳腺癌的 5 年生存率可达到 95%;但若患者发生转移,5 年生存率下降至 50%。若转移发生在肝脏,在不接受任何治疗的情况下,患者的中位 OS 仅为 6 个月;若发生肝转移后患者接受化疗,其中位 OS 也仅为 14~22 个月。

(二) 既往研究

多项研究表明,对以肝转移为主的乳腺癌患者进行肝转移灶 RFA 治疗,可提高患者的生存率。如一项研究表明,超声引导下的 RFA,可使患者的中位 OS 达 29 个月,5 年生存率达 27%。一篇相关综述中提到,接受 RFA 治疗后,患者的中位 OS 为 10.9~60 个月,3 年、5 年生存率分别为 70%、30%,局部肿瘤进展率为 13.5%~58%。

2000—2015 年间,Bai 等对 69 名乳腺癌肝转移患者进行超声引导下的 RFA 治疗,以评估 RFA 的对乳腺癌肝转移患者的长期作用。这些患者在接受 RFA 治疗前,均手术切除原发灶并辅以化疗和/或内分泌治疗。从接受初次 RFA 治疗开始计算,患者的中位 OS 为 26 个月,1 年、2 年、3 年、5 年生存率分别为 81.8%、50.1%、25.3%、11%;中位 PFS 为 24 个月,1 年、2 年、3 年、5 年 PFS 分别为 77.4%、47%、23.7%、8.5%。且 RFA 的疗效与转移灶的大小(<3cm)、个数(单个)、雌激素受体状态(阳性)、肝外转移(无)有关。此外,消融边界 >10mm 的患者无局部肿瘤进展发生。1996–2011 年间,Yunus 等对 24 名系统治疗失败或反应不完全的乳腺癌肝转移患者进行 RFA 治疗,并与匹配的、仅接受系统治疗的 32 名乳腺癌肝转移患者进行对比。从诊断肝转移开始计算,RFA 治疗组的 OS 为 47 个月,而系统治疗组为 9 个月;RFA 组的 5 年生存率为 29%,而系统治疗组为 0%。该研究结果表明,在系统治疗疗效不佳的情况下辅以 RFA 治疗,可以提高患者的预后。

除 RFA 外,激光热疗(laser-induced thermotherapy, LITT)对乳腺癌肝转移也有着重要的作用。在 1993—2000 年期间,Mack 团队对 127 个乳腺癌肝转移的患者进行了 LITT。他们发现 LITT 可使乳腺癌肝转移患者的中位 OS 延长至 51 个月。2004 年,该团队再次发表了一项对 232 名乳腺癌肝转移患者进行 LITT 治疗的研究。在此研究中,从接受 LITT 开始计算,患者的 OS 为 4.9 年,平均生存时间为 4.3 年,1 年、2 年、3 年、5 年生存时间分别为 96%、80%、63%、41%。2013 年,Vogl 等证实了 LITT 在非结直肠癌肝转移患者中的有效性。该研究纳入了 401 个患者,得到的中位 OS 为 37.6 个月,1 年、2 年、3 年、4 年、5 年的生存率分别为 86.5%、67.2%、51.9%、39.9%、33.4%。中位 PFS 为 12.2 个月,1 年、2 年、3 年、4 年、5 年的无疾病进展生存率分别为 50.6%、33.8%、26%、20.4%、17%。

MWA 在乳腺癌肝转移治疗中的作用,也一直处于探索之中。2000—2004 年,Hajime 等对 8 个患者进行了开放 MRI 引导下 MWA 治疗,平均观察 25.9 个月后,8 个人中有 5 个存活下来,但都出现新的转移灶。2007 年,Iannitti 团队对 11 个乳腺癌肝转移患者进行 MWA 治疗,并进行平均 19 个月的随访。其中,36.4% 的患者无疾病进展,9.1% 的患者带病生存,其他的 54.5% 的患者死亡。目前,由于大多数现有的研究都不是局限于乳腺癌肝转移,因而 MWA 在乳腺癌肝转移患者中的作用并不是很清楚,有待进一步的研究。

除了上述的消融治疗外,关于冷冻治疗在乳腺癌肝转移中的作用也有相关的研究。2014 年,Zhang 等对 17 个乳腺癌患者的 39 个肝转移病灶进行了 CT 引导下的经皮冷冻消融治疗,患者的一年生存率为 70.6%,3 个月的局部肿瘤进展为 15.4%。该研究表明冷冻消融是乳腺癌肝转移的局部肿瘤控制的有效方法。

四、胃癌肝转移的消融治疗

(一)概述

胃癌肝转移不常见但预后较差,发生在 4%~14% 的原发性胃癌患者中。若手术切除肝转移灶,患者的中位 OS 为 5~8 个月,1 年生存率 15%~76%,5 年生存率为 11%~42%。然而由于肿瘤数目、肿瘤部位、肿瘤播散、肝储备功能不足、原发肿瘤分期差等原因,仅有 10%~20% 的患者可以接受手术治疗。

(二)既往研究

研究表明,RFA 是胃癌肝转移患者的一种低创、安全的治疗方法,可使患者的中位 OS 达 14 个月,1 年、2 年、3 年、5 年的生存率分别为 70%、11%、5%、3%。且 RFA 对于肝寡转移灶的胃癌患者的具有更大的意义:较之于多发肝转移患者 10 个月的平均 OS,肝寡转移患者的平均 OS 为 22 个月。2015 年,Lee 等对 19 个发生胃癌肝转移、原发灶切除的患者进行 RFA 治疗,得到的 OS 为 20.3 个月,局部肿瘤的中位 PFS 为 10.4 个月。且他们发现肿瘤直径超过 3cm、消融边界 <0.5cm 均是不良的预后因素。

Ali 团队对 98 例胃癌肝转移(无肝外疾病)的患者分别进行肝切除(n=68)和 RFA(n=30)治疗。两组之间的总平均生存时间分别为 23 个月和 24 个月,3 年总体生存率分别为 40.6%、43%,3 年无疾病进展生存率分别为 30.4%、37.4%. 也就是说对于胃癌肝转移的患者,手术治疗与射频消融疗效相近,但疗效均好于接受化疗的预后(平均 OS<1 年)。关于 RFA 联合化疗治疗胃癌肝转移是否能提高疗效,Hwang 团队做了相关研究。研究者对 44 个胃癌原发灶切除后发生肝转移的患者进行 RFA 治疗,其中 40 个患者同时接受系统性化疗。结果示:仅发生肝转移的、同时接受化疗和 RFA 治疗的患者,OS 为 20.9 个月,PFS 为 9.8 个月。进一步分析发现,RFA 仅对单个、单叶、无肝外转移的患者有效;联合化疗可以延长患者的 OS。

也有研究表明,冷冻消融也可用于胃癌肝转移患者的治疗。如 Chang 等对 19 个胃癌肝转移、原发灶切除后的患者进行冷冻消融治疗,其患者的 OS 为 16 个月,1 年、2 年、3 年的总体生存率分别为 78.9%、43.4%、21.7%。平均肿瘤局部 PFS 为 8 个月,6 个月、12 个月的肿瘤局部无进展生存率分别为 59.2%、23.2%。总体上来说,冷冻消融治疗可以提高患者的生存。

五、卵巢癌肝转移的消融治疗

(一)概述

卵巢癌作为妇科恶性肿瘤的首位死亡原因,现主要的治疗手段以手术切除原发灶,辅以铂类为基础的化疗。鉴于大多数的患者都会复发,且 50% 的患者都会发生肝转移,因此局部的肝脏转移灶的消融治疗或许对改善乳腺癌患者的预后也具有一定的意义。

(二)既往研究

早在 2005—2006 年就有关于卵巢癌肝转移患者进行 RFA 治疗的研究发表,虽然病例数较少,但仍表明 RFA 可有效地控制肝脏局部转移灶。此后,Liu 团队对 11 名卵巢癌肝转移的患者进行 RFA 治疗,在随访期间,局部肿瘤进展率为 4.5%,平均进展时间为 8.0 个月,总 OS 为 53.1±10.0 个月,1 年、3 年、5 年总生存率分别为 100%、61%、61%。上述结果说明,RFA 是卵巢癌肝转移的可行且有效的替代治疗方法。

此外,也有研究探索了冷冻消融对卵巢癌肝转移患者的作用。Gao 等对 13 例卵巢癌肝转移患者的肝转移灶进行 CT 引导下的经皮冷冻消融治疗,并进行了平均 15 个月的随访。数据显示,患者的一年生存率为 92.3%,3 个月的肿瘤局部进展率为 7.14%,也就是说冷冻治疗对卵巢癌肝转移患者具有较高的局部肿瘤控制率。

六、其他部位肿瘤肝转移的消融治疗

(一)恶性黑色素瘤肝转移

恶性黑色素瘤的发病率在中国逐年上升,大约 1/3 的恶性黑色素瘤患者会发生远处转移,而肝脏是转移的常见部位。尽管 PD-1、CTLA-4 等免疫治疗药物已被广泛应用于恶性黑色素瘤的治疗,但是对于肝转移患者,并没有取得较好的疗效。由于缺乏有效的恶性黑色素瘤肝转移的化疗方案和靶向药物,恶性黑色素瘤肝转移患者的预后仍然很差,文献报告的中位生存期通常不足一年。对于恶性黑色素瘤肝转移的治疗,外科仍是标准的根治性治疗方案,并明显延长了患者的生存时间;然而,只有少数恶性黑色素瘤肝转移患者符合外科治疗的条件。对于无法耐受手术或复发性恶性黑色素瘤肝转移患者,消融作为一种有效的局部治疗手段将发挥着重要作用。Reto 等对 20 例黑色素瘤患者共 75 个肝转移病灶进行了 RFA 治疗,完全消融率为 89.3%,在随访期间,病灶的局部复发率为 13.3%,患者中位生存时间为 19.3 个月,1 年生存率为 64%,3 年生存率为 41%,5 年生存率为 17%。局部消融可安全、有效地治疗恶性黑色素瘤肝转移病灶,并且局部复发率低,可以明显延长患者的生存时间。

(二)神经内分泌肿瘤肝转移

Cozzi 等对 6 个神经内分泌肿瘤肝转移的患者进行冷冻治疗,在平均随访 24 个月后,所有患者存活且无症状,他们的影像学均表现为完全缓解。并且,研究还发现冷冻消融可以使患者术前升高的标志物下降超过 89%。这项研究表明肝脏冷冻治疗可用于对于神经内分泌肿瘤肝转移患者的治疗,不仅可缓解症状,还能提高生存。

（三）软组织肿瘤肝转移

2005 年，Pawolik 等对 66 个肉瘤肝转移的患者进行肝脏转移灶切除和 / 或开放 RFA 治疗，平均随访 35.8 个月后，有 66.7% 的患者出现复发，1 年、3 年、5 年总体生存率分别为 91.2%、65.4%、27.1%。他们发现接受 RFA 治疗（单独或联合手术切除）而不接受辅助化疗的患者预后差。

（四）其他部位肿瘤肝转移个案报道

目前已有不少病例报道关注消融在罕见的肝脏转移性肿瘤中的作用。如 Seo 报道首例回肠透明细胞肉瘤肝转移患者在原发灶切除的后接受 RFA 治疗。5 年随访结束时，患者消融部位病情稳定且无局部肿瘤进展。Liu 等报道一例胃肠道间质瘤肝多发转移患者接受 MWA 治，并联合门静脉栓塞、肝部分切除术治疗。在随访 17 个月后，患者没有任何局部或系统性疾病的表现。此外，Fu 等也报道了一例类似的病例，且患者获得 36 个月的无瘤生存期。对于胰腺癌肝转移患者的消融治疗，Yasumoto 等于 2018 年报道 1 例病例。在调强放疗控制原发病灶的基础上，研究者对患者的 3 个低血供肝转移灶进行 CT 引导下 RFA 治疗，随访一年，患者存活且无复发。对于胰腺实性假性乳头状瘤伴肝多发转移，Li 等报道了一例手术切除原发肿瘤及较大的肝转移灶、RFA 治疗其他的肝转移灶的病例，患者 3 个月内无任何原位或肝内复发。胰腺母细胞瘤作为另外一种罕见的胰腺肿瘤，Zheng 等在大剂量化疗的基础上，运用 RFA 治疗了一名发生肝转移及门静脉瘤栓的胰腺母细胞癌患者，该患者在研究结束时（3 年）依旧处于缓解状态。Karatzas 等报道了一例罕见的唾液腺癌肝转移患者接受 RFA 在内的多模式治疗，并获得了一年无疾病生存期。Bauditz 等报道一例术中利用 RFA 治疗肾上腺皮质癌肝转移灶的病例，疗效未明确提及。

七、小结

消融作为局部根治性治疗手段，其在结直肠癌肝寡转移治疗中的价值已得到国际确认并被众多指南推荐。而在结直肠癌以外肿瘤肝脏寡转移治疗中的价值已得到广泛关注，期待更多的临床研究加以确认，以及如何进行最佳获益人群的筛选。而对于无法获得肝脏完全消融的部分患者，可选择性进行姑息性消融进行减瘤治疗。随着近年免疫治疗的兴起，尤其是免疫检查点抑制剂广泛应用，局部消融治疗可通过灭活肿瘤释放肿瘤抗原来激发抗肿瘤免疫，使部分"冷肿瘤"转变为"热肿瘤"，从而来调高免疫治疗疗效，其临床价值未来值得期待。

八、典型病例

1. 病例一　直肠癌肝转移

患者男性，66 岁，直肠癌术后肝转移。上腹部 CT 示：肝 S7 结节，直径约 2.1cm，考虑转移瘤。于 CT 引导下对肝 S7 转移瘤行微波消融术；由于病灶邻近肝右静脉，消融治疗存在损伤血管以及因热沉降作用所致肿瘤残留的风险，经过讨论后决定予俯卧位平行于肝右静脉布针，并适当延长消融治疗时间。微波消融天线穿刺到位后行消融治疗 60W、10min。术后即刻扫描见消融区域密度明显降低，肝包膜下未见积液。术后 1 个月复查 CT，肝 S7 转移瘤完全灭活（图 7-2-1）。

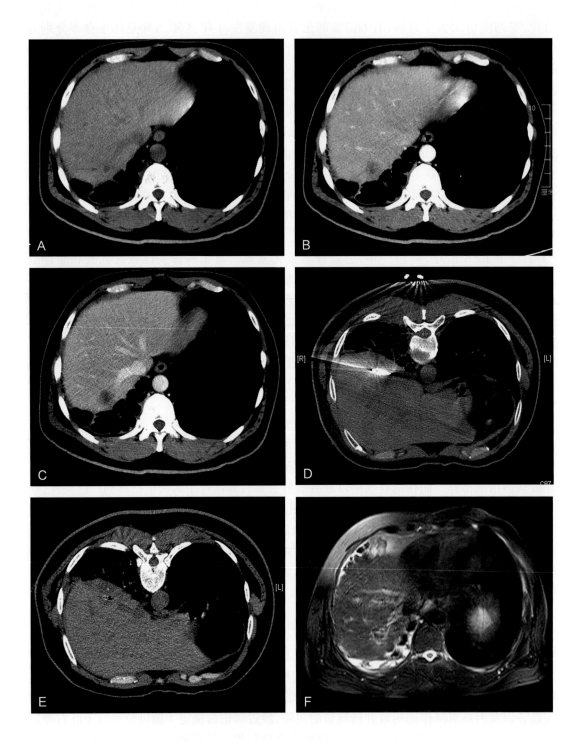

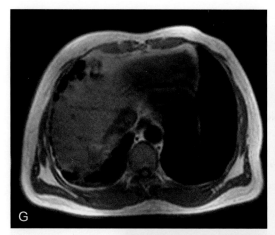
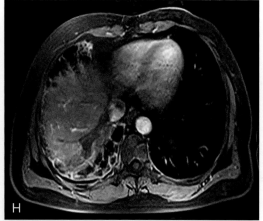

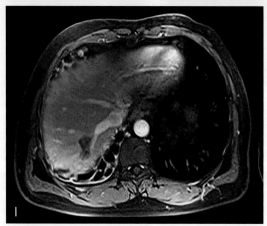

图 7-2-1　直肠癌肝转移

A~C. 上腹部 CT,肝 S7 肝右静脉旁见一结节(A,红箭),直径约 2.1cm,增强扫描不均匀强化(B),门脉期强化减退;D. CT 引导下对肝 S7 转移瘤行微波消融治疗;E. 消融术后即刻 CT 扫描,消融区域呈现明显低密度改变,其内可见条状汽化空洞影及条状高密度出血影(红箭);F~I. 消融术后 1 个月复查 MRI,肝 S7 见一异常信号灶,大小约 2.2cm×2.0cm,边界不清;T$_2$WI 病灶边缘见不规则高信号环,中央呈低信号(F,红箭);T$_1$WI呈低信号(G,红箭),增强扫描未见强化(H、I),考虑消融术后改变,肝 S7 肿瘤完全灭活

2. 病例二　胰腺癌肝转移

患者男性,54 岁,胰腺癌术后 1 个月肝转移。上腹部 MRI:肝 S8 见一结节,直径约 2.3cm,考虑转移。遂于 CT 引导下对肝 S8 转移瘤行微波消融治疗,消融条件为 60W、5min。术后即刻扫描见消融区域密度显著降低,患者顺利出院。术后 3 个月复查 CT,肝 S8 转移瘤完全灭活。(图 7-2-2)

3. 病例三　乳腺癌肝转移

患者女性,55 岁,左乳浸润性导管癌术后多发肝转移。化疗前上腹部 CT 示:肝内多发结节,最大者位于肝 S7/8,直径约 4.5cm。患者先后接受 6 个疗程 TH 方案及 5 个疗程希罗达联合赫塞汀方案化疗;化疗期间复查上腹部 CT:肝内肿瘤明显缩小、减少,仅剩肝 S7/8 转移瘤(大小约 1.4cm×1.6cm)。后继续行 13 个疗程希罗达联合赫塞汀方案化疗,复查 CT:肝S7/8 转移瘤大小未见明显变化(大小约 1.4cm×1.6cm)。遂对肝 S7/8 转移瘤行 CT 引导下微

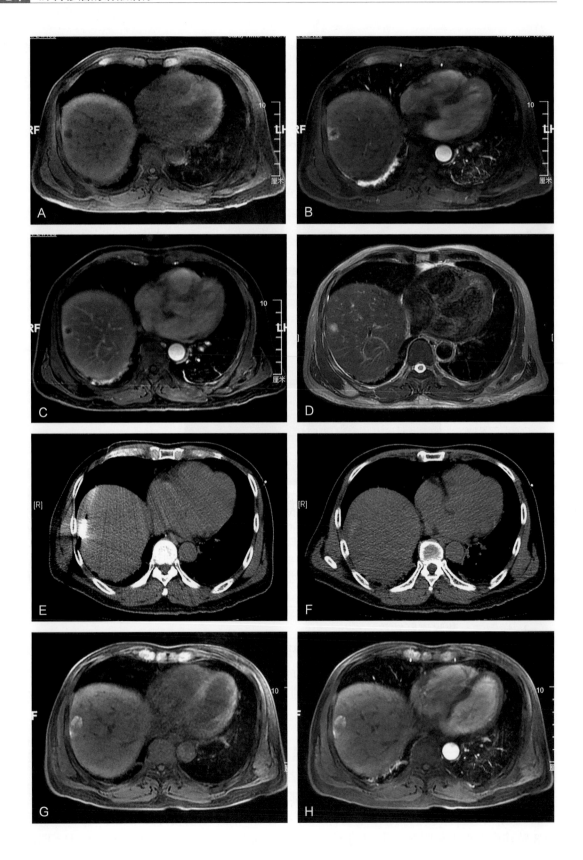

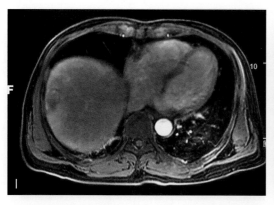
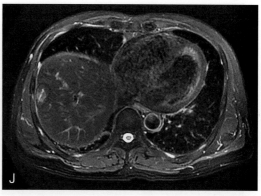

图 7-2-2　胰腺癌肝转移

A~D. 上腹部 MRI,肝 S8 见一低信号结节(A),直径约 2.3cm,T₁WI 增强扫描明显环形强化(B),门脉期强化稍减退(C),T₂WI 呈高信号,考虑转移瘤;E. CT 引导下对肝 S8 转移瘤行微波消融治疗;F. 消融术后即刻 CT 扫描:消融区域呈现明显低密度改变,其内可见条状高密度出血影;G~J. 消融术后 3 个月复查 MRI,肝 S8 见一椭圆形异常信号灶,大小约 2.5cm×3.0cm,边界不清;T₂WI、T₁WI 呈混杂高信号(G、J),增强扫描未见强化(H、I),考虑消融术后改变,肝 S8 肿瘤完全灭活

波消融治疗,消融条件为 60W、6min;术后即刻扫描见消融区域密度明显降低,患者顺利出院。术后 3 个月复查 CT,肝 S7/8 肿瘤完全灭活。(图 7-2-3)

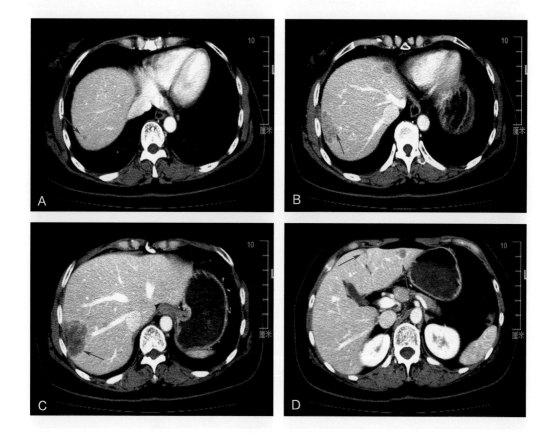

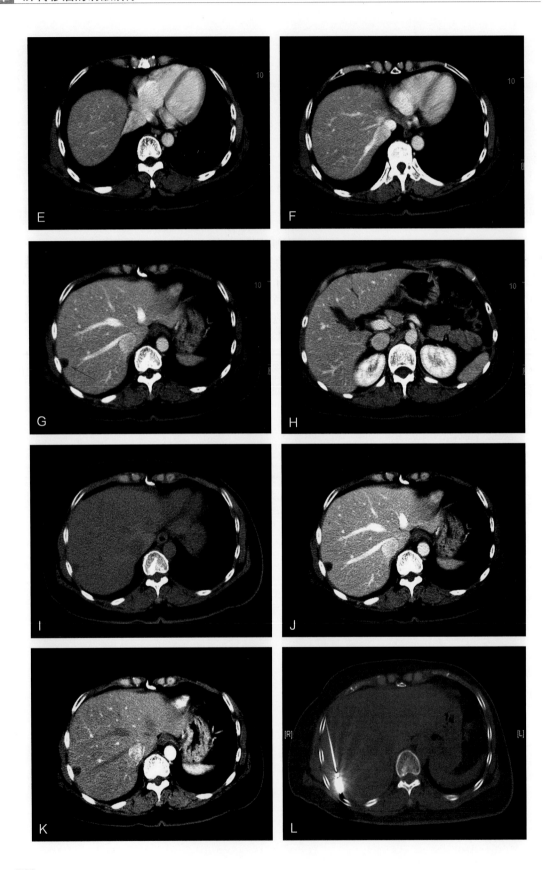

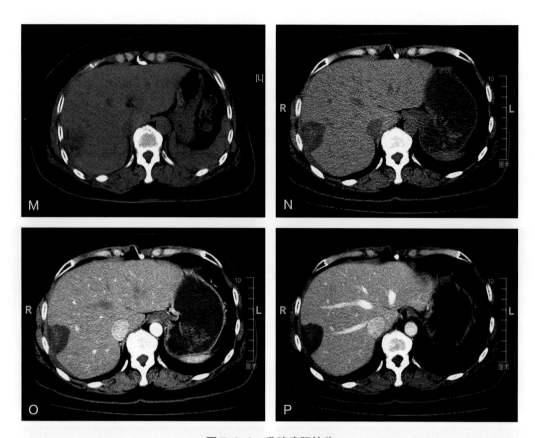

图 7-2-3　乳腺癌肝转移

A~D. 化疗前上腹部 CT,肝内多发低密度灶,最大者位于肝 S7/8,直径约 4.5cm,考虑转移瘤;E~H. 6 个疗程 TH 方案及 5 个疗程希罗达联合赫赛汀方案化疗后复查 CT,肝内病灶明显缩小、减少,仅剩下肝 S7/8 一个结节,大小约 1.4cm×1.6cm;I~K. 13 个疗程希罗达联合赫赛汀方案化疗,消融前复查 CT,肝 S7/8 见一低密度结节(I),大小约 1.4cm×1.6cm,增强扫描强化不明显(G),门脉期结节周边可见环形强化(H),考虑转移瘤,较前未见明显变化;L. CT 引导下对肝 S7/8 转移瘤行微波消融治疗; M. 消融术后即刻 CT 扫描,消融区域呈现明显低密度改变,其内条状汽化空洞影;N~P. 消融术后 3 个月复查 CT,肝 S7/8 见一低密度灶,大小约 3.1cm×1.6cm,增强扫描未见强化,考虑消融术后改变,肿瘤完全灭活

4. 病例四　胃癌肝转移

患者女性,38 岁,胃癌术后 3 个月肝转移。上腹部 CT:肝 S4/8 低密度结节,大小约 1.5cm×1.0cm,考虑转移瘤。遂于 CT 引导下对肝 S4/8 转移瘤行微波消融治疗,消融条件为 50W、6min。术后即刻扫描见消融区域密度显著降低,期内可见片状高密度出血影。术后 4 个月复查 CT,肝 S4/8 肿瘤完全灭活。(图 7-2-4)

5. 病例五　卵巢癌肝转移

患者女性,60 岁,卵巢癌术后化疗后肝转移。上腹部 MRI 示:肝 S7/8 各见 1 个结节,大小分别约 3.0cm×3.3cm、1.0cm×2.0cm,考虑转移瘤。遂于 CT 引导下对肝 S7/8 转移瘤行微波消融治疗,消融条件为 60W、8min 及 50W、5min。术后即刻扫描见消融区域密度显著降低,患者顺利出院。术后 4 个月复查 CT,肝 S7/8 转移瘤完全灭活(图 7-2-5)。

6. 病例六 黑色素瘤肝转移

患者女性,44 岁,脉络膜黑色素瘤术后肝转移。上腹部 MRI:肝 S2、S5 各见一结节,直径分别为 0.8cm、0.9cm,考虑转移瘤。遂于 CT 引导下对肝 S2、S5 转移瘤行微波消融术。由于肝 S2 病灶紧贴胃壁,为降低胃壁热损伤的风险,于术前留置胃管,排空胃内容物后再行消融治疗,术中对肝 S2、S5 结节均行消融治疗 50W、5min。消融术后即刻 CT 扫描:消融区域呈现明显低密度改变。术后 1 个月复查 MRI,消融灶完全覆盖病灶肝 S5 病灶,未能覆盖肝 S2 病灶,出现脱靶现象。遂再次对肝 S2 病灶行微波消融治疗。第二次消融术后 1 个月复查,消融灶完全覆盖肝 S2、S5 病灶,考虑肿瘤完全灭活。(图 7-2-6)

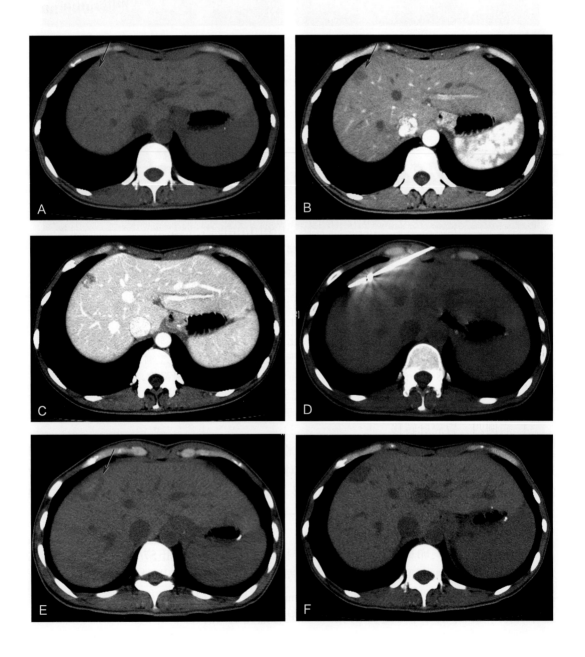

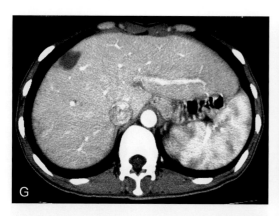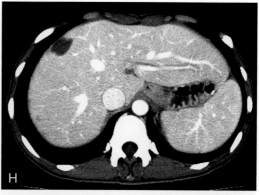

图 7-2-4　胃癌肝转移

A~C.上腹部CT,肝S4/8见一低密度结节(A),大小约1.5cm×1.0cm,边界欠清,增强扫描结节强化不明显(B),门脉期结节边缘轻度强化(C),考虑转移瘤;D.CT引导下对肝S4/8转移瘤行微波消融治疗;E.微波消融术后即刻行CT扫描,消融区呈现明显低密度改变,其内可见片状高密度出血影(红箭);F~H.肝S4/8见一不规则低密度灶,大小约2.1cm×1.5cm,增强扫描未见强化,考虑消融术后改变,肿瘤完全灭活

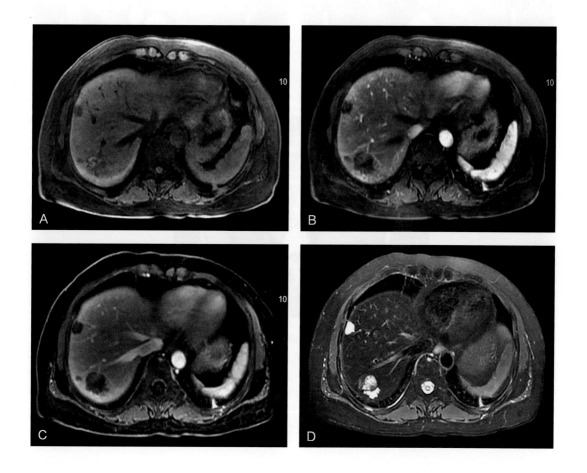

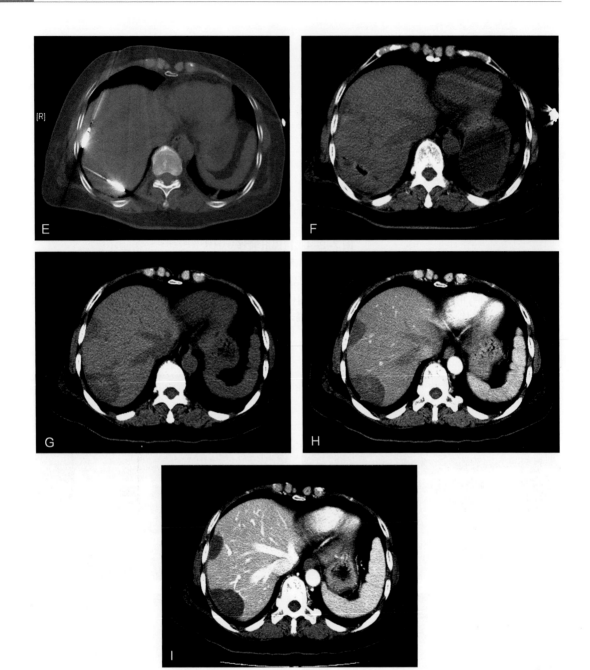

图 7-2-5 卵巢癌肝转移

A~D. 上腹部 MRI 示，肝 S7/8 各见一结节，边界清晰，大小分别为 3.0cm×3.3cm、1.0cm×2.0cm，T_2WI 呈不均匀高信号（D），T_1WI 呈低信号（A），增强扫描不均匀强化（B），门脉期强化稍减退（C），考虑转移瘤；E. CT 引导下对肝 S7/8 转移瘤行微波消融治疗；F. 消融术后即刻 CT 扫描：消融区域呈现明显低密度改变，肝 S7 病灶内可见条状汽化空洞影（红箭）；G~I. 消融术后 3 个月复查 CT：肝 S7/8 各见一低密度灶，大小分别为 3.3cm×4.1cm、2.1cm×1.7cm，增强扫描未见强化，考虑消融术后改变，肿瘤完全灭活

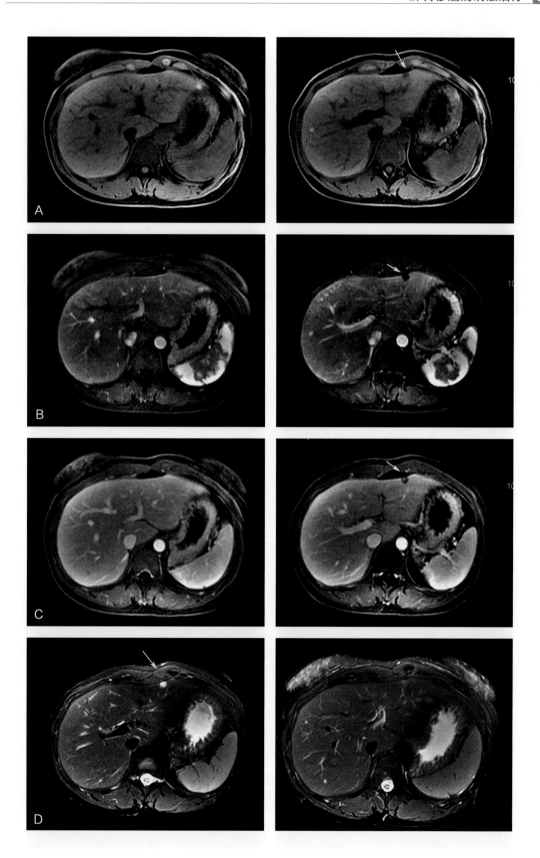

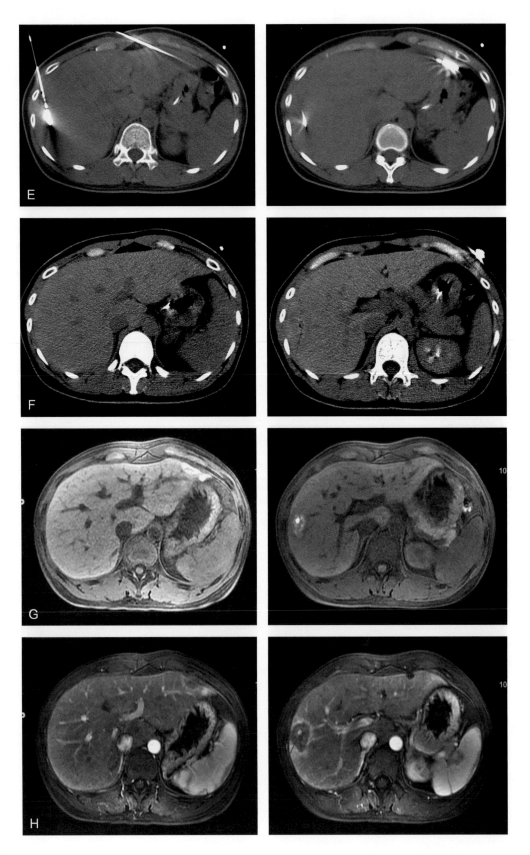

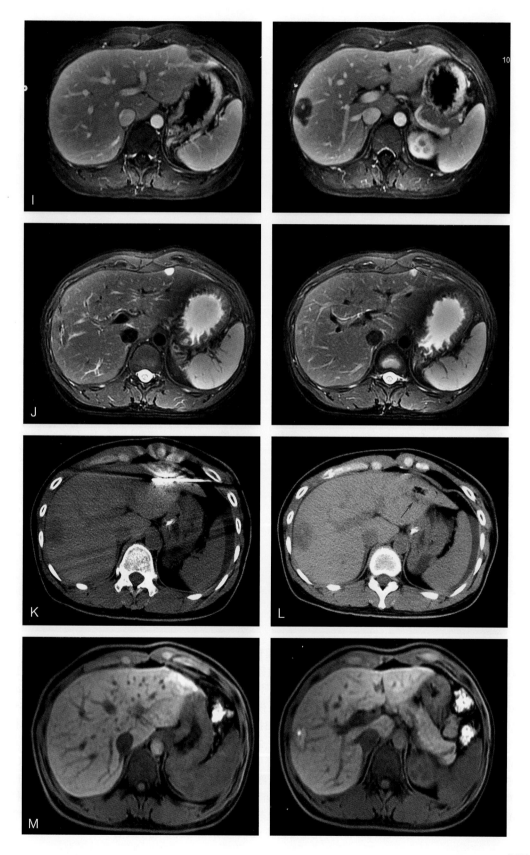

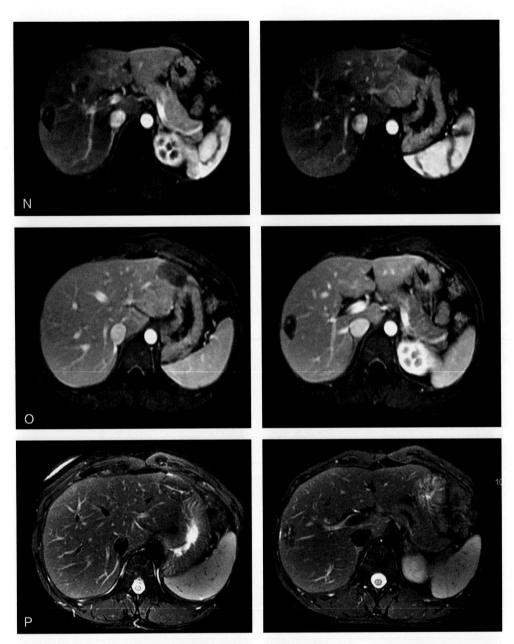

图 7-2-6　黑色素瘤肝转移

A~D. 上腹部 MRI,肝 S2、S5 各见一小结节(A 红箭),直径分别为 0.8cm、0.9cm,T$_2$WI 呈低信号(D),T$_1$WI 平扫(A)及动脉期(B)呈高信号,门脉期(C)与周围肝实质呈等信号,考虑黑色素瘤肝转移。肝 S3 见一结节,直径约 1.2cm,T$_2$WI 呈高信号,T$_1$WI 呈低信号,增强扫描呈现渐进性强化,考虑血管瘤(黄箭);E. CT 引导下对肝 S2、S5 转移灶行微波消融治疗;F. 微波消融术后即刻行 CT 扫描,消融区呈现明显低密度改变;G~J. 首次消融术后1 个月复查 MRI,肝 S2、S5 异常信号灶,范围分别为:2.5cm×1.4cm、3.1cm×2.0cm;T$_2$WI 呈混杂低信号(J),T$_1$WI 平扫混杂高信号(G),增强扫描病灶边缘均匀环形强化(H),门脉期强化减退(I),考虑消融术后改变;其中肝 S5 消融灶完全覆盖 S5 转移瘤。肝 S2 病灶消融术后"脱靶";K. CT 引导下再次对肝 S2 转移灶行微波消融治疗;L. 微波消融术后即刻行 CT 扫描,肝 S2 消融区呈现明显低密度改变,内可见条状汽化空洞影;M~P. 第二次消融术后 1 个月复查 MRI,肝 S5 消融灶较前稍微缩小(2.3cm×0.9cm),肝 S2 消融灶明显增大(3.5cm×2.0cm),并完整覆盖肝 S2 转移瘤;肝 S2、S5 完全灭活

7. 病例七 胰腺神经内分泌肿瘤肝转移

患者女性,39岁,胰腺神经内分泌肿瘤肝转移综合治疗1年后复发。上腹部MRI示肝S4结节,大小约2.3cm×2.2cm,考虑转移瘤。遂于CT引导下对肝S4转移瘤行微波消融治疗,消融条件为60W、8min;术后即刻扫描见消融区域密度明显降低,患者顺利出院。术后6个月复查CT,肝S4肿瘤完全灭活(图7-2-7)。

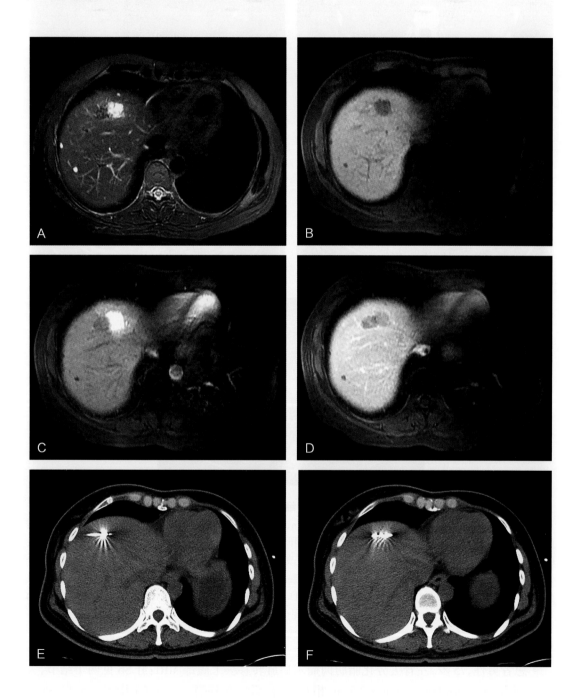

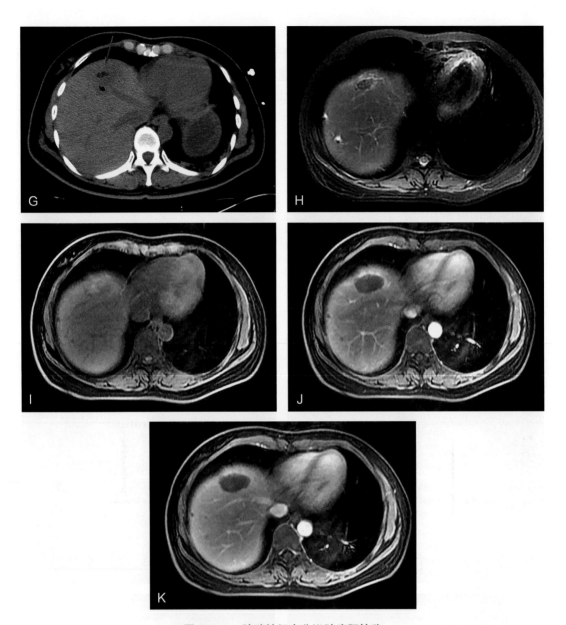

图 7-2-7　胰腺神经内分泌肿瘤肝转移

A~D. 上腹部 MRI 示肝 S4 结节,大小约 2.3cm×2.2cm,边界清晰;T₂WI 呈高信号(A),T₁WI 呈低信号(B),增强扫描结节明显强化(C),门脉期强化减退(D),考虑肝 S4 转移瘤;E、F. CT 引导下肝转移瘤微波消融治疗;G. 消融术后即刻 CT 扫描:消融区域呈现明显低密度改变,其内条状汽化空洞影(红箭);H~K. 消融术后 6 个月复查 MRI 示:肝 S4 异常信号灶,大小约 3.2cm×4.7cm,边界不清;T₂WI 病灶边缘见不规则高信号环,中央呈低信号(H);T₁WI 呈以低信号为主的混杂信号灶(I),增强扫描未见强化(J、K),考虑消融术后改变,肝 S4 肿瘤完全灭活

8. 病例八　肉瘤肝转移

患者男性,75 岁,左肾去分化脂肪肉瘤术后肝转移。上腹部 MRI:肝 S6 见两个结节,大小分别为 2.0cm×2.0cm、3.3cm×3.5cm,相互融合,考虑转移瘤。遂于 CT 引导下对肝 S6 转

移瘤行双针微波消融治疗,消融条件 50W、10min。术后即刻扫描见消融区域密度显著降低,其内可见条状汽化空洞影及条状高密度出血影。术后 1 个月复查 CT,肝 S6 肿瘤完全灭活(图 7-2-8)。

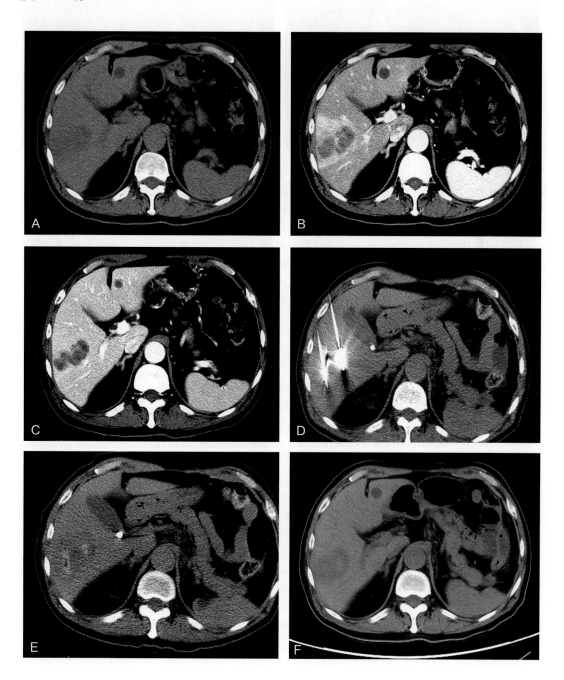

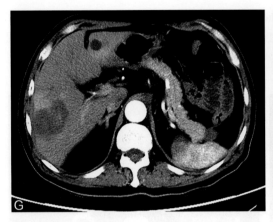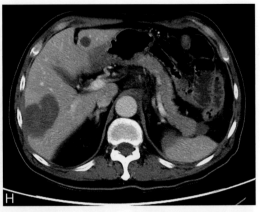

图 7-2-8　肉瘤肝转移

A~C. 上腹部 CT,肝 S6 见两个结节,大小分别为 2.0cm×2.0cm、3.3cm×3.5cm,边界欠清,相互融合(A);增强扫描结节轻度不均匀强化(B),门脉期强化减退(C),考虑转移瘤。结节周围动脉期可见片状高密度影,考虑异常灌注(B)。肝 S4 见一圆形低密度灶,边界清晰,直径约 1.6cm,增强扫描无强化,考肝 S4 囊肿;D. CT 引导下对肝 S6 转移瘤行微波消融治疗;E. 消融术后即刻 CT 扫描:消融区域呈现明显低密度改变,其内可见条状汽化空洞影及条状高密度出血影;胆囊内可见高密度结石影;F~H. 消融术后 1 个月复查 CT:肝 S6 见一不规则低密度灶,大小约 5.7cm×4.7cm,边界清晰,增强扫描未见强化,考虑消融术后改变,肝 S6 肿瘤完全灭活。肝 S6 消融灶前外侧动脉期见片状轻度强化影,考虑异常灌注

（孟志强　范卫君　解　婧　齐　翰）

参 考 文 献

［1］ BRAY F,FERLAY J,SOERJOMATARAM I,et al.Global cancer statistics 2018 :GLOBOCAN estimates of incidence and mortality worldwide for 36 cancers in 185 countries.CA Cancer J Clin.2018,68(6):394-424.

［2］ LANDREAU P,DROUILARD A,LAUNOY G,et al.Incidence and survival in late liver metastases of colorectal cancer.J Gastroenterol Hepatol.2015,30(1):82-85.

［3］ RUERS T,VAN COEVORDEN F,PUNT CJ,et al.Local Treatment of Unresectable Colorectal Liver Metastases:Results of a Randomized Phase II Trial.J Natl Cancer Inst.2017,109(9):015

［4］ DE JONG MC,PULITANO C,RIBERO D,et al.Rates and patterns of recurrence following curative intent surgery for colorectal liver metastasis:an international multi-institutional analysis of 1669 patients.Ann Surg.2009,250(3):440-448.

［5］ LEE BC,LEE HG,PARK IJ,et al.The role of radiofrequency ablation for treatment of metachronous isolated hepatic metastasis from colorectal cancer.Medicine.2016,95(39)e:4999.

［6］ A.L.GLEISNER,M.A.CHOTI,L.ASSUMPCAO,et al.Colorectal liver metastases:recurrence and survival following hepatic resection,radiofrequency ablation,and combined resection-radiofrequency ablation.Arch Surg.2008,143(12):1204-1212.

［7］ PUIJK RS,RUARUS AH,VROOMEN GRH,et al.Colorectal liver metastases:surgery versus thermal ablation (COLLISION)-a phase III single-blind prospective randomized controlled trial.Bmc Cancer.2018,143(12):1204-1212.

［8］ MARTIN RCG,SCOGGINS CR,MCMASTERS KM.Safety and Efficacy of Microwave Ablation of Hepatic Tumors:A Prospective Review of a 5-Year Experience.Ann Surg Oncol.2010,17(1):171-178.

［9］ GROESCHL RT,PILGRIM CH,HANNA EM,et al.Microwave ablation for hepatic malignancies:a multiinstitutional analysis.Ann Surg.2014,259(6):1195–1200.

[10] VELEZ E,GOLDBERG SN,KUMAR G,et al.Hepatic Thermal Ablation:Effect of Device and Heating Parameters on Local Tissue Reactions and Distant Tumor Growth.Radiology.2016,281(3):782–792.

[11] VON HOFF DD,ERVIN T.ARENA FP,et al.Increased survival in pancreatic cancer with nab–paclitaxel plus gemcitabine.N Engl J Med.2013,369(18):1691–1703.

[12] HUA YQ,WANG P,ZHU XY,et al.Radiofrequency ablation for hepatic oligometastatic pancreatic cancer:An analysis of safety and efficacy.Pancreatology.2017,17(6):967–973.

[13] MELONI MF,ANDREANO A,LAESEKE PF,et al.Breast cancer liver metastases:US–guided percutaneous radiofrequency ablation—intermediate and long–term survival rates.Radiology.2009,253(3):861–869.

[14] VOGL TJ,FARSHID P,NAGUIB NN,et al.Thermal ablation therapies in patients with breast cancer liver metastases:a review.Eur Radiol.2013,23(3):797–804.

[15] CHEN J,TANG Z,DONG X,et al.Radiofrequency ablation for liver metastasis from gastric cancer.Eur J Surg Oncol.2013,39(7):701–706.

[16] GUNER A,SON T,CHO I,et al.Liver–directed treatments for liver metastasis from gastric adenocarcinoma:comparison between liver resection and radiofrequency ablation.Gastric Cancer.2016,19(3):951–960.

[17] CHANG X,WANG Y,YU HP,et al.CT–guided percutaneous cryoablation for palliative therapy of gastric cancer liver metastases.Cryobiology.2018,82:43–48.

[18] GERVAIS DA,ARELLANO RS,MUELLER PR.Percutaneous radiofrequency ablation of ovarian cancer metastasis to the liver:indications,outcomes,and role in patient management.AJR Am J Roentgenol.2006,187(3):746–750.

[19] FARIES M B,LEUNG A,MORTON D L,et al.A 20–Year Experience of Hepatic Resection for Melanoma:Is There an Expanding Role？.Journal of the American College of Surgeons.2014,219(1):62–68.

[20] BAUDITZ J,QUINKLER M,WERMKE W.Radiofrequency thermal ablation of hepatic metastases of adrenocortical cancer—a case report and review of the literature.Exp Clin Endocrinol Diabetes.2009,117(7):316–319.

第八章

肝脏不同部位肿瘤的消融治疗策略

第一节　CT引导下肝脏不同部位肿瘤的消融治疗策略

影像引导下经皮消融治疗已经成为肝肿瘤的重要治疗手段之一。肝脏是人体内体积最大、解剖关系最为复杂、生理功能最为丰富的实质性内脏脏器之一。肝脏内部有四套管道系统：肝动脉、门静脉、肝静脉、胆管，其中依据肝静脉和门静脉的走行将肝脏分为两个肝叶和八个肝段，又根据管道入出肝的部位分为第一、二、三肝门。肝脏周围毗邻膈肌、肺、胆囊、右肾、结肠肝曲、胃和十二指肠、下腔静脉。外科术后解剖结构的改变和周围脏器的粘连会使得解剖关系变得更加复杂。因此对于不同部位的肝肿瘤，应选择不同的消融治疗策略，以保证在最大程度灭活肿瘤的同时最小化对正常组织的损伤。

一、肝尾状叶肿瘤的消融治疗

肝尾状叶位于肝门之后，静脉韧带裂与腔静脉沟之间，位置深在，周边管道系统丰富。经皮消融治疗尾状叶肿瘤穿刺路径长、风险高，穿刺需要有效避开肝内大血管及胆管，穿刺难度较大。而且消融治疗常受到血流的影响，消融术后肿瘤残留、复发率高。Nishigaki等对肝尾状叶（20例）与非尾状叶肿瘤（525例）接受RFA的对比研究结果显示：两组并发症发生率无明显差别，且均未见严重并发症发生。但由于受到血流的影响，尾状叶组术后4年的局部复发率明显高于非尾状叶组（22.3% vs 4.5%，$p<0.05$）。

消融治疗策略：①选择合理的进针路线，可经右肝门腔间隙或左肝穿刺；②布针前必要时行增强扫描，明确穿刺路径中的大血管及胆管位置；③杜绝一步到位式的进针方法，循序渐进调整进针角度及方向；④注意尾状叶周围邻近结构，如下腔静脉、门脉主干及十二指肠。（图8-1-1、图8-1-2）

二、邻近胆囊肝肿瘤的消融治疗

胆囊位于胆囊窝内，其上面与肝脏相连，下面与结肠肝曲和十二指肠上曲相邻。胆囊壁内脏神经丰富，易受到穿刺过程中的牵拉以及消融治疗过程热刺激的影响产生胆心反射。同时热损伤可导致急性胆囊炎甚至胆囊穿孔等并发症，严重时可危及生命。Li等对邻近胆

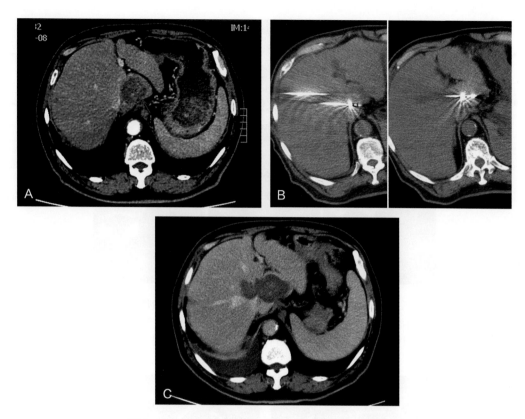

图 8-1-1　肝尾状叶(S1)大肠癌肝转移瘤的消融治疗

A. 箭示尾状叶肿瘤；B. 两根微波天线经肝右叶穿刺，避开血管，到达肿瘤；

C. 术后 3 天复查 CT 显示消融完全

囊(49 例)与远离胆囊的肝肿瘤(106 例)行 MWA 的对比研究显示：两组的完全消融率无差别(92.2% vs 94.0%，$p<0.05$)；术后并发症以消融术后综合征为主，而且两组术后均无严重并发症发生。

消融治疗策略：①采用低功率、间断消融，延长消融时间；②消融过程中密切观察胆囊壁的厚度，出现胆囊壁明显增厚时及时停止消融治疗；③严密监测患者生命体征，一旦出现胆心反射应及时停止消融治疗，并静脉推注阿托品，待患者心率恢复后再继续行消融治疗；④必要时可在胆囊窝注水，将胆囊与肝脏分离。(图 8-1-3、图 8-1-4)

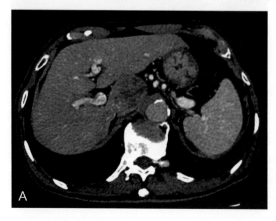

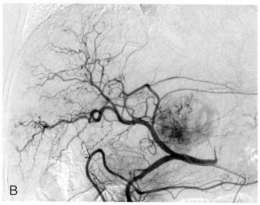

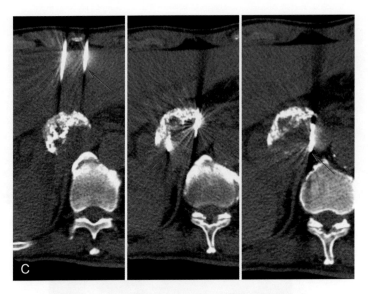

图 8-1-2　肝尾状叶（S1）原发性肝癌的消融治疗

A. 箭示肝尾状叶肿瘤；B. 肝动脉造影显示肿瘤染色并行 TACE 治疗；

C. 两根微波天线经肝左叶逐步进针，到达肿瘤（箭示针尖）并进行消融

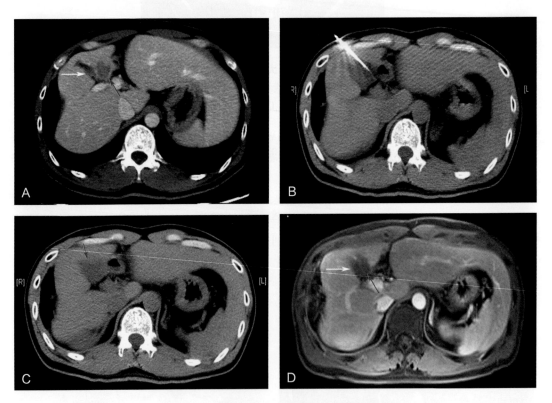

图 8-1-3　肝 S4 胆囊旁肝癌的微波消融治疗

A. 肝 S4 胆囊旁病灶（红箭示肿瘤，白箭示胆囊）；B. 平行于胆囊长轴布针，消融过程中患者出现明显胆心反
射，心率降低至 30 次 /min，遂立即停止消融，并予阿托品推注，心率恢复后继续消融；C. 术后即刻：消融区域
呈明显低密度改变；D. 术后 1 个月复查：未见肿瘤活性

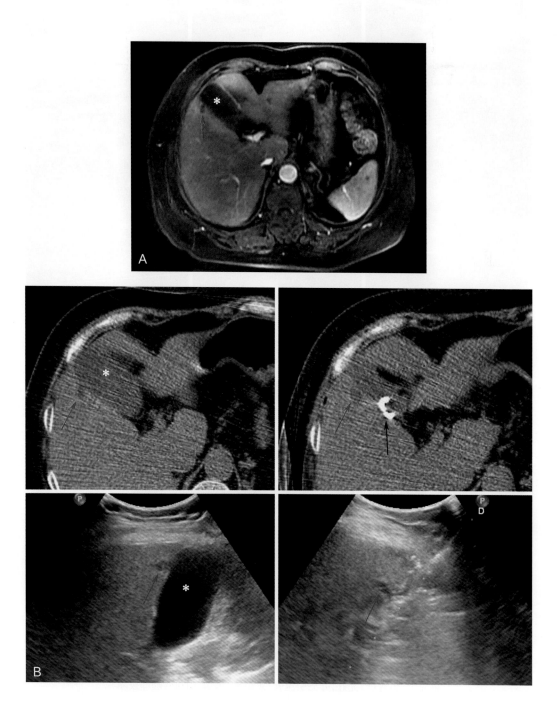

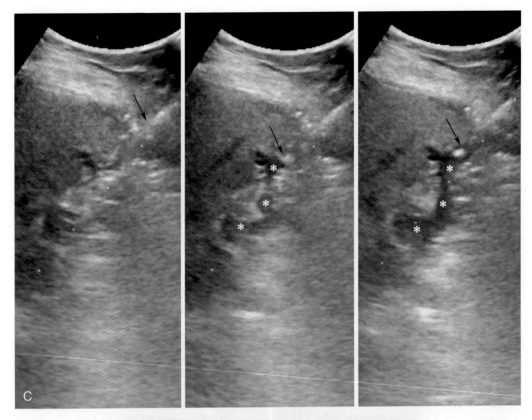

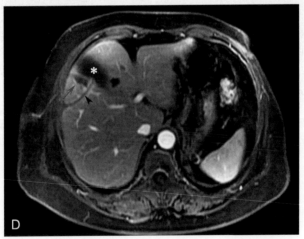

图 8-1-4 肝 S5 胆囊旁大肠癌肝转移灶的微波消融治疗

A. 红箭示病灶位于肝 S5,紧邻胆囊(*);B. 术中进行胆囊引流,使胆囊回缩(黑箭示引流管);C. 使用 PTC 针(黑箭)穿刺,注水(*)分离肝内病灶和胆囊,然后行微波消融;D. 1 个月后复查 MRI 示病灶(红箭)消融完全,胆囊(*)完好,并见引流管(黑箭头)影像,引流管随即拔除

三、邻近心脏肝肿瘤的消融治疗

心脏位于胸腔中纵隔内,其下缘介于膈面与胸肋面之间。消融治疗邻近心脏的肝肿瘤,

应避免穿刺损伤心脏、心包,同时警惕消融过程对心脏正常节律的干扰。Carberry 等对邻近心脏(27 例)与远离心脏(91 例)的行 MWA 的对比研究显示:两组心脏相关并发症以及肿瘤局部进展率(12% vs 10.8%)无明显差异,邻近心脏组也未见严重并发症发生。

消融治疗策略:①选择合理的进针路线:经胸骨旁或者肋骨下路径;②术前薄层增强扫描,明确心脏边缘与肿瘤的关系;③采取循序渐进的进针方式;④慎用射频消融治疗(射频电磁波易对心脏电生理产生影响,特别是带起搏器患者);⑤必要时采用无接触消融或偏心消融的方法(针偏向一侧,不穿刺肿瘤,但消融范围可涵盖肿瘤);⑥必要时可采用人工腹水或者人工胸水技术隔离心脏。(图 8-1-5、图 8-1-6)

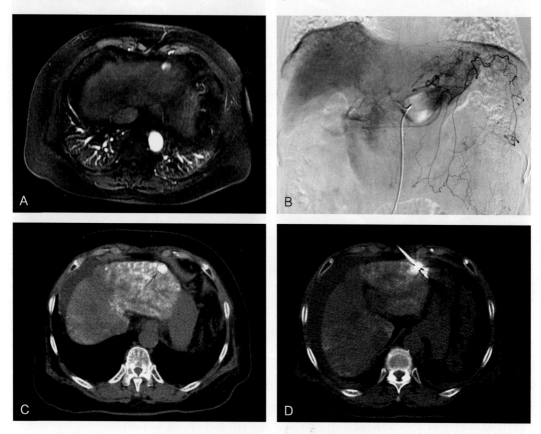

图 8-1-5　邻近心脏 S2 肝癌的微波消融治疗

A. 邻近心脏的肝 S2 病灶;B. 肝动脉造影显示肿瘤染色并行 TACE 治疗;C. 术后即刻 CT 扫描显示病灶碘油沉积良好;D. 经剑突下进针穿刺病灶成功,行微波消融治疗

四、邻近肝包膜肝肿瘤的消融治疗

肝脏除了膈面后部外全被肝包膜包裹,膈肌脏面神经纤维丰富,对热刺激敏感,消融治疗邻近膈肌的肿瘤时患者常因疼痛难忍而被迫中止治疗。邻近肝包膜的肿瘤,尤其是突出于肝表面的肿瘤,具有穿刺导致肿瘤破裂出血的风险。Ito 等在对腹腔镜切除(27 例)与 RFA(27 例)治疗邻近肝包膜肿瘤的对比研究显示:RFA 组的术后复发率稍高于腹腔镜组,但是 RFA 治疗组术后未见严重并发症发生,腹腔镜手术组严重并发症发生率为 15%。

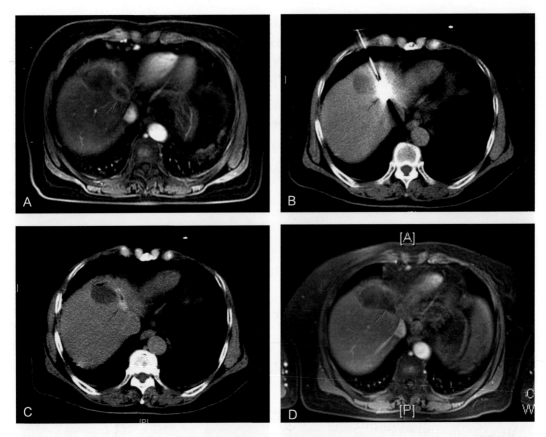

图 8-1-6　邻近心脏结肠癌肝转移瘤（S2）的微波消融治疗

A. 肝 S2 心脏旁转移灶；B. 胸骨旁路径渐进式进针；C. 术后即刻：消融区域呈低密度改变，中间高密度影为针道出血；D. 术后 1 个月复查：未见肿瘤活性

消融治疗策略：①最好先行 TACE 治疗，减少肿瘤血供，尤其是对突出于肝包膜的肿瘤；②不建议消融针直接穿刺肿瘤，穿刺路径最好经过一部分正常肝组织；③建议采取低功率消融，发生出血时采用高功率消融；④对于突出于肝脏边缘的肿瘤，消融针不建议穿出肿瘤包膜侧边缘；⑤可应用水分离技术或气体（CO_2）分离技术，分离肝脏和膈肌，避免膈肌的热损伤，同时能够有效缓解术中疼痛，保证消融顺利完成。（图 8-1-7~ 图 8-1-9）

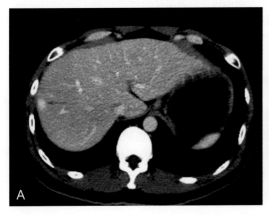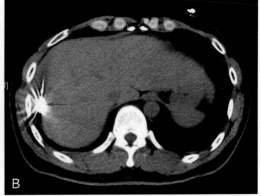

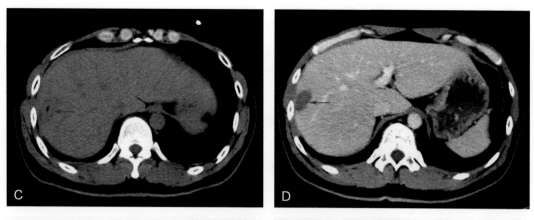

图 8-1-7　邻近肝包膜结肠癌肝转移瘤的微波消融治疗

A. 邻近肝包膜的肝 S7 转移瘤(箭);B. 消融开始 1min(箭)后患者出现中度疼痛,加大静脉麻醉剂量后疼痛明显减轻;C. 术后即刻,消融区域呈明显低密度改变(箭);D. 术后 1 个月复查,未见肿瘤活性(箭)

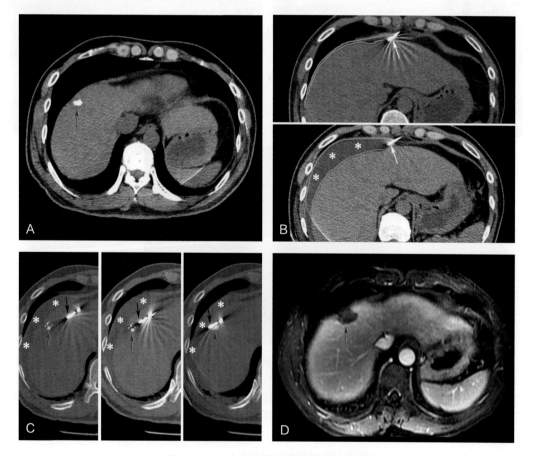

图 8-1-8　水分离辅助下微波消融治疗

邻近肝包膜的 S8 肝癌,水分离辅助下微波消融治疗;A. S8 原发性肝癌经栓塞后碘油沉积,邻近肝被膜和膈肌;B. 剑突下进 PTC 针(白箭),置于膈肌和肝包膜之间注水(*),将紧贴在一起的肝包膜(黄线)和膈肌(蓝线)分开;C. CT 引导下渐进式进针,准确穿过病灶,进行微波消融,术中术后患者无任何疼痛感(敏感神经均位于膈肌内,水分离避免了膈肌受热损伤);D. 1 个月后复查 MRI 示病灶消融完全

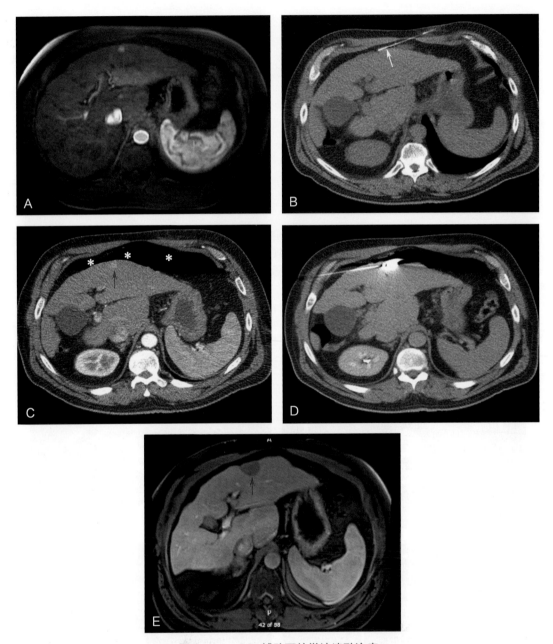

图 8-1-9　CO_2 辅助下的微波消融治疗

邻近肝包膜的 S2/3 肝癌,CO_2 辅助下的微波消融治疗;A. MRI 示肝 S2/3 动脉期强化病灶(箭);B. PTC 针置于肝包膜和腹膜之间(箭);C. 注射 CO_2 后肝包膜与腹膜分离;D. 平行肝包膜进针到达病灶,进行微波消融,术后无任何痛感;E. 术后 1 个月复查消融完全

五、邻近肝内大血管肝肿瘤的消融治疗

　　肝脏具有双重血供,肝内管道系统丰富(肝静脉系统及 Glisson 系统)。肝大血管内血流速度快,热沉降效应明显,邻近大血管的肿瘤消融术后残留复发率高,另外穿刺过程中应避免损伤大血管。Huang 等对邻近大血管(139 例)与非邻近大血管(313 例)肝肿瘤行 MWA 治疗的对

比研究显示:两组的 1 年、3 年、5 年生存率无明显差异(94% vs 93%,72% vs 79%,62% vs 57%,$p>0.05$);两组并发症发生率无明显差异(14.4% vs 13.7%,$p>0.05$),而且均未出现严重并发症。

消融治疗策略:①平行于血管布针;②术前增强扫描,明确肿瘤与血管的关系以及进针路径上血管走行;③推荐使用 MWA:与 RFA 相比,MWA 升温速度、瘤内温度高、受血流影响小;④建议使用高功率消融;⑤对于紧贴大血管旁肝肿瘤实施消融后,必要时针对近血管侧肿瘤联合 ^{125}I 放射性粒子植入治疗,以增强消融效果和安全性。(图 8-1-10、图 8-1-11)

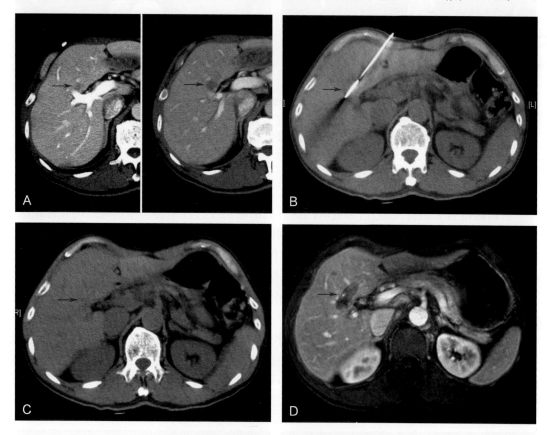

图 8-1-10　邻近门静脉肝肿瘤的消融治疗
A. 肝 S5/8 门静脉旁病灶;B. 平行于右侧门静脉主干布针;C. 术后即刻见消融区域呈低密度改变;D. 术后 1 个月复查未见肿瘤活性

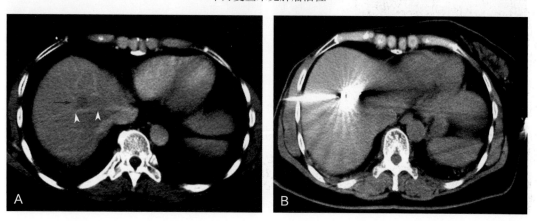

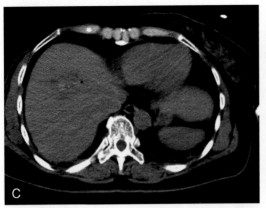
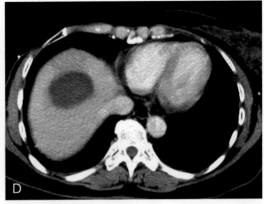

图 8-1-11 邻近肝中静脉肝肿瘤的消融治疗

A. 邻近肝中静脉(白箭头)的肝转移瘤(红箭);B. 平行于血管进针;C. 术后即刻,消融区域呈明显低密度改变,
中间高密度影为针道出血(红箭);D. 术后 1 个月复查完全消融,未见肿瘤残余

六、肝门区肝肿瘤的消融治疗

肝门区富含大血管及胆管,邻近肝门区肝瘤消融治疗过程中容易损伤周边的管道系统,从而出现出血、感染、胆汁瘤形成等并发症;同时消融治疗易受到血流的影响,造成消融不彻底,术后残留复发率高。范卫君等对 11 例 III、IV 型 Klatskin 肿瘤行射频消融联合动脉灌注化疗:消融术后 1 个月复查 11 个肿瘤均达到原位灭活,其中有 9 例患者胆红素恢复到正常水平。Ren 等对 18 例肝门区的肿瘤行微波消融治疗:完全消融率达 94.4%,术后未见严重并发症发生。

消融治疗策略:①平行于血管及胆管进针;②术前增强扫描,明确肿瘤与血管的关系,选择合适的进针路线;③消融过程中密切监测消融区邻近胆管的变化,一旦出现胆道积气应该及时停止消融治疗;④可采用术前植入 ENBD 管(鼻胆管),术中注水保护的方法预防胆管损伤。(图 8-1-12~ 图 8-1-14)

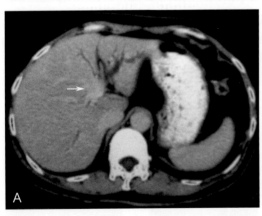
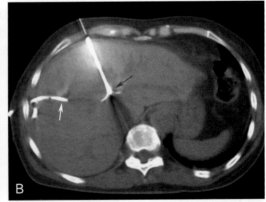

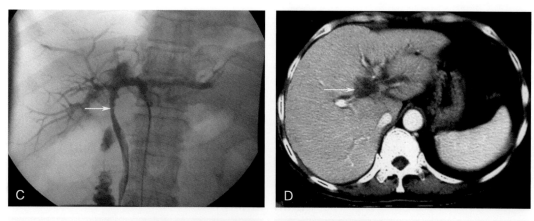

图 8-1-12 肝门区胆管细胞癌的射频消融治疗

A. CT 示肝门区病灶(白箭),左肝管明显扩张;B. 先行 PTCD 内外引流术(白箭),并经过两周护肝治疗后行经皮射频消融治疗(红箭);C. 射频消融术后 1 周拔出 PTCD 引流管并行胆管支架置入术,术后造影示胆汁引流通畅(白箭);D. 射频消融术后 1 个月复查,肝门区肿瘤坏死,未见活性残留(白箭)

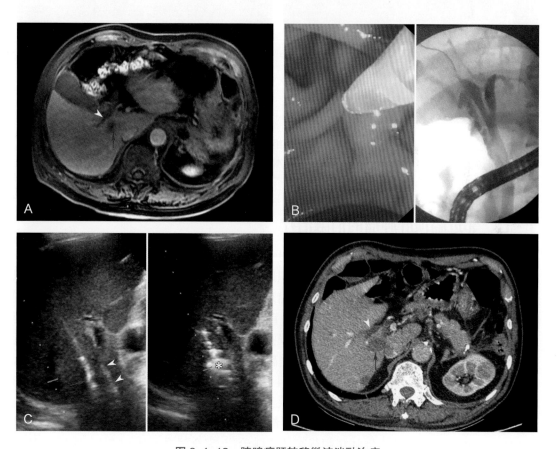

图 8-1-13 胰腺癌肝转移微波消融治疗

胰腺癌肝转移邻近肝门区肝右胆管,微波消融治疗。A. MRI 示肝 S6 转移灶(红箭),邻近肝右胆管(白箭头);B. 内镜辅助下置入 ENBD 管;C. 超声引导下置入微波针(红箭)进行消融,术中经 ENBD 管(白箭头)灌注盐水,可见消融范围(*)达到胆管;D. 术后 1 个月复查示病灶消融完全,胆管完好未受损伤

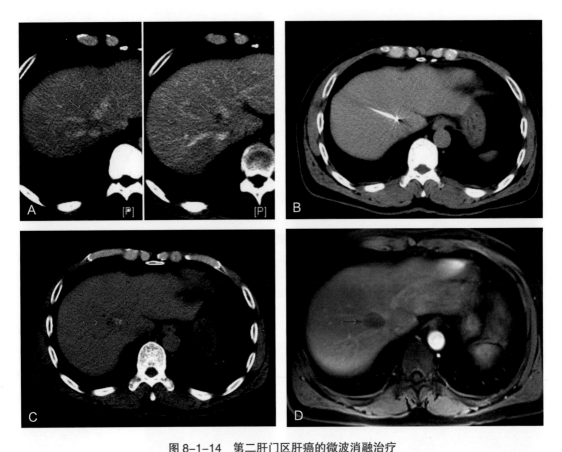

图 8-1-14　第二肝门区肝癌的微波消融治疗

A. 增强 CT 示第二肝门区病灶;B. 平行血管布针;C. 术后即刻,消融区域呈显低密度改变;D. 术后 1 个月复查未见肿瘤残留

七、邻近膈顶肝肿瘤的消融治疗

横膈的肌纤维起自胸廓下口周缘,终止于中心腱,周围是肌性部,中心为腱性部。邻近膈顶的肝肿瘤位置较高,穿刺常需经过肺组织以及膈肌,消融治疗的热量容易辐射至膈肌以及右侧肺底;邻近肌性部分肿瘤消融时容易出现横膈灼伤,邻近腱性部肿瘤消融时容易出现肺内渗出。所以膈肌附近肿瘤的消融问题一直是大家关注的热点,手术医生常担心膈肌附近肿瘤消融会引起膈疝、气胸、血胸、胆道胸膜瘘、胆道支气管瘘等严重并发症的发生。最近的一些研究指出,膈肌附近的肿瘤采用单针消融(冷循环射频消融、微波消融)是非常安全的,仅有 17%~18% 的患者会出现术后右肩痛,且疼痛绝大多数为轻到中度疼痛。Smolock AR 教授的研究同时得出了以下结论:是否应用人工腹水、是否存在腹腔积液的自然隔离以及病灶是否靠近膈肌的微波消融安全性和有效性都是一致的,也都没有出现膈疝的发生。Qi 等对 131 例邻近膈顶的肝肿瘤经肺穿刺行微波消融治疗:完全消融率达 94.7%。术后出现 20 例(15.3%)轻微气胸,3 例(2.3%)肝包膜下少量出血,6 例(4.6%)右侧胸腔少量积液,2 例(1.5%)肺内少量出血。北京协和医院李晓光教授团队采用 CT 引导下直接经过肺穿刺肝顶部病灶进行射频消融,其气胸的发生率在 30% 左右,胸腔积液(积血)的发生率更低,只有 16% 左右,

即使三根消融针同时穿刺也没有明显提高气胸的发生率,且多数为轻中度气胸,需要做闭式引流的仅不到 5% 的患者,有 19% 的患者出现了术后的右肩酸痛,但都在 3~7 天内自行缓解。该技术成功率为 100%,随访期内,肿瘤局部进展的发生率仅为 16.7%。虽然 CT 引导下进行肝顶部病灶的穿刺消融是非常安全的,一般不会引起严重的并发症,但还是有近 30% 的气胸发生率,有 5% 左右需要做胸腔闭式引流。也有学者采用人工气胸的方法,避免消融针对肺组织的影响。但需要注意的是,除了即刻气胸的并发症,还可能出现延迟性气胸或胸腔积液,如果患者在术后 2~3 天出现呼吸困难,需要胸片或者 CT 检查排除延迟性气胸或胸腔积液的可能。

图 8-1-15 显示了肝顶部近膈肌病灶消融穿刺的三种常见途径,分别为直接经肺同层穿刺病灶、从尾侧斜行向头侧穿刺病灶和在人工胸水 / 气胸的辅助下经胸膜腔穿刺病灶。

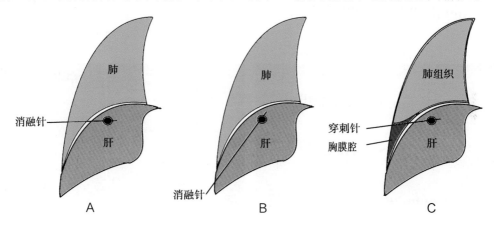

图 8-1-15　肝顶部近膈肌病灶消融穿刺的三种常见途径

消融治疗策略:①可采用人工腹水分离的方法保护膈肌;②消融针尽量远离膈肌;③尽量采用低功率消融;④消融治疗过程中密切监测膈肌以及肺底组织的改变:一旦膈肌出现增厚、边缘毛躁,或肺底组织出现渗出性改变,应停止消融治疗;⑤应依据具体情况采用不同的影像引导方式,包括 CT、超声、DSA 等;⑥对于紧贴膈顶的病灶最好选用冷冻消融治疗。(图 8-1-16~ 图 8-1-18)

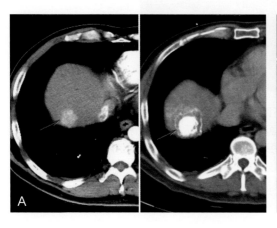
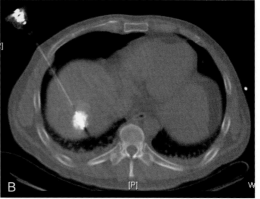

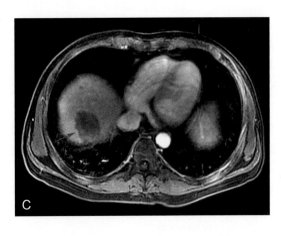

图 8-1-16　肝 S8 邻近膈顶肝癌的微波消融治疗
A. 肝 S8 膈顶病灶动脉期明显强化，栓塞后碘油沉积良好；B. 微波消融治疗，50W、10min；C. 术后 1 个月复查：未见肿瘤活性

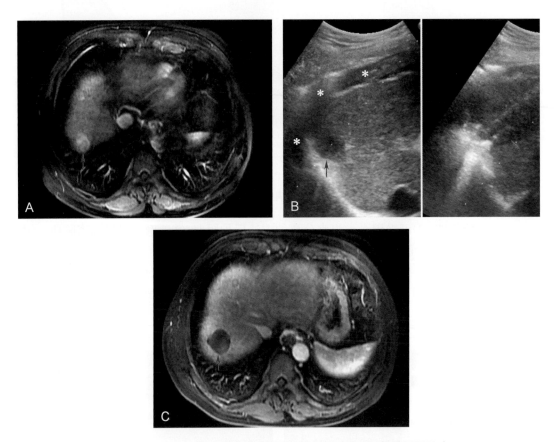

图 8-1-17　人工腹水分离辅助下微波消融治疗肝 S8 邻近膈顶肝癌
肝 S8 邻近膈顶肝癌，人工腹水分离辅助下的微波消融治疗。A. MRI 示肝 S8 近膈顶部强化病灶；B. 超声引导下注水（＊）将病灶与膈肌分离，再进行微波消融；C.1 个月后复查显示肿瘤消融完全，无活性

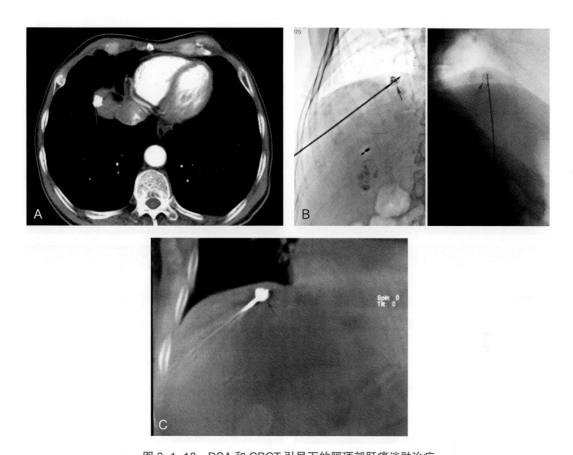

图 8-1-18　DSA 和 CBCT 引导下的膈顶部肝癌消融治疗

A. CT 示膈顶最顶部碘油沉积的病灶(箭);B. 透视下正、侧位对准病灶渐进式进针抵达病灶部位(箭);
C. CBCT 扫描证实消融针位于病灶中央(箭),未抵达膈肌,安全消融

八、邻近胃肠道肝肿瘤的消融治疗

　　肝脏脏面周围结构复杂,与十二指肠上部、幽门、胃前部小弯侧及结肠肝曲紧邻。邻近胃肠道肝肿瘤消融治疗过程中热量易辐射至邻近胃肠道,造成胃肠道损伤甚至穿孔。尤其是对于外科术后肠道粘连的患者应警惕消融损伤周边肠管。Zhou 等对邻近胃肠道(53 例)与非邻近胃肠道(151 例)肝肿瘤行 MWA 治疗的对比研究中指出:两组的完全消融率无明显差异(88.7% vs 92.1%, $p > 0.05$);两组均未出现胃肠道穿孔等严重并发症。

　　消融治疗策略:①术前做好充分的肠道准备。②可通过各种人工辅助技术隔离肿瘤与邻近的胃肠道后再进行消融治疗。③最好采用低功率消融。④对于靠近胃部的病灶,术前可留置胃管,排空胃内容物,使胃壁与肿瘤分离(图 8-1-19)。⑤对于紧贴胃肠道肝肿瘤,由于各种人工辅助技术无法安全隔离肿瘤与邻近胃肠道者,可于安全部位实施消融后针对近空腔脏器侧肿瘤联合 [125]I 放射性粒子植入或化学消融,以减少肿瘤残留(图 8-1-20)。⑥术后禁食 24 小时,观察是否有消化道损伤的征象出现。若无相关症状体征出现,先流质饮食再改为普通饮食。

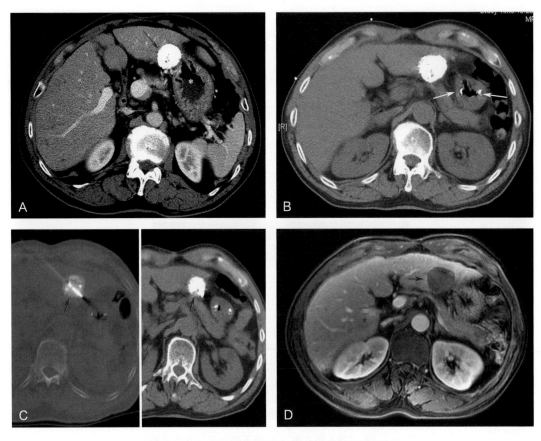

图 8-1-19　肝 S3 邻近胃壁肝癌的微波消融治疗

A. 肝 S3 邻近胃壁(*)病灶(红箭),见碘油沉积;B. 术前留置胃管(白箭),排空胃内容物后,胃壁与肿瘤完全分离;C. 剑突下进针进行微波消融,50W、10min,术后消融区域碘油周边呈低密度改变;D. 术后 1 个月复查未见肿瘤活性

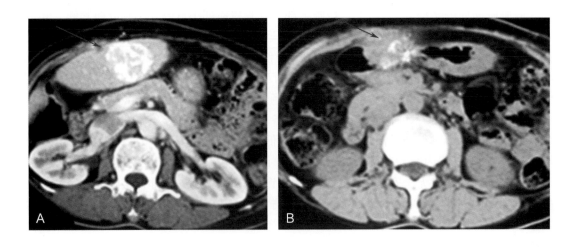

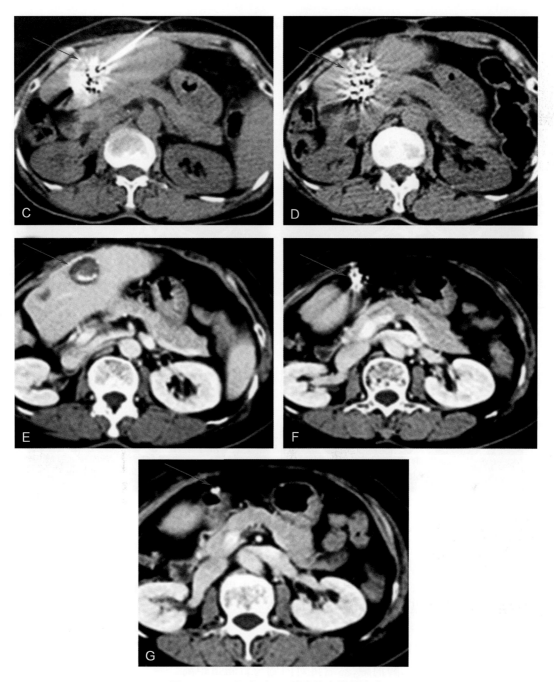

图 8-1-20　肝左叶 S3 肿瘤综合微创治疗

TACE+ 微波消融 +^{125}I 粒子植入，A、B. 肝左叶 S3 肿瘤 TACE 术后碘油沉积，肿瘤下部与肠管紧邻；C. 肿瘤中上部分行微波消融；D. 肿瘤下部行 ^{125}I 粒子植入；E~G. 术后 6 个月复查增强 CT，肿瘤完全坏死、缩小，无强化，肿瘤下部分粒子影与肠壁相连

推荐采用的隔离方法通常有以下几种，其中 1、2 是使用伞形射频电极进行消融时特有的技术。

1. 精确定位　采用伞形射频消融电极对邻近胃肠道的病灶进行精确引导和消融，因为伞形电极可以完全显示出消融区域的边界和范围,所以如果展开的伞形电极子针尖完全覆盖了病灶,又没有和胃肠道接触,就可以做到安全有效消融(图8-1-21)。

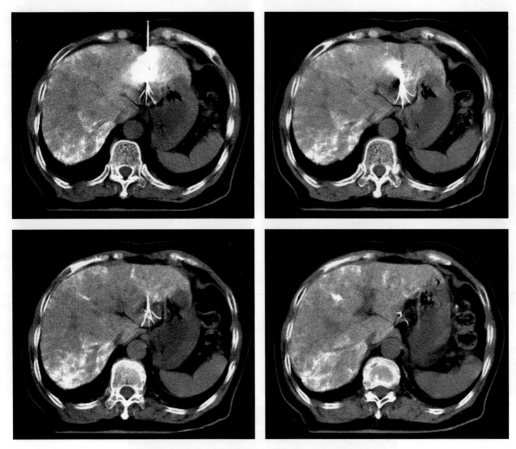

图8-1-21 采用伞形射频消融电极精确定位
采用伞形射频消融电极精确定位,做到邻近胃肠道病灶的安全有效消融

2. 提拉技术 采用伞形射频消融电极时,可以将消融电极穿刺到病灶内,并展开消融子电极,利用伞形子电极对病灶的锚定,向相反方向提拉病灶,分离出与危险空腔脏器之间的距离(图8-1-22)。

3. 乙醇隔离 采用无水乙醇注射的方法,对病灶边缘靠近胃肠道的区域进行乙醇消融,然后再对内侧与胃肠道距离10mm以上的肿瘤进行热消融,这样就避免了对邻近胃肠道组织的损伤(图8-1-23)。

4. 液体隔离 可以注入人工液体到腹膜腔隙中,隔离肝脏和这些热敏感结构。常用的隔离液为5%葡萄糖溶液(图8-1-24~图8-1-27)。然而,既往腹部手术引起的粘连可能会阻碍目标病灶和肝脏周围组织的有效隔离。

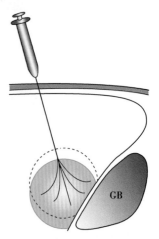

图8-1-22 提拉技术
利用伞形消融子电极的锚定和提拉加大消融区与空腔脏器的距离

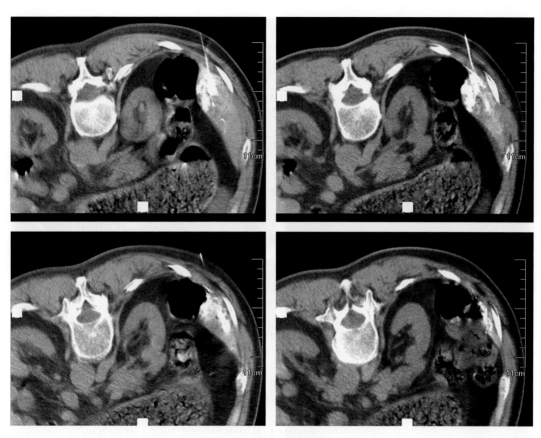

图 8-1-23 乙醇隔离

病灶紧贴结肠,先在肝脏边缘靠近结肠的部位进行乙醇消融,再于安全区域进行微波消融

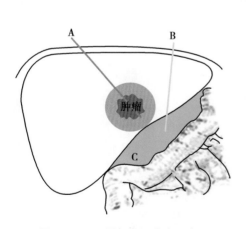

图 8-1-24 局部人工腹水示意图

A 为微波天线;B 为注水细针(如 21G Chiba 针);C 为"局部"人工腹水集聚,有效将肝脏边缘和肠道分离,避免热损伤肠道

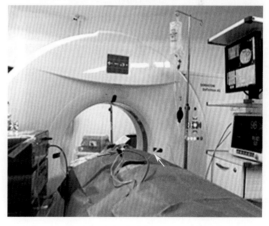

图 8-1-25 局部人工腹水辅助下肝肿瘤微波消融

微波天线(红箭)消融过程中,经注水细针(白箭)持续性滴注生理盐水,保持局部人工腹水的聚集

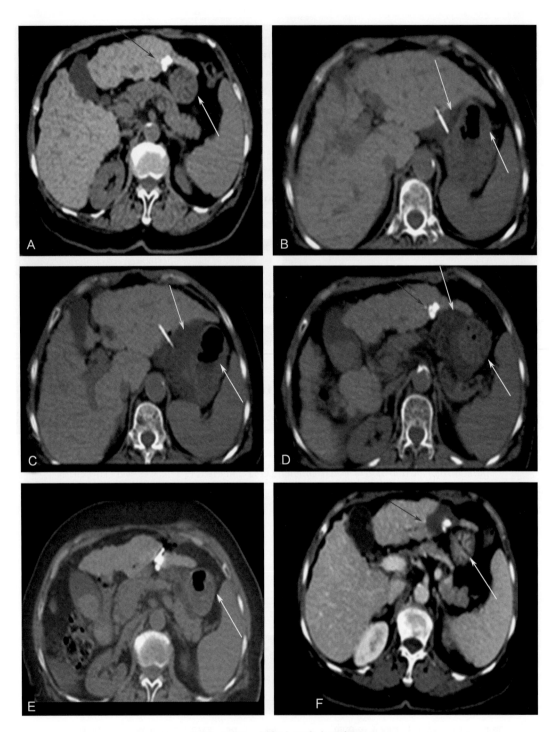

图 8-1-26　局部人工腹水示意图

A. 肝 S3 小肝癌 TACE 术后碘油沉积(红箭),与胃壁(白箭)紧邻;B~D. 经细针注水 400ml 于小网膜囊间隙(黄箭),成功将肝癌碘油沉积与胃壁分离;E. 对肝肿瘤行微波消融术,避免胃壁热损失;F. 术后 3 个月复查增强CT,显示肿瘤完全消融

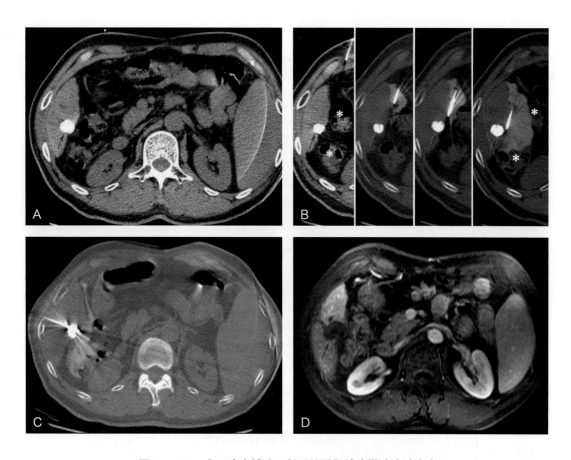

图 8-1-27　人工腹水辅助下邻近结肠肝肿瘤微波消融治疗
A. 肝 S6 病灶碘油沉积,邻近结肠肝曲;B. CT 引导下进 PTC 针注射 2% 造影剂盐水,将结肠(*)与肝脏病灶
完全分离;C. 进针进行微波消融;D. 1 个月后复查 MRI 显示病灶消融完全,无残留

5. 球囊隔离　可以在病灶和邻近的胃
肠道之间置入一个球囊,通过球囊的充盈
来物理隔绝消融热量对胃肠道的损伤(图
8-1-28)。

由于肝脏结构的复杂性和邻近脏器的多
样性,肝肿瘤消融治疗时应依据肿瘤的不同
部位及特点,设计合理的进针路线,选择合适
的消融方法和条件,必要时采用适当的辅助
手段;在最大程度完全灭活肿瘤的同时降低
对邻近结构或脏器的损伤,特别是降低严重
并发症的发生。

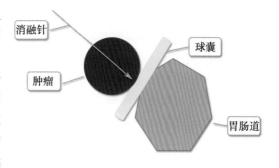

图 8-1-28　球囊隔离
在消融病灶与邻近的胃肠道之间通过经皮穿刺技术
送入球囊进行隔离

第二节 超声引导下肝脏不同部位肿瘤的消融治疗策略

局部消融治疗安全部位小肝癌的安全性和有效性已经获得高度认可并纳入各种指南或共识，一般通过影像导引下经皮穿刺即可成功完成。但是对于肝脏表面肿瘤（毗邻甚至与膈肌、胆囊、胃肠道等脏器密切粘连、浸润）和肝脏中央部肿瘤（以下腔静脉为标志，距离其≤0.5cm或与下腔静脉直接压迫或浸润）却依然被视为影像导引下经皮消融治疗的相对禁忌证甚至禁区。近年来，随着消融技术和辅助手段的不断提高和完善，尤其腹腔镜和开腹等外科技术与消融技术的良好结合，"高危部位"肿瘤安全、彻底消融已经不是不可逾越的鸿沟。

一、膈顶部肿瘤

1. 膈顶部解剖特点　膈肌是隔离胸腔和腹腔的一层薄弱的肌肉组织。右膈顶肿瘤毗邻心包、肺脏和胆囊底部，而左膈顶肿瘤则毗邻心包、肺脏和胃壁。对于右膈顶肿瘤而言，由于肺脏组织覆盖，部分膈顶部肿瘤超声下难以清晰可辨或完整显示，因而穿刺和消融过程中容易导致膈肌和胸腔脏器损伤。对于左膈顶肿瘤，热消融则容易造成膈肌、心包及左侧胸腔脏器损伤。

2. 膈顶部肿瘤消融方法及注意事项

（1）超声引导下经皮穿刺消融：膈顶部肿瘤绝大部分可通过影像引导下经皮消融获得满意疗效和安全性。但必须注意以下几点：

1）消融针应尽量经肝脏垂直膈顶方向进针。针尖端贴近膈肌，主杆则位于肝内，以保证热辐最大限度传至肝内，保护膈肌和胸腔脏器。

2）即使右膈顶肿瘤也应尽量肋缘下进针，以避开胸腔和膈肌。

3）注意胸壁和腹壁的保护，尤其肿瘤贴近胸腹壁者。

4）如超声下肿瘤难以整体暴露，可配合人工胸水或人工气腹，使肿瘤整体下压，增加视窗，确保胸腔脏器的安全性。但必须强调，人工气胸或胸水更多的是保护肺脏，对于膈肌并无明显保护作用，因为膈肌和肿瘤保持着同步下降。Koda等在胸膜与横膈间注入5%葡萄糖液，造成"人工胸水"，仅有3例出现轻微咳嗽，2例出现轻微呼吸困难。"人工胸水"对位于横膈下方肿瘤RFA治疗是安全可行的。

5）影像下必须清晰可辨，必要时超声造影下实施。

6）已经显著突入胸腔者慎选经皮穿刺消融治疗，最好选择腹腔镜辅助下或开腹途径下消融。

7）选择合适消融针。建议首选单针电极。

8）必要时联合无水乙醇消融、粒子植入、放射治疗、TACE等技术。

（2）腹腔镜辅助下超声探头引导或直视下消融（详见第五章第五节）：多用于数量较少的膈顶部小肝癌。借助腹腔镜技术后，既往经皮穿刺途径消融的所谓"高危部位"肿瘤将不再显得"高危"，治疗的安全性和有效性将得到显著提升。然而腹腔镜辅助下超声探头引导消融也有其缺陷之处，包括：

1）相比影像引导下经皮穿刺消融，腹腔镜辅助下消融创伤更大、治疗不够简便、性价比不高。

2）由于腹腔镜超声探头引导穿刺固有的"不易协调"性，对于"高危部位"较大肿瘤或伴有肝脏深部多发肿瘤者，单纯腹腔镜超声引导下消融耗时更长、布针难度更大。直视下消融虽然效率获得提高，但进针深度和角度则不容易掌握，容易造成肿瘤残留或过度损伤。

3）腹腔镜技术仅适合于既往没有上腹部外科手术者，否则上腹部器官间的广泛粘连将影响气腹的建立。

4）部分膈顶部肿瘤已经与膈肌广泛浸润，腹腔镜下难以游离肿瘤，或者强行分离易导致肿瘤破裂、腹腔播散。

（3）超声引导下经皮穿刺联合腹腔镜辅助下消融（详见第五章第五节）：主要适用于膈顶部大肝癌或多发性肝癌。由于腹腔镜超声探头在穿刺定位方面的局限性，对于膈顶大肿瘤采取影像引导下经皮穿刺消融联合腹腔镜辅助下直视或超声探头引导消融的联合方式效率更高、定位更精准，因而更为可取。简要步骤如下：①患者全麻；②超声引导下 1~2 根电极有计划消融相对安全的肿瘤主体部分，距离膈肌不少于 1cm；③腹腔镜进腹，游离膈肌与肿瘤，使肿瘤与膈肌完全分离（注意无瘤操作原则）；根据经皮消融的热辐射痕迹或借助腹腔镜超声探头，安全消融剩余部分；④检查腹腔无出血后结束治疗。

（4）开腹途径下超声引导消融（详见第五章第六节）。

二、空腔脏器旁肿瘤

1. 空腔脏器旁肿瘤解剖特点

（1）胆囊旁肿瘤：主要位于肝 S4、S5。

（2）肠管旁肿瘤：①肝 S5 脏面包膜下肿瘤比邻小肠和横结肠；②肝 S6 下缘肿瘤比邻肝区结肠；③肝 S3、S4 脏面肿瘤比邻小肠或十二指肠。

（3）胃旁肿瘤：①肝 S2 肿瘤比邻胃小弯贲门侧；②肝 S3 肿瘤比邻胃小弯幽门侧。

2. 空腔脏器旁肿瘤消融方法及注意事项

（1）超声下经皮穿刺消融：空腔脏器旁肿瘤单纯通过影像引导下经皮消融较难获得满意疗效和安全性，尤其已与空腔脏器接触或浸润者。因此，空腔脏器旁肿瘤多需采用其他辅助技术方有潜力达到安全彻底消融目标。特别强调以下几点：

1）消融针应垂直空腔脏器方向穿刺进针：尖端距离空腔脏器壁至少 0.5cm，过远造成残留，过近易于热损伤。已经与空腔脏器（尤其肠道）紧密粘连者严禁直接经皮穿刺消融。

2）尽量选择伞形射频电极，根据肿瘤大小张开相应外径。由于可在智能化"功率控制"模式下消融，消融范围不受时间、功率、肿瘤硬度等因素影响，相比微波以及其他单极射频电极更为智能、更为精准，因而更为安全可靠。贴近空腔脏器时，可选择伞形射频电极"小口慢咬"方式缓慢"蚕食"肿瘤组织。如果选择微波或单极射频电极，则必须采取小功率、短时间、多位点消融方式，力求最大限度安全可靠。

3）必要时采取人工腹水或隔离带技术，尤其紧压胆囊或直接贴紧胃肠道的肿瘤。

4）推荐联合无水乙醇等化学消融或粒子植入技术。在贴近空腔脏器壁处注入无水乙醇或植入放射性粒子，在保障安全前提下提高消融彻底性。

5）Yamakado 等通过向肿瘤和胃肠道间置入球囊，将两者隔开再进 RFA，从而有效地保护了胃肠道,可避免胃肠道穿孔的发生。

6)国内陈敏华等建议治疗时患者右前斜位,尽量使横结肠及部分小肠移向左下方与肝分离。嘱患者反复腹式呼吸,使肠管处于运动状态,可避免某一区域持续接受高温。对有手术病史或疑诊有肝肠粘连者,采用提拉式消融或在右上腹肠管区域置冰袋冷敷。

(2)腹腔镜辅助下超声探头引导或直视下消融

1)如果患者既往没有上腹部大手术史,而且肿瘤几乎贴近或直接与空腔脏器粘连,可以选择该方法。游离胆囊、胃肠道并使之与肿瘤分开,然后实施消融。

2)必要时同期切除胆囊。

3)气腹建立后探查整个肝表面,如果发现术前影像无法辨别的肝脏表面小肿瘤可同时予以消融。

4)如发现穿刺道出血可术中给予止血。

(3)超声引导下经皮穿刺联合腹腔镜辅助下消融治疗:空腔脏器旁大肝癌或多发性肝癌。首先超声引导下经皮穿刺消融"安全"区肿瘤组织,消融汽化边界濒临空腔脏器壁即停。建立气腹、游离并用纱布垫隔开肿瘤和空腔脏器,然后腔镜超声探头引导下或直视下实施消融。对于伴发多枚安全部位肿瘤者,可先超声引导下经皮穿刺消融"安全"部位肿瘤,再腔镜下消融空腔脏器旁病灶。

(4)开腹途径下消融治疗:对于既往有过上腹部大手术史,预判难以建立气腹;同时肝功能和肝脏体积又不适合再次肝切者,可以采取原切口进腹,游离和隔离空腔脏器后借助超声探头实施精确消融。由于开腹途径损伤较重、耗时耗力,目前已较少采用,大都通过联合粒子植入等其他技术达到安全治愈目标。

三、中央型肝癌(围下腔静脉旁肝癌)

由于部位的深在性和管道结构的复杂性,毗邻或直接与肝脏大血管或肝内胆管浸润的肝癌(中央型肝癌)一直是临床治疗的难点。截至目前,中央型肝癌的治疗主要有下列方式:①外科切除仍然是中央型 HCC 的首选治疗方式,但因受到肝硬化等多种因素的限制,真正适合外科切除者仅占少数;不仅如此,由于肿瘤直接与大血管(尤其下腔静脉)浸润,外科手术很难一次性将肿瘤彻底切除,术后肿瘤残留率和局部复发率均较高;另外,由于其位置深在、周围管道结构错综复杂,该部位肿瘤的外科切除创伤巨大、风险极高。中央型肝癌切除后往往需要辅之以放疗以巩固疗效;从解剖上看,肝静脉汇合部、门静脉主干以及下腔静脉肝脏段是解剖结构最复杂的部位;无论肿瘤切除的彻底性还是手术操作过程中的安全性,术后并发症的发生率和严重程度以及肝组织的严重损伤程度等,都是其他部位所无法比拟的,由此上述部位肿瘤多需具有丰富手术经验的外科医生完成;即便如此,治疗的安全性和有效性(包括肿瘤切除的彻底性以及局部复发率)依然无法得到保证。②TACE:在传统治疗方式中,如果肿瘤失去外科切除机会,次选治疗一般是 TACE,尤其肿瘤已经与大血管直接浸润后;TACE 确实给失去外科切除机会的肿瘤患者带来了实实在在的好处;但是经过反复多次 TACE 治疗后,肿瘤的完全坏死率仍很低,仅有 18% 左右,而且反复的 TACE 对肝脏造成的损伤也较大;因此 TACE 在治疗大血管旁肝癌方面并不尽如人意。③放射治疗:放疗经过多年的争议后已经开始用于肝癌的治疗,而且效果令人满意,但是放疗带来的肝损伤较重,治疗时间长,花费较高,不适合普及应用。④PEI:是较早用于肝癌治疗的局部治疗方式,在小肝癌的治疗上取得了不错的疗效,而且损伤较轻,安全性高;但需要反复注射,而且疗效不确切,肿瘤残留和局部复发率较高。

射频消融等热消融治疗是通过高热原理使肿瘤细胞彻底凝固性坏死。理论上,热量可在肿瘤组织中较均匀地弥散,且有能力将肿瘤组织间的纤维间隔等彻底摧毁,从而干净彻底的清除病灶。近年来,随着消融技术的不断完善和成熟,特殊部位肿瘤消融渐趋增多,即使与肝脏大血管直接浸润的肝癌也不再是热消融治疗的禁区。尽管目前相关临床报道甚少,但热消融治疗下腔静脉旁肝癌的可行性、有效性和安全性已经逐步获得业界认可。

1. 围下腔静脉肝癌的解剖特征及相应消融风险 下腔静脉肝段自上至下可简单分为:

(1)肝静脉汇合部以上膈顶段:此处毗邻膈肌和胸腔,消融时尤其注意防止膈肌损伤和气胸、血胸等胸部脏器损伤。

(2)肝静脉汇合部(即"第二肝门"):该部位肿瘤消融应避免穿刺损伤肝静脉,消融灶压迫肝静脉造成回流障碍等。

(3)肝静脉汇合部与肝门部之间段:此处消融重点关注消融灶压迫肝静脉或胆道,尤其后者。

(4)肝门部(即"第一肝门"):重点防止胆道损伤或压迫等并发症。超声下肝门部血管清晰可辨,罕见损伤。

(5)尾状叶:重点防止胆道并发症、腹腔内脏器损伤等。

2. 消融技巧及注意事项

(1)消融电极应尽量平行管道结构穿刺。

(2)电极尖端尽量到达肿瘤远侧缘,与下腔静脉浸润者也不可少于0.5cm,即使尖端直接贴紧下腔静脉也不会引起血管损伤或血栓形成。

(3)注意胆道保护,已经与胆道贴紧者不宜长时间消融而追求"安全消融边缘"。

(4)尾状叶肿瘤明显突入腹腔者也可选择腹腔镜辅助下消融。

(5)既往认为,大血管旁肿瘤热消融容易受到快速流过的血流影响致使近血管侧肿瘤不能完全坏死,由此不少学者建议消融前先实施血管介入治疗制造"炉灶效应",或结扎肝动脉分支减轻"热沉降效应"以提高肿瘤的完全消融率。不过消融前先行血管栓塞模式仍然存在争议。

(6)尽管单纯热消融治疗已经能够达到人们所满意的程度,但是如果将热消融方法与其他治疗模式联合应用,则疗效要比单纯消融优异得多。

四、典型病例

1. 病例一 第二肝门处肿瘤

患者男性,75岁,原发性肝癌。术前上腹部MRI:第二肝门区肝癌,大小约5.2cm×4.5cm。遂于超声引导下行微波消融术(双针)。消融术后1个月余复查MRI示:第二肝门区肿瘤完全灭活。(图8-2-1)

2. 病例二 尾状叶肝肿瘤

患者男性,66岁,原发性肝癌。术前上腹部MRI:肝内多发肝癌结节,其中较大者位于尾状叶,大小约4.6cm×3.8cm。遂于B超引导下行微波消融术。消融术后1个月余复查MRI示肿瘤完全灭活。(图8-2-2)

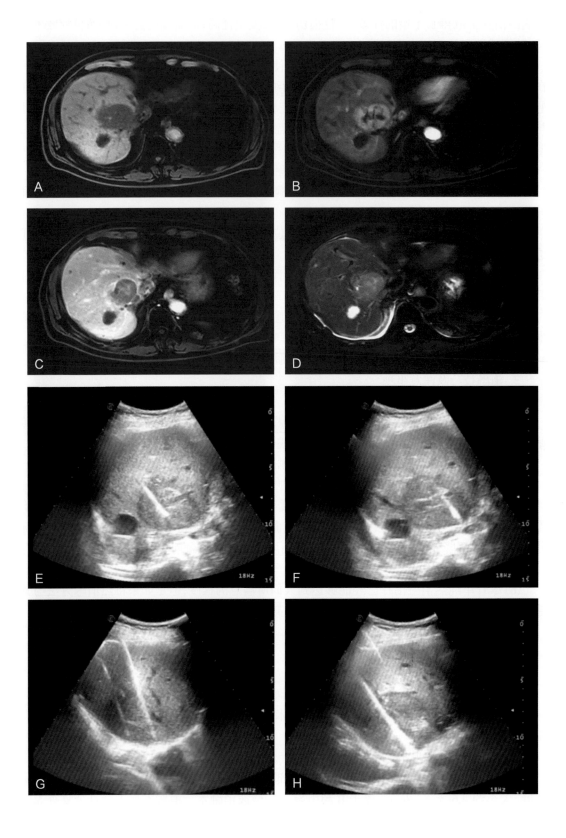

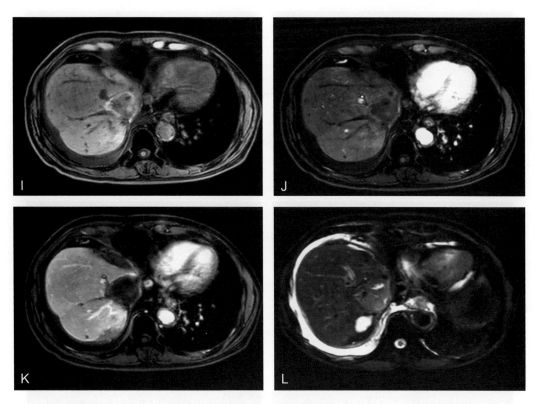

图 8-2-1　第二肝门区肿瘤微波消融治疗

A~D. 术前上腹部 MRI,第二肝门区肿块,大小约 5.2cm×4.5cm,肿物压迫下腔静脉和肝静脉;E~H. 超声引导下对肿瘤行双天线、多位点、多平面微波消融治疗;I~L. 消融术后 1 个月余复查 MRI 示肿瘤完全灭活

3. 病例三　肠道旁肿瘤

患者男性,60 岁,原发性肝癌。术前上腹部 MRI 示:肝 S5 脏面近肠管处肝癌,直径约 2.5cm;肝 S8 膈顶包膜下另见两个肝癌结节,直径分别为 3.0cm、5.2cm。于超声引导下行肝肿瘤射频消融术(伞形电极)。消融术后 1 个月复查 MRI,肿瘤完全灭活。(图 8-2-3)

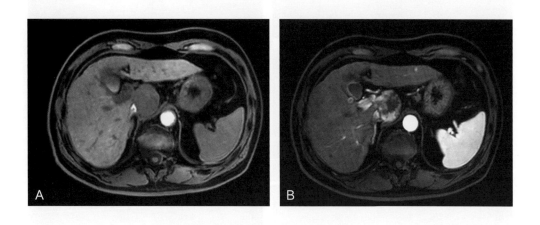

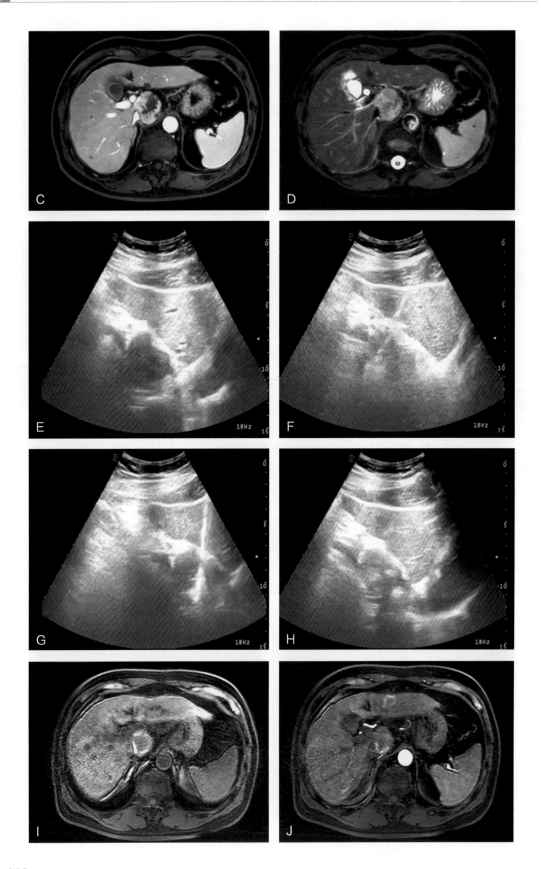

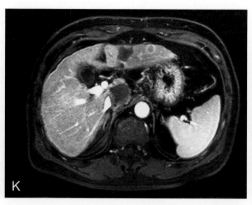
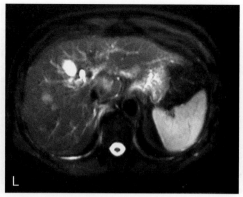

图 8-2-2 尾状叶肝肿瘤微波消融治疗

A~D. 术前上腹部 MRI,肝尾状叶见一肿物,大小约 4.6cm×3.8cm,考虑肝癌;E~H. 超声引导下对肝尾状叶肿瘤行微波消融治疗;I~L. 消融术后 1 个月余复查 MRI 示肿瘤完全灭活

4. 病例四　膈顶部肝肿瘤

患者男性,66 岁,原发性肝癌。术前上腹部 MRI:肝 S7/8 近膈顶处肝癌,直径约 4.5cm,略凸向胸腔。遂于超声引导下对邻近膈顶的肝肿瘤行微波消融术。消融术后复查 MRI,肿瘤完全灭活。(图 8-2-4)

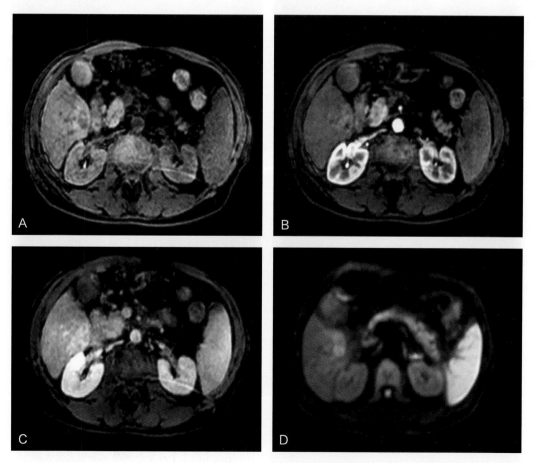

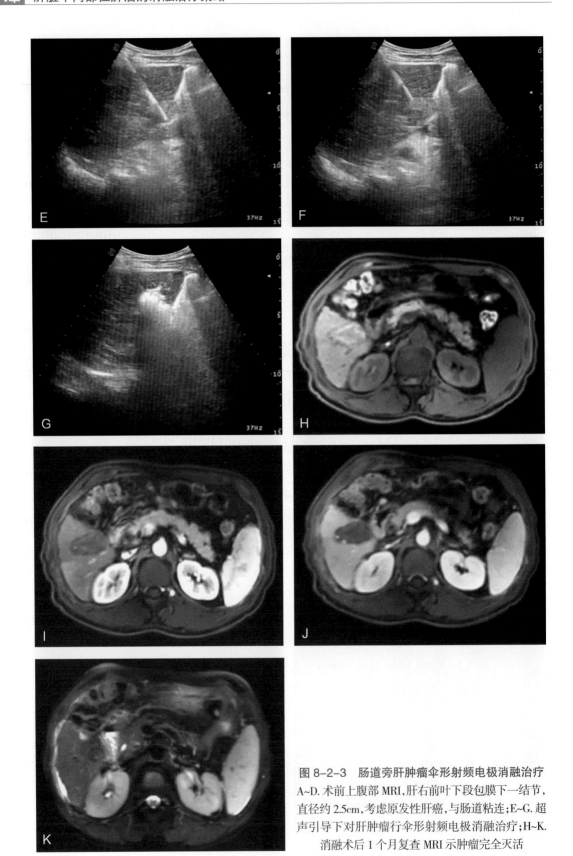

图 8-2-3 肠道旁肝肿瘤伞形射频电极消融治疗
A~D. 术前上腹部 MRI,肝右前叶下段包膜下一结节,
直径约 2.5cm,考虑原发性肝癌,与肠道粘连;E~G. 超
声引导下对肝肿瘤行伞形射频电极消融治疗;H~K.
消融术后 1 个月复查 MRI 示肿瘤完全灭活

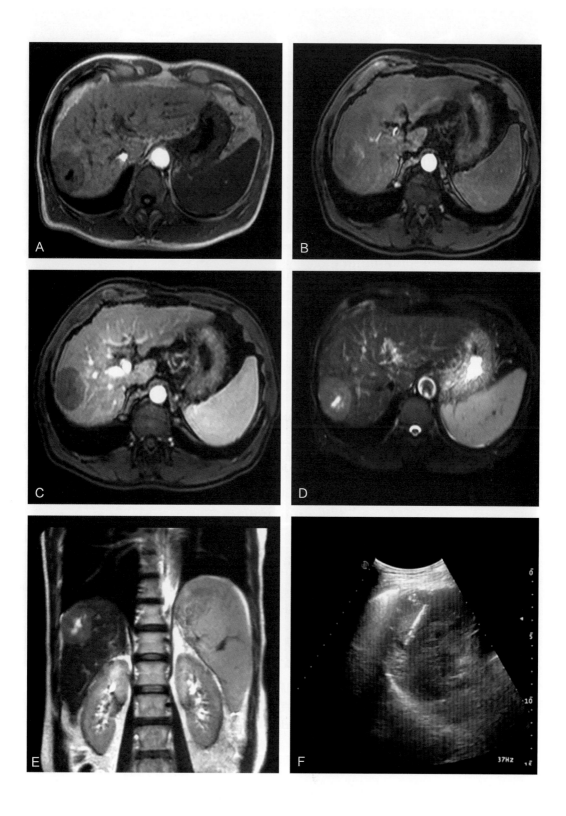

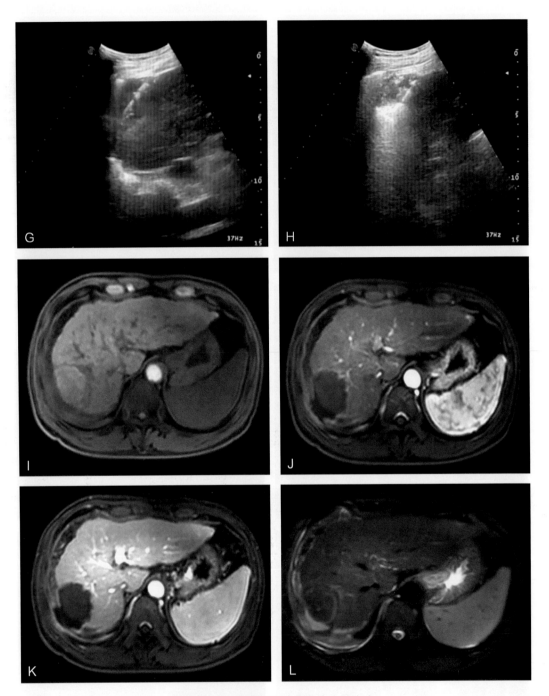

图 8-2-4　膈顶部肝肿瘤微波消融治疗

A~E. 术前上腹部 MRI,肝 S7/8 近膈顶处见一结节,直径约 4.5cm,略凸向胸腔,考虑肝癌;F~H. 超声引导下对邻近膈顶的肝肿瘤行微波消融治疗;I~L. 消融术后复查 MRI 示肿瘤完全灭活

（范卫君　邵海波　翟　博　董　刚　韩　玥　齐　翰）

参 考 文 献

[1] NISHIGAKI Y,TOMITA E,HAYASHI H,et al.Efficacy and safety of radiofrequency ablation for hepatocellular carcinoma in the caudate lobe of the liver.Hepatology research:the official journal of the Japan Society of Hepatology.2013,43(5):467-474.

[2] LI M,YU X,LIANG P,DONG B,et al.Ultrasound-guided percutaneous microwave ablation for hepatic malignancy adjacent to the gallbladder.International journal of hyperthermia:the official journal of European Society for Hyperthermic Oncology.North American Hyperthermia Group.2015,31(6):579-587.

[3] CARBERRY GA,SMOLOCK AR,CRISTESCU M,et al.Safety and Efficacy of Percutaneous Microwave Hepatic Ablation Near the Heart.Journal of vascular and interventional radiology:JVIR.2017,28(4):490-497.

[4] ITO T,TANAKA S,IWAI S,et al.Outcomes of laparoscopic hepatic resection versus percutaneous radiofrequency ablation for hepatocellular carcinoma located at the liver surface:A case-control study with propensity score matching.Hepatology research:the official journal of the Japan Society of Hepatology.2016,46(6):565-574.

[5] HUANG S,YU J,LIANG P,et al.Percutaneous microwave ablation for hepatocellular carcinoma adjacent to large vessels:a long-term follow-up.European journal of radiology.2014,83(4):552-558.

[6] 范卫君,吴沛宏,张亮,等.Ⅲ、Ⅳ型肝门区胆管腺癌的介入治疗.中华放射学杂志.2005,39(9):30-34.

[7] REN H,LIANG P,YU X,et al.Treatment of liver tumours adjacent to hepatic hilum with percutaneous microwave ablation combined with ethanol injection:a pilot study.International journal of hyperthermia:the official journal of European Society for Hyperthermic Oncology,North American Hyperthermia Group.2011,27(3):249-254.

[8] QI H,ZHANG H,WAN C,et al.CT-guided microwave ablation through the lungs for treating liver tumors near the diaphragm.Oncotarget.2017,8(45):79270-79278.

[9] ZHOU P,LIANG P,YU X,et al.Percutaneous microwave ablation of liver cancer adjacent to the gastrointestinal tract.Journal of gastrointestinal surgery:official journal of the Society for Surgery of the Alimentary Tract.2009,13(2):318-324.

[10] ASAHINA Y,NAKANISHI H,HUMI N,et al.Laparoscopic radiofrequeney ablation for hepatocellular carcinoma.Digestive Endoscopy.2009,21(2):67-72.

[11] WANG SN,LIN CJ,LIN CC,et al.Combined percutaneoas radiofrequency ablation and ethanol injection for bepatccellalar carcinoma in high risk locations.AJR Am J Roeatgenol.2008,190(3):187-195.

[12] Lin SM.Local ablation for hepatocellular carcinoma in Talwan:Different points between Japan,Asia and West.Oncology.2010,78(Suppl I):102-106.

[13] Kim JW,Kim JH,Won HJ,et al.Hepatocellular carcinomas 2-3cm in diameter:Transarterial chemoembolization plus radiofrequency ablation vs.Tadiofrequency ablation alone.Eur J Radio.2012,81(3):189-193.

第九章

| 肝脏肿瘤消融治疗的并发症及其防治

　　局部消融治疗常被冠以"微创",但是事实上肝肿瘤消融治疗术中或者术后不可避免的存在不同程度的并发症;如未能充分重视,会引起严重后果甚至患者死亡。肝肿瘤消融治疗前须根据患者全身状况、肝脏硬化程度、肿瘤特征(大小、部位、数目等)、采用治疗手段等综合预判治疗可能引发的并发症。尽量充分地做好术前准备及术后预防措施,严格操作规范、准确定位,将并发症发生风险降至最低。同时要善于观察病情,做到早发现、早诊断、早处理,最大限度避免患者因误诊或漏诊带来的损害。

　　按照并发症的发生情况,依据美国介入放射学会(Society of Interventional Radiology,SIR)标准可分为不良反应、轻微并发症及严重并发症三类(表9-0-1)。肝肿瘤消融相关的死亡率为0.1%~0.5%,并发症发生率为0~12%。轻微并发症发生率为2.2%~3.1%,主要有皮肤浅Ⅱ烧伤、少量胸腔积液、少量气胸等;严重并发症发生率为5%~8.9%,主要有消融灶和/或胆道感染、消化道出血、腹腔内出血、肿瘤种植、肝功能衰竭、空腔脏器穿孔等。

表 9-0-1　SIR 不良反应及并发症的定义与分级标准

分类	分级	具体内容
不良反应	—	疼痛 消融后综合征 其他:无症状性胸腔积液 　　　影像学证实的少量无症状性肝周积液/积血 　　　影像学证实的无症状性、无不良后果的邻近结构损伤
轻微并发症	A级	不需治疗,无不良后果
	B级	仅需简单治疗,无不良后果,包括不需要住院1d及以上的观察
严重并发症	C级	需要治疗,需要住院或住院时间延长≤48h
	D级	需要重要的治疗措施,提升了护理级别,住院时间>48h
	E级	导致了永久的后遗症
	F级	死亡

按照并发症发生的时间可分为三类：即刻并发症（immediate，消融后 <24 小时）、围手术期并发症（periprocedural，消融后 24 小时 ~30 天）及迟发并发症（delayed，消融后 >30 天）。按病因并发症可以分为两类：继发于穿刺电极或天线（包括感染、出血、肿瘤种植和气胸等）；继发于消融热损伤（包括邻近器官的热损伤、穿刺处烧伤，如肝肿瘤治疗时膈肌的损伤和肝胃韧带的损伤等）。

一、不良反应

（一）疼痛

消融后几乎每个患者均感不同程度腹部疼痛，一般为轻度疼痛，很少出现中度以上的疼痛；而且与体位有关。疼痛可持续数天，少部分的患者疼痛可以持续 1~2 周。

主要原因包括：①消融针穿刺伤及腹壁或肋间神经；②肿瘤贴近肝包膜，为求彻底消融，高温损伤腹腔壁层神经；③活动时消融灶摩擦腹壁。另外，如果消融时损伤胆囊、肠管等空腔脏器，胆汁或肠液进入腹腔，造成化学性或细菌性腹膜炎，也同样会发生腹部疼痛症状，必须与消融造成的非脏器损伤鉴别。

处理：排除腹腔脏器损伤后可使用镇痛药物缓解疼痛。

（二）消融后综合征

消融术后约 2/3 的患者会出现消融后综合征，是由于坏死物质的吸收和炎性因子的释放引起。主要表现为消融术后患者出现的一过性低热（38.5℃以下）、乏力、全身不适、恶心、呕吐等类感冒样表现，多呈自限性，一般持续 2~7 天，少数患者可持续半月甚至更长，其严重程度及持续时间主要是与肿瘤消融体积和患者一般状况相关。

处理：排除感染可能后，可通过冰袋冷敷、酒精擦浴、吲哚美辛栓纳肛或口服退热剂等方法降温。

（三）肝功能指标可逆性异常

肝肿瘤消融后多数患者会出现肝功能指标改变，指标异常程度与消融灶范围大小、肝脏质地等因素有关。

轻者口服保肝药即可恢复；重者必须静脉应用 1~2 种护肝药物，甚至加用小剂量激素。一般一周左右各项指标逐渐接近术前。罕见消融治疗造成的不可逆肝功能衰竭。

（四）术后恶心、呕吐、腹胀、呃逆

主要与消融时高温刺激导致腹腔内自主神经紊乱、麻醉药物或术后所用药物反应等因素有关；大肝癌消融后急性肾功能不全所致肌酐尿素氮升高也会带来胃肠道反应。呃逆大多发生于膈顶部肿瘤消融时，系高热损伤膈肌或膈神经所致。

为了防止剧烈呕吐引起针道或消融灶出血等不良后果，术前可适当给予止吐药物。如果上述症状不减反而加重且伴有腹胀、腹痛、排便排气不畅等消化道症状，必须高度怀疑是否伴有胃肠道或胆囊穿孔，尤其肿瘤距离空腔脏器较近甚至粘连者；一旦有腹膜刺激征发生，则立即行腹腔超声、腹部透视甚至腹部 CT 等检查确认，尤其空腔脏器旁肿瘤消融后。

二、并发症

（一）出血

肝肿瘤消融术后出血是最严重并发症之一，严重者会引起患者死亡。消融术后出血可

分为两种类型:针道出血和非针道出血。前者主要包括肝包膜下出血(图 9-0-1、图 9-0-2)和胆道出血(图 9-0-3)两种情形,是肝肿瘤消融术后出血的主体;后者则是胃底食管下段曲张静脉破裂出血,较为少见。

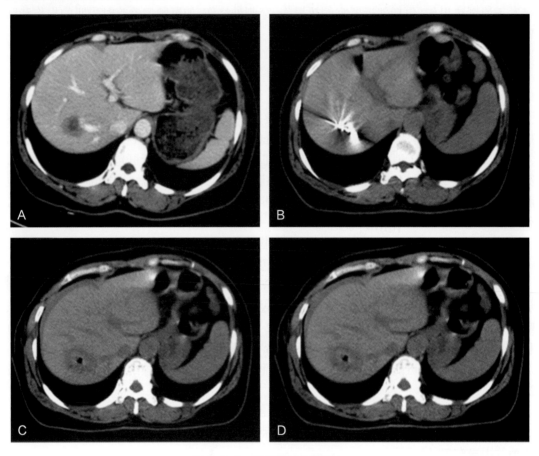

图 9-0-1　肝包膜下少量出血

患者女性,47 岁,鼻咽癌肝转移。A. 上腹部 CT,肝 S7 见一大小约 4.0cm × 3.2cm 低密度病灶;B. CT 引导下对肝转移瘤行微波消融治疗;C. 消融术后即刻 CT 扫描,肝包膜下少量出血,消融区域呈现明显低密度改变,其内见汽化空洞;立即予止血药物静脉推注后止血;D. 5 分钟后再次 CT 扫描,肝包膜下出血未见增加

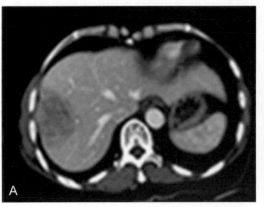
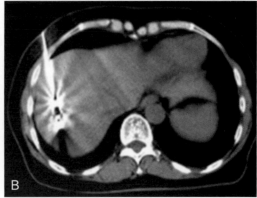

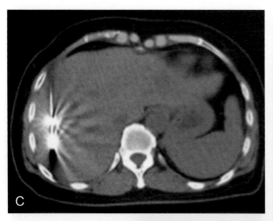

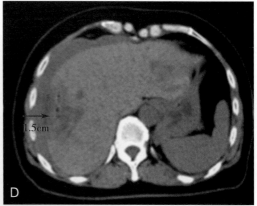

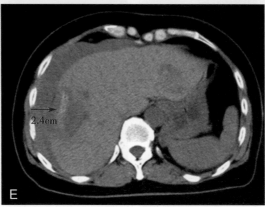

图 9-0-2 肝包膜下大量出血

患者男性,45 岁,小肠间质瘤肝转移。A. 上腹部 CT,肝 S8 转移瘤,大小约 8.3cm×5.8cm;B、C. CT 引导下对肝转移瘤行多位点微波消融治疗;D. 消融术后即刻 CT 扫描:消融区域呈现明显低密度改变,其内见高密度条索状出血影;肝包膜下出血,厚约 1.5cm;立即予快速扩容、止血等对症治疗;E. 5 分钟后再次 CT 扫描:肝包膜下出血较前明显增多,厚约 2.4cm,遂予外科急诊手术止血治疗

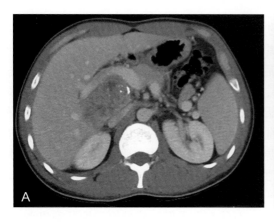

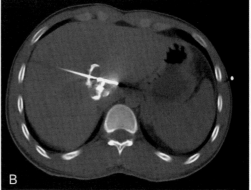

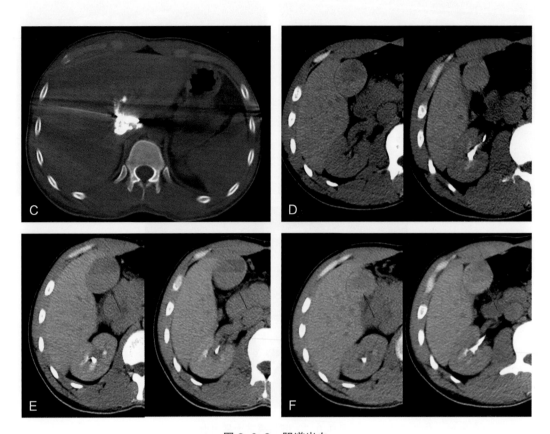

图 9-0-3 胆道出血

患者男性,22 岁,原发性肝癌。A. 上腹部 CT,肝 S1 病灶,大小约 8.5cm×6.4cm,其内可见碘油沉积;B、C. CT 引导下对肝转移瘤行多位点微波消融治疗;D. 消融术后即刻 CT 扫描,胆囊内可见高密度影,考虑胆道出血可能;E. 5 分钟后再次 CT 扫描,胆囊内高密度影较前未见明显变化,患者无明显不适,生命体征平稳;F. 术后 2 小时出现上腹部剧烈疼痛,腹部肌紧张,压痛明显;伴有呕咖啡色样液体 100ml。行急诊 CT,胆囊内积血未见明显增加。予止血、抗感染、扩容等对症治疗后患者好转出院

1. 针道出血 引起消融术后针道出血的主要因素包括:医生的操作经验、熟练程度以及患者是否存在出血的高危因素。肝转移瘤患者极少合并肝硬化,肝组织结构正常,自限性止血能力较强;与之相比,肝硬化较重者消融后更易发生针道出血,这可能与下列机制有关:硬化肝脏合成凝血酶原等凝血因子能力下降,出血不易凝固;脾大、脾功能亢进促使脾脏对血小板吞噬能力异常增强,血小板数量显著低于正常,影响出血凝固能力;硬化的肝组织弹性降低,压迫、闭合破损血管能力减低,使出血不易自止;肝硬化后肝内血管弹性减退,破损血管难以自限性止血。肝包膜下出血的主要原因:穿刺针损伤肝内血管;穿刺针直接穿刺肿瘤及消融治疗造成肝包膜或者肝实质撕裂。胆道出血:手术损伤肝内胆管及其伴行的肝动脉或者门静脉分支,造成血液流入胆道系统。

消融术后针道出血的处理原则见图 9-0-4。对伴有严重肝硬化的原发性肝癌患者,重点强调以下几个方面:①存在凝血机制障碍者,消融后必须密切观察病情变化;如高度怀疑发生针道出血,应急查血常规和腹部 B 超;如果出现腹腔积液,应立即行腹腔诊断性穿刺;

②确诊发生腹腔出血后,无论出血量多少均应快速备血并行深静脉穿刺置管,立即行内科保守止血治疗;③如内科处理效果不佳,应当机立断行肝动脉造影、DSA下栓塞止血;④如DSA下止血未果,则应尽快开腹行缝扎止血或病灶切除;⑤出血控制、患者生命体征稳定后应尽早开始后续处理;同时必须严密观察肝功能、电解质、血气和肾功能变化,防止酸碱平衡紊乱、肝肾综合征及多脏器功能衰竭的发生。

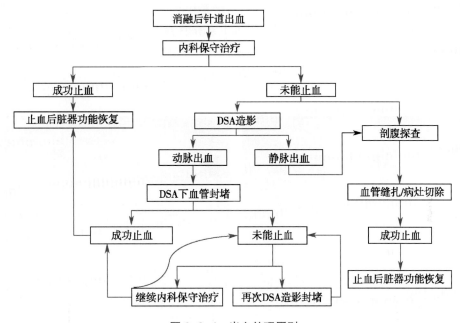

图9-0-4 出血处理原则

消融术后针道出血的先决条件是穿刺道血管损伤破裂,因此提高操作技术是预防针道出血的最根本环节。必须重点注意以下几点:①熟悉肝脏解剖,穿刺时避开大血管分支、肝内胆管及伴行的动静脉分支,穿刺针尽量做到与血管走行平行进针;穿刺过程中尽量减少穿刺次数,调针时不退出肝包膜。②严重肝硬化、凝血酶原时间(PT)过长者应通过保肝、注射维生素 K_1 等处理,使PT至少降至正常对照值4秒以内,并且消融前后应用凝血酶原复合物。血小板过低者,可通过升血小板药物或输用血小板等措施。③位于包膜下、尤其突出于包膜以外(外生性生长)的肝癌,必须选择合理的穿刺路线;尽量不采取直接肿瘤穿刺,到达肿瘤前最好经历有一段正常的肝组织,依靠组织固有弹性压迫针道。④出血风险较大者可在消融后烧灼针道。

2. 术后上消化道出血　消融术后上消化道出血非常少见,主要包括食管胃底曲张静脉破裂出血,急性胃黏膜出血以及应激性溃疡出血。对于有食管静脉曲张者,术前术后可给予胃黏膜保护剂。如有严重呕吐,应及时控制,避免诱发上消化道静脉曲张破裂出血;如发生出血,可根据食管胃底静脉破裂出血的处理原则予以诊治。

(二)感染

消融灶感染(或并发腹腔感染)是肝肿瘤消融后发生的又一严重并发症,大多发生在消融术后1周左右。主要表现为无规律寒战、高热,伴有白细胞、中性粒细胞总数或比例升高,血小板下降。主要是由消融区组织液化坏死继发感染或者消融区形成胆汁瘤继发感染所致,可引起局部脓肿,导致败血症、感染性休克,多器官衰竭甚至死亡。

消融术后感染的高危因素主要包括:高龄,全身营养状况差,伴有糖尿病等降低人体全身免疫功能的疾病,长期应用化疗药物或激素等治疗,接受过胃肠、胆肠吻合术或胆道支架植入术,合并肝内胆管扩张或者肝内胆管结石等。

患者在消融后 3~5 天出现不明原因畏寒、发热,尤其伴有寒战时,应高度怀疑消融灶发生感染。在经验应用广谱抗生素的同时行细菌培养和药敏试验,同时超声和 CT 予以明确诊断。如果没有形成肝脓肿,可通过使用敏感抗生素和营养支持等加以控制;如形成了肝脓肿(图 9-0-5、图 9-0-6),可给予穿刺引流脓液、抗生素冲洗脓腔。并结合血培养和药敏结果调整抗生素。

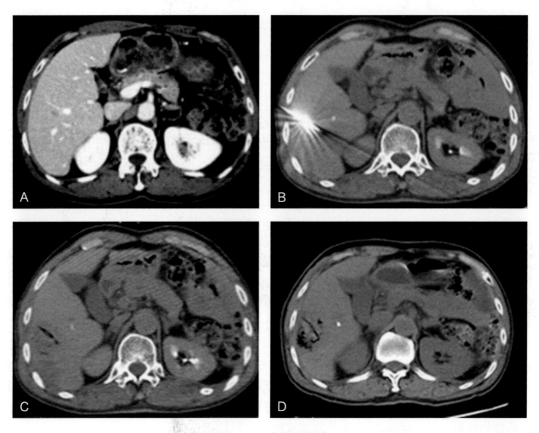

图 9-0-5 急性肝脓肿

患者男性,63 岁,胰腺腺泡细胞癌胰体尾脾脏切除术后肝转移。A. 上腹部 CT,肝 S6 肝内多发低密度病灶,直径 2.0~4.3cm;B. CT 引导下对肝肿瘤微波消融治疗;C. 消融术后即刻 CT 扫描,消融区域呈明显低密度改变,其内条状汽化空洞影;D. 消融术后第一天患者出现高热、寒战,最高温度达 41℃,伴右下腹疼痛。急诊上腹部 CT,肿瘤组织坏死,不规则空腔出现并见气体影,提示消融治疗区组织坏死继发感染。积极予抗感染、肝脓肿穿刺引流、营养支持等对症治疗 2 周后痊愈

消融治疗时应重视以下方面:①慎重选择肝肿瘤大小及数目,切忌无原则盲目扩大消融治疗适应证;②对于存在感染高危因素的肝肿瘤患者,消融之前应预防性使用抗生素;③重

视肝内感染的早期诊断;④治疗过程中严格无菌操作。

（三）胆道损伤

常发生于肝门部肿瘤局部消融时,主要是由于穿刺过程中损伤沿途胆管或高温长时间烧灼胆管所致。如穿刺损伤的胆管较细,胆汁积聚较少,一段时间后将自行吸收,如积聚较多,可形成范围不等的无症状的单纯性胆汁瘤(图9-2-7)。如损伤胆管较粗,胆管内压力明显高于消融灶,则大量胆汁将积于消融灶内甚至倒流入血,引起胆汁瘤形成并伴发阻塞性黄疸,少数患者(尤其伴有肝内胆管扩张、有过胆道手术史或胆道支架置入术者)还可并发消融灶感染。长时间消融肝门部肿瘤还容易造成胆道狭窄,引起黄疸或感染,再者肿瘤消融后水肿压迫消融灶周围胆道,造成阻塞性黄疸(图9-0-8)。

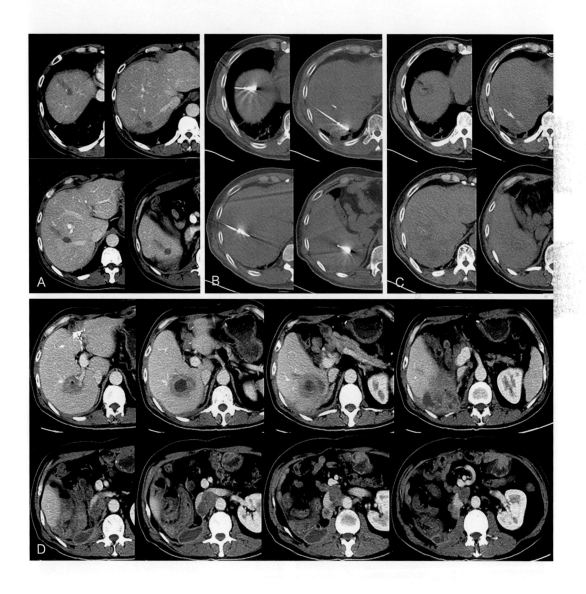

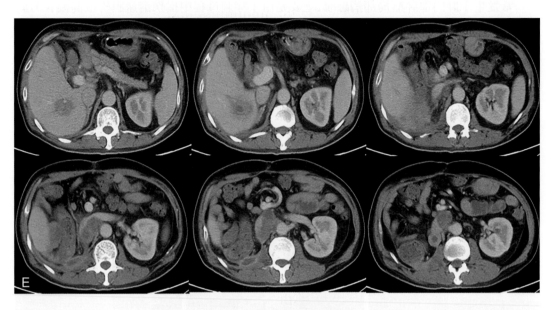

图 9-0-6 慢性肝脓肿

患者男性,51 岁,十二指肠高度恶性胃肠间质瘤 Whipple 术 + 右肾切除术后 5 年,肝转移瘤切除 + 经皮肝转移瘤 RFA+ 复杂肠粘连松解术后 7 个月,发现肝内复发灶。A. 上腹部 CT,肝内多发低密度病灶,直径 2~3.5cm,考虑转移瘤;B. CT 引导下对肝转移瘤行微波消融治疗;C. 消融术后即刻 CT 扫描,消融区域呈现明显低密度改变,其内条状汽化空洞影(红箭)及出血影(黄箭);D. 消融术后 4 周患者出现右侧腰部隐痛、全身乏力、食欲不振、恶心、呕吐等症状,但不伴有发热。消融术后 6 周复查上腹部 CT:肝内消融灶区域及右侧肾区见不规则低密度灶,内可见液化坏死,考虑消融术后感染合并脓肿形成。查血常规:WBC 15.96 × 10⁹/L,NE 12.6 × 10⁹/L,降钙素原正常范围。遂在 B 超引导下行右肝脓肿及右肾区低密度灶穿刺引流。引流液细菌培养提示大肠埃希菌和托尔浩特链球菌混合感染;E. 根据药敏试验抗感染治疗 2 周后复查上腹部 CT,肝内消融灶区域及右肾低密度灶范围较前明显缩小,脓肿吸收好转,且患者症状改善

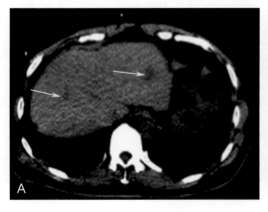

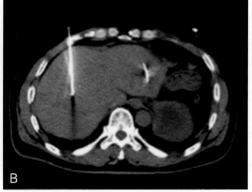

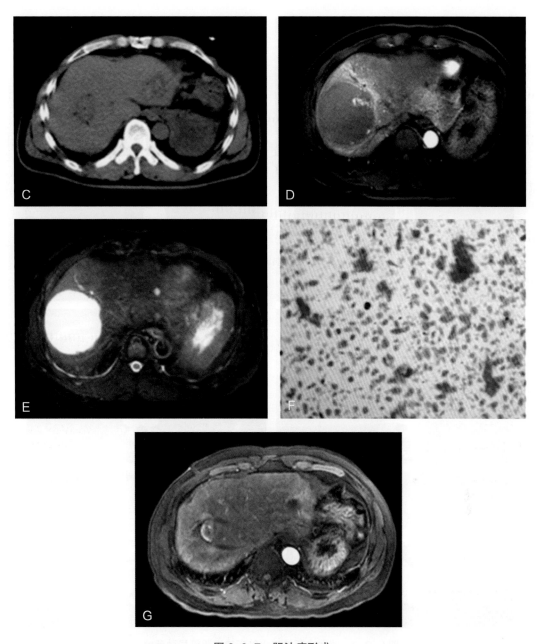

图 9-0-7　胆汁瘤形成

患者女性,35 岁,结肠癌术后肝转移。A. 上腹部 CT,肝 S7、S2 低密度病灶,直径分别约 0.4cm、1.3cm(黄箭);B. CT 引导下对肝转移瘤行射频消融治疗;C. 消融术后即刻 CT 扫描:消融区域呈现明显低密度改变;D、E. 消融术后 1 个月复查 MRI,肝 S7 消融区域见一类圆形胆汁瘤,直径约 8.4cm,遂于超声引导下行经皮穿刺胆汁瘤引流术,引流出咖啡色液体约 300ml;F. 引流液病理:胆汁,未见癌细胞;G. 引流术后 1 个月复查 MRI,肝内胆汁瘤明显缩小

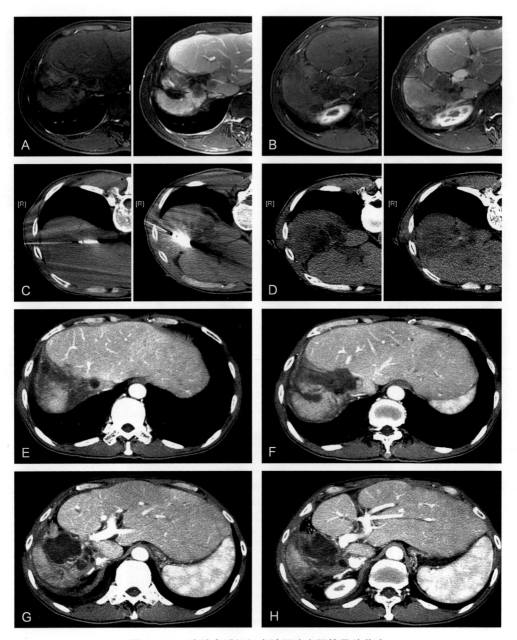

图 9-0-8 消融术后组织水肿压迫小胆管导致黄疸

患者男性,61 岁,原发性肝癌切除术后复发。上腹部 MRI:肝脏切缘见两个结节,考虑复发灶。遂对肝内复发灶行 CT 引导下微波消融治疗,术程顺利,术后 2 天患者恢复出院。消融术后 6 天出现全身皮肤及巩膜轻度黄染,伴皮肤瘙痒,患者自行服用护肝药物治疗;但黄疸及皮肤瘙痒症状呈进行性加重。消融术后 3 周患者因"黄疸"入院,急查生化:总胆红素 267.8μmol/L,直接胆红素 206.5μmol/L,间接胆红素 61.3μmol/L,ALT 17.4U/L,AST 34.8U/L,考虑梗阻性黄疸可能。复查上腹部 CT 肝内胆管无明显扩张。结合患者临床表现及各项检查结果,考虑消融术后组织水肿压迫小胆管导致黄疸。遂予护肝(多烯磷脂、门冬氨酸鸟氨酸)及退黄(腺苷蛋氨酸)治疗,黄疸及皮肤瘙痒等症状逐渐减轻,两个月后胆红素降至正常水平。A、B. 上腹部 MRI,肝脏切缘见两个结节,直径分别为 3.2cm、2.7cm,增强扫描明显强化,门脉期强化减退,考虑复发灶(红箭);C. CT 引导下对肝内复发灶行微波消融治疗;D. 消融术后即刻 CT 扫描,消融区域呈现明显低密度改变;E~H. 消融术后 3 个月复查 CT,未见肝内胆管扩张;肝消融灶呈现明显低密度,未见肿瘤残留,肿瘤完全灭活如果胆管损伤较轻者,可行消炎利胆保守治疗,定期复查 B 超或者 CT 了解胆道扩张的情况。消融术后引起胆管扩张者,胆红素升高,根据患者的肝功能情况、胆管扩张水平、患者黄疸程度,采取合理的治疗方案,必要时行胆道引流。一般认为无并发症或无症状的胆汁瘤无需特殊处理,对于合并感染者则以抗感染为主,同时经皮穿刺置管引流和消融灶抗生素冲洗,一般多可自愈。如伴有阻塞性黄疸,首先穿刺引流,减压退黄,也可经皮肝穿刺胆道引流(PTCD)放置内支架。近邻肝内胆管的肿瘤可以选择无水乙醇注射、粒子植入或放疗等安全有效的治疗方法;也可以在消融术前行胆管置管,术中经置入管注入或持续泵入生理盐水予以保护。

（四）空腔脏器损伤

靠近或直接与胆囊、胃肠道等空腔脏器粘连的肝肿瘤消融时,易于灼伤或穿刺损伤上述脏器,造成破裂穿孔,胆汁或肠液发生内漏或外漏,引起化学性或细菌性腹膜炎,重者甚至发展为感染性休克甚至造成死亡。该并发症发生率较低,一旦发生则危害极大。

1. 胆囊损伤　一般来讲,由于胆囊中包含胆汁,某种程度上对胆囊壁热损伤有一定缓冲作用,因此胆囊旁肿瘤消融时极少发生热损伤穿孔,尤其超声实时引导下消融时。胆囊损伤一般表现为胆汁性腹膜炎,如果早期发现应及时开腹或腹腔镜下行胆囊切除、腹腔冲洗。

2. 胃肠道损伤　临床上更容易造成穿孔并导致危重后果的是肠道损伤(图 9-0-9)。主要是因为:①肠腔内大量气体积聚,同时肠壁也相对薄弱,抗热能力极低;②升、降结肠位置相对比较固定,而胃壁相对较厚,小肠蠕动性强,故结肠发生穿孔的概率相对较高;③有过腹腔手术史的患者,腹腔脏器容易与肝脏相粘连,对邻近区域的肿瘤行消融治疗时容易发生穿孔;④没有准确掌握消融范围,对消融设备仪器的性能不甚了解。因此,对于肠道旁肿瘤热消融必须高度谨慎,不可轻易冒险。

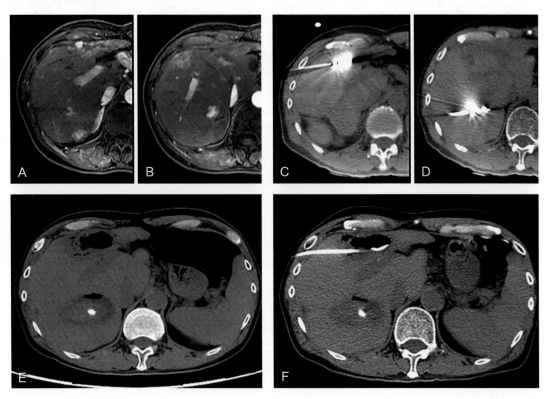

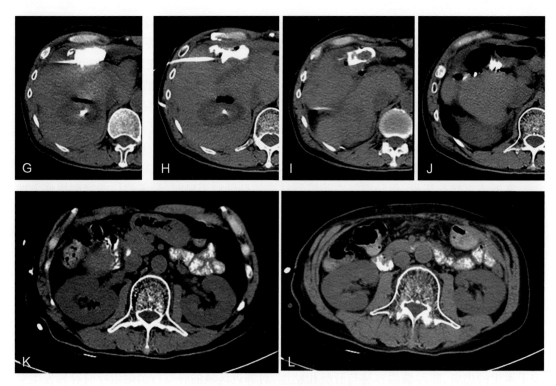

图 9-0-9 肠道穿孔合并肝脓肿形成

患者男性,56 岁,原发性肝癌综合治疗后复发。对肝内复发灶行 CT 引导下微波消融治疗,消融术后 1 天患者出现高热、寒战,最高达 41℃,可疑感染。急诊 CT 提示肝内脓肿形成,立即予抗感染、营养支持等对症治疗,并于超声引导下经皮穿刺肝脓肿置管引流。肝 S4 脓肿灶持续引流出粪水样物质,可疑肠穿孔与肝脓肿腔窦道形成。遂于 CT 引导下经引流管注入造影剂行造影检查,可见造影剂经肝 S4 脓肿腔向肠道扩散,20 分钟后见远端结肠内少量造影剂充盈,证实消融术后肠穿孔。A、B. 上腹部 MRI 肝 S4、S6 各见一结节,大小约 2.4cm、4.3cm,增强扫描明显强化,考虑肝内复发灶;B、C. CT 引导下对肝内复发灶行微波消融治疗;E. 消融术后 1 天急诊 CT,肝 S4、S6 消融区呈现明显低密度,期内及周边可见不规则汽化空洞影,考虑肝脓肿形成;F. 超声引导下经皮穿刺肝脓肿置管引流术后复查 CT,引流管末端位于肝 S4 消融灶空洞内;G~L. CT 引导下经肝 S4 脓肿引流管造影检查,造影剂先在肝 S4 脓肿腔内聚集(G),后经肝 S4 脓肿腔逐渐向肠道内扩散(H~J),20 分钟后见远端结肠内少量造影剂充盈(K、L)

胃壁和小肠损伤大多呈化学性腹膜炎表现,如发现及时,可开腹下行胃壁修补、部分胃切除加一期胃空肠吻合术。热损伤肠管切除加一期吻合术。如果胃壁和小肠损伤确诊较晚,已经发生细菌性腹膜炎征象,或损伤范围较大,可根据具体情况选择局部切除加一期吻合或胃空肠造瘘等,数月后行二期吻合回纳。大肠损伤如果早期发现且范围较小,可根据情况选择损伤肠段切除加一期吻合;否则应切除损伤肠管后造瘘,根据情况选择二期吻合、回纳。

对于邻近胃肠道的肝肿瘤进行消融治疗时,术前应该做好充分的肠道准备(如灌肠、插胃管等),排空肠内容物;术中应该采用降低功率进行消融治疗;必要时采用人工腹水技术进行辅助,有助于减低胃肠道穿孔的发生。消融后注意观察患者发热特点(是否为寒战高热)、腹部症状和体征(尤其腹痛腹胀、恶心呕吐、腹膜刺激征)等,高度可疑时应尽快通过血液检查、超声、腹部透视或 CT、腹腔积液穿刺等早期明确是否出现穿孔。

对于紧邻空腔脏器,尤其与空腔脏器已经发生粘连的肿瘤不建议单纯经皮穿刺实施消融。首选腹腔镜辅助下消融或开腹途径下消融；如果没有外科手段辅助，可尝试人工腹水、隔离带等方法；如果上述方法均不采取，也可联合无水乙醇消融或粒子植入等手段进行。

（五）肺部损伤、气胸和胸腔积液

该并发症大多发生于膈顶部肿瘤的局部消融时。由于肿瘤位置高，消融针有可能穿透膈肌进入胸腔，或直接贴近膈肌，使膈肌或肺部发生热损伤，造成肺部感染、气胸、胸腔大量反应性胸腔积液；消融针在穿刺过程中可能直接损伤肺内血管或者肋间动脉，造成血胸。

1. 肺部损伤　肺部感染主要通过抗生素加以控制。

2. 气胸　如有少量气胸且呼吸较平稳者可待其自行吸收，如肺压缩超过 30% 或呼吸困难明显者应立即给予胸腔闭式引流（图 9-0-10）。同时应该注意迟发型气胸及胸腔积液的发生（图 9-0-11）。

消融治疗时可以采用以下手段降低气胸的发生：对患者进行呼吸训练，尽量在平静呼吸下进行穿刺；尽量缩短肺组织中的穿刺路径或者避免穿刺肺组织，尽量避免穿过肺大疱；邻近膈顶的肝内病灶穿刺时减少在肺组织内调针次数，调针时针尽量不退出肝脏；必要时通过腹腔镜辅助途径或采用人工胸水等手段协助完成。

3. 胸腔积液　如果胸腔积液较少，无任何呼吸不畅症状，胸腔积液可不予处理，待其自行吸收，否则应行胸腔穿刺引流。如果胸腔积血较少，可先予内科保守治疗，待患者病情稳定后行胸腔穿刺引流（图 9-0-12）；如胸腔大量积血，内科保守治疗无效，则应用及时行血管栓塞或外科开胸止血。

消融治疗邻近胸膜的病灶时应该采用低功率消融，以减少渗出反应。消融针穿刺过程中应避开肋间动脉及肺内大血管走行区，以减低出血风险。

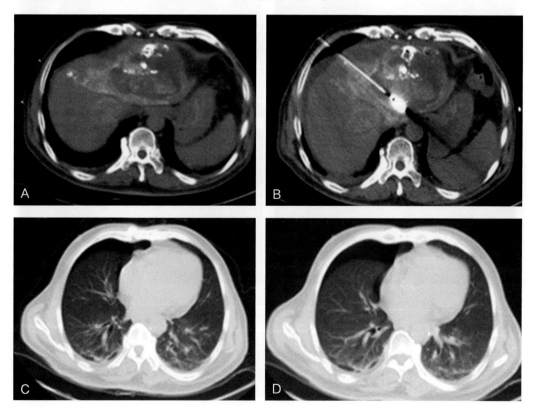

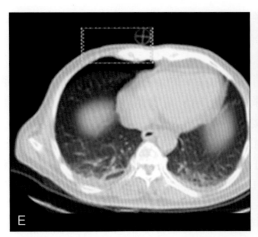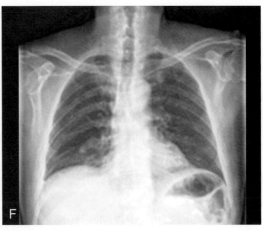

图 9-0-10 气胸

患者男性,54 岁,原发性肝癌介入术后。对肝肿瘤行 CT 引导下微波消融治疗,消融术后即刻出现右侧少量气胸,气胸量呈进行性增加,患者出现明显胸闷、气促;立即经皮穿刺行右侧胸腔气胸抽吸术,术中抽出气体 670ml,患者症状明显改善。术后复查右侧胸腔未见气胸。A. 上腹部 CT,肝左叶巨大肿物,大小约 10.3cm×7.4cm,肿物内见高密度碘化油沉积;B. CT 引导下对肝肿瘤内碘油未沉积区行微波消融治疗,微波天线穿刺经过胸腔;C. 消融术后即刻 CT 扫描,右侧胸腔少量气胸;D. 5 分钟后再次 CT 扫描,右侧胸腔内气胸量较前明显增加;E. CT 引导下行经皮穿刺右侧胸腔气胸抽吸术(黄色方框内为抽气装置);F. 术后第一天复查胸片,右侧胸腔未见气胸

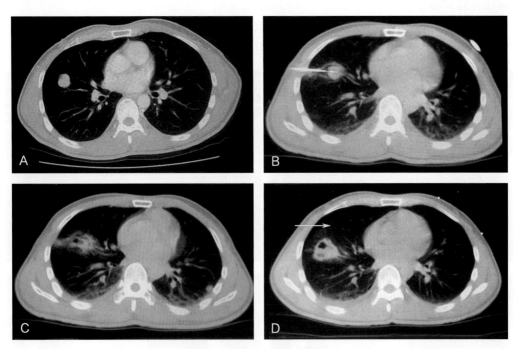

图 9-0-11 迟发型气胸

患者男性,54 岁,原发性肝癌术后右肺转移。对肺转移瘤行 CT 引导下微波消融治疗,消融术后 1 周患者出现明显胸闷、气促,复查发现右侧胸腔中量积气;遂于 CT 引导下行经皮穿刺右侧胸腔气胸抽吸术,术中抽出气体 400ml,患者胸闷、气促症状消失。A. 胸部 CT,右肺上叶一个实性结节,大小约 3.0cm×3.4cm;B. CT 引导下对肺转移瘤行微波消融治疗;C. 消融术后即刻 CT 扫描,病灶周边呈现磨玻璃样改变,右侧胸腔未见气胸;D. 术后 1 周 CT 扫描,消融区域内空洞形成;右侧胸腔中量气胸(黄箭)

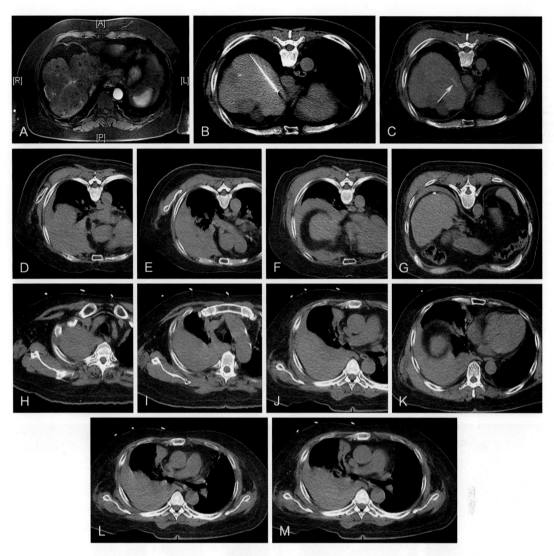

图 9-0-12 血胸

患者男性,54 岁,原发性肝癌综合治疗后复发。对肝内复发灶行 CT 引导下射频消融治疗,消融术后即刻
CT 扫描见穿刺点周围皮下少量血肿。但患者血压进行性下降,患者出现的症状与腹部 CT 检查结果不符;
遂扩大 CT 扫描范围,再次扫描示胸腔内大量积液,考虑出血。立即开通两条静脉通道,予快速扩容、止血、
升压等对症治疗。改变患者体位为仰卧位后 CT 扫描示右侧胸腔大量积液,较前稍微增加。观察 5 分钟、10
分钟后复查未见胸腔积血量增加,患者生命体征平稳,血压稳定,考虑保守治疗有效。术后 7 天行右侧胸腔
穿刺引流术,引流出暗红色血液 300ml。A. 上腹部 CT,肝 S7 下腔静脉旁病灶,大小约 3.2cm×3.9cm,考虑
复发灶可能;B.CT 引导下肝肿瘤射频消融治疗;C. 消融术后即刻 CT 扫描,消融灶密度明显减低,其内可见
条状高密度出血影(红箭);射频电极穿刺点周围皮下可见月牙形高密度影,考虑局部血肿形成(黄箭);D~G.
消融术后俯卧位胸腹 CT 扫描,右侧胸腔内大量高密度液体影,考虑胸腔积血;H~K. 仰卧位胸腹部 CT 扫描,
右侧胸腔大量积液,较前稍微增加;L、M. 观察 5 分钟、10 分钟后 CT 复查,右侧胸腔大量积血,胸腔积血量
稳定,未见明显增加

(六)膈肌损伤

膈顶部肿瘤以及肝 S7、S8 包膜下肿瘤无保护消融时,膈肌损伤发生概率相对较高。较

轻者主要表现为无症状胸腔积液形成且不需要处理,较重者形成大量胸腔积液且需穿刺引流(图 9-0-13)。更严重者甚至造成胆道胸膜瘘或胆道支气管瘘,胸腔内胆汁聚积或支气管胆汁灌注,进而危及生命。

目前胆管支气管瘘尚无理想治疗方法。预判膈肌损伤范围较小者,可以胸腔镜或开胸下找到损伤部位,予以胆道结扎或消融灶切除、膈肌修补;范围较大或热损伤较重、组织难以分离者可在 CT 或超声引导下于膈下积液处置管冲洗引流,减少进入支气管的胆汁量,力求逐渐愈合。

对邻近膈肌肝肿瘤消融治疗可以采用以下手段降低膈肌损伤的发生:①消融针尽量远离膈肌,并采用低功率进行消融治疗;②可通过膈下或者胸膜腔下注射液体保护膈肌;③消融治疗过程中密切监测膈肌以及肺底组织的改变:一旦膈肌出现增厚、边缘毛躁,或肺底组织出现渗出性改变,应停止消融治疗。

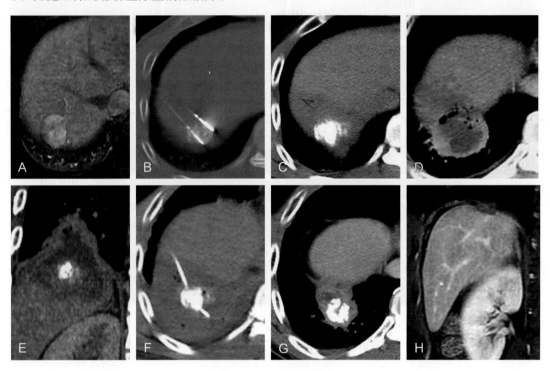

图 9-0-13　膈肌损伤

患者男性,60 岁,原发性肝癌介入术后。肝 S7 病灶 TACE 术后复查 MRI 提示仍有活性残留,遂于 CT 引导下行微波消融治疗。术后 2 周患者出现明显咳嗽、大量咳痰,痰液为黄色胆汁,伴持续性高热(最高39.2℃),急诊 CT 示膈肌穿孔合并肝脓肿、胆管支气管瘘形成。立即在 CT 引导下经皮穿刺行肝脓肿置管引流术,并予抗感染、加强营养等对症支持治疗。1 个月后患者病情明显好转。消融术后 2 个月、5 个月复查CT:肝 S7 肿瘤完全灭活,膈肌瘘口逐渐修复。A. 上腹部 MRI 示肝 S7 肿块,大小约 5.4cm×4.6cm,增强扫描肿块不均匀强化,考虑肝 S7 肝癌介入术后仍有活性残留;B. CT 引导下对肝肿瘤行微波消融治疗;C. 消融术后即刻 CT 扫描,消融灶密度明显减低;D、E. 消融术后 2 周急诊 CT,膈顶处见一低密度团块凸向胸腔内,团块包绕邻近支气管,其内可见不规则汽化空洞影,考虑膈肌穿孔并肝脓肿、支气管胆管瘘;F. CT 引导下经皮穿刺行肝脓肿置管引流;G. 消融术后两个月复查,肝脓肿吸收,仍可见软组织团块突入胸腔内;H. 消融术后 5 个月复查,肝 S7 肿瘤完全灭活,膈肌穿孔部位逐渐修复

(七) 心包填塞

消融导致心包填塞极其罕见,多因引导针、消融针误伤心包或长时间热消融刺激所致(图9-0-14)心包填塞。

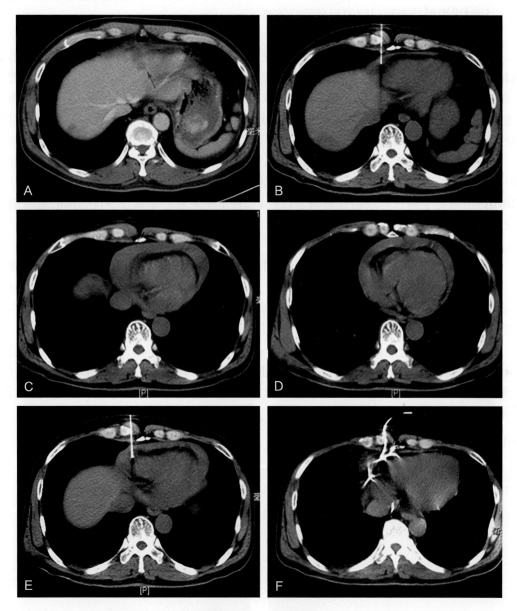

图 9-0-14 心包积液

患者男性,55岁,肺癌肝转移。对右侧膈顶邻近心包处肝转移瘤行CT引导下微波消融治疗。微波天线穿刺过程中,患者突然出现血压进行性下降、心率增快、呼吸困难、发绀、面色苍白、出汗、颈静脉怒张。CT扫描发现心包内大量积液,考虑穿刺损伤心包,出现心包填塞。遂立即在CT引导下行心包穿刺,抽出血性液体300ml。复查心脏B超提示心底部仍有积液,遂置入心包引流管,行持续性引流,症状明显改善。A. 上腹部CT,肝S4结节(红箭),直径约3cm,考虑转移瘤;B. CT引导下肝肿瘤微波消融治疗;C、D. 胸部CT,心包腔内大量高密度液体填充,心包大量积液;E. CT引导下行心包穿刺抽液;F. B超引导下心包置管引流术后复查CT:心包内可见引流管影,心包积液较前明显减少少量的心包积液（<100ml）应即刻停止消融治疗，密切观察病情变化，做好心包穿刺引流准备等；中等量以上心包积液（≥100ml）应急诊行心包穿刺引流和相应抢救治疗。

对邻近心脏的肿瘤，术前制订详细手术治疗计划，优先选择实时引导方式如超声，防止误穿；同时采取低功率短时间的消融治疗策略。

（八）迷走神经反射

肝脏的神经分布丰富，由两侧胸7~10交感神经发出分支和左右迷走神经及分支形成的神经丛支配，此外还有右侧膈神经的分支参与支配。部分患者，尤其是肝肿瘤邻近胆管或者胆囊者，在接受消融时会心率减慢、心律不齐、血压下降等症状，严重者可导致死亡，称为"迷走反射综合征"。消融治疗过程中一旦出现上述症状，应静脉推注阿托品，并积极行对症治疗。

术前30分钟注射地西泮10mg、阿托品0.5mg或山莨菪碱10mg，有利于减少迷走神经反射的发生，同时术中动态监测心率、心律、血压和氧饱和度。如术中出现迷走神经反射综合征，可给予阿托品或山莨菪碱予以控制，若术中患者心率低于50次/min，血压低于80/50mmHg，应暂停手术，严密观察。

（九）烧伤

1. 射频消融针道烧伤　射频消融时采用单极射频电极针时回路电极板粘贴不实或不对称、一侧回路电极板脱落使局部电流负荷过大；消融治疗时引导针与消融针活性端接触；消融针的水冷循环系统漏水或不通，均可导致皮肤灼伤（图9-0-15）。消融前应检查水路通畅后再行穿刺，射频电极板应粘贴密实、对称，可预防针道烧伤。

2. 微波消融辐射烧伤　由于靶皮距<2cm或消融时间/功率选择不当或多针多点消融导致微波辐射烧伤（图9-0-16）。可以用皮下注射生理盐水或作人工腹水预防微波辐射烧伤。如果出现的辐射烧伤面积较大，临床上处理比较困难，需要按照Ⅳ度烧伤处理，要及时换药，应用抗生素等，有时需要植皮。

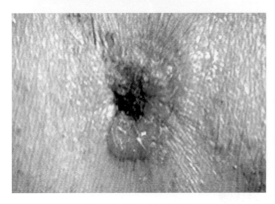

图9-0-15　针道烧伤

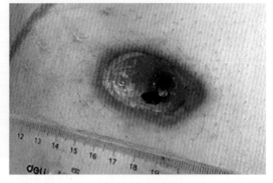

图9-0-16　微波消融辐射烧伤

患者男性，48岁，肝癌术后复发，病灶位于肝左叶被膜下近腹壁，肿瘤3.5cm×4.0cm，使用两根消融天线，消融后出现了辐射烧伤。按照Ⅳ度烧伤处理6个月，至患者死亡时烧伤未愈合

（十）肿瘤崩解综合征

大肿瘤或多发肿瘤消融术后，肿瘤细胞短期快速溶解，使细胞内的物质及其代谢产物迅速释放入血，导致严重的代谢紊乱，临床特征主要为高钾血症，高尿酸血症、高磷血症、低钙血症和心律失常及急性肾衰竭。大肿瘤或巨大肿瘤消融术后要行水化、碱化尿液及利尿等治疗，24 小时尿量要保持在 2 500~3 000ml。消融后急性肾功能不全一般可逆恢复，大都在 10 天 ~2 周之内肌酐、尿素氮等指标开始下降，尿量逐渐恢复至正常或进入多尿期而逐步恢复，必要时需要血液透析。

（十一）急性肾功能损伤

大肿瘤或多发肿瘤消融术后易于发生急性肾功能不全，表现为术后少尿，肌酐、尿素氮上升。急性肾功能不全的发生主要因消融治疗时高温使流经肿瘤部位血液中的大量红细胞破坏（释放血红蛋白）或其他细胞成分受热坏死破裂分解，造成肾小球血管堵塞等原因有关。对于肿瘤在 5cm 以上，数量 3 个病灶以上，消融总时间超过 15 分钟以上时要水化、碱化尿液及利尿等治疗，24 小时尿量要保持在 2 500~3 000ml。

（十二）高血压危象

当邻近肾上腺组织的肝肿瘤消融时，热损伤会刺激正常的肾上腺组织，从而使儿茶酚胺大量释放入血循环中，引起心动过速、心律失常、心脏后负荷的快速增加，导致心肌缺血、舒张功能异常、心力衰竭和肺水肿。严重的高血压危象可致中枢神经系统的出血性卒中。高血压危象由于有较高的潜在死亡率，是一个不可忽略的并发症，因此在消融的过程中要密切监测生命体征、血氧饱和度等。消融开始后要密切关注血压的变化，如患者出现剧烈头痛、面色苍白、大汗淋漓、心动过速等现象时，要警惕高血压危象的发生。一旦发生高血压危象，α 受体拮抗剂和 β 受体拮抗剂是两类主要选择的药物。

（十三）种植转移

如果消融术中操作不当，可能会引发针道转移（图 9-0-17）。避免消融针反复穿刺肿瘤，可以减少种植的发生。另外，有足够的消融周边安全带并且在拔出消融针时烧灼针道可以减少针道种植的风险。发生肿瘤种植后可以局部适形放疗或对种植肿瘤进行消融。

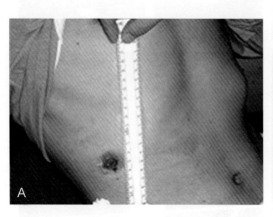
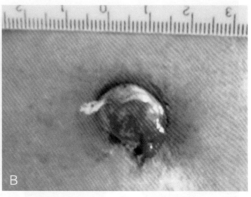

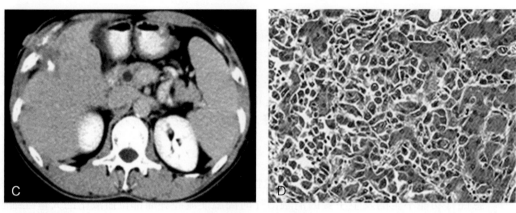

图 9-0-17　种植转移

患者男性,54 岁,原发性肝癌术后复发。肝肿瘤消融术后两个月消融天线穿刺处出现新生物,新生物活检病理为肝细胞肝癌。A.术后两个月穿刺处出现新生物;B.新生物放大照片;C.种植转移的 CT 表现;D.新生物病理:肝细胞肝癌

(十四)肝动门脉瘘、肝动静脉瘘

肝动脉 – 门静脉或肝动静脉瘘(图 9-0-18)主要是由于消融治疗损伤肝动脉及门静脉或者肝静脉分支,导致动静脉异常吻合引起。对于分流量较小者一般无需治疗;对于分流量较大者可行栓塞治疗。

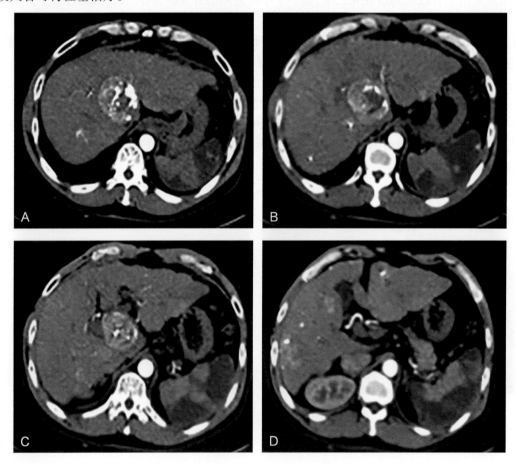

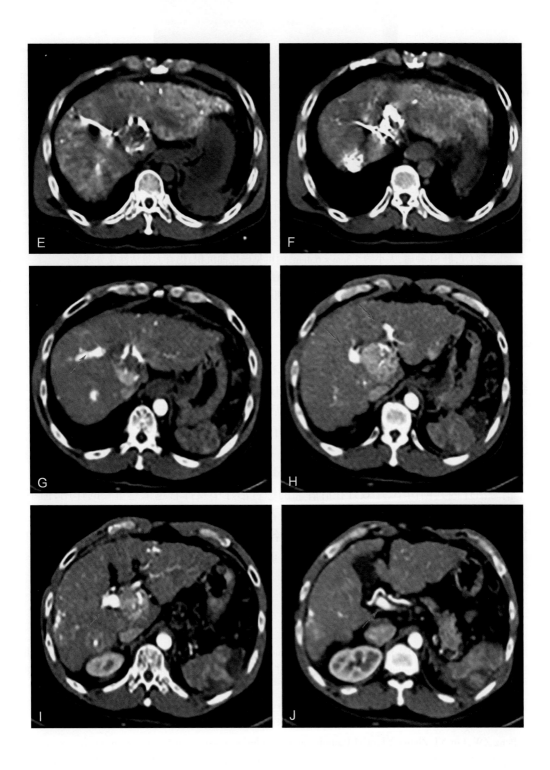

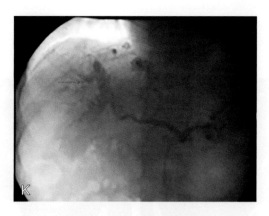

图 9-0-18 肝动门脉瘘

患者男性,48 岁,原发性肝癌介入术后。肝尾状叶肿瘤 TACE 碘化油沉积不满意,遂于 CT 引导下行肝肿瘤微波消融术。术后 1 个月复查 CT:消融区域肿瘤明显坏死,肿瘤较前稍缩小;但肝内出现明显动门脉瘘。DSA 造影证实动门脉瘘形成。A~D. 上腹部 CT,肝 S1 肿瘤,大小约 5.3cm×6.4cm,内可见碘化油沉积,仍有大量活性成分残留;E、F. CT 引导下肝尾状叶肿瘤微波消融治疗;G~J. 消融术后 1 个月复查 CT,消融区域肿瘤明显坏死,肿瘤较前稍缩小;动脉期肝内门静脉分支及主干提前显影,考虑肝内动门脉瘘形成;K. 消融术后 1 个月 DSA 造影,肝内动门脉瘘形成

(十五) 肝衰竭

肝衰竭主要是与单次消融治疗范围过大、消融术后乙肝病毒大量复制、术后出现严重并发症有关。一旦出现肝衰竭应该积极护肝治疗,并针对引发肝功能衰竭的诱因进行对症治疗。对于合并乙肝病毒感染患者消融治疗前后应行规范的抗病毒治疗;消融过程中减少对正常肝组织的损伤以及术后积极预防并发症有助于减少肝衰竭的发生。

(十六) 其他少见并发症

胆管 – 支气管瘘、大面积急性重型肝炎等均有个案报道,需个别特殊处理。

消融治疗因其创伤小、疗效好在肝肿瘤的综合治疗中发挥着越来越重要的作用,但不能因 "微创" 而忽视了并发症的发生。应根据患者的基本情况及肿瘤与邻近脏器的关系,充分考虑到消融过程中和消融术后导致并发症的各种因素,并加以避免。在最大限度灭活肿瘤组织的同时,应最大程度减少并发症特别是严重并发症的发生。

(范卫君　翟　博　齐　翰)

参 考 文 献

[1] KIM YS,LIM HK,RHIM H,et al.Ten-year outcomes of percutaneous radiofrequency ablation as first-line therapy of early hepatocellular carcinoma:analysis of prognostic factors.Journal of hepatology.2013,58(1):89-97.

[2] FAN ST,POON RT,YEUNG C,et al.Outcome after partial hepatectomy for hepatocellular cancer within the Milan criteria.The British journal of surgery.2011,98(9):1292-1300.

[3] Peng ZW,Lin XJ,Zhang YJ,et al.Radiofrequency ablation versus hepatic resection for the treatment of hepatocellular carcinomas 2cm or smaller:a retrospective comparative study.Radiology.2012,262(3):1022-1033.

［4］ LIU Y,ZHENG Y,LI S,et al.Percutaneous microwave ablation of larger hepatocellular carcinoma. ClinRadiol.2013,68(1):21-26.

［5］ MARTIN RC,SCOGGINS CR,MCMASTERS KM.Safety and efficacy of microwave ablation of hepatic tumors: a prospective review of a 5-year experience.Annals of surgical oncology.2010,17(1):171-178.

［6］ BERTOT LC,SATO M,TATEISHI R,et al.Mortality and complication rates of percutaneous ablative techniques for the treatment of liver tumors:a systematic review.European radiology.2011,21(12):2584-2596.

［7］ ABDELAZIZ A,ELBAZ T,SHOUSHA HI,et al.Efficacy and survival analysis of percutaneous radiofrequency versus microwave ablation for hepatocellular carcinoma:an Egyptian multidisciplinary clinic experience. Surgical endoscopy.2014,28(12):3429-3434.

［8］ KELTNER JR,DONEGAN E,HYNSON JM,et al.Acute renal failure after radiofrequency liver ablation of metastatic carcinoid tumor.Anesthesia and analgesia.2001,93(3):587-589.

［9］ CURLEY SA,IZZO F,DELRIO P,et al.Radiofrequency ablation of unresectable primary and metastatic hepatic malignancies:results in 123 patients.Ann Surg.1999,230(1):1-8.

［10］ JIANG K,DONG J,ZHANG W,et al.Effect of one-off complete tumor radiofrequency ablation on liver function and postoperative complication in small hepatocellular carcinoma.European journal of surgical oncology:the journal of the European Society of Surgical Oncology and the British Association of Surgical Oncology.2014,40(5):576-83.

［11］ METZNER J,EVANS JL,DOMINO KB.Life-threatening hyperkalemia during radiofrequency ablation of hepatocellular carcinoma.Journal of clinical anesthesia.2010,22(6):473-476.

［12］ VERHOEVEN BH,HAAGSMA EB,APPELTANS BM,et al.Hyperkalaemia after radiofrequency ablation of hepatocellular carcinoma.European journal of gastroenterology & hepatology.2002,14(9):1023-1024.

［13］ LIVRAGHI T,SOLBIATI L,MELONI MF,et al.Treatment of focal liver tumors with percutaneous complications encountered in a multicenter study.Radiology.2003,226:441-451.

［14］ CURLEY SA,MARRA P,BEATY K,et al.Early and late complications after radiofrequency ablation of maligant liver tumors in 608 patients.Ann Surg.2004,239:450-458.

［15］ EDDIE K.A,JEAN-NICOLAS V,LEE M.E,et al.Recurrence and Outcomes Following Hepatic Resection, Radiofrequency Ablation,and Combined Resection/Ablation for Colorectal Liver Metastases.AnnSurg.2004, 239:818-827.

［16］ GILLAMS AR,LEES WR.Radiofrequency ablation of colorectal liver metastases.Abdom Imaging.2005,30: 419-426.

［17］ VAN DUIJNHOVEN FH,JANSEN MC,JUNGGEBURT JM,et al.Factors influencing the local failure rate of radiofrequency ablation of colorectal liver metastases.Ann SurgOncol.2006,13:651-658.

［18］ CURLEY SA,IZZO F,ELLIS LM,et al.Radiofrequency ablation of hepatocellular cancer in 110 patients with cirrhosis.Ann Surg.2000,232:381-391.

［19］ HORI T,NAGATA K,HASUIKE S,et al.Risk factors for the local recurrence of hepatocellular carcinoma after a single session of percutaneous radiofrequency ablation.J Gastroenterol.2003,38:977-981.

［20］ LUIGI S,GIOVANNI N,ENRICO R.Therapeutic effectiveness of echo-guided percutaneous radiofrequency ablation therapy with a LeVeen needle electrode in hepatocellular carcinoma.World J Gastroenterol.2006, 12:1098-1104.

［21］ BERBER E,PELLEY R,SIPERSTEIN AE,et al.Predictors of survival after radiofrequency thermal ablation of colorectal cancer metastases to the liver:a prospective study.J ClinOncol.2005,23:1358-1364.

［22］ LENCIONI R,CIONI D,CROCETTI L,et al.Early-stage hepatocellular carcinoma in patients with cirrhosis: long-term results of percutaneous image-guided radiofrequency ablation.Radiology.2005,234:961-967.

［23］ RAUT CP,IZZO F,MARRA P,et al.Significant long-term survival after radiofrequency ablation of unresectable hepatocellular carcinoma in patients with cirrhosis.Annals of Surgical Oncology.2005,12:616-

628.

[24] DE BAERE T, RISSE O, KUOCH V, et al.Adverse events during radiofrequency treatment of 582 hepatic tumors.AJR Am J Roentgenol.2003,181：695-700.

[25] THOMAS F WOOD, MD D, MICHAEL ROSE, et al.Radiofrequency Ablation of 231 Unresectable Hepatic Tumors：Indications, Limitations, and Complications.Annals of Surgical Oncology.2000,7(8):593-600.

[26] MULIER S, MULIER P, NI Y, et al.Complications of radiofrequency coagulation of liver tumours.Br J Surg.2002,89：1206-1222.

[27] 马宽生,丁钧,陈敏,等.射频消融治疗 549 例肝肿瘤的并发症分析.第三军医大学学报.2005,27(19):1960-1962.

[28] SHIBATA T, YAMAMOTO Y, YAMAMOTO N, et al.Cholangitis and liver abscess after percutaneous ablation therapy for liver tumors：Incidence and risk factors.J Vasc Interv Radiol.2003,14：1535-1542.

[29] THOMAS KT, BREAM PR JR, BERLIN J, et al.Use of percutaneous drainage to treat hepatic abscess after radiofrequency ablation of metastatic pancreatic adenocarcinoma.Am Surg.2004,70(6):496-499.

第十章

| 肝脏肿瘤消融治疗的围手术期护理

局部消融治疗是借助影像技术的引导对某一脏器中特定的一个或多个肿瘤病灶,应用物理或化学方法直接导致病灶组织中的肿瘤细胞发生凝固性坏死(coagulation necrosis)、不可逆损伤(irreversible injury)或凋亡(apoptosis)的一种精准微创治疗技术。影像引导下的肝肿瘤消融治疗具有创伤小、安全性高及疗效确切等优点,在肝肿瘤的局部治疗中发挥着举足轻重的作用。常见的肝肿瘤消融治疗技术包括射频消融治疗、微波消融治疗、氩氦刀冷冻消融治疗等。如何根据各种消融技术的特点,做好术前评估与准备、术中配合与护理、术后观察及并发症的护理,从而保障治疗的顺利实施是护理工作的重点。

一、术前护理

(一)护理评估

1. 了解患者的一般状况,包括营养状况、精神状况,睡眠及活动状况,了解患者的既往史及过敏史等。

2. 了解患者的疾病发展史及治疗史,如有无胆肠吻合史、消化道出血史,是否近期内行放疗、化疗、抗凝药物治疗、抗排斥药物治疗、靶向药物治疗等,有无门脉高压、食管胃底静脉曲张、低蛋白血症等。

3. 了解患者对冷、热的敏感程度、对疼痛的耐受程度及应对方式,并评估患者的静脉血管状况。

4. 了解患者及家属的心理状态、求医经历、经济状况等;了解患者是否初次接触肿瘤消融治疗,以及对消融知识的知晓度等。

(二)预见性改善治疗与护理

1. 出血预防及护理

(1)加强监护:了解患者的疾病史,存在出血风险的高危人群予加强监护,如饮食护理方面嘱患者禁食辛辣、刺激、骨刺、烫及坚硬食物等;术前确认患者是否停用活血化瘀、抗血小板凝聚药物 7~10 天;根据患者外周血管情况评估是否需要建立中心静脉通路等。

(2)改善患者凝血功能:根据患者凝血功能情况按医嘱给予输注维生素 K_1、新鲜冰冻血浆、纤维蛋白原等;血小板计数过低者,可给予术前 48 小时内输注血小板及凝血因子,使血小板计数至少达到 $50 \times 10^9/L$ 以上,并做好输血相关护理;定期复查患者凝血功能情况。

(3)改善患者肝功能:患者肝功能较差的按医嘱给予护肝药物静脉滴注;并提供安静舒

适的病房坏境,做好心理护理,解决患者疼痛、睡眠差等问题,保证其得到充分的休息;按医嘱定期复查肝功能的情况。

2. 感染的预防及护理

(1)各项护理操作严格遵循无菌技术原则和操作规程。

(2)病房保持清洁卫生,定时开窗通风,保持适当的温度和湿度。预防细菌、病毒感染。

(3)患者行化疗、放疗或有骨髓抑制者应择期进行手术。

(4)高危部位病灶(如邻近胃肠道者)或有胆肠吻合史的患者,术前进行肠道准备。术前给予清淡饮食,进食易消化、产气少的食物,饮食不宜过饱;解除患者腹胀;按医嘱给予口服消炎药物如庆大霉素、新霉素、甲硝唑等;并给予清洁肠道如口服乳果糖、聚乙二醇电解质等,必要时按医嘱予灌肠。

3. 对症治疗及护理 高血压患者需先按医嘱行降压治疗后再进行手术,高血糖患者术前加强血糖监测,预防高血糖及低血糖的发生。

（三）心理护理

肝癌患者多数对疾病的预后缺乏信心,并且由于对肿瘤消融治疗方法及效果缺乏了解,加上家庭、社会和经济方面的因素,对肿瘤的治疗常常会表现为焦虑甚至恐惧,所以要向患者做好解释工作。

1. 和患者建立良好的关系 取得患者的信任,对患者要有高度的同情心和责任心,采取保护性、分析性的心理护理;与患者交谈时态度要诚恳、和蔼、耐心,并以娴熟的护理技术和扎实丰富的专业知识取得患者的信任和配合,使其安心住院治疗;让亲属多陪伴患者,与患者交流,让患者感觉到家人的支持和安慰,消除患者的恐惧心理,使他们在最佳的心理状态下进行治疗。

2. 加强与患者的沟通 要耐心听取患者的倾诉和要求,向患者和家属反复阐明肿瘤消融治疗方法的必要性、安全性和高效性;及时向患者和家属提供消融治疗相关的信息,用恰当的语言,让患者了解消融的方法、意义、注意事项、所需费用,以及术后各种护理措施对患者的要求;对于悲观的患者,护理人员应加强关心和照顾,用选择性保护性语言解释,同时强调心情舒畅对预后的良好影响。

3. 精神鼓励支持、行为应对训练 安排与已经经历过此种手术治疗并成功的患者进行交流,安排家属陪伴,引导同事和朋友对患者进行安慰和鼓励,以增强其信心,消除其顾虑。教会患者自我训练,如深呼吸、听音乐、放松疗法等。

（四）术前准备

1. 完善各项血液学检查、大小便常规检查、心电图、胸部正侧位片、肝脏影像学检查等 评估患者肝肾功能、出凝血功能、心肺功能状况。并追踪检查检验结果是否有异常;若有异常或漏检项目应及时报告主管医生。

2. 术前测量生命体征 若有异常及时报告医生处理。体温过高者按医嘱给予物理降温、药物降温等;血压偏高者按医嘱给予降压药物,并按时复测,主管医生根据复测结果决定是否暂停手术。

3. 健康宣教 术前一天指导患者在床上练习排尿、排便,防止术后尿潴留;并指导患者做深呼吸,要求做到深吸气后屏气 15~30 秒,保持每次吸气的幅度基本一致,从而保证手术时医生能够准确地操作,将呼吸运动对于病灶位置的影响降到最低。

4. 根据麻醉方式做好患者的饮食指导　射频消融及微波消融术前嘱患者禁食禁水 8 小时,以避免术中麻醉药物的应用引起呕吐而导致窒息;术日晨建立静脉通道,并按医嘱给予静脉高营养治疗;冷冻消融术前嘱患者禁食禁水 2 小时。

5. 手术前如发现患者有以下情况应及时报告主管医生考虑是否暂停手术　发热(体温 38℃ 以上)、感冒或月经来潮等。

6. 术前 30 分钟给予地西泮 10mg 肌内注射　以达到镇静、止痛的目的。

7. 送手术前检查手腕带　核对患者姓名、住院号,除去发夹、活动性义齿,不穿自己的衣物,贵重物品交家属保管。

二、术中护理

(一) 手术室的准备

手术室要有严格的无菌消毒制度,定时清洁消毒,保证无菌操作,预防感染。手术前应消毒操作室,每台手术结束后要及时清洁;每日手术结束后应进行打扫清洁,并行消毒处理,可采用紫外线消毒的方法,若有条件可使用无菌层流手术室。

(二) 术中配合及护理

1. 接患者进入室间前,核对患者基本信息　确认患者信息与手腕带一致,询问病史,重点关注有无高血压、糖尿病、心脏病,有无过敏史等;调节室内适宜的温湿度,备好暖炉、盖被备用。

2. 接患者进入室间后,与手术医生再次共同确认手术部位　并在体表用金属标记线做好标志,便于术中 CT 扫描定位。

3. 根据手术部位、进针计划确定合适的手术体位　协助患者于 CT 检查床上摆正所需的体位,双臂上举置于头侧,既要充分暴露手术区域,又要让患者感觉全身放松、舒适,注意保暖,并注意保护患者的隐私,如有不适或任何需要告知医护人员。

4. 指导患者配合麻醉医生　连接心电监护仪,动态监测生命体征,建立静脉通路,给予持续低流量吸氧,叮嘱其保持手术体位;若有不适即刻告知医护人员,并备好常规急救药物,如肾上腺素、阿托品、硝酸甘油、美托洛尔等。

5. 协助术者消毒、铺无菌手术巾,准备术中器械、药品及一次性无菌物品等,如无菌刀片、消融针、2% 利多卡因、生理盐水等。

6. 协助术者检查消融治疗仪参数与预设参数是否一致,是否处于备用状态。

7. 在消融治疗过程中要严密观察患者生命体征的变化,做好消融时间、功率、温度的记录;观察有无术中发热、出血、疼痛等不适,及时给予对症处理。

8. 在消融手术治疗过程中,护士应经常用亲切柔和的话语关心、安慰、鼓励患者,以稳定其情绪,心理护理贯穿始终。

9. 手术结束后,观察患者生命体征有无异常,清点手术台上器械及敷料等物品,确认无误后即可拆除心电监护仪,送患者回病房。

(三) 术中并发症的观察与护理

1. 发热　射频消融及微波消融治疗过程中,患者会有不同程度发热感,根据患者情况,适当降低温度,加快补液速度,及时擦拭汗液,保持舒适。

2. 疼痛　术中患者会出现不同程度疼痛,安慰患者,解释引起疼痛的原因,分散患者的注意力。

3. 胃肠道反应 部分患者出现恶心、呕吐等反应,嘱患者放松,深呼吸,呕吐时,将头偏向一侧,观察记录呕吐的量及性状,及时清理呕吐物,及时按医嘱给予护胃止呕药物。

4. 出血 消融术中因反复穿刺进针,加之部分患者凝血功能障碍,有可能导致出血,术中按医嘱给予止血药,热消融可进行针道消融止血;四肢浅表部位的肿瘤,在冷冻消融结束后因冰球被快速的解冻,常常会有大量的血水顺着针道流淌出来,此时除了使用止血药物外,还需配合医生用大棉垫压迫止血,必要时给予弹力绷带加压包扎。

5. 皮肤冻伤 在冷冻治疗过程中要注意观察并保护穿刺点周围皮肤,一般进针深度超过 6cm 不需要另外再特别保护皮肤;如果进针深度 ≤ 6cm,则术中要严密保护皮肤,防止表面皮肤冻伤。皮肤保护方法有:①用无菌方纱浸透 75% 的酒精,敷贴在手术部位表面皮肤上,并用 75% 的酒精持续保持方纱的湿润;②用无菌手套装温开水后制成一个无菌的暖水袋,敷在皮肤表面,同时可在手套外加压,使热量传递更加直接,以利于更好的保护局部皮肤。

6. 低温综合征 冷冻消融治疗过程中部分患者不能耐受低温,会出现四肢发冷、面色苍白、体温下降等症状,严重者会出现过冷性休克,因此术中要严密观察患者生命体征及面色、皮肤温度的变化,若有不适,即刻告知医生,有条件时可给予加温输液,同时调高室内空调的温度,给予暖炉、加盖棉被等保暖措施。

三、术后护理

(一) 常规护理

1. 一般护理 与手术医生做好交接班,详细了解术中患者的情况。嘱患者卧床休息,予持续低流量吸氧,并按医嘱予补液治疗,常规给予护肝药物、护胃止呕药物等。

2. 病情观察

(1)生命体征的观察:常规给予监测体温每日 5 次、床边心电监护及血氧饱和度监测,密切观察生命体征的变化。若体温超过 38.5℃,可遵医嘱正确使用退烧药物,并指导患者进行物理降温;若血压下降、心率增快、脉搏细速应高度警惕出血的发生,及时报告医生予积极处理;若血压偏高,应排除有无剧烈呕吐、疼痛等影响因素,按医嘱给予降压药物并观察患者血压变化。

(2)穿刺部位的观察与护理:观察伤口是否出现渗血、肿胀、皮下血肿,冷冻消融患者皮肤有无冻伤、水疱等。如有渗血者应及时更换敷料,如有皮下血肿者可用绷带加压包扎。注意保持皮肤的清洁干燥,衣服应柔软以免擦伤皮肤。

(3)排尿的观察及护理:严密观察尿液的量、颜色、性状,若尿液为浓茶色或红色、尿量少或无尿,及时报告医生,按医嘱予增加补液量、碱化尿液、利尿等处理,保持 24 小时尿量在 2 000ml 以上。因消融治疗可使肿瘤细胞坏死,大量蛋白分解,其产物可堵塞肾小管,术后嘱患者多饮水,多食新鲜水果及蔬菜,增加体液量,以减少对肾脏的损伤。

3. 饮食护理 嘱患者射频消融、微波消融术后 6 小时禁食禁水,氩氦冷冻消融术后 2 小时禁食禁水,如无不良主诉第 1 天进普食,多饮水,进食易消化、高蛋白、高维生素、高热量、低脂肪食物,少食多餐,忌生冷、辛辣、刺激性食物,并观察进食后有无恶心、呕吐、腹胀等症状。发热患者可适当增加能量和富含维生素、碳水化合物的食物。

（二）不良反应及并发症的护理

1. 疼痛　与治疗区域组织局部创伤、穿刺刺激器官壁层及肿瘤坏死有关，一般持续 3~5 天，主要表现为胀痛，其程度与肿瘤大小、位置深浅、治疗持续时间及患者的耐受程度等因素有关。

观察与护理：术前、术后做好健康宣教，术前向患者讲解可能会出现的情况，治疗的原则，缓解或消除患者不良心理情绪；评估患者的疼痛程度及部位、强度、持续时间及是否合并腹膜炎体征。指导患者学会放松方法，如正确调整呼吸、全身放松、选择舒适体位，避免体位突然改变等；疼痛剧烈者，在排除腹腔内出血等合并症后根据医嘱正确应用止痛剂，并观察用药效果及药物副作用，同时连续评估患者的疼痛程度。

2. 发热　消融治疗后患者有不同程度的发热，是机体对坏死的肿瘤组织重吸收所致，多数在 37.5~38.5℃，常发生在术后 1~3 天，可持续 3~5 天。

观察与护理：解释术后发热的原因，严密监测患者体温变化，大多数患者会出现不同程度的发热，多为低热反应，嘱患者多饮水，若体温超过 38.5℃，可遵医嘱正确使用退烧药物，并指导患者进行物理降温，如温水擦浴、冰袋降温等；出汗较多或无法进食者适量静脉补液、保持体液平衡，并及时更换衣服、床单，保持皮肤干燥舒适。若术后 7~10 天体温再次出现升高趋势、血象升高，应密切观察有无继发感染征象。

3. 胃肠反应　包括恶心呕吐、便秘，与消融刺激胃部、术中麻醉药、术后止痛药的使用等有关。

观察与护理：术后常规使用护胃药物，嘱患者放松、深吸气，尽量控制，一旦想吐时，指导患者采取正确的体位：将头偏向一侧，避免呕吐物堵塞呼吸道，引起呛咳、窒息等症状。观察记录呕吐物的量及性状，呕吐频繁时，遵医嘱予止吐药物对症处理，并及时清理呕吐物，协助患者漱口，避免感官上的刺激，并行相关宣教，加强心理辅导。对呕吐严重的患者，注意观察有无因剧烈呕吐引起上消化道出血，并注意保持营养和水、电解质的平衡，做好术后饮食指导。观察患者活动情况，监测患者排便、排气、腹胀情况，预防术后肠梗阻的发生；指导患者多饮水、多吃新鲜蔬菜水果，如三天未解大便者，可按医嘱正确使用通便药物，必要时给予灌肠。

4. 出血　是一种严重的并发症，射频消融及微波消融治疗术后出血主要原因有穿刺时误伤大血管、消融治疗使部分血管管壁损伤、肝癌患者术前凝血功能差、术后肿瘤破裂出血、术后消融针道渗血等，多发生在术后 48 小时内。冷冻消融治疗术后出血原因包括：肝癌患者多伴有肝硬化和凝血功能障碍，而冷冻消融治疗可使肝脏受损，血小板生成减少，同时激活免疫抗原的产生引起血小板相关抗体增加，导致血小板减少而进一步影响凝血功能；肿瘤病灶位于肝表面，冷冻时由于肿瘤膨胀，引起肝包膜破裂造成急性大出血；中晚期肝癌血供丰富，进针时穿刺针直接损伤较大血管引起出血等。

观察与护理：①嘱患者绝对卧床休息，避免剧烈运动，术后 24 小时内密切观察生命体征变化；观察患者的眼睑、皮肤、巩膜、口唇及指甲颜色等情况；②如患者感觉腹部压痛及胸闷、气促，出现心率增快、脉搏细速等情况，应高度警惕出血的发生；如出现腹肌紧张、腹部膨隆，并有压痛及反跳痛，有移动性浊音，腹式呼吸消失，则提示腹腔内出血，应及时报告医生，予止血药物紧急处理，必要时协助医生进行腹腔穿刺及动脉栓塞止血；③手术过程中穿刺针道经过肺部者，术后应观察是否出现血丝痰、咯血，对咯血患者要密切观察生命体征、观察和记录咯血的质与量,保持呼吸道通畅,及时安抚患者情绪,按医嘱给予止血药物;术后24小时内给予胸部正侧位片以确诊是否存在出血及出血的部位、量以便及时采取相应的止血措施;④监测冷冻消融术后患者的血象变化,特别是血小板计数的变化,若有异常及时报告医生处理。

5. 气胸、胸腔积液　与术中针道经过肺组织、消融刺激胸膜腔有关。主要表现为胸闷,气促或呼吸困难。

观察与护理:术后24小时内密切观察患者生命体征变化,随时了解患者有无胸痛、胸闷、气短、呼吸困难等自觉症状,注意观察患者呼吸频率、幅度、神志、口唇颜色、是否有皮下气肿、局部胸部皮肤有无捻发音等,发现异常时及时通知医生对症处理。少量气胸、胸腔积液时行保守治疗,根据情况给予吸氧,可自行吸收;中 – 大量气胸、胸腔积液,必要时需配合医生行穿刺抽吸排气或行胸腔闭式引流术;对于行胸腔闭式引流者,应观察引流液性状与量的变化,引流管拔除后,应鼓励患者早期进行肺功能锻炼。

6. 肝功能损伤　肝癌消融术后,肝功能有不同程度的损害,主要由于消融治疗后引起肝组织损伤,同时坏死组织的吸收也加重肝脏的负担所致。主要表现为转氨酶升高,白蛋白降低、胆红素升高,甚至出现黄疸或腹水等。

观察与护理:转氨酶轻度升高,通常观察即可。转氨酶中度升高,肝功能储备差者,按医嘱予以保肝、利尿、退黄、补充血浆蛋白等治疗;嘱患者卧床休息,给予高蛋白、高热量、高维生素的食物,对使用利尿剂者,准确记录24小时出入量,注意有无电解质紊乱,定期进行肝功能、电解质的监测。

7. 肾功能障碍、肿瘤崩解综合征　常发生于较大的肿瘤,由于单次消融体积大、大量的坏死物质吸收,导致肾功能损害,严重者可出现高尿酸、高钾血症、高钙低磷血症等肿瘤崩解综合征表现。

观察与护理:术后1~3天密切观察患者尿液的颜色、量及性状,定时监测尿比重,定时复查血了解肾功能变化;并预防性给予5%碳酸氢钠静脉滴注以碱化尿液,加大补液量进行扩容、水化;并鼓励患者多饮水,有利于尿酸沉淀物排出,减少对肾脏的损害。对于出汗较多患者,需加强补液,并监测血电解质改变情况。

8. 肝脓肿　较大病灶完全消融后形成大量的液化坏死物质,机体不能在短时间内完全吸收,为细菌生长繁殖提供了条件,易形成肝脓肿。可发生在治疗数天后,发生的高危因素有患者合并糖尿病、胆道结石、胆管扩张、胆道支架、胆道引流者,既往行胆肠吻合术者,以及肿瘤较大、年老体弱者。表现为右上腹部疼痛、畏寒、发热,体温上升至38.5℃以上。

观察与护理:术后密切观察患者体温的变化,鉴别发热是术后反应还是感染,若术后3天体温仍在38℃以上,应注意有无感染征象,及时报告医生处理;若有肝脓肿形成,应按照医嘱合理应用抗菌药物,脓肿较大时协助医生行肝穿刺,并放置引流管行脓液引流,对脓液行细菌培养加药敏试验,以便针对性地使用抗生素。护理中保持引流管的通畅是治疗的关键,护士要经常挤压引流管,并保持低位以利于引流,避免引流管脱落、折叠、受压、扭曲及堵塞等。脓液稠厚引流不畅时可配合医师用敏感抗生素行脓腔冲洗,并注意严格执行无菌操作原则。同时注意观察引流脓液的性质、气味和量的变化并记录,为医师及时提供病情动态信息。

9. 胆道损伤　当病灶距离胆囊及肝门部大胆管较近时,由于穿刺损伤或热损伤以及继发感染等可导致胆瘘、胆汁瘤、胆道感染、胆囊炎等。①胆瘘:胆瘘多为一过性,在局部形成包裹性积液,引起发热、腹痛,通过引流多可治愈;②胆汁瘤:损伤局部胆管,致组织坏死,胆汁漏出包裹后在肝内形成瘤样囊肿,易继发感染,应及时置管引流及抗炎治疗;③胆道感染:胆道梗阻,导致胆汁淤滞,细菌繁殖,而致胆道感染。

观察与护理:术后密切观察患者腹部体征变化,注意有无腹痛、腹胀、腹肌紧张等表现,必要时行 B 超或 CT 检查以明确诊断;严密观察生命体征变化,注意皮肤、巩膜及大便的颜色的变化;定期监测血淀粉酶和肝功能;发生胆道梗阻者,予留置胆道引流管,做好引流管的护理,严格无菌操作,防止逆行感染,加强营养支持和皮肤护理;根据医嘱合理应用抗生素,防止感染的发生。

10. **胃肠道损伤** 是较严重的并发症之一,对邻近胃肠道的肿瘤进行消融时,可造成邻近胃肠道的损伤,严重时甚至发生穿孔,如结肠、胃、十二指肠穿孔,穿孔多发生在消融术后 1 周左右。表现为急性腹膜炎症状。

观察与护理:①术前应充分了解患者情况,特别是询问患者既往有无腹部手术史,按医嘱做好肠道准备。②术中对邻近的脏器进行隔离保护。③术后密切观察患者腹部情况,有无腹痛、腹胀、腹肌紧张、局部压痛等临床症状和体征;观察生命体征、面色、神态的变化;监测血白细胞有无升高,必要时行 B 超或 CT 检查明确诊断。④如确诊,立即予禁食禁水,胃肠道减压,并保持有效引流和通畅,避免消化液进一步漏入腹腔;并按医嘱给予胃肠道外营养支持。⑤及时给予穿刺引流,避免造成内瘘或外瘘;妥善固定引流管,确保引流通畅。注意观察引流物的性质及量,更换引流袋时,应注意无菌操作,以防逆行感染。

11. **高血压危象** 在对靠近肾上腺的肝肿瘤进行消融时,损伤或刺激了正常肾上腺组织,从而使大量儿茶酚胺释放入血循环中,导致心动过速、心律失常、心脏后负荷的快速增加,从而导致心肌缺血、舒张功能异常、心力衰竭和肺水肿。

观察与护理:术中及术后严密监测生命体征的变化,若患者出现剧烈头痛、面色苍白、大汗淋漓、血压增高、心动过速等现象时,要警惕高血压危象的发生。一旦发生立即报告医生,及时按医嘱静脉注射降压药物,并在降压的过程中密切观察患者血压变化,注意降压的速度和幅度。根据患者临床症状的差异,最初的目标为 2 小时内让患者的平均动脉压(舒张压 +1/3 脉压)下降在 25% 以下,之后的 2~6 小时让患者血压降到 160/100mmHg 左右。嘱患者卧床休息,给予患者吸入氧气,保持患者的呼吸道通畅,防止出现窒息。若患者有抽搐和躁动症状,按医嘱给予镇静剂,在患者意识不清时,必须有专人进行陪护,防止出现坠床现象。

12. **皮肤灼伤** 单极射频消融系统需要回路电极板。若射频电极板粘贴处皮肤不干燥、粘贴不实、一侧回路电极板脱落等使局部电流负荷过大可引起粘贴皮肤的热损伤;射频电极或微波天线也可直接引起穿刺点皮肤的灼伤。术后注意保持创面清洁干燥,避免摩擦;按医嘱给予烫伤膏外涂,给予外科换药处理并预防感染的发生;严重时请造口师会诊。

13. **皮肤冻伤** 冷冻消融患者,对靠近体表的肿瘤治疗过程中易造成皮肤冻伤,术后密切观察局部皮肤颜色、温度、有无渗出及水疱形成。冻伤区有水疱伴有周围组织红肿皮温升高者,如果水疱较小,无需特殊处理,注意保持创面干燥,几天后可自行消退;对较大的水疱可在无菌操作下用注射器抽出水疱内液体,创面予磺胺嘧啶银等冻伤膏外涂;对红肿明显部位予以硫酸镁湿敷,避开水疱及破溃处。

14. 冷休克 冷冻治疗后出现的多器官功能衰竭、凝血机制障碍、弥散性血管内凝血等统称为冷休克,临床表现与内毒素休克相似但无败血症表现。冷休克的机制未明,可能与大范围冷冻后炎症细胞因子激活及释放入血,而导致多器官损伤有关。应立即给予保暖,保持室温在25℃左右;给予持续低流量吸氧;严密监测患者的生命体征,注意观察四肢皮肤和末梢循环情况,按医嘱及时补充血小板及对症治疗。

四、出院指导

1. 不适随诊 嘱患者出院后如出现原因不明的腹痛、畏寒、发热、气促、呼吸困难等症状及早来院复查就诊。

2. 定期复查 嘱患者按医嘱定期进行抽血检查及影像学检查,以了解血象变化、肝功能变化及病灶控制情况,按时返院接受治疗。

3. 按时服药 出院后仍需服药者,要遵照医嘱定时、定量服用,以改善肝脏功能,促进肝细胞再生。用药期间如出现不良反应,应立即停药,与医生取得联系,不可擅自服药,以免加重肝脏负担。

4. 加强营养 指导患者进食高蛋白、高热量、高维生素、清淡、易消化软食;多吃蔬菜、水果,补充维生素及矿物质。

5. 休息与活动 每天保证充足的睡眠,保持情绪稳定、劳逸结合,在病情和体力允许的情况下适量运动,根据康复情况逐渐增加活动量和强度。

(陈英梅 何晶晶)

参 考 文 献

[1] 吴沛宏,黄金华,罗鹏飞,等.肿瘤介入诊疗学.北京:科学出版社,2005.
[2] 许秀芳,李晓蓉,刘玉金.肿瘤介入护理学.北京:科学出版社,2011.
[3] 毛燕君,许秀芳,杨继金.介入治疗护理学.北京:人民军医出版社,2007.
[4] 肖越勇,田锦林.氩氦刀肿瘤消融治疗技术.北京:人民军医出版社,2010.
[5] 范卫君,叶欣.肿瘤微波消融治疗学.北京:人民卫生出版社,2012.
[6] 王滨,曹贵文.介入护理学.北京:人民卫生出版社.2005.
[7] YAN BH,REN ZG,TANG ZY.The standard of diagnosis and classification for primary liver cancer.Chinese J Hepatology.2001,9:324.
[8] 邵成伟,田建民,左长京,等.CT引导下弯针穿刺乙醇消融术治疗微小肝癌.中国介入影像与治疗学.2005,2(2):145-147.
[9] 刘梅娟,张秀华.肝癌介入治疗及护理进展.现代消化及介入诊疗.2003,04:20-21.
[10] 刘华纯,吴丽娥,吴映华.肝癌介入治疗的护理.当代护士(学术版).2006,11:12-13
[11] 张福君,吴沛宏,赵明,等.肝动脉栓塞化疗后射频消融联合酒精消融对原发性肝癌的疗效评价.中华肿瘤杂志.2005,27(4):248-250.
[12] 吴孟超.肝脏外科的回顾、现状及展望.中国实用外科杂志.2000,20(1):5-6.
[13] 贾雨辰.肝癌介入治疗进展.实用外科杂志.2006,11(5):271.
[14] 赵明,吴沛宏,张福君,等.92例CT导向下射频消融治疗肝脏肿瘤并发症观察处理与体会.介入放射学杂志.2005,14(6):599-602.
[15] 范卫君,赵明,吴沛宏,等.经皮射频消融术在肝脏肿瘤治疗中的临床价值.中华放射学杂志.2002,36:313-320.

［16］徐辉雄,谢晓燕,吕明德,等.超声引导经皮热消融治疗肝细胞性肝癌.中华肝胆外科杂志.2005,11(12):809-811.

［17］白永菊,崔忠,杜冬,等.经皮射频消融治疗肝癌150例护理体会.临床误诊误治.2008,21(12):83-84.

［18］徐克成,牛立志.肿瘤冷冻治疗学.上海:科技教育出版社,2007.

［19］盛月红,付立,叶志霞.循证护理在预防肝癌氩氮刀术后早期并发症中的应用.解放军护理杂志.2008,25(7A):59-60.

［20］蒋惠芬.肝癌介入治疗的并发症及其护理对策.现代护理.2013,11(20):130.